제1권

Handbook of Radiology

성균관대학교 의과대학 삼성서울병원 영상의학과
지음

군자출판사

Handbook of Radiology (1)

첫째판 1쇄 인쇄 | 2010년 4월 15일
첫째판 1쇄 발행 | 2010년 4월 30일
첫째판 2쇄 발행 | 2011년 3월 10일
첫째판 3쇄 발행 | 2020년 5월 2일

지 은 이 성균관대학교 의과대학 삼성서울병원 영상의학과
발 행 인 장주연
편집디자인 군자편집부
표지디자인 군자표지부
발 행 처 군자출판사(주)
등록 제 4-139호(1991. 6. 24)
본사 (10881) **파주출판단지** 경기도 파주시 회동길 338(서패동 474-1)
전화 (031) 943-1888 팩스 (031) 955-9545
홈페이지 | www.koonja.co.kr

ISBN 978-89-6278-252-3
978-89-6278-254-7(세트)

정가 40,000원
전권 2권 세트 80,000원

서문

주머니에 넣고 다니면서 쉽게 영상의학을 이해하는 것이 의과대학 학생들의 바램일 것입니다. 매일의 임상판독 혹은 인터벤션 증례를 접하는 영상의학과 의사들에게도 빠르게 문제해결을 도와주는 자습서가 있으면 도움이 많이 되리라고 생각합니다. 영상검사를 통해 환자를 진단하고 치료하는 임상의사들도 쉽게 영상해석에 도움을 주는 핸드북을 필요로 할 것입니다.

삼성서울병원 영상의학과에서는 지난 2년여 동안에 걸쳐 이러한 문제를 해결하기 위해 증례중심의 핸드북을 만들었습니다. 문장으로 된 긴 기술보다는 그림 위주에 간단한 설명을 더하는 형식으로 자습서를 만들어 이해하기 쉽고 생동감이 있는 책을 만들기로 했습니다. 이 자습서는 비슷한 유형의 그림을 찾으면 감별진단에 유용하게 쓰일 수 있을 것입니다. 한글로 된 많은 영상의학과 교과서가 이미 출간되었지만 이 지침서는 어느 교과서보다 쉽게 접하고 손에 익을 수 있는 살아있는 지침서라고 생각합니다.

이 책을 출간하기까지 많은 분들이 도움을 주셨는데 지난 과장이셨던 임효근 교수께서 제안하시고, 최연현, 김성현 교수 두 분이 각 분야의 원고를 수합 정리하셨고 각 분야 저자들께서 시간에 맞추어 최종원고를 투고하느라 수고하셨습니다.

최선을 다해서 만들었지만, 첫 판이라 부족한 점이 있을 것입니다. 그러나, 영상의학을 배우는 의과대학생, 영상의학과 전공의, 임상전임교수는 물론 임상 각과의 영상의학에 관심이 있는 선생님들께 도움을 줄 수 있는 조그만 길잡이가 되었으면 합니다.

마지막으로 출간에 물심양면으로 도와주신 군자출판사에도 감사한 마음을 전합니다.

2010년 4월

삼성서울병원 영상의학과장 **이경수**

집필진

대표저자 : 삼성서울병원 영상의학과 간행위원

편집책임자 (교수) : 최연현

간사(교수) : 김성현

편집위원 (교수) : 김성태, 신정희, 고은영, 김태성, 김영선, 김찬교, 조성기,
권종원, 유소영

● 뇌신경 및 두경부

교　　수　　변홍식, 김형진, 김성태, 전평, 김건하, 김은희
임상강사　　채길성
전 공 의　　신재왕, 민지혜

● 갑상선

교　　수　　신정희
임상강사　　한수연

● 유방

교　　수　　한부경, 고은영, 강석선
전 공 의　　박고운

● **흉부**

교　　수　이경수, 김태성, 이진아
임상강사　박종헌, 예대욱
전 공 의　김은영, 문정원

● **심장**

교　　수　최연현
임상강사　김은영, 박종헌
전 공 의　김효진

● **복부**

교　　수　임재훈, 임효근, 이원재, 조한기, 임현철, 이순진, 최동일, 김성현, 김영선, 이민우, 윤정환
임상강사　장일수, 박율리, 이지영, 김희정
전 공 의　이광희, 김효진, 박민정, 유은영, 박성윤, 신경은, 이미희

● **비뇨기/부인과**

교　　수　김찬교
전 공 의　김유나

● **인터벤션**

교　　수　도영수, 주성욱, 신성욱, 박홍석, 박광보, 조성기
전 공 의　김효진

● **소아**

교　　수　김지혜, 유소영, 어홍
전 공 의　송인영

● **근골격**

교　　수　최상희, 윤영철, 권종원, 정지영
임상강사　배수호
전 공 의　강태욱

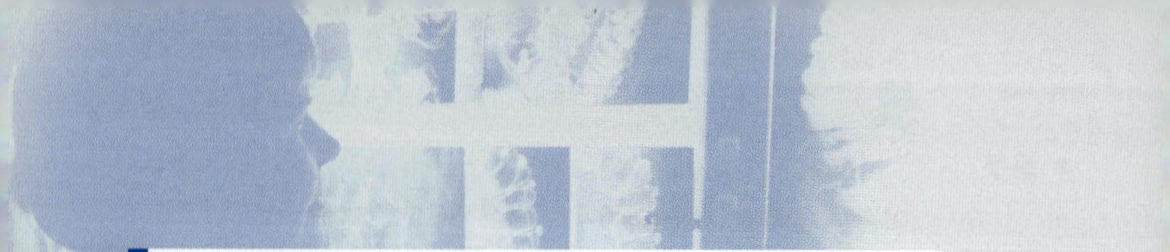

목차

1권

2권

Handbook of Radiology

제1장 뇌신경영상

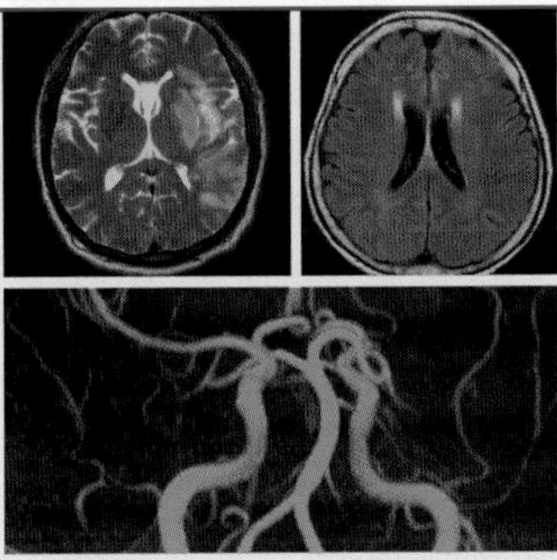

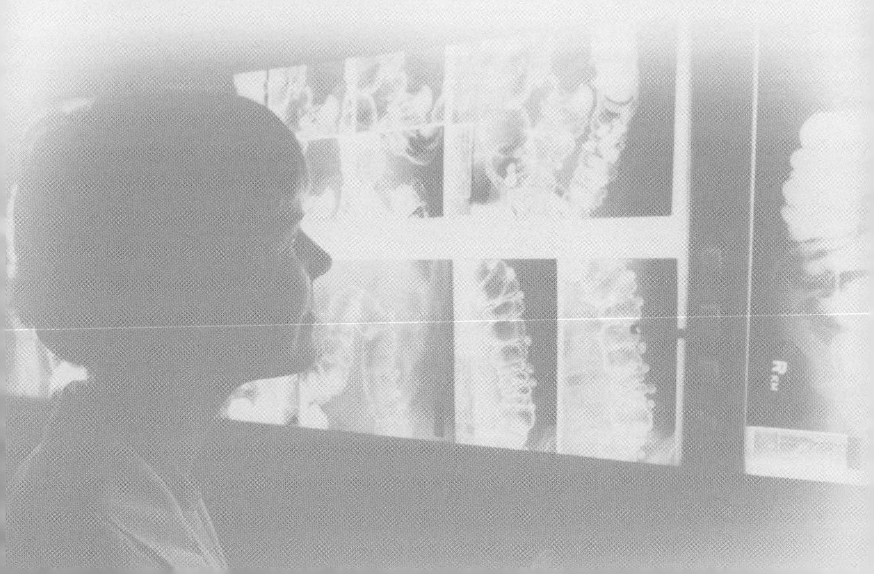

뇌신경영상

I. 급성 뇌경색 (Acute stroke)

경색은 뇌출혈을 포함한 전체 뇌졸중의 약 80%를 차지한다. 경색의 영상소견은 경색 발생 후 시기에 따라 다르며, 일반적으로 급성기(1주 이내), 아급성기(1~3주) 및 만성기(3주 이후)로 나눈다.

1. 급성 경색의 영상 소견

CT는 급성 경색의 진단에 가장 널리 시행되고 있는 영상기법이다. 특히 뇌졸중이 의심되는 환자에서 경색과 출혈을 감별진단하고 임상적으로 뇌졸중과 유사한 다른 질환을 배제함으로써 치료방향을 설정하는데 중요하다.

근위부 중대뇌동맥의 초급성 경색에서 고음영의 중대뇌동맥, 렌즈핵의 저음역, 도피질(insular cortex)의 저음영 및 sulcus의 소실 등을 CT에서 관찰할 수 있다.

고음영의 중대뇌동맥은 동맥 내 혈전에 의한 것으로, 그 빈도는 급성 중대뇌동맥 경색의 35~50%으로 보고된다.

MRI에서는 동맥폐색 직후부터 혈류 무신호(flow void)의 소실을 관찰할 수 있으며, MR 혈관조영술을 함께 시행하여 동맥협착이나 폐색을 직접 진단할 수 있다.

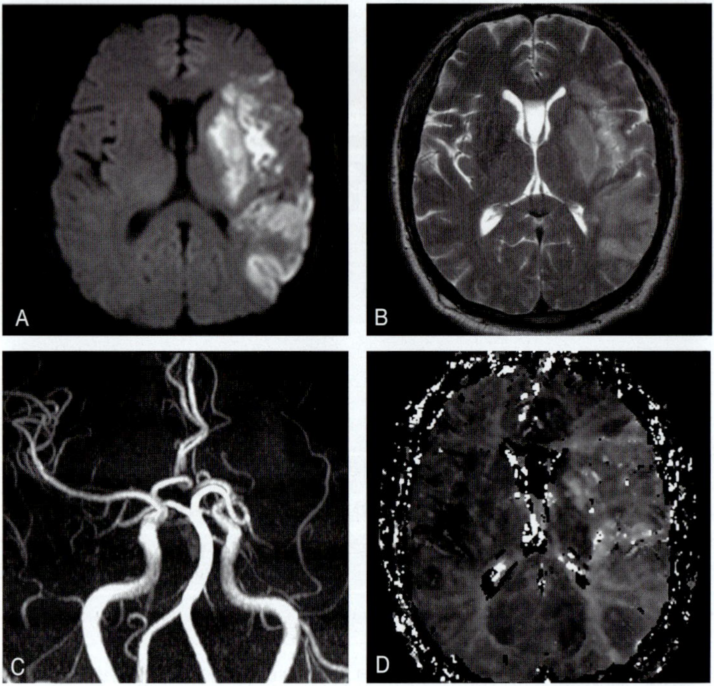

그림 1-1. 확산강조영상 (A) 에서 왼쪽 중뇌동맥 구역에 급성 경색에 의한 광범위한 고신호 강도가 보인다. T2 강조 영상 (B)에 병변은 고신호 강도를 보이며, MR angiography (C)에서 왼쪽 중뇌동맥이 입구에서 막혀 보이지 않는다. 관류 영상 (D, TTP)에서 뇌관류 지연이 보인다.

초급성 경색에서는 해당 부위의 관류 및 확산이 감소하는데, 급성 경색은 대개 약 5~6시간 이후부터 T1강조영상에서 조직의 저신호, 부종 및 구의 소실을 확연히 보이기 시작하며, T2 강조영상에서는 조직의 고신호가 나타난다.

2. Perfusion MR(관류 영상)

관류 영상은 허혈증이 가장 중요한 적응증이다. 특히 조직의 혈역학적 상태를 즉각적으로 반영하는 영상기법이므로 일반적인 MR영상에서 신호강도의 변화를 관찰할 수 없는 초급성 경색에 가장 유용하게 사용될 수 있다. 관류 영상에서의 관류 감소 소견, 즉, CBV (cerebral blood volume)의 감소 및 MTT(mean transit time)와 TTP(time to peak)의 증가는 초급성 경색에 유용한 소견이다.

3. Diffusion MR(확산 강조 영상)

초급성 경색은 확산 강조 영상의 가장 중요한 적응증이다. 혈류가 차단된 뇌조직의 확산 현상은 수분 이내에 감소한다. 따라서 급성 경색은 확산 강조 영상에서 주위 정상 조직에 비하여 상대적인 고신호로 나타나 일반적인 MR 영상에서 병변이 나타나기 훨씬 전에 조기 진단할 수 있다. 급성 경색에서 확산이 감쇠하는 기전은 확실하게 밝혀지지 않았으나 세포독성 부종(cytotoxic edema)로 인하여 세포 내부공간이 늘어나도 세포 외부공간은 감소하여 물 분자의 확산이 어렵게 되기 때문으로 설명하고 있다.

초급성 뇌경색은 동맥내 혈전 용해술로 치료할 수 있다.

II. 아급성뇌경색 (Subacute infarction)

1. 정의

초기의 허혈성 사건 이후 약 2~14일 정도의 뇌경색

2. 영상 소견

이 시기의 뇌경색은 다양한 변화를 보일 수 있으나 gyral swelling 과 gyral enhancement를 보인다. 조영 증강은 특징적으로 gyral or pathy enhancement를 보인다.

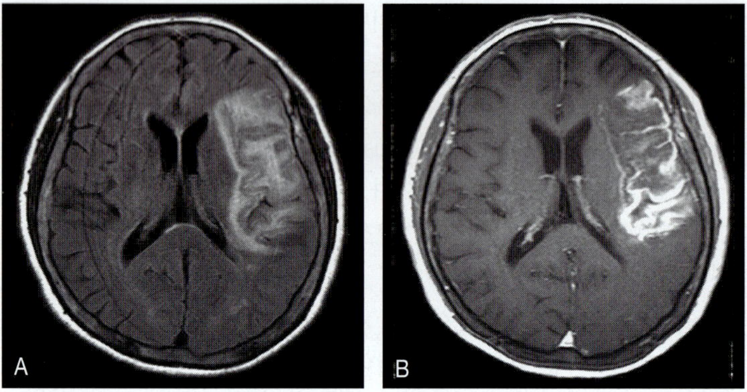

그림 1-2. FLAIR 영상 (A) 에서 왼쪽 전두엽, 측두엽에 뇌경색에 의한 고신호 강도가 보인다. 조영 증강 영상 (B) 에서 gyral enhancement를 보인다.

일부는 hemorrhagic transformation을 보이기도 하며 확산 강조 영상의 고신호 강도는 초기에는 증가되다가 점점 감소한다.

III. 만성 뇌경색 (Chronic infarction)

1. 정의

허혈성 변화의 end results

2. 영상 소견

병변에 volume loss와 gliosis에 의해 encephalomalatic change가 보인다.

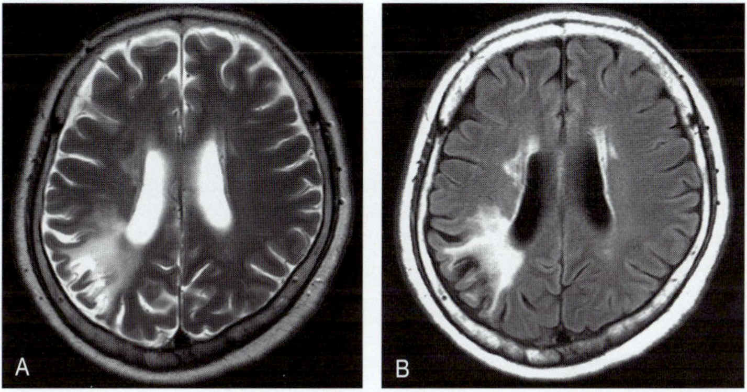

그림 1-3. T2 강조 영상과 FLAIR 영상에서 오른쪽 두정엽에 gliosis에 의한 고신호 강도의 병변이 보이는 데 부피 감소와 tissue loss 를 동반한다.

Ⅳ. 경막외 혈종 (Epidural hemorrhage)

1. 정의

경막과 두개골 내벽 사이의 중경막동맥, 전겸상동맥, 추골동맥의 경막분지 등의 동맥의 파열에 의하여 일어나며, 두개골 중 가장 얇아 손상을 받기 쉬운 측두편평(squamous)골 하부를 지나는 중경막동맥의 중하후분지 파열에 의한 것이 가장 많다.

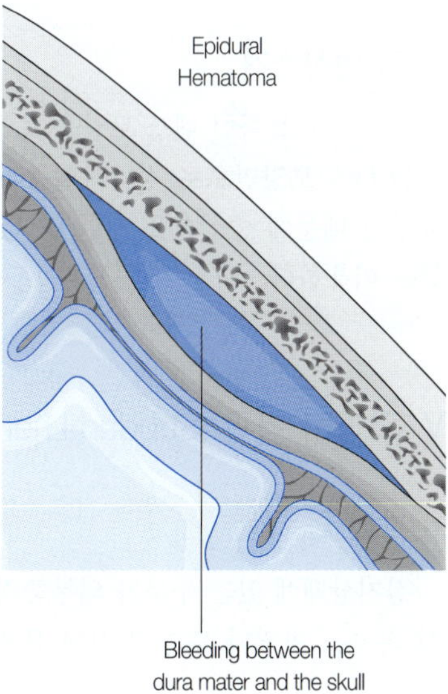

2. 임상소견

대개 동맥 파열에 의한 고압

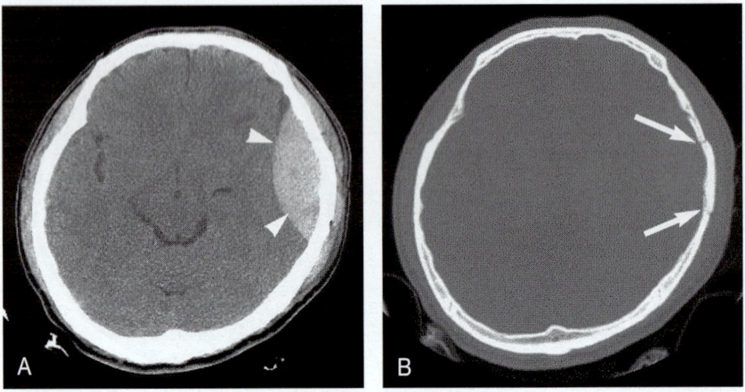

그림 1-4. CT소견상 좌측 측두골 안쪽으로 볼록한 렌즈모양의 고음영을 나타내는 경막외혈종(화살촉)이 관찰되며, 좌측 측두골의 완전골절(가는화살표)이 보인다.

의 출혈이므로 증세가 급격히 나빠져서 혼수상태에 빠질 수 있기 때문에 주의가 필요하며, 두개골절이 85%까지 동반된다.

3. CT 영상소견

양면으로 볼록한 렌즈 모양을 보인다.

D/Dx) 모양만으로 경막하혈종과 감별이 어려울 때는 경막하혈종은 중경막 때문에 중심선을 지날 수 없으나, 경막외혈종은 지날수 있는 소견을 이용한다.

V. 경막하 혈종 (Subdural hemorrhage)

1. 정의

정지상태에 있는 두부가 외부충격에 의하여 선상 또는 회전성의 가속성 손상을 받거나 또는 정지된 물체에 머리를 부딪쳐서 감속성 손상을

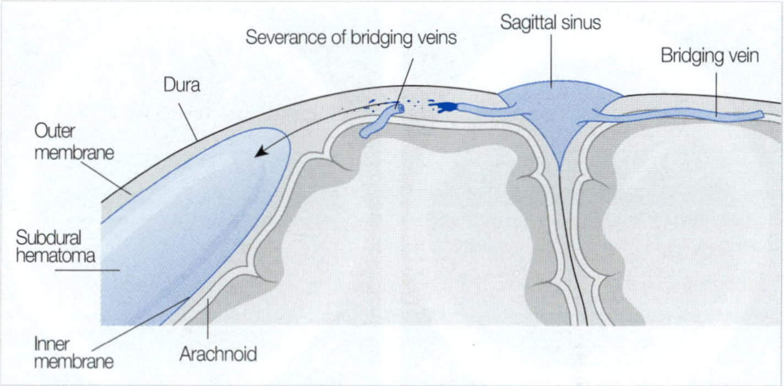

받으면 경막에서 뇌표면이나 정맥동으로 연결되는 교정맥(Bridging vein)이 파열되어 발생.

2. CT 영상소견

혈종이 두개골 내면에 접한 고밀도이고 넓게 초승달 모양

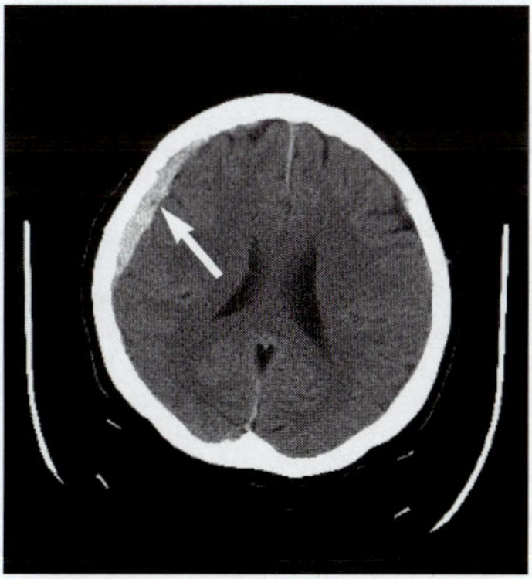

그림 1-5. CT소견상 우측 전두골-두정골 안쪽으로 초생달모양의 고음영 병소가 관찰된다.

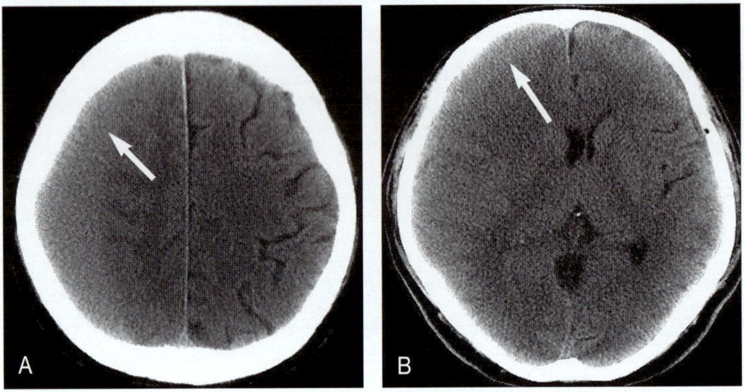

그림 1-6. 만성 경막하혈종 CT사진으로 우측에 두개골 내면에 연해있는 구와 뇌회색질의 형태가 없으며, 뇌백질의 손가락 모양이 안쪽으로 밀려있고, 뇌회색질과 뇌백질의 경계가 뚜렷하지 않다. 뇌실이 압박되어 보이며 안쪽으로 밀려있고, 중심구조물이 좌측으로 밀려있는 소견을 보이고, 뇌회색질과 동일 밀도를 갖는다.

VI. 지주막하 출혈 (Subarachnoid hemorrhage)

1. 정의

가장 안쪽에 있는 연막과 지주막 사이의 공간을 지주막하 공간이라 하는데, 뇌척수액이 가득 차 있는 지주막하강에서 혈관이 파열하여 일어나는 출혈.

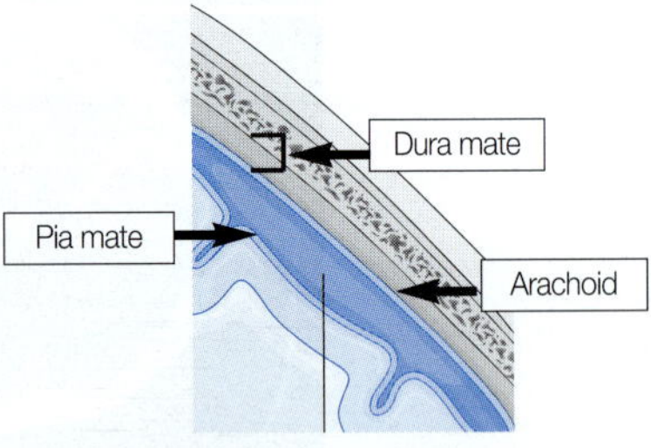

Bleeding in the subarachnoid space

2. 원인질환

젊은 연령층의 SAH는 대부분 외상에 의한 것이나 중장년층의 경우는 대개 동맥류 파열에 의한 출혈이다.

1) 동맥류

70~75%로 가장 큰 원인을 차지한다.

뇌동맥류 - 동맥이 분지로 갈라지는 부분의 벽이 약한 경우 오랜 기간 동맥압에 견디지 못해서 풍선처럼 부풀어 올라 꽈리모양을 형성한 상태.

2) 동정맥기형

3) 출혈성 질환, 항응고제, 종양, 혈관염

3. CT 영상소견

급성기에 뇌조(cistern)에 고인 고음영의 혈종이 관찰됨.

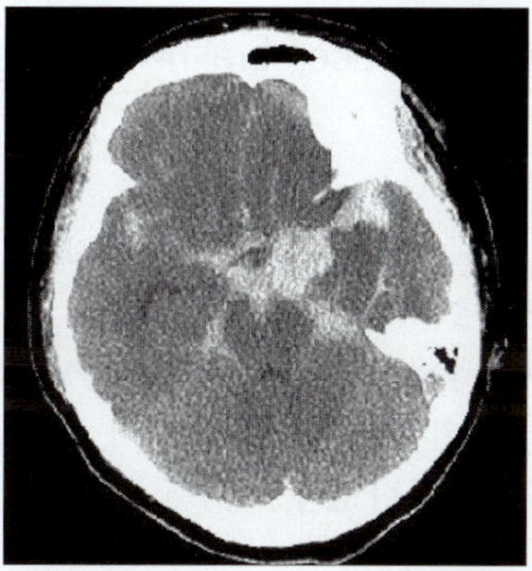

그림 1-7. 동맥류 파열에 의한 지주막하 출혈의 CT - 좌측 후교통동맥의 동맥류 파열에 의한지주막하 출혈이며 조영증강전 CT에서 양측 Sylvian cistern, CP angle cistern, suprasellar cistern, ambient cistern 등 모든 지주막하 공간을 채우고 있다. 우측에 비해 좌측에 많은 양의 출혈이 있으며 suprasellar cistern, ambient cistern에 많은 양의 출혈이 있어서 좌측 내경동맥의 동맥류에 의한 출혈을 의심해 볼 수 있는 소견이다.

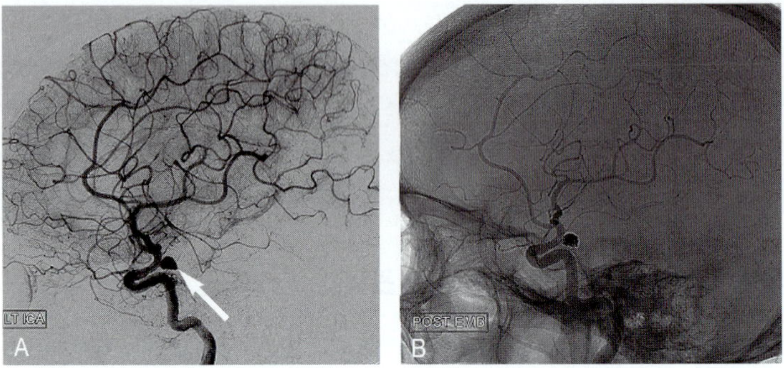

그림 1-8. Lt. ICA를 통한 혈관조영 영상에서 좌측 후교통동맥의 동맥류가 관찰된다. 이후 Coil embolization 을 시행한 모습이다.

VII. 뇌실질 내 출혈 (Intracerebral hemorrhage) - CT

1. 정의

- 뇌실질내에 일어나는 출혈을 말하며 뇌출혈에는 고혈압을 기반으로 하는 고혈압성 뇌출혈(hypertensive ICH)과 뇌동맥류, 뇌동정맥기형이나 혈관종, 뇌종양, 출혈성 소인, 두부외상 등의 출혈 원인이 확실한 것, 확실한 원인이나 기초 질환이 불분명한 특발성 뇌출(spontaneous ICH) 등이 있다.

2. 위치 및 발생빈도

고혈압성 뇌출혈은 우리나라에서 매우 흔하며, 특징적인 위치를 보인다.

Putamen/External capsule	60~65%
Thalamus	15~15%
Pons	5~10%
Cerebellum	2~5%

3. CT 영상소견

1) 급성 출혈

고음영으로 관찰된다. 주위 뇌부종은 저음영으로 관찰됨.

2) 아급성 출혈

뇌피질과 비슷한 음영, 조영증강 CT에서 rim enhancement보임.

3) 만성기 혈종

뇌척수액과 비슷한 저음영

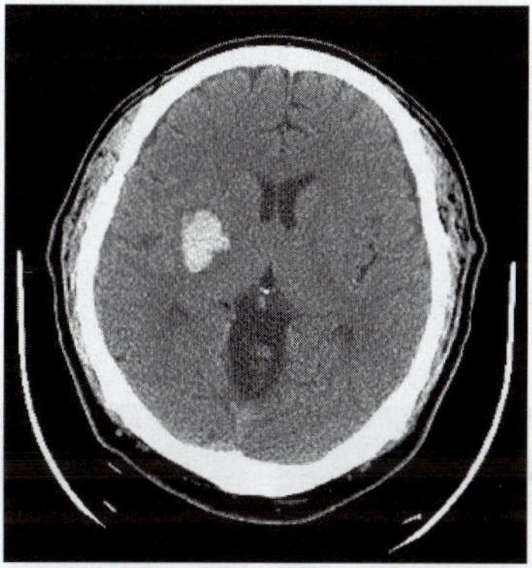

그림 1-9. 고혈압성 급성뇌실질 출혈의 CT - 조영증강전 CT에서 우측 기저핵 부위에 고음영의 병소가 있으며, 주위로 병소를 둘러싸고 있는 저음영의 부종이 있다.

VIII. 정맥경색증 (Venous infarction)

1. 정의

정맥동과 피질정맥에 혈전이 발생하는 질환으로서 비특이적인 임상 증상을 보임.

2. 병리

다양한 원인에 의하여(외상, 감명, 임신, 혈관염) 혈전이 정맥동에 생긴후 피질정맥으로 전파되어 정맥환류가 막힌다. 따라서 정맥압이 상승하고 혈액뇌장벽이 혈관탓부종 및 출혈에 의해 손상되고 정맥경색이 세포독성부종과 함께 일어나게 된다. 혈전은 상시상정맥동(superior saggital sinus)에 가장 잘 생긴다.

3. 영상소견

1) CT

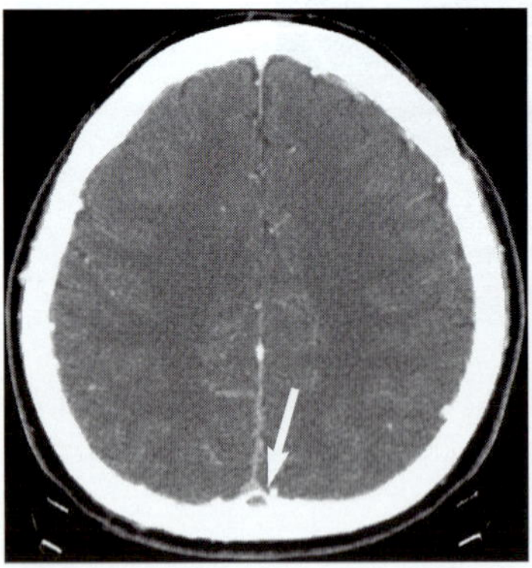

그림 1-10. CT상 상시상정맥이 조영증강 되지 않고 정맥동의 벽만 조영증강된다. 혈전이 저신호강도로 관찰되는 empty delta sign의 소견임.

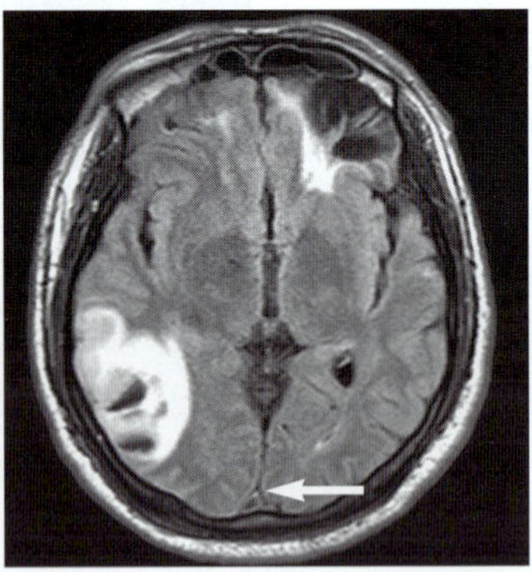

그림 1-11. T2 FLAIR 영상에서 혈전은 저신호 강도(화살표)로 보이며 우측 측두엽에서는 출혈 및 부종에 의한 저신호강도 및 고신호강도가 관찰된다.

조영증강 CT에서 혈전에 의해 정액동의 내부는 조영증강 되지 않고 정맥동의 벽만 조영증강되는 empty delta sign을 볼 수 있다. 또한 측부 순환의 발달 및 뇌 부종의 소견을 볼 수 있다.

2) MRI

급성기에는 T2강조 영상에서 상시상정맥동의 횡단면영상에서 등신호강도로 나타난다. 하지만 T1강조 영상에서는 정상적으로도 고신호로 나타날 수 있다. 발병 1주 이후부터는 T1및 T2강조영상에서 모두 고신호강도로 나타난다.

IX. 미만성 축삭 손상 (Diffuse axonal injury)

1. 정의

Diffuse axonal injury는 과속에 의한 자동차 충돌사고 등에 의한 뇌의 일부가 다른 부위에 비하여 습격히 감가속하거나 회전되어 주로 축삭의 손상과 때로는 이와 동반된 혈관 손상을 일으키는 것으로 환자는 심한 뇌 기능 장애를 초래한다.

2. 임상소견

신경섬유 손상이 주여서 주로 부종과 이에 동반된 편심적 출혈만 보이기 때문에 환자의 증세는 심하나 영상학적 소견은 심하지 않거나, 영상학적 소견으로 정상으로 보이는 경우도 있다.

병변은 특징적으로 양측 피질백질 접합부 (corticomedullary juction)의 백질부, 주로 frontal lobe과 temporal lobe의 백질부 및 periventricular temporal lobes을 위시하여 corpus callosum (주로 posterior body, splenium), caudate nuclei, thalamus, tegmentum, and internal capsule에서 관찰된다.

3. 영상소견

1) CT

급성기에는 피질 백질 접합부, corpus callosum, 뇌간에 작은 점상 출혈이 보일 수 있다.

2) MRI

피질 백질 접합부, corpus callosum, 뇌간, 특히 등쪽 부분에 T2강조 영상에서는 여러 개의 고신호 강도로 보이고, Gradient echo영상에서는 작은 점상 출혈들이 보인다.

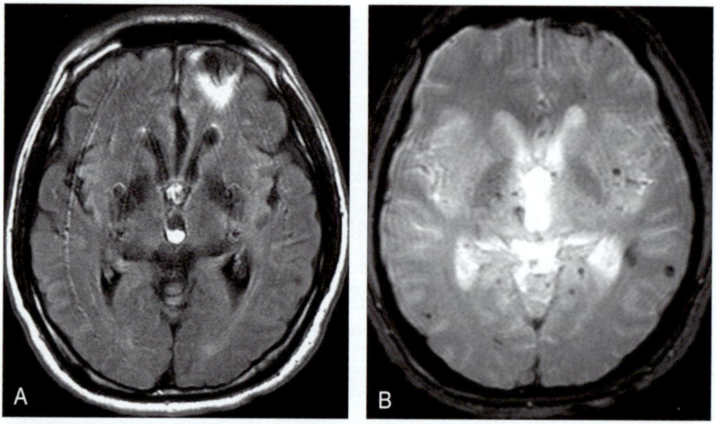

그림 1-12. FLAIR 영상(A) 에서 왼쪽 전두엽에 traumatic contusion으로 인한 tissue loss와 cerebromalacia에 의한 고신호강도의 병변이 보임. Gradient echo 영상에서 양측 대뇌 반구에 많은 수의 출혈성 병변이 보이는 데 축삭 절단 및 출혈에 의한 소견이다. 특히 corticomedullary juction의 white matter에 여러 개의 small hemorrhages foci가 보인다.

X. 해마 경화증 (Hippocampal sclerosis)

1. 정의

난치성 측두엽 간질의 가장흔한 원인으로 발생기전은 밝혀져 있지 않다. 특징적 병리 소견은 hippocampus, parahippocampal gyrus와 같은 medial temporal lobe, amygdala 등에 나타나는 segmental pyramidal neuron cell loss, granule cell dispersion과 reactive gliosis이다. Mesial temporal sclerosis이라고 불리운다.

2. 영상 소견

1) MRI

가장 흔하고 중요한 소견은 hipocamppus의 diffuse atrophy로 T1 및 T2 coronal image에서 두부와 체부 위축이 뚜렷하게 보인다. 약 60%에서 T2강조영상에서 해마에 비정상 고신호 강도를 보임.

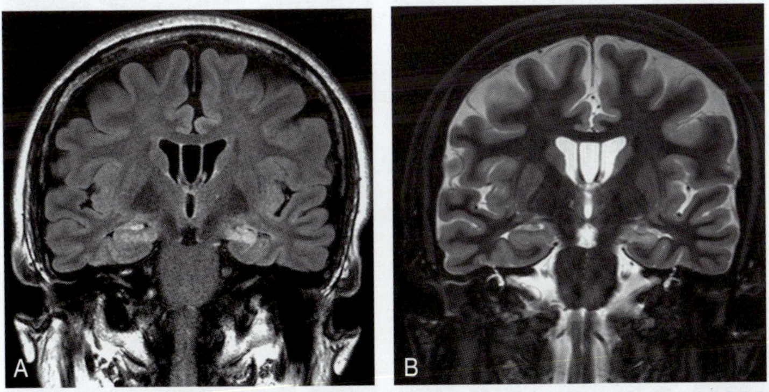

그림 1-13. Coronal FLAIR영상(A)과 T2 강조 영상 왼쪽 해마에 위축성 변화와 함께 고신호 강도를 보인다.

XI. 베르티케 뇌병증 (Wernicke encephalopathy)

1. 임상소견

주로 만성 알코올 중독증에 의한 비타민 B1(thiamine) 결핍이 원인이다. 그 외에도 오래 지속된 열성-감염성 질환, 악성 종양, 골수이식, 임신입덧(hyperemesis gravidum), 소장 폐색, 신경성 무식욕(anorexia

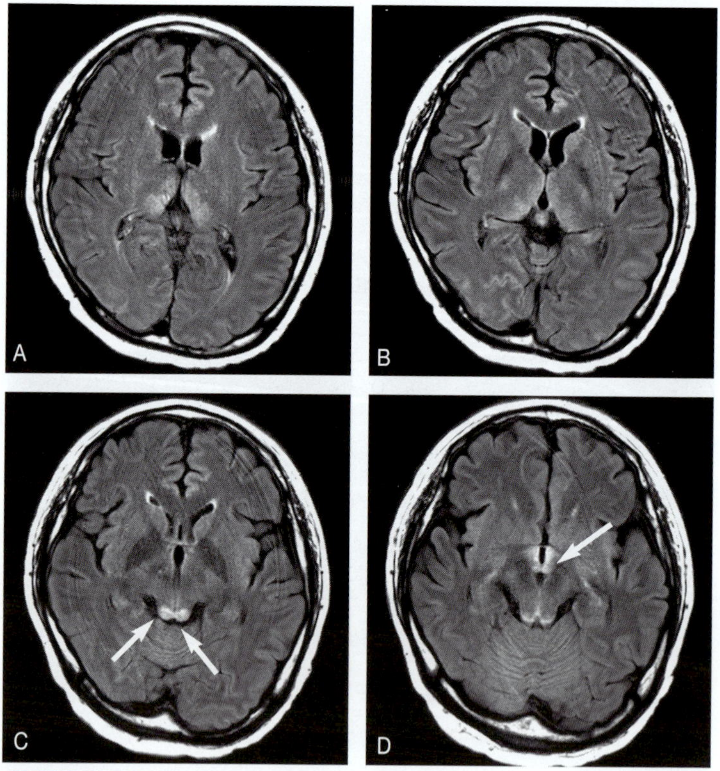

그림 1-14. FLAIR 영상에서 양측 시상 (thalamus) 와 실비우스수도관 주위(C, 화살표) 와 유두체(D, 화살표)에 고신호 강도의 부종이 있다.

nervosa) 등에 의한 영양결핍에서도 올 수 있다. 전형적인 3대 증상은 ophthalmoplegia, ataxia, confusion이다. 치료는 IV thiamine 이며, ocular palsies가 가장 먼저 호전되며, ataxia와 confusion은 서서히 호전된다.

2. 영상소견

MRI T2 weighted image에서 제3뇌실 주위 시상(medial thalamus)부위에 양측 대칭성으로 날개 모양(double wing configuration)의 고신호강도가 특징적이다. 그 외에도 중뇌(midbrain)를 잘 침범하며, 실비우스 수도관주위 회백질 (periaqueductal gray matter), 중뇌망상체(midbrain reticular formation), 중뇌 덮개(tectal plate), mammillary nody등 뇌회백질과 백질을 모두 침범하여 대칭성의 병변이 특징이다.

급성기에서 고신호강도와 함께 조영증강을 보일 수 있고 이 시기에는 가역성 병변으로 치료하면 증상호전과 함께 비정상소견이 없어질 수 있다. 만성기에는 제3 뇌실의 확대와 유두체 (mammillary body)의 위축을 보인다.

XII. 중심성 뇌교 및 뇌교외 수초용해증 (central pontine and extrapontine myelinolysis, osmotic demyelination syndrome)

1. 정의 및 병리

전해질 불균형과 관계된 탈수초성 질환으로, 주요 임상증상은 연수 혹은 가성 연수 증후군(bulbar or pseudobulbar syndrome)으로 구음장애(dysarthria), 연하곤란(dyaphagia), 사지마비(tetraplegia)등이 보이고 다양한 정신장애를 나타낸다. 발생기전으로 hyponatremia의 빠른 교정 후에 잘 발생하는 것으로 알려져 있으며, 일부 normonatremic patients에서도 일어날 수 있다.

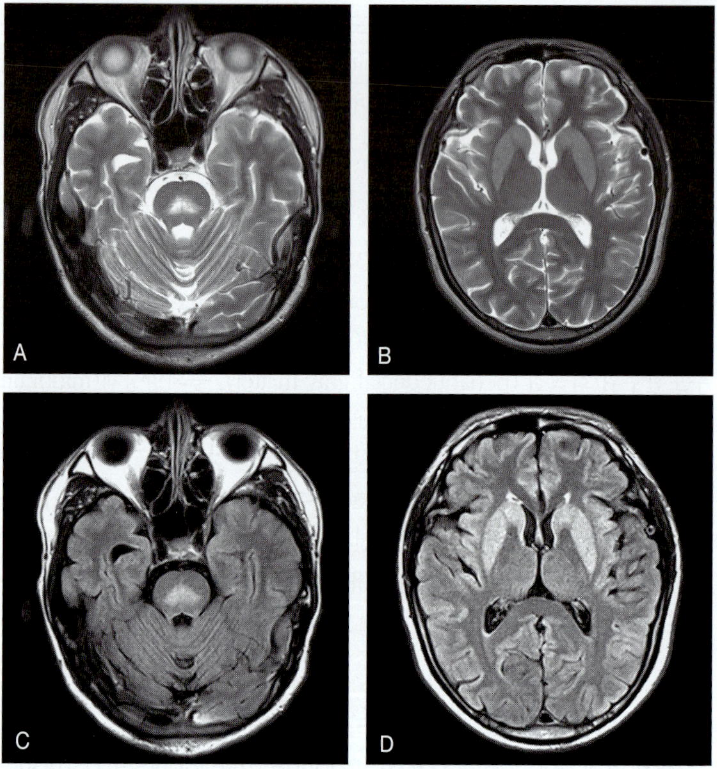

그림 1-15. T2와 FLAIR영상에서 central pons와 basal ganglia에 대칭적인 고신호 강도의 병변이 보인다.

2. 영상소견

전형적인 central pontine myelinolysis(CPM)는 뇌교바닥에 대칭적인 탈수초화 병변을 만드는데 중심부에서 주변으로 퍼져나가는 양상으로 병변이 생기고 뇌교의 가장 주변부는 침범되지 않는 것이 특징이다. 병변은 양자밀도 및 T2강조영상에서 고신호 강도로, T1강조영상과 CT에서 저신호강도(음영)로 나타난다. 보통 조영증강은 되지 않는다.

EPM(extrapontine myelinolysis)에서는 CPM을 동반하거나 또는 독립적으로 기저핵, 시상, 소뇌 백질, 뇌피질 심부 및 인근 백질에 탈수초화 병변이 나타난다. 뇌교 병변이 없이 주로 백질에 병변이 생기는 경우 다른 다발성 백질 질환(급성 파종성 뇌척수염, 다발성 경화증, 기타 독성 혹은 대사성 백질뇌증 등)과 감별하여야 한다.

XIII. 가역적 후두부 뇌병증 증후군 (posterior reversible encephalopathy syndrome; PRES)

1. 임상양상

가역적 후두부 뇌병증 증후군(posterior reversible encephalopathy syndrome, PRES)은 뇌영상 소견에서 후두부의 가역적인 뇌부종과 두통, 오심과 구토, 시각장애 혹은 피질맹(cortical blindness), 의식의 변화, 기면이나 혼돈, 경련발작, 때로는 국소적인 신경학적 증상을 특징으로 한다.

PRES의 원인으로는 악성 고혈압, 임신중독증, 요독증, 인터페론이나 면역억제제(특히 cyclosporin A)의 사용과 연관되어 보고되고 있다. 인터페론이나 면역억제제를 사용한 경우를 제외하면 대부분의 환자에서 증상 발현이 급작스럽고 심한 혈압상승과 관련이 있다.

2. 기전

PRES의 pathophysiology는 자동조절 능력(autoregulation)의 소실에 의한 뇌혈관장벽의 변화이다. 뇌의 혈류에 대한 자동조절기전은 혈압이 변화해도 뇌동맥의 수축과 이완을 통해 일정한 뇌혈류를 유지하는 기전이다. 만약, 혈압이 급격히 상승하면 뇌혈류를 유지하기 위해 자동적으로 수축된다. 그러나 뇌혈관의 자동조절 능력의 한계점 이상으로 혈압이 상

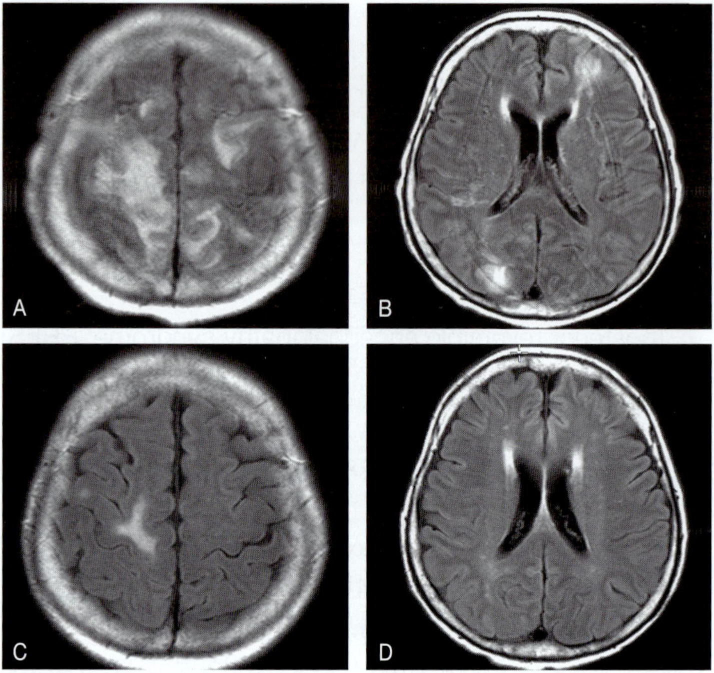

그림 1-16. 급성기 (A, B)에 양측 대뇌 반구의 피질 및 피질 하 백질에 고신호강도의 부종이 광범위하게 보인다. 20일 후 증상 소실 후 MR 영상 (C, D)에서 병변의 대부분은 사라졌으나 오른쪽 precentral gyrus에는 병변이 남아있다.

승하면 수축된 뇌혈관은 견디지 못하고 수동적으로 이완된다. 이완된 혈관 내로 정수압이 증가되고 혈액-뇌 장벽(blood -brain barrier)에 손상이 발생한다. 혈액-뇌 장벽의 손상으로 뇌실질 내로 수액, 단백질, 심지어는 적혈구까지 유출되어 뇌부종이 발생된다. 그러나 피질은 피질하백질에 비해서 좀더 치밀하고 조직화되어 있어서 부종은 피질하백질에 주로 발생하게 된다.

병변이 주로 후두부에 빈발하는 이유로는 고혈압성 뇌병증에 있어서 추골-기저 동맥계에 교감 신경의 지배가 결여되어 있어서 혈관 확장에 대한 수축유도가 되지 않아서 수액과 단백질이 혈관 밖으로 빠져나가는 것을 막지 못하기 때문이라고 설명하고 있다. PRES는 그 원인을 교정하면 대부분이 가역적인 경과를 취하고, 예후가 양호하다.

3. 영상소견

MRI에서 비교적 대칭적인 부종이 두정엽과 후두엽(posterior cerebral artery territory)의 피질하백질(subcortical white matter)과 때때로 피질(cortex)에 관찰된다.

T2 강조 영상과 FLAIR 영상에서 주로 posterior circulation area (즉 parietal lobe, occipital lobe, cerebellum)에 subcortical white matter과 cortex에 고신호 강도가 관찰된다. 상대적으로 빈도는 낮지만 전두엽, 측두엽, 기저핵, 뇌간을 침범하기도 한다. 이러한 소견은 추적검사에서 소실되는 가역성을 특징으로 한다.

XIV. 다발성 경화증 (Multiple sclerosis)

1. 정의

뇌와 척수의 백질부분을 침범하여 수초탈락(demyelination)을 산발적으로 일으키는 질환으로 신경의 손상을 가져온다. 분명치는 않으나 바이러스 감염 후에 수초에 대해 생기는 자가면역 반응이 그 원인일 것으로 추정하고 있다.

2. 빈도

흔히 젊은 성인에서(20~40세) 빈도가 높고, 남자보다 여자가 2배 많다.

3. 영상소견

가장 잘 침범되는 곳은 측뇌실의 외각으로 병변은 측뇌실 벽과는 직각이고, 심부 백질내의 가는 정맥과는 평행한 방향으로 약간 길쭉한 모양이 특징적이다.

T1 강조영상, CT : 저신호강도(음영)

T2 강조영상 : 고신호강도

FLAIR 영상 : 뇌실 주위에 병변이 있으면 뇌척수액과 같이 고신호강도를 보이므로 병변의 유무를 판단하기 어려운 경우에 유용하다.

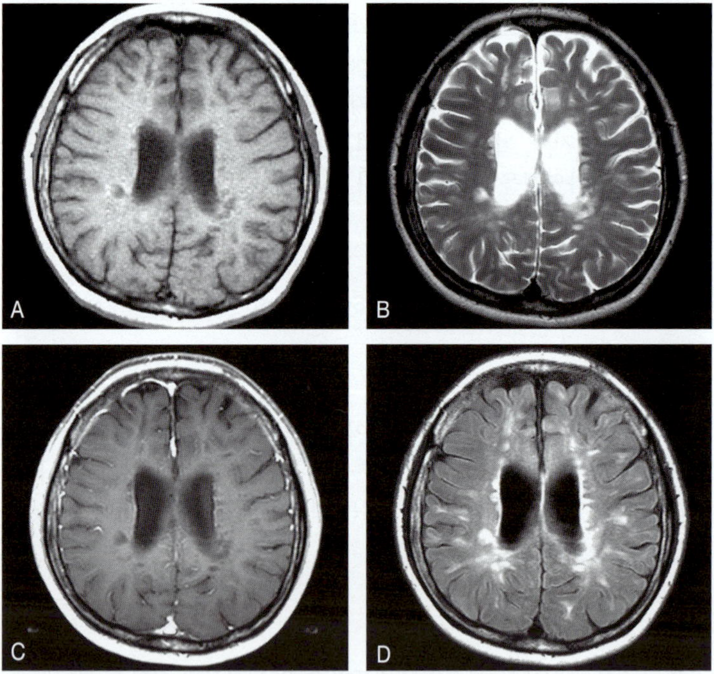

그림 1-17. 다발성 경화증.

A. T1강조영상에서 양측 측뇌실 주위로 저신호강도음영이 보인다. 병변은 길쭉한 모습이고, 측뇌실 벽과 거의 직각방향이다. B. T2강조영상에서 고신호강도를 보이는 병변이 보인다. 그러나 주변의 뇌척수액도 같이 고신호강도를 보이므로 정확한 병변의 범위를 결정하기가 힘들다. C. 조영증강 T1영상에서 병변은 대부분 조영증강을 보이지 않는다. 하지만 활동기 병변은 다양한 정도의 조영증강을 보일 수 있다. D. FLAIR 영상에서 병변을 뚜렷이 관찰할 수 있다.

조영증강영상 : 다양한 정도의 조영증강을 보인다. 하지만 조영증강을 보이는 병소는 활동성병변을 시사한다.

XV. 뇌농양 (Brain abscess)

1. 정의

대부분 원위부의 세균성 염증 병소로부터 혈행성으로 파급되어 생기는 뇌조직 내에 고름이 자유로이 존재하거나 또는 피막(capsule)으로 싸여 존재하는 것으로 부비동염, 유양돌기염 혹은 중이염 등 두개강 인접한 부위의 염증에서 직접 파급이 되는 경우도 있으며, 소수의 예에서는 개방성 두부손상이나 두개내 수술 후에 오는 경우도 있다

2. 시기에 따른 MRI 영상소견

1) 조기뇌염기

국소부종, 종괴효과, 불규칙한 조영증강

2) 만기뇌염기

부종증가, 불규칙하고 두꺼운 환상조영증강

3) 성숙피막기

피막형성(T1에서 동등/고신호강도, T2에서 동등/저신호강도)
조영후 T1에서 얇고, 경계가 매끄러운 조영증강
주농양 주위의 위성농양 형성

3. 괴사성 종양과의 감별

확산강조영상에서 농양의 고신호강도

종양의 경계는 두껍고, 불규칙하게 조영증강된다.

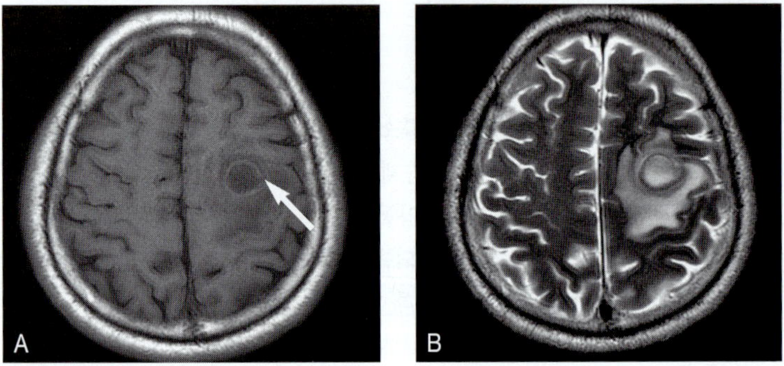

그림 1-18. 조영전 T1강조영상에서 좌측 전두엽에 위치한 뇌농양의 외벽에 고신호강도(화살표)가 보이고 내부는 액화된 농으로 정상 뇌조직보다 저신호강도이며 주변 뇌에는 부종이 관찰된다. T2강조영상에서 농양의 벽은 저신호강도를 보인다.

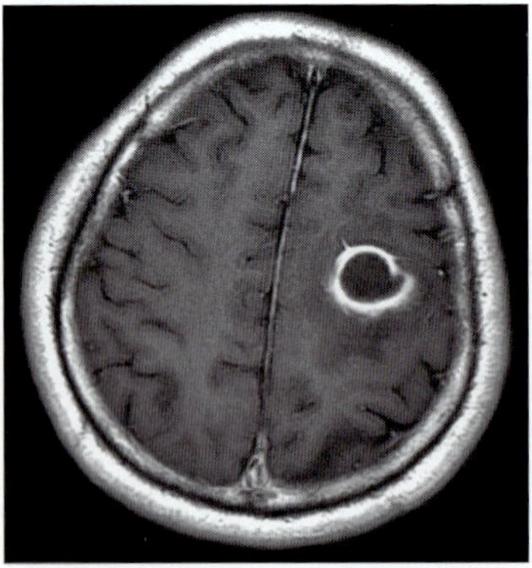

그림 1-19. 조영증강 T1강조영상에서 얇고, 균일한 조영증강을 보인다.

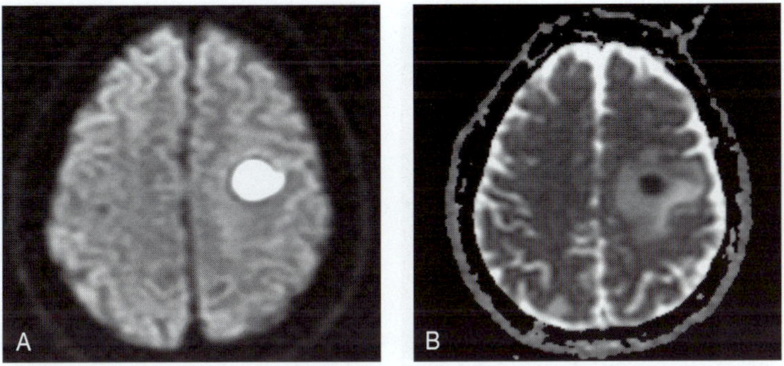

그림 1-20. 확산강조영상에서 농양 내부의 농은 고신호강도를 보인다. 뇌농양은 점도가 높아 확산이 잘안되기 때문에 확산강조영상은 뇌농양과 괴사성 뇌종양과의 감별에 큰 도움을 준다.

XVI. 뇌실염 (Ventriculitis)

1. 정의

뇌실이 균에 감염된 것을 말하며, 보통 세균혈증의 결과로 혹은 농양 또는 외상 및 뇌실의 기구조작을 통해서 뇌실내로 들어갈 수 있다.

2. 영상소견

CT/MR영상소견으로는 뇌실이 커지고 T2강조영상에서 뇌실 주변에 고신호강도가 보이며, 가장 중요한 소견은 뇌실벽의 조영증강이다. 가끔 맥락총의 조영증강을 동반하기도 한다.

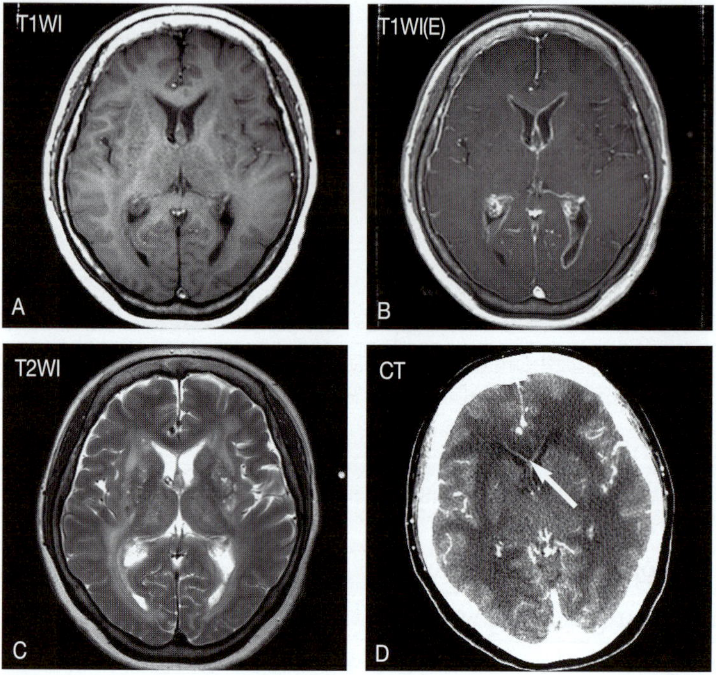

그림 1-21. 조영증강 T1강조영상(B)에서 측뇌실의 외연을 따라 조영증강을 나타내고, 맥락총이 함께 조영증강 되고 있다. T2강조영상(C)에서 뇌실 주변에 고신호강도를 보이며, 조영증강 CT(D)에서 측뇌실의 외연을 따라 조영증강되고 있다.

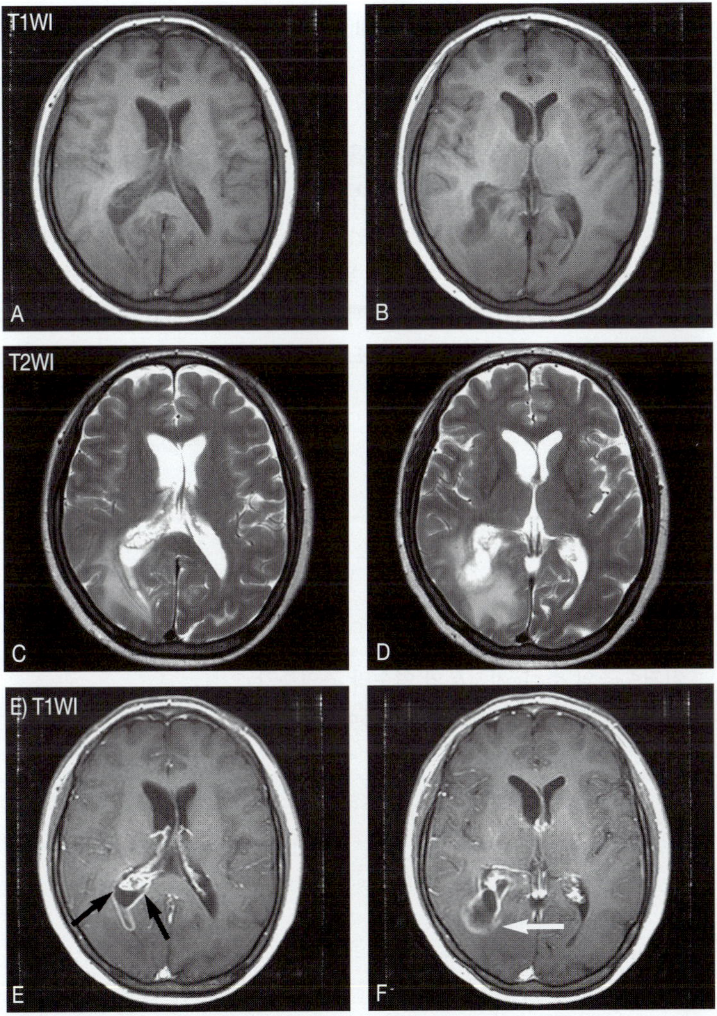

그림 1-22. 우측 두정엽에 있던 뇌농양(흰색 화살표)의 합병증으로 뇌실염이 생긴 경우이다. T1조영증강에서 뇌실연을 따라 조영증강(검정 화살표)을 보이고, 뇌실이 확장되어 있다.

XVII. 결핵성 뇌막염 (TB meningitis)

1. 특징

결핵의 약 5~10%가 중추신경계를 침범한다. 거의 예외 없이 혈행성으로 생기며 주 병변 부위는 뇌저부로서 suprasellar cistern, sylvian cistern, ambient cistern 등에 교양성 삼출물이 생기고, 육아종성 병변, 섬유화 등이 뇌저부에 단단히 붙게 된다. 지주막하강에 노출된 혈관, 특히 관통동맥에 염증이 파급되어 결핵성 동맥염을 일으키면 경색이 생기는데 주로 기저핵 부위에 생긴다. 또한 뇌척수액 순환장애로 인하여 교통성 수두증이 흔히 동반된다.

2. 영상소견

1) 경미한 경우

정상

2) 심한 경우

기저수조의 소실, 기저부의 연수막 조영증강
교통성 수두증, 기저핵의 경색, 육아종

3) 만성기

뇌기저부에 국한된 조영증강
기저부의 종괴형태의 결핵종
뇌기저부의 석회화

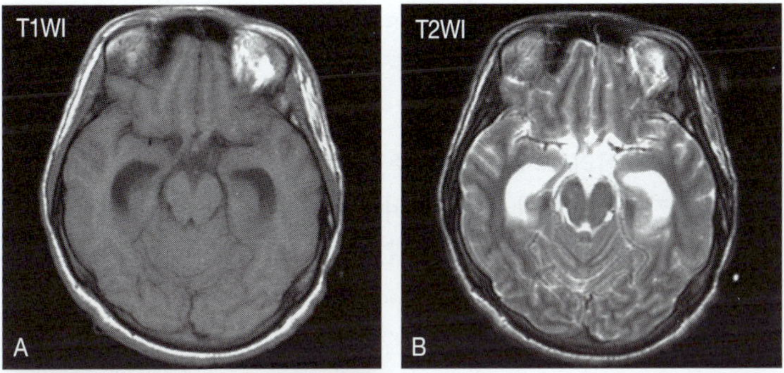

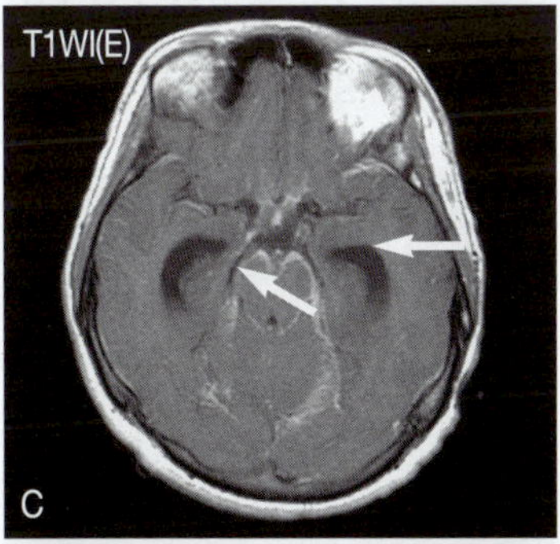

그림 1-23. T1 및 T2강조영상(A, B)에서 수두증으로 측뇌실이 확장(화살표)이 보이고 조영증강후 T1강조영상(C)에서 중뇌부위의 연수막 조영 증강이 보인다.

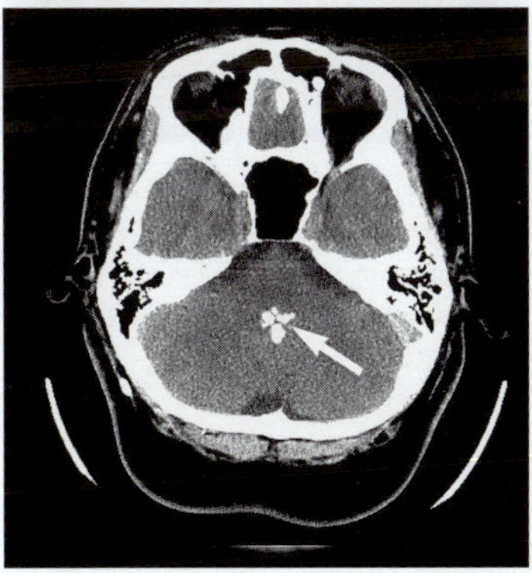

그림 1-24. 치유된 결핵성 뇌막염 - 조영전 CT에서 석회화 병소가 제4뇌실 부위에 있다(화살표).

XVIII. 단순포진뇌염 (Herpes simplex encephalitis)

1. 정의

단순포진 바이러스 제 1유형은 주로 성인에서 급성 미만성 괴사성 뇌염을 일으키며 치사율이 높다. 이 뇌염은 빠른 뇌세포의 파괴로 인하여 급속한 임상경과를 보이므로 조기 발견과 조기 치료가 매우 중요하다.

2. MRI 영상소견

침범주위가 비교적 특징적인데, 일측 혹은 양측으로 측두엽의 하내부, 전두엽의 안와면, 도(Insula), 대상회전(Cingulate gyrus)에 호발한다.

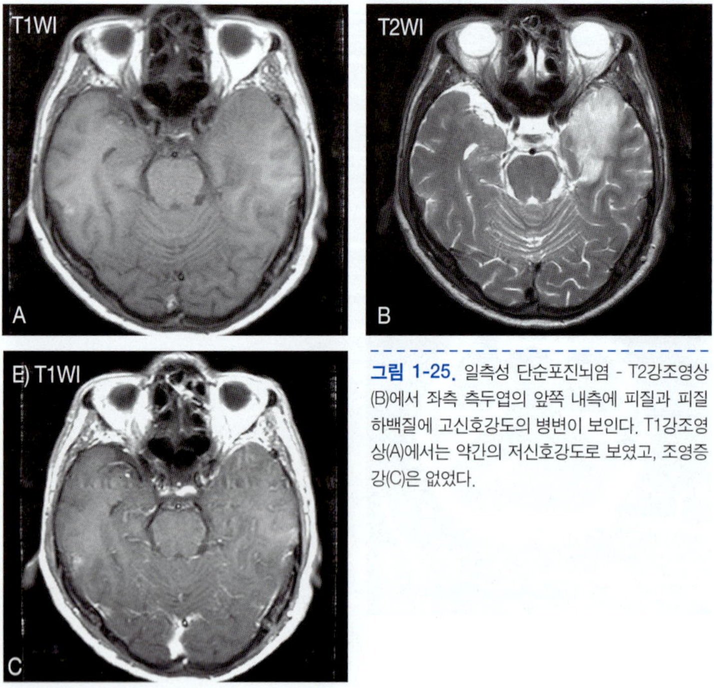

그림 1-25. 일측성 단순포진뇌염 - T2강조영상(B)에서 좌측 측두엽의 앞쪽 내측에 피질과 피질하백질에 고신호강도의 병변이 보인다. T1강조영상(A)에서는 약간의 저신호강도로 보였고, 조영증강(C)은 없었다.

1) T2강조영상

고신호강도

2) T1강조영상

저신호강도

3) 간혹 점상출혈(T1에서 국소적 고신호, T2에서 국소적 저신호강도)

4) 비특이적 조영증강을 보이며 만성기에는 특징적 위치에 뇌위축을 보인다.

XIX. 낭미충증 (Cysticercosis)

1. 정의 및 병리

낭미충증은 갈고리촌충의 충란을 섭취한 후, 충란이 작은 창자에서 부화되어 장벽을 침범하며 혈류를 통해 애벌레가 인체조직내에서 기생한다. 따라서 인체가 일종의 중간숙주의 역할을 하는 감염 형태이다. 조직에서 일종의 육아조직으로 구성된 낭을 형성한다. 뇌낭미충증의 침범부위는 수막, 백색질, 회색질, 뇌수조, 뇌실 등이다.

2. 영상소견

뇌낭미충증은 낭미충의 퇴화과정에 따라 4가지 형태로 나타난다. 아래와 같은 모든 과정이 한 환자에서 모두 나타날 수도 있으며, 한종류의 소견만이 나타나기도 한다.

1) 제1기 수포성기

낭미충이 살이있는 상태로 여러가지 크기(보통 1~2cm)의 낭종이 관찰된다. CT및 MR영상에서는 뇌척수액과 같은 음영이나 신호강도를 보이며, 약 1~2mm 크기의 벽결절이 낭종내벽에서 보이고, 주위 조직의 부종이나 염증반응은 없다.

2) 제2기 콜로이드 수포성기

퇴화의 초기단계로 CT및 T1, CT 및 T1강조 MR영상에서 뇌척수액 보다 높은 신호강도로 나타날 수 있다. 낭미충벽은 염증반응으로 인해 두꺼워지고 조영증강을 보인다. T2강조영상에서는 낭종내용물과 주위부

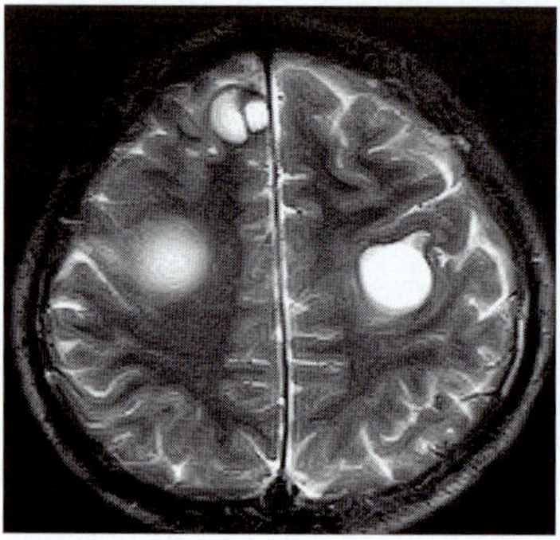

그림 1-26. 수포성기.
T2강조영상에서 다양한 크기의 낭종들이 관찰된다. 내부는 뇌 척수액과 같은 신호강도를 보인다.

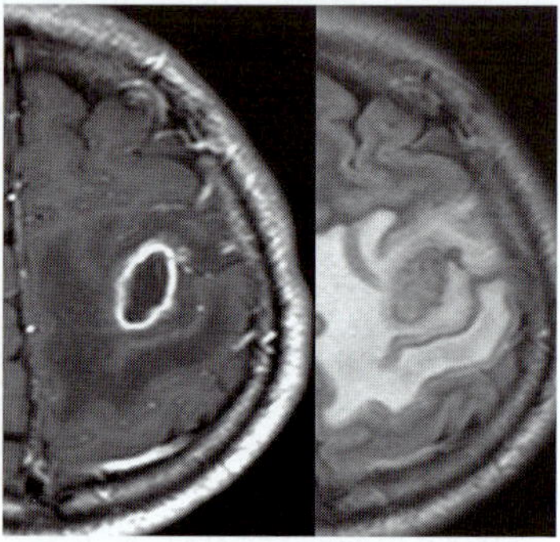

그림 1-27. 콜로이드 수포성기.
T1강조 조영증강 및 T2 FLAIR영상에서 낭미충벽이 두꺼워지고 조영증강되며, 주변의 부종이 관찰된다.

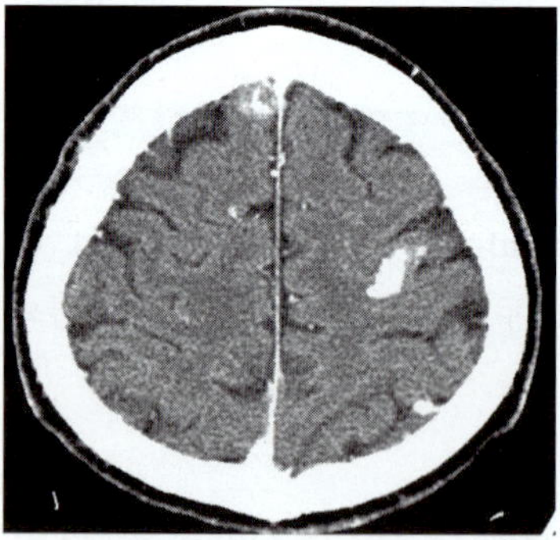

그림 1-28. 결절석회화기.
주위 조직의 염증성 변화는 보이지 않으며, CT상에서는 석회화된 결절로 관찰된다.

종은 고신호강도로, 낭종벽과 주절은 동등신호강도로 보여 마치 과녁모양' 을 보이기도 한다. 이때에는 뇌농양이나 괴사성 종양과 감별이 어렵다.

3) 제3기 과립결절기

낭종의 내용물이 흡수되어 결절로 나타난다. MR영상에서 1cm 내외의 조영증강 결절로 나타난다. 주위에 부종이 나타나는 경우가 많으며 이 시기에는 다른원인의 염증성 육아종과 감별이 어렵다.

4) 제4기 결절석회화기

유충이 완전히 퇴화되고, 주위 조직의 염증 반응도 사라진다. 경미한 뇌교증을 남기거나, 혹은 작은 점상의 석회화를 보인다.

XX. 뇌폐흡충증 (Paragonimiasis)

1. 정의

뇌폐흡충증은 매우 드문 기생충감염질환으로, 초기에 뇌조직에 삼출성 염증, 부종, 울혈 등을 일으키고, 혈관염도 초래하여 뇌경색, 혹은 출혈을 일으키기도 한다 .

2. 병리

충실성 육아종성 병변과 낭종양 병변의 2가지 형태가 있는데 이2가지가 함께 나타나는 경우가 많다. 시간이 경과하는 동안에 성충이 육아종 바깥으로 기어나와 근처에 새로운 병변을 만드는 것으로 알려져 있다. 낭종성 병변은 얇은 피막으로 싸여있으며 그 내벽을 따라 많은 충란이 존재한다. 나중에 다발성 농양양 낭성종괴를 형성하고 만성이 되면 섬유화와 석회화를 남기고 주변조직은 뇌연화를 일으킨다.

3. 영상소견

2가지 활동성 염증 단계와 비 활동성 석회화 단계로 나눌 수 있다.

1) 활동성 염증 단계

CT/MR 영상에서 조영제 주입후에 포도송이 모양의 환상조영증강이 밀집되어 나타나는 소견이 특징적이며, 주위에 심한 부종을 동반하며 주위 뇌실이나 뇌조를 압박한다. 호발부위는 후두엽, 측두엽, 두정엽의 순서이다. 그러나 비특이적 소견도 나타나서 종양이나 다른 염증과 감별이 어려운 경우도 있다.

2) 비 활동성 석회화 단계

포도송이 같이 밀집된 결절 형태 혹은 조개껍질 형태의 다양한 석회화를 보인다. 주위의 뇌조직은 대부분 비가역적 뇌연화증을 보이고, 인접 뇌실은 확장된다.

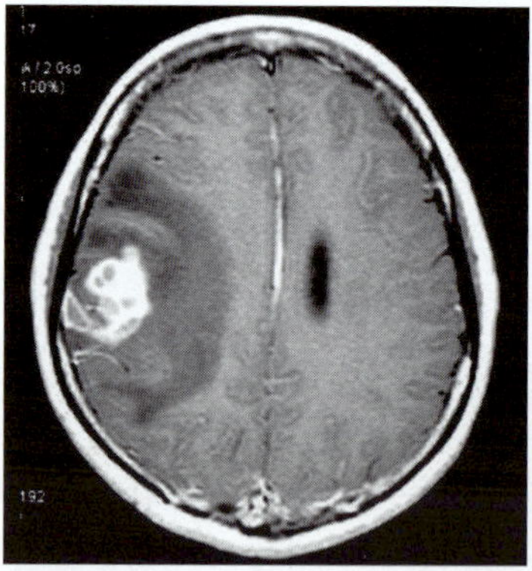

그림 1-29. 활동성 염증단계.
T1강조 조영증강 영상에서 오른쪽 두정엽에 포도송이 모양의 환상조영증강이 있으며 주변에 저신호강도의 부종이 관찰된다.

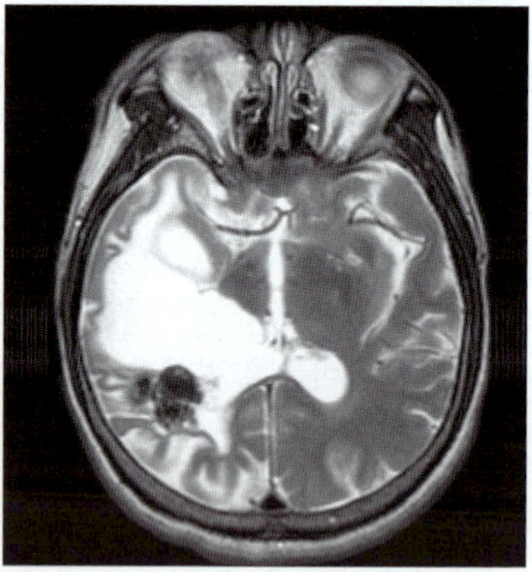

그림 1-30. 비활동성 석회화 단계.
T2강조영상에서 포도송이 모양의 저신호강도종괴가 보이는데 아마도 석회화에 의한 소견으로 보인다. 주위의 뇌조직은 대부분 뇌연화증을 보이고, 인접 측뇌실은 확장되어 있다.

XXI. 스파르가눔증 (Sparganosis)

1. 정의 및 병리

열두조충과의 Spirometra 속의 애벌레인 고충에 의한 감염으로 아시아지역이 주 유행지이다. 인체 감염은 주로 감염 물벼룩이 함유된 생수를 마시거나 개구리, 뱀 등을 생식하여 감염된다. 기생부위는 가슴, 배, 넙다리, 살고랑 등의 피부밑조직과 근육 및 눈확부이며 드물게 뇌에 기생한다. 진단은 충체를 관찰함으로 가능하다. 충체는 길이 10~20cm, 폭 0.5~1.5cm 크기의 유백색으로 가피에 주름이 잡혀있으나 편절은 없다. 주위 조직에는 이물형 육아종반응을 일으킨다.

2. 영상소견

CT/MR 추적검사에서 결절성 조영증강 병소의 모양과 크기가 변하고 위치가 달라지거나 종괴효과가 있으면 살아있는 충체를 시사하며 스파르가눔증의 가능성이 매우높다.

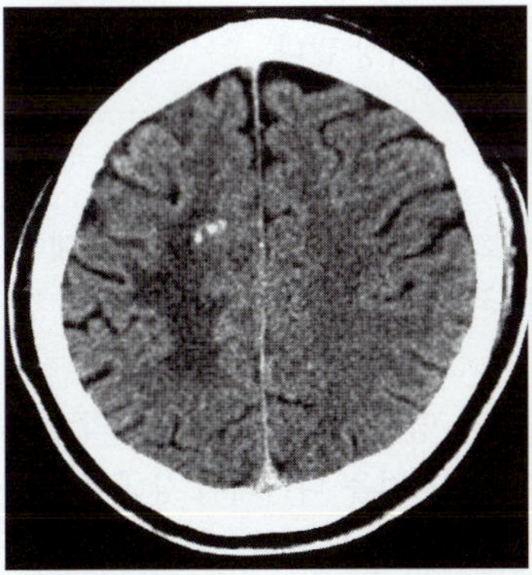

그림 1-31. 점상의 석회화가 오른쪽 중심주위 이랑에서 관찰되며 및 주위로 미만성의 백질부종이 저음영으로 관찰된다.

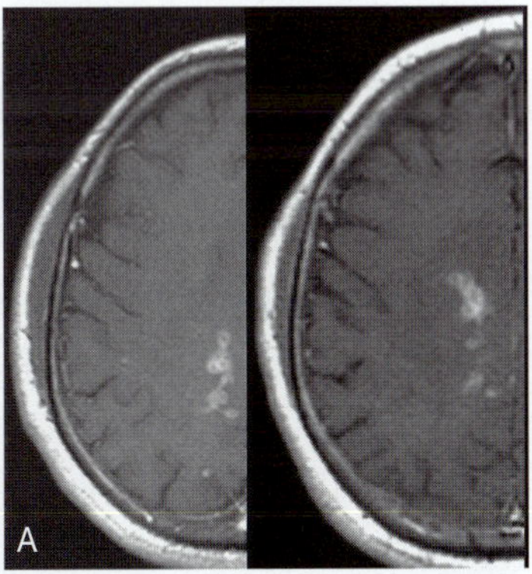

그림 1-32. T1강조영상에서(A) 주로 중심주이랑에서 불규칙한 모양의 조영증강병소(serpentile enhancement)가 보인다. 2개월 후 시행한 검사(B)에서 병소가 앞쪽으로 이동하였으며, 조영증강의 모양도 달라졌다.

1) CT

가장흔한 CT소견으로 ① 광범위한 백질의 저음영 및 동측 인접 뇌실의 확장(88%), ② 불규칙한 모양의 조영증강(88%), ③ 점상의 석화화이다. 활동성 감염의 경우에는 ELISA 검사가 도움이 된다.

2) MR

CT와 유사하나 T2강조영상에서 뇌백질의 퇴행성 변화가 CT에서보다 더 광범위하고 더 뚜렷하게 보인다.

XXII. 뇌하수체 미세선종

1. 정의

선뇌하수체(adenohypophysis)의 종양으로 10mm이하의 선종

2. 임상 양상

미세 선종의 경우 prolactinoma의 빈도가 가장 많다.

3. 영상 소견

MR 영상에서 미세선종은 다양한 신호 강도를 나타낼 수 있으나 대부분 T1 강조영상에서 정상 뇌하수체봐 낮은 신호 강도를 나타내고 T2 강조 영상에서 비슷하거나 약간 높다.

조영 증강 후 초기 시기에 얻는 역동적 영상에서 미세선종의 약 2/3에서 정상 뇌하수체 보다 낮은 조영 증강 소견을 나타내어 상대적으로 낮은 신호 강도를 보이는 데 이는 선암이 주로 시상하부 문맥 혈관계로부터 혈류를 공급받기 때문이다.

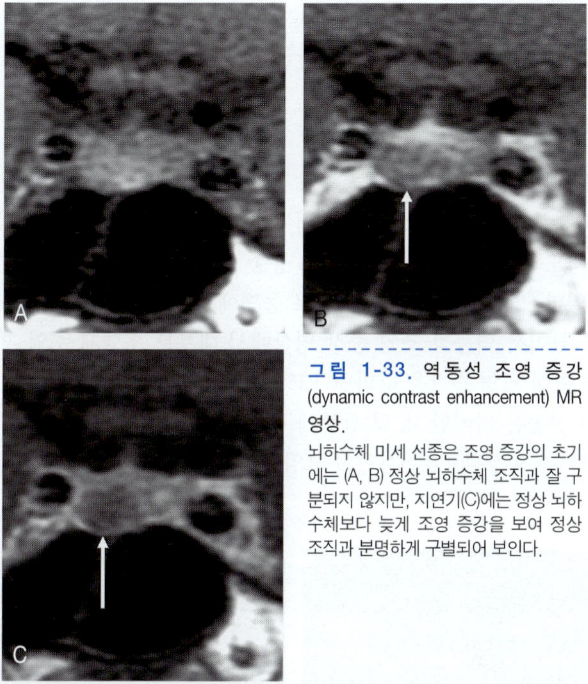

그림 1-33. 역동성 조영 증강 (dynamic contrast enhancement) MR 영상.

뇌하수체 미세 선종은 조영 증강의 초기에는 (A, B) 정상 뇌하수체 조직과 잘 구분되지 않지만, 지연기(C)에는 정상 뇌하수체보다 늦게 조영 증강을 보여 정상 조직과 분명하게 구별되어 보인다.

XXIII. 뇌하수체 거대선종

1. 정의

뇌하수체 선종 중에서 1cm 이상 크기의 종괴

2. 임상 양상

뇌하수체 선종의 약 3/4 는 기능성 선종으로 분비하는 호르몬에 따른 증상을 나타내지만 약 1/4은 비기능성 선종으로서 우연히 발견되거나 종괴가 주위 구조물을 압박하여 시야 장애와 같은 증상을 나타낸다. 성장 호르몬을 분비하는 선종은 prolactinoma 다음으로 흔한 기능성 선종이며 진단시에 거대선종으로 나타나는 경우가 약 95% 이상을 차지한다.

3. 영상 소견

거대선종은 MR 영상에서는 종양 내부에 출혈이나 낭성 변화가 없는 경우 대부분은 T1, T2 강조영상에서 뇌회질과 비슷하다. 조영 증강 후에는 중 정도의 조영 증강을 나타내고 종종 불균일한 조영 증강 소견을 보일 수 있다. 그러나 거대선종은 주로 동맥에서 혈류 공급을 받는 것으로 알려져 있어서 역동적 조영 증강 영상에서 대부분 조영제 주입 후 초기 시기에 최대 조영 증강을 나타낸다고 한다.

거대 선종은 터키안 내 및 상부에 걸쳐 있는 경우가 많은데 그 형태는 다양하지만 특징적으로 8자형의 모양을 나타낸다.

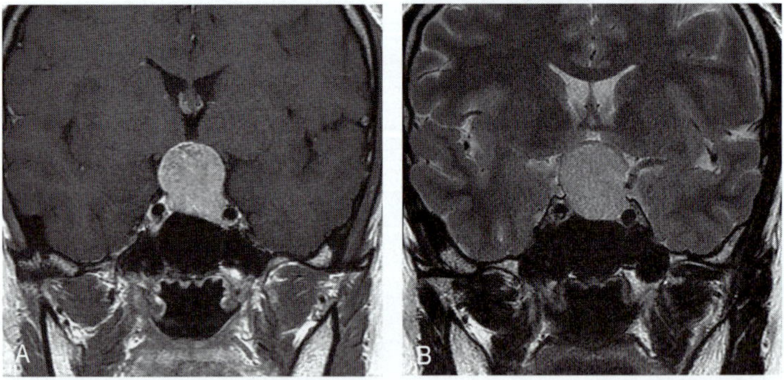

그림 1-34. 관상면 T2 강조 영상(A)에서 터키안(sella)의 내부와 상부에 고신호 강도의 종괴가 있다. 종괴는 위쪽으로 optic chiasm(화살표)를 누르고 있다. 관상면 조영 증강 영상(B)에서 종괴는 비교적 균질한 조영 증강을 보인다.

XXIV. 뇌하수체 졸증 (Pituitary apoplexy)

1. 정의 및 임상 소견

대부분 pituitary macroadenoma를 가진 환자에서 hemorrhagic infarction형태로 오지만, 정상 pituitary gland를 가진 환자에서도 드물게 발생한다. 실제, pituitary macroadenoma의 1%에서 Pituitary apoplexy가 발생한다.

대부분의 경우, 심한 두통, 오심, 시야 결손(visual field defects)를 포함한 시력 장애, 안구운동 장애를 호소한다. 치료는 surgical decompression이다.

2. 영상 소견

조영증강 전 CT에서는 acute apoplexy의 경우에는 patchy 혹은 confluent hyperdensity를 가지는 sellar mass로 보인다. 조영 증강 후 CT에서는 rim enhancement를 보인다.

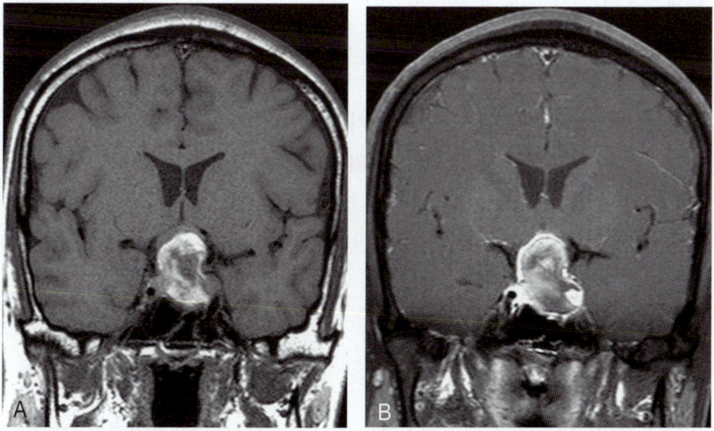

그림 1-35. 관상면 조영 증강 전 T1 강조 영상(A)에서 터키안 내부와 상부와 출혈에 의한 고신호 강도의 종괴가 보인다. 조영 증강 후 영상 (B)에서는 출혈 부위를 주변으로 rim enhancement 가 보인다.

MRI에서는 acute pituitary apoplexy는 커진 pituitary gland 내부에 불균질한 신호 강도를 보이는데, T1 강조 영상에서 고신호강도 , 그리고 T2 강조 영상에서 저신호 강도를 보이는 경우는 출혈이 동반된 경우이다. 비출혈성 뇌하수체 졸증은 고신호강도로 보인다. 조영증강 후에는 rim enhancement 를 보이고, 50%에서는 adjacent dural thickening과 조영증강이 보이고, sphenoid sinus mucosal thickening은 80%에서 보이는데 pituitary apoplexy 의 초기변화일 수 있다. sphenoid sinus mucosal thickening은 sphenoid sinus의venous engorgement의 의한 것으로 생각된다.

XXV. 라스케틈새주머니 (Rathke cleft cyst)

1. 정의

성인에서 터키안 내와 상부에서 잘 보이며, 배아의 라스케틈새의 잔여물에서 기원하는 비종양성 낭종.

2. 병리

주로 정중선에 나타나고, 누두줄기는 대개 종괴에 의해서 앞쪽으로 전이되는 경우가 많다. 간혹 낭종에 의해 시상하부-뇌하수체의 기능장애, 시야장애 혹은 두통의 증상이 생길 수 있는데 이 경우는 대부분 터키안 내부와 상부에 모두 위치하는 경우이다.

3. 영상소견

1) CT

낭종의 성분에 따라 음영이 다양하다. 75%에서는 비조영증강 CT에서 저음영으로 나타나지만 드물게 고음영으로 나타날 수 있다.

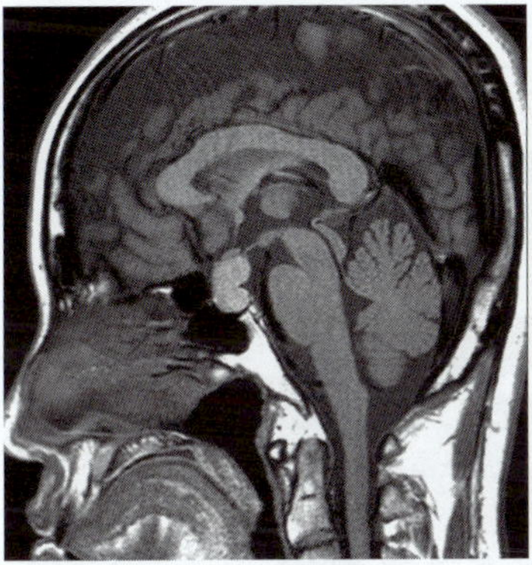

그림 1-36. T1강조영상에서 터키안 상부 및 내부에 고신호강도의 병소가 있다.

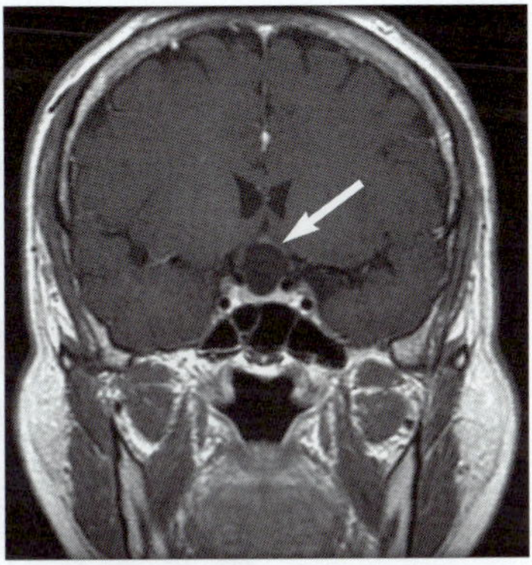

그림 1-37. T1조영증강 영상에서 낭종의 벽은 희미한 얇은 조영증강을 보이나 낭종 내부에 조영증강을 보이는 부분은 보이지 않는다.

2) MRI

T1강조 영상에서 50%는 고신호강도를 보이고 50%는 뇌척수액과 비슷한 저신호강도를 나타낸다. T2강조영상에서 70%에서 고신호강도를 나타내며 중증도 혹은 저신호강도를 나타낼 수도 있다. 조영증강이 되지 않으나, 뇌하수체 줄기가 낭종의 주변에서 조영증강되어 마치 낭종벽의 조영증강 소견처럼 보일 수 있다.

XXVI. 두개인두종 (Craniopharyngioma)

1. 정의

태생기의 잔유물인 뇌하수체의 기저 부분에 있는 Rathke' s pouch(코 안쪽의 비인두에서 뇌 쪽으로 말려 들어간 조직)에서 발생하는 종양

2. 병리

종양은 보통 피막이 형성되어 있고, 고형성 종괴나 낭성 종괴로 구성되어 있다. 이 낭에는 검붉거나 투명한 액체가 들어 있다. 낭들은 중층편

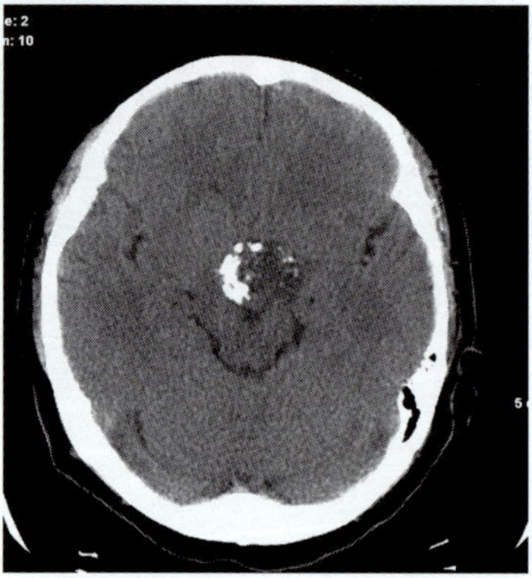

그림 1-38. CT에서 안장위부위에 고형 및 낭성부분으로 구성된 종양이 있고, 석회화를 동반한다.

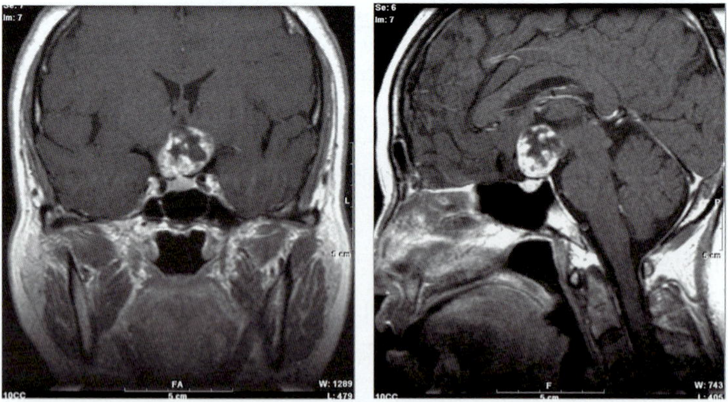

그림 1-39. 조영증강 T1강조영상에서 비균일적으로 조영증강되는 고형물질과 강하게 조영되는 낭종벽을 관찰할 수 있다.

평상피세포나 원주상피세포로 덮여 있고, 각질 · 콜레스테롤 결정체나 괴사성 물질이 낭 안에 들어 있다

3. 임상소견

5~15세 사이의 어린이 및 50대에서 호발하는 bimodal age distrbution을 보인다.

4. 영상소견

1) CT

석회화, 고형물질, 낭종 성분이 안장위 종괴안에 혼합되어 있다. 석회화는 CT에서 고음영을 보인다.

2) MRI

안장위 종괴가 T1강조영상에서 고신호강도를 보이는 낭종이 특징적이다. 조영증강 T1강조영상에서 고형물질은 비균질적으로 조영증강되고, 낭종의 벽은 강하게 조영증강된다.

XXVII. 희소돌기아교세포종 (Oligodendroglioma)

1. 정의

30~40대에서 전두엽에 표재성으로 잘 생기는 침윤성 종양(WHO grade II).

2. 병리

경계가 분명하지 않은 침윤성 종양, 이 종양은 종종 다른 종류의 신경교세포를 가지고 있어서 약 과반수에서 '혼합' 형으로 나타난다.

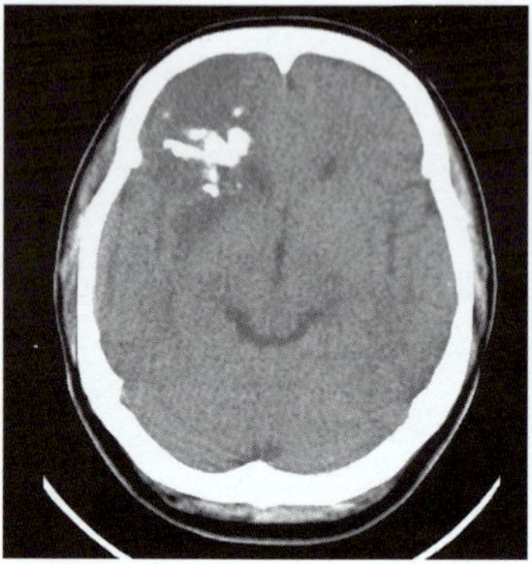

그림 1-40. CT에서 좌측 전두엽에 미만성 침윤성 종양이 있다. 내부에 석회화가 동반되어 있다.

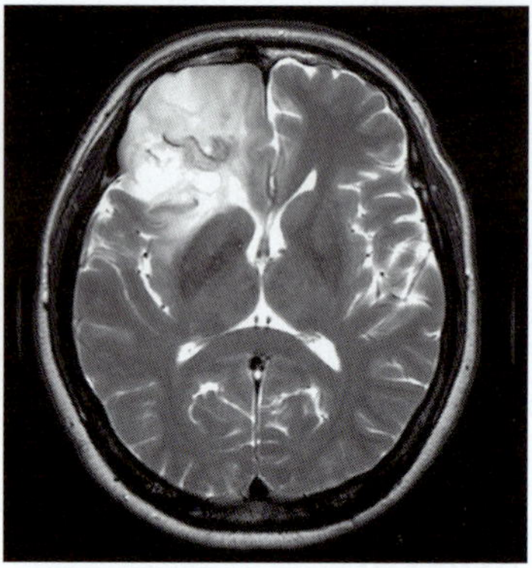

그림 1-41. MRI에서 좌측 전두엽에 에 미만성 침윤성 종양이 있다. T2강조영상에서 불균일한 신호강도를 보인다.

3. 영상소견

1) CT

저음영의 종괴로 보이며 불규칙한 모양의 석회화를 잘 동반하는 것이 특징이며 낭종성 변화도 흔하다.

2) MRI

T1강조 영상에서 저신호강도로, T2강조영상에서 고신호강도의 종괴로 보인다. 불균일한 신호강도는 특징적인 소견으로, 종양의 낭성변화, 석회화, 출혈등에 기인한다. 악성인 경우, 주위 부종이 심하다.

XXVIII. 아교모세포종 (Glioblastoma)

1. 정의

성상세포종과 관련된 가장 악성도가 높은 종양으로 주위에 잘 분화되었거나 역형성의 부분을 동반하기도 한다. 40대 이후 성인의 대뇌에 생기는 가장 흔한 원발성 종양으로 뇌간이나 소뇌에는 드물다(WHO classification IV).

2. 병리

다양한 소견을 보이나 예후와 관련된 소견은 혈관증식과 괴사이다. 종양세포는 백질섬유를 따라 퍼져나가는데 뇌들보, 시각로부챗살, 앞맞교차, 뇌활등이 잘 침범되며 뇌척수액으로 전이되기도 한다.

3. 영상소견

1) CT

불규칙한 모양의 저음영 또는 등음영의 종괴로 보인다. 석회화는 드물고, 조영증강영상에서 테두리의 조영증강을 보인다.

2) MRI

T1강조 영상에서 불규칙한 보양의 등신호 또는 저신호강도의 종괴로

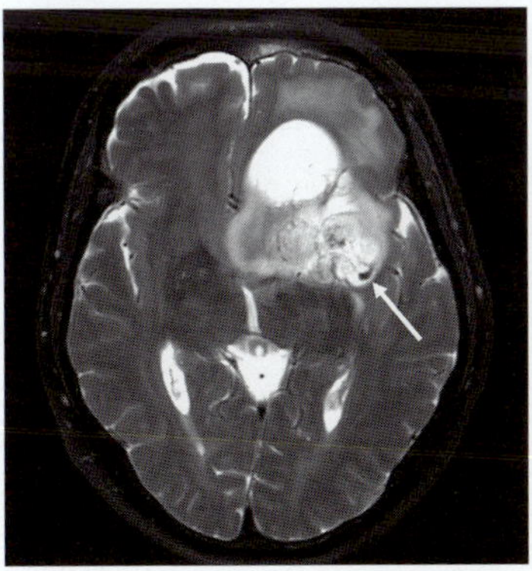

그림 1-42. T2 강조 영상에서 왼쪽 전두엽과 기저핵 부근에 고신호 강도의 불규칙한 모양의 큰 종괴가 있다. 내부에는 출혈에 의한 저신호 강도 부분 (화살표)을 포함하고 있다.

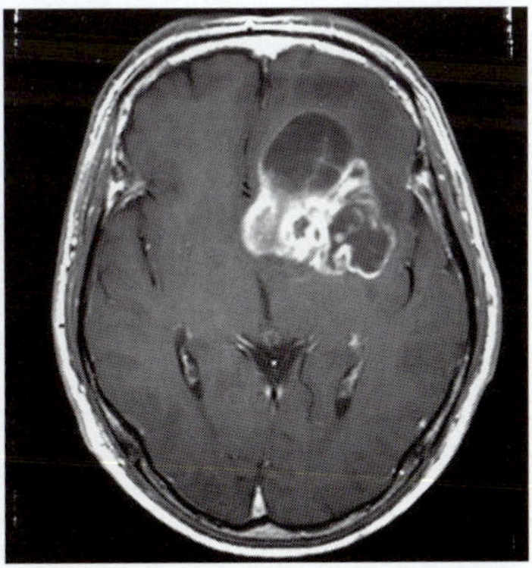

그림 1-43. 조영 증강 영상에서 종괴는 내부에 괴사에 의해 조영 증강 되지 않는 부분을 포함한 불규칙한 조영 증강을 보인다.

나타나고, T2강조 영상에서 는 종양의 침윤과 부종에 의해 비균일한 고신호강도로 나타난다. 조영증강 영상에서 불규칙한 모양의 테두리조영증강을 보인다.

XXIX. 림프종(lymphoma)

1. 정의 및 병리

속발성과 원발성으로 나눌 수 있고 속발성의 빈도가 더 높다. 원발성의 경우는 뇌 종양의 1~2%를 차지하고 대부분의 경우에 있어 비호지킨 림프종이다. 약 20~40%에서 다발성으로 나타난다. 최근에는 후천성면역결핍증과 관련된 림프종의 빈도가 증가하고 있다. 면역기능이 정상인 경우에는 호발 연령은 60대이고 AIDS와 연관된 경우는 약 30대이다. 발생부의는 주로 심부 기저핵주위나 뇌실주변 부분이고 뇌들보 부분도 종종 침범한다. 괴사나 출혈은 매우 드물다. 방사선조사에 민감한 종양으로 자주 재발되어 악화되는 특성을 가지고 있다.

2. 영상소견

1) CT

림프종의 CT소견은 조영전 영상에서 밀도가 높고 조영제 주입후에 고밀도의 균질의 종괴로 나타난다. 테모양의 조영증강이 되는 경우는 매우 드물다.

2) MR

T1강조영상에서 뇌회질보다 약간 저신호강도이고 T2강조영상에서는 같거나 약간 고신호강도이다. 대부분의 경우, 조영증강이 아주 잘되고 균일한 조영증강을 보인다.

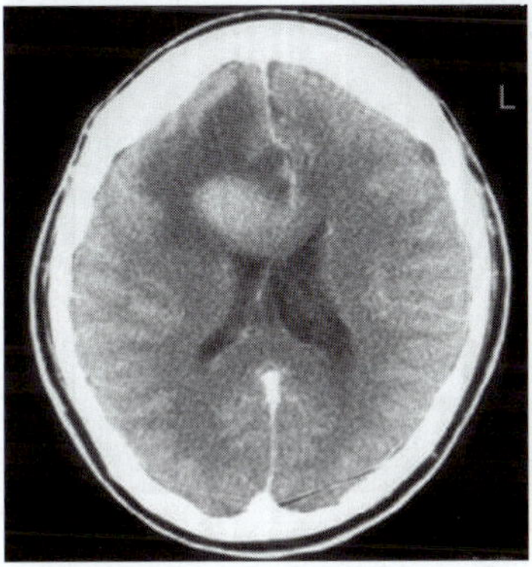

그림 1-44. 조영증강후 CT에서 균질한 조영증강을 보이는 종괴가 오른쪽 전두엽에 있다.

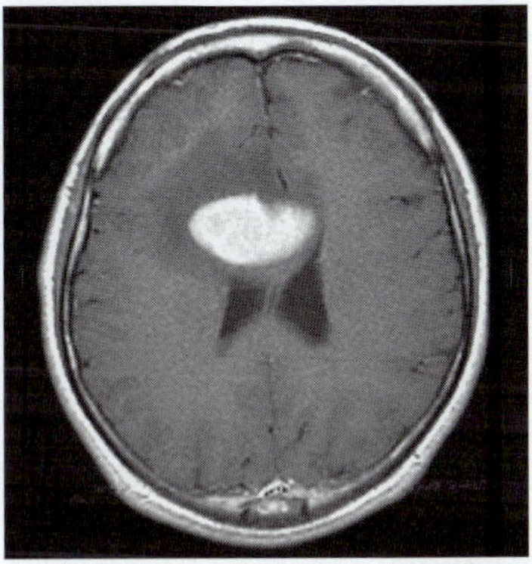

그림 1-45. 조영증강후 T1강조영상에서 뇌회질보다 약간 고신호 강도의 종괴가 오른쪽 전두엽에서 관찰된다.

XXX. 전이암 (Metastasis)

1. 특징

두개강내 전이암의 발생빈도는 전체 두개강내 종양의 약 20%를 차지한다. 30~60대 사이에 가장 발생빈도가 높다. 다발성으로 발생하는 것이 보통이나 단일한 병소로 생기는 것도 약 30~50%에 달한다. 뇌실질내의 전이암은 혈행성 파급으로 가장 많이 생기며, 약 80~85%에서 천막상부에 발생한다.

2. 원발병소

폐, 유방, 피부(흑색종), 위장관 및 비뇨기계통 암이다.

3. 위치

조기 전이암의 병변은 뇌회색질과 백질의 경계면에서 흔하게 발견된다.

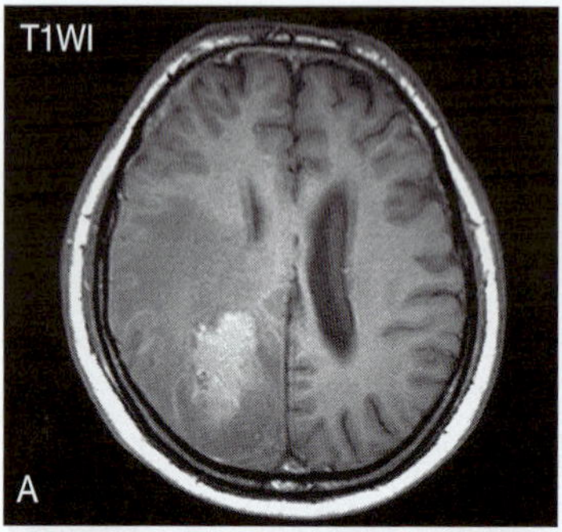

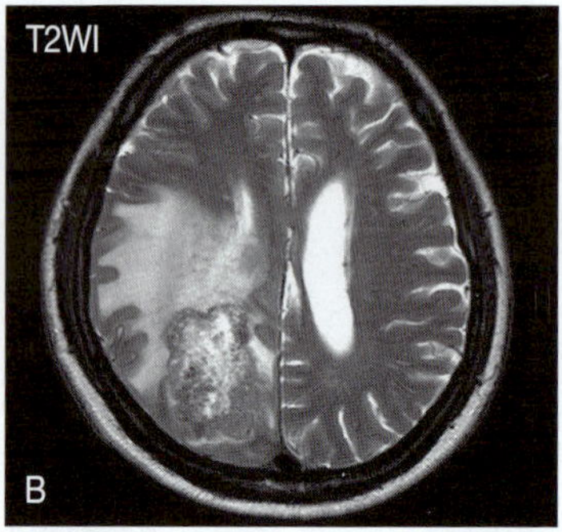

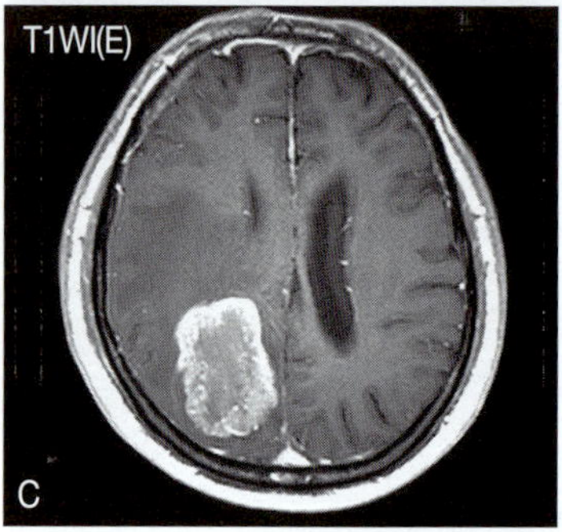

그림 1-46. 단발성 전이암 - T1강조영상에서 우측 두정엽에 뇌실질과 비슷하거나 높은 신호강도를 보이는 종괴가 있는데, 종양내부에 출혈에 의한 소견으로 생각된다. T2강조영상에서 이 종양은 주위에 심한 뇌부종을 보인다. 조영후 T1강조영상에서 이 종양은 강한 환상조영증강을 보이고, 그 벽은 불규칙하고 두꺼운 양상이다.

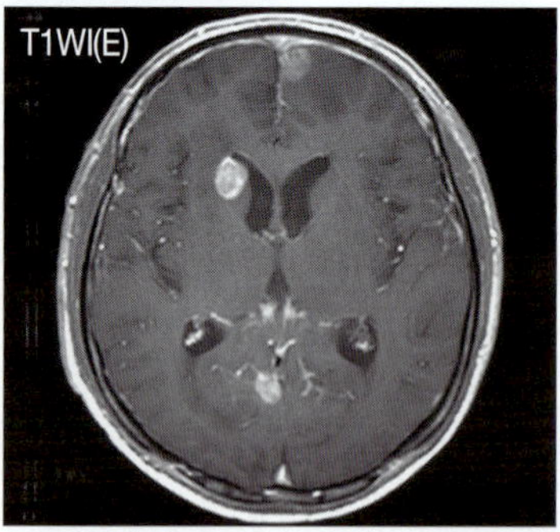

그림 1-47. 다발상전이암 (폐암) - 조영후 T1강조영상에서 조영증강을 보이는 여러 개의 종괴들이 보인다.

4. 영상소견

경계가 명확하고 둥근 국소종괴로 나타난다. 단면은 매우 불규칙할 수 있는데 괴사, 액화 혹은 출혈을 동반하기 때문이다. 전이암은 일반적으로 그 자체의 크기보다 훨씬 더 광범위한 주위 부종을 동반하는 것이 특징이다.

대부분의 전이암은 혈뇌장벽이 손상되어 있기 때문에 보통 강한 조영증강을 보인다. 일반적으로 악성종양은 환상조영증강을 보이며, 그 벽이 두껍고 불규칙하거나 결절성 조영증강을 보인다.

5. 감별진단

농양, 교종, 방사선괴사

XXXI. 청신경 초종 (Vestibular Schwannoma)

1. 정의

청신경 초종은 두개 내 extra-axial tumors로써 가장 흔하게는 vestibular nerve 또는 cochlear nerve의 Schwann cell sheath에서 기원하는 양성 종양이다. 주로 cerebellopontine angle에 위치한다. 성인에서는 40~ 50 대에 발병하며, 소아 에서는 드물다(0.1%).

2. 영상 소견

1) CT

Pre-contrast CT 에서 약간 저밀도 경향을 보이며 석회화는 드물다. Post-contrast CT 에서 현저한 조영 증강을 보이나, 낭성 변성등에 의해 불균질 조영 증강을 보인다.

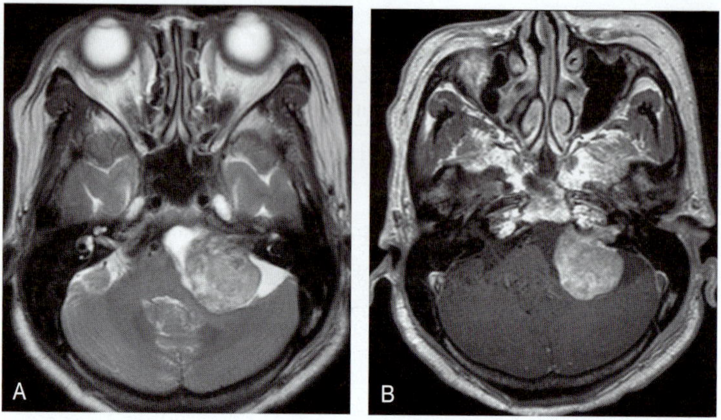

그림 1-48. T2 강조영상 (A)과 조영 증강 T1 강조 영상 (B)에서 왼쪽 cerebellopontine angle에 고신호 강도를 보이며 조영 증강이 매우 잘되는 종괴가 있는데, internal auditory canal 내부로 연결되어 있어 아이스크림콘 형태의 모양을 보인다.

2) MRI

약 1/3에서 T1 강조 영상에서 신호강도가 떨어지고, T2 강조 영상에서 대부분 신호강도가 증가하며, 균일하고 현저한 조영 증강을 보인다. 종양이 큰 경우 낭종성 변화가 흔하며, 가끔 출혈을 동반한다.

Cerebellopontine angle에 생기는 뇌수막종과의 감별이 필요한 데, 뇌수막종은 dura에 넓게 붙어 있는 모습을 보이고, internal auditory canal 내로의 연결은 드물거나 적게 보인다. 이에 비해 청신경 초종은 대부분 internal auditory canal 내에 위치하는 종괴부분을 가지고 있어 전형적으로 아이스크림콘 모양의 형태를 보인다.

XXXII. 수막종 (Meningioma)

1. 정의

수막의 지주막세포나 지주막 모자 세포에서 발생되는 종양

2. 발생빈도

가장 흔한 축외종양으로 원발성 뇌종양의 약 15~20%를 차지하고 있다. 주로 성인에 발생하며 45세 전후에 가장 많고, 2대 1의 비율로 여자에 더 많다.

3. 발생위치에 따른 분류

약 90%에서 천막 상부에 위치하고, 정맥동 주변의 경막에서 발생한다.

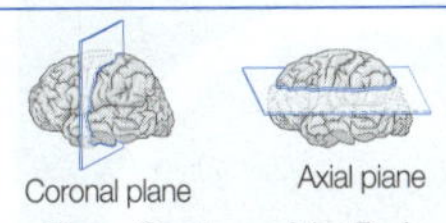

Cross Sections of the Brain

Parasagittal(25%)
Convexity(20%)
Sphenoidal ridge(20%)

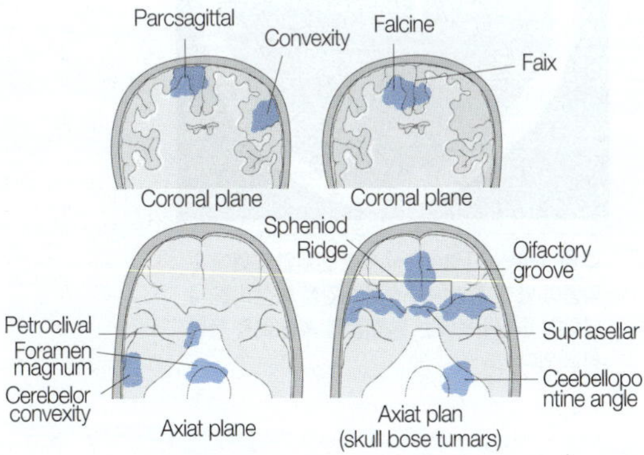

COMMON LOCATIONS OF MENINGIOMAS

4. 영상소견

1) CT

조영전영상시 뇌실질보다 높은 밀도의 고형종괴로 보이고 조영증강 영상시 강하고 균일한 조영증강을 보인다.

주변 부종(60%)과 석회화(20~25%)를 동반할 수 있다.

2) MRI

T1강조영상에서 뇌피질과 동등하거나 저신호강도, T2강조영상에서 뇌피질과 동등하거나 약간 증가된 신호강도, 조영증강 영상시 강하고 균일한 조영증강을 보인다.

축외종양임을 시사하는 소견으로는 뇌척수액/혈관 틈(CSF cleft), 종양중심에 vascular pedicle, 경막꼬리징후(dural tail sign) 등이 있다.

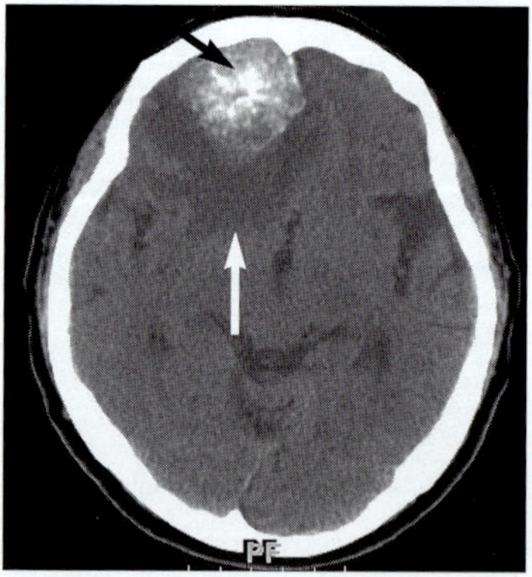

그림 1-49. CT영상에서 우측 전두엽 부위에 수막종이 있고, 종양내에 석회화(검정 화살표)를 나타하며 종양주위에는 부종(흰색 화살표)을 동반하고 있다.

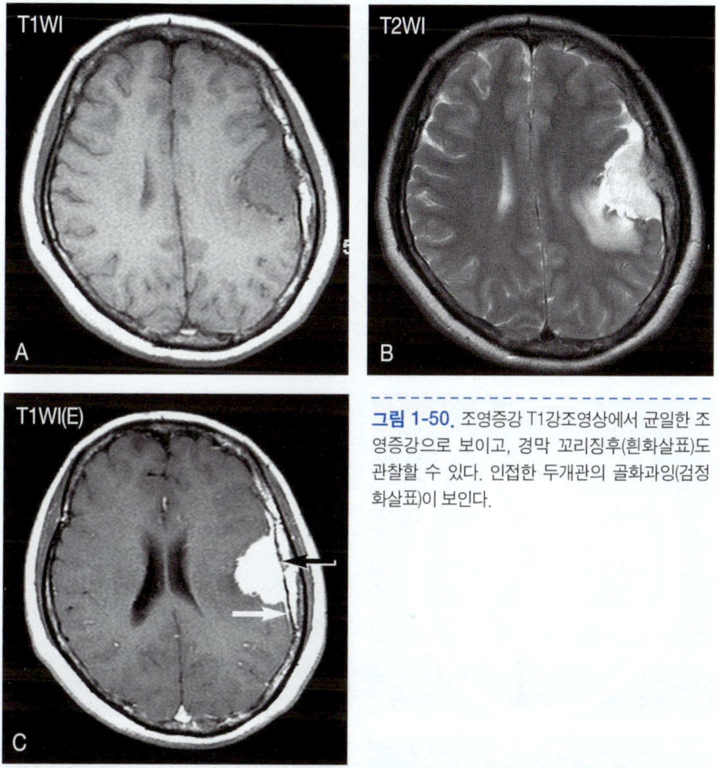

그림 1-50. 조영증강 T1강조영상에서 균일한 조영증강으로 보이고, 경막 꼬리징후(흰화살표)도 관찰할 수 있다. 인접한 두개관의 골화과잉(검정화살표)이 보인다.

XXXIII. 뇌실내 수막종 (Intraventricular meningioma)

1. 정의

수막의 지주막세포나 지주막 모자 세포에서 발생되는 종양

뇌실내 수막종은 전체 수막종의 2~5%를 차지하며, 맥락조직이나 맥락기질의 거미막세포 잔류물에서 기원한다. 90%가 측뇌실에서 발생하며, 15%는 제3뇌실, 5%는 제4뇌실에서 발생한다.

2. 영상소견

1) CT

- 조영전영상시 뇌실질보다 높은 밀도의 고형종괴
- 조영증강 영상시 강하고 균일한 조영증강
- 조영주변 부종(60%), 석회화(20~25%)

2) MRI

- T1강조영상에서 뇌피질과 동등하거나 저신호강도

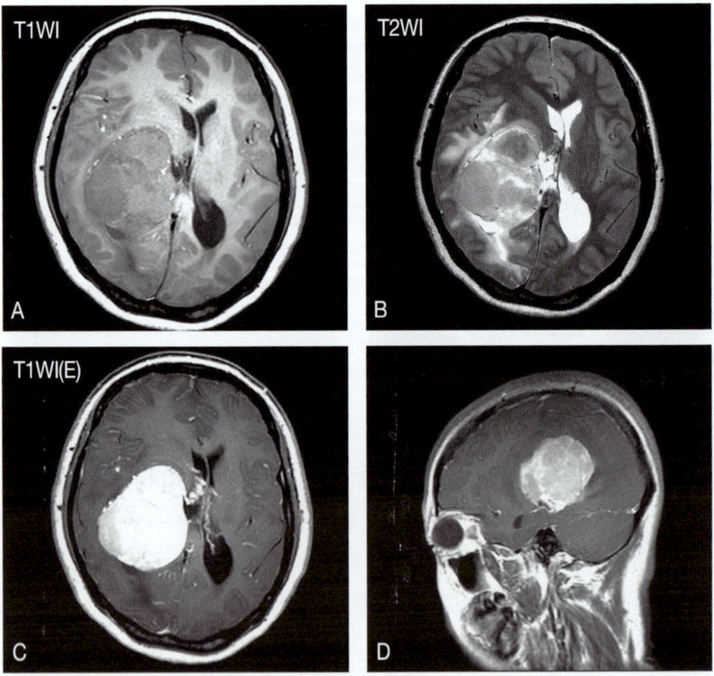

그림 1-51. 측뇌실의 삼각내에 균질의 조영증강이 잘되는 고형성 종괴가 있고 이로 인한 측뇌실의 포획(entrapment) 및 인접한 뇌실질에 부종이 관찰된다.

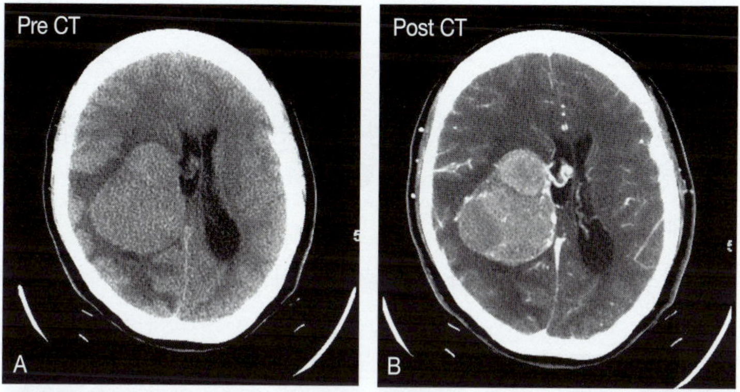

그림 1-52. 조영전영상에서 뇌실질과 비슷한 밀도의 고형종괴과 종양주변의 부종을 관찰할 수 있으며, 조영증강영상에서 강한 조영증강과 맥락조직과의 연결을 볼 수 있다.

- T2강조영상에서 뇌피질과 동등하거나 약간 증가된 신호강도
- 조영증강 영상시 강하고 균일한 조영증강
  〈축외종양임을 시사하는 소견〉
- 뇌척수액/혈관 틈, 종양중심에 vascular pedicle, 경막꼬리징후

XXXIV. 중심성 신경세포종 (Central neurocytoma)

1. 정의

잘 분화된 신경세포로 구성된 양성종양으로 대개 20~30대에서 발견된다. 주로 몬로공 근처의 측뇌실 앞부분에서 생기며, 중앙에 위치하면서 투명중격과 붙어있는 경우가 많다. 측뇌실 체부 혹은 제3뇌실까지 파급될 수 있다.

2. 영상소견

1) CT

경계가 명확한 약간의 고밀도음영을 보이는 고형성 종괴로 흔히 나타나나, 낭성변화, 석회화를 자주 동반한다.

2) MRI

T1강조영상에서 뇌피질과 동등하거나 저신호강도

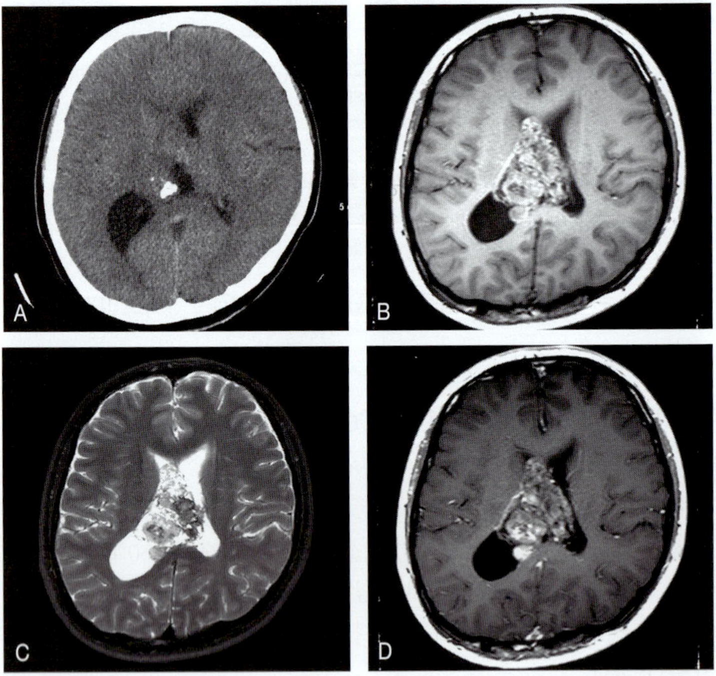

그림 1-53. 조영증강전 CT (A) 영상에서 왼쪽 측뇌실에 뇌실질과 비슷한 음영의 종괴가 있고 내부에 석회화를 동반한다. T1강조영상 (B) 및 T2 강조 영상(C)에서 종괴는 lobulating contour를 보이며 내부는 불균질한 신호 강도를 보인다. 조영 증강 후 영상에서 종괴는 불균질한 조영 증가을 보이고, bubbly appearance를 보인다.

국소적으로 석회화, 낭종, 종양혈관으로 인한 신호소실 등에 의해 더 심한 저신호강도의 부위를 보인다.

T2강조영상에서 낭종은 고신호강도, 석회화와 혈관은 저신호강도로 혼합신호강도를 보이는데 고형성 부위는 약간의 고신호강도를 보인다.

조영증강MR에서 고형성 부위에 다양한 정도의 조영증강을 보인다.

3. 감별진단

상의하 거대세포 성상세포종, 상의하세포종, 교종

XXXV. 뇌실막세포종 (Ependymoma)

1. 정의

주로 천막하부의 제4뇌실의 기저부나 전정부의 상의 내막에서 발생하며, 나머지는 연수나 소뇌교각부 뇌조에서 발생한다. 5세 이하에 가장 많이 발생하며 20~30대에 이차적으로 발병률의 증가를 보이는 경향이 있다(WHO grade II).

2. 병리

천천히 성장하는 소엽상의 종양으로 부분적으로 낭성변화를 보이고, 석회화와 출혈이 자주 관찰된다. 제4뇌실에서 발생하여 뇌실을 채우고 용해된 양초처럼 Luschka공과 magendie공을 통해 소뇌교각부와 대후두공 부위로 돌출하고, 또한 대후두공을 통해 상부경척수의 후방으로 돌출한다.

3. 영상소견

1) CT

대부분 등음영을 보이며 작고 둥근 반점 모양의 석회화를 약 50%에서 관찰할 수 있다. 경도내지 중증도의 불균일한 조영증강을 보인다.

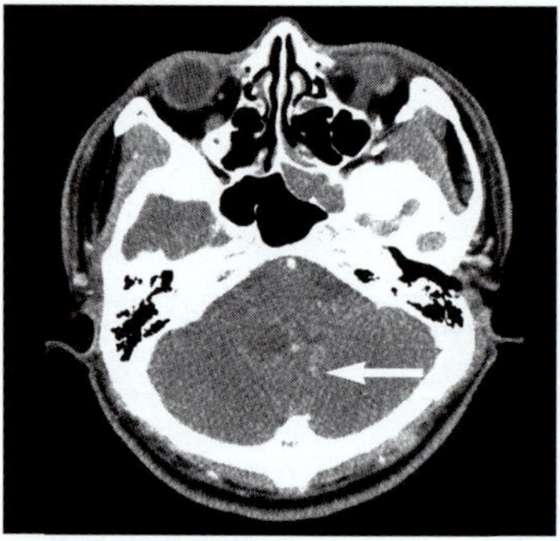

그림 1-54. CT상 제4뇌실내에 경계가 불분명한 등음영의 종괴가 보인다. 내부에 석회화가 있다.

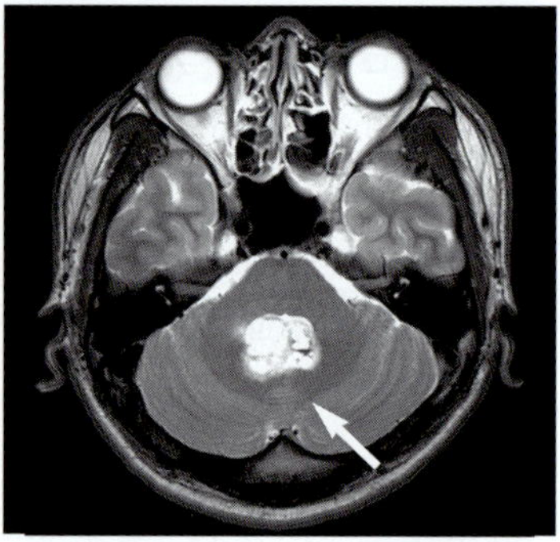

그림 1-55. T2강조 영상에서 제 4뇌실내에 고신호강도의 종괴가 있다. 내부에 저신호강도의 물질이 보이는데 출혈 또는 석회화에 의한 것으로 생각된다.

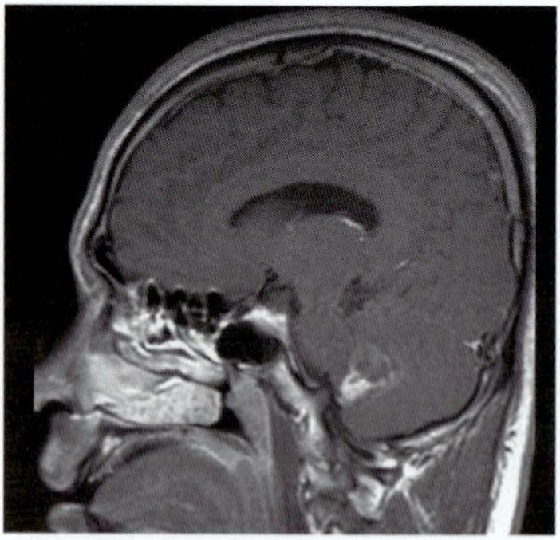

그림 1-56. T1강조 시상면 조영증강 영상에서 제4뇌실에서 자라난 종괴가 Luschka공으로 돌출하고 있다.

2) MRI

T1강조 영상에서는 저신호강도로, T2강조 영상에서는 고신호강도로 관찰되는데, 대부분 종양 내부가 불균일한 신호강도를 보여 이는 석회화, 괴사, 종양혈관, 출혈 등에 의한 것으로 생각된다.

Handbook of Radiology

제2장 뇌신경중재

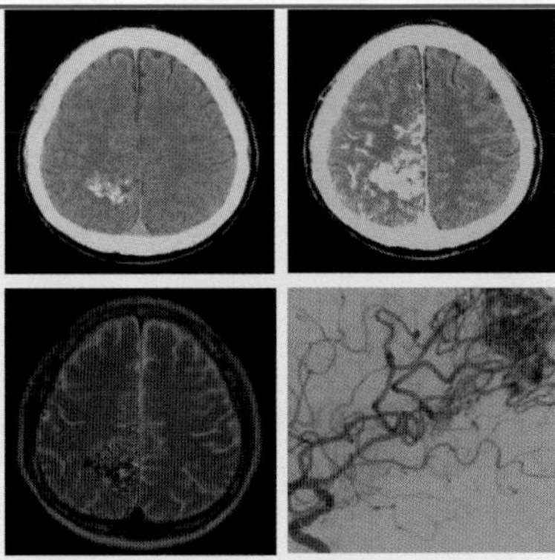

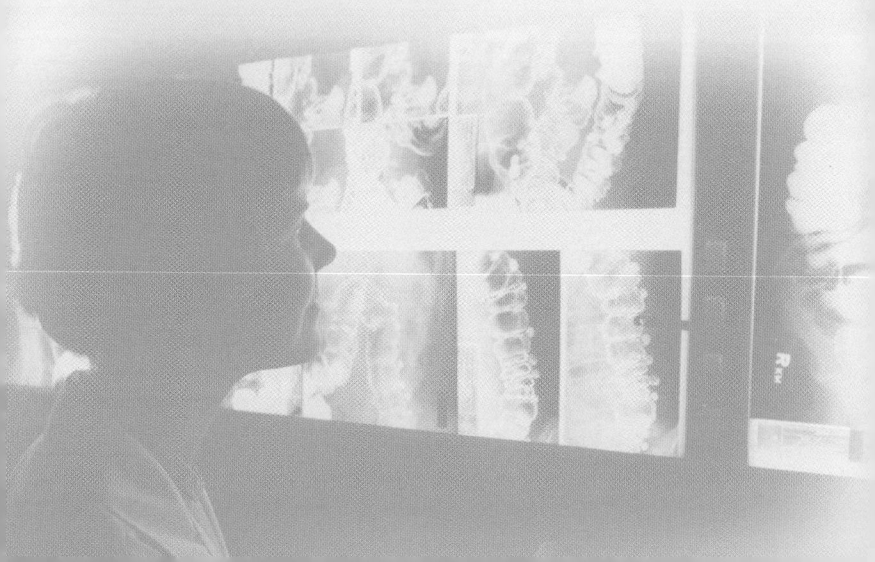

뇌신경중재

뇌혈관 질환의 중재적 시술은 혈관 내강을 통한 접근과 치료행위를 말한다. 수술적 개념을 어느 정도 가지고 있기 때문에 intravascular surgery 또는 endovascular surgery라고 부르기도 한다. 대부분 영상의학 장비와 영상을 기초로 진단과 치료의 행위가 이루어 지기 때문에 interventional neuroradilogy 라는 용어가 적절할 것으로 생각된다.

혈관 내강을 통한 접근은 침습적인 방법이고, 질환의 진단 및 치료를 목적으로 하기 때문에 반드시 시행 전 질환에 대한 전반적인 이해와, CT 또는 MRI의 영상에 대한 정확한 분석이 필요하며, 치료기법에 대한 이해와 치료 결과, 합병증, 한계를 알아야 한다. 또한 뇌혈관질환은 시간경과에 따라 기능손상 및 후유증이 달라지므로 최적의 치료시기 결정이 중요하여, 적극적 치료가 필요하다 판단되면 즉시, 치료를 시행해야 한다.

중재적 치료의 대상이 되는 뇌혈관 질환은 다음과 같다.

1) 뇌혈관 폐색 또는 협착
   동맥경화증, 색전증, 혈관염, 뇌 지주막하 출혈에 의한 혈관 연축 등
2) 뇌혈관의 비정상적 팽창
   동맥류
3) 비정상적 동 정맥 교통
   동정맥 기형, 동정맥루

4) 외상에 의한 혈관 손상 혹은 출혈

외상성 안면출혈, 가성동맥류, 박리성 동맥류

I. 뇌혈관 조영술 (cerebral angiography)

각종 질환의 진단과 치료를 목적으로 뇌혈관 조영술이 시행된다. 뇌혈관 조영술은 대부분 대퇴동맥을 통하여 질환에 따라 내경동맥 (internal carotid artery), 외경동맥 (external carotid artery), 척추동맥 (vertebral artery)을 카테터를 이용하여 선택한 뒤, 조영제를 통한 영상을 얻는 것이며 일반적으로 양측 내경동맥, 척추 동맥 영상을 얻는다.

뇌혈관 조영술의 대상질환

- 뇌 혈관질환

  동맥류, 동정맥 기형, 동정맥루, 급성 혈전증, 동맥경화에 의한 폐쇄성 혈관질환, 뇌출혈, 모야모야 (moyamoya)병, 정맥 혈전증, 혈관염,외상 등

- 종양

  수막종 (meningioma), 부신경절종 (paraganglioma), 연소성 혈관섬유종 (juvenile angiofibroma) 혈관주위 세포종 (hemangiopericytoma), 신경초종 (schwannoma)등의 축외종양 (extra-axial tumor), 혈관모세포종 (hemangioblastoma), 전이성 종양 (metastatic tumor), 교모세포종 (glioblastoma)등의 축내종양 (intra-axial tumor)

- 이 외 척추, 척추강내 또는 척추 주위 혈관질환, 종양 등에 대해 혈관 조영술을 시행한다.

혈관조영술은 여러 질환을 진단하고 치료하는 방법이지만, 침습적인 검사이므로 검사와 관련된 부작용이 있고, 숙련된 신경영상의가 시행하더라도 약 0.1%정도 신경학적 결손을 남긴다. 그래서 혈관조영술은 신중히 검토해야 할 검사이고, 가능한 비 침습적인 CT, MRI를 통하여 최대한 정보를 얻는 것이 좋다.

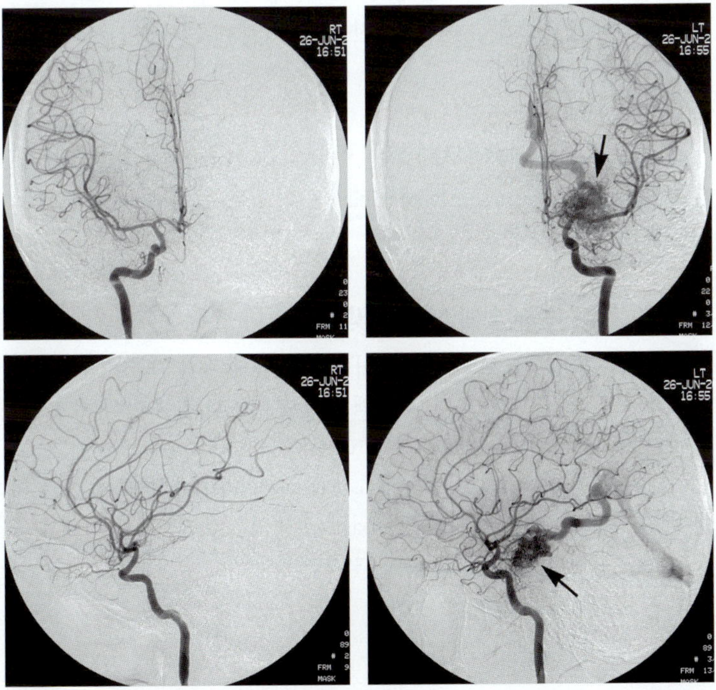

그림 2-1. TFCA : Lt ICA angiography상에서 medial temporal area에 AVM nidus(화살표)가 관찰되며, draining vein을 통해 straight sinus로 drain되고 있음.

II. 혈전용해술 (Thrombolysis)

경제 성장, 생활의 풍요와 함께 뇌졸중은 흔한 질환이 되었다. 과거와 달리 고혈압 관리로 출혈성 뇌졸중 감소하고 있으나, 허혈성 뇌경색 (cerebral infarction)은 증가하는 추세다. 급성 허혈성 뇌경색 (acute cerebral infarction)의 치료는 동맥내 또는 정맥내 혈전용해술로 구분되며 영상의학적 관점에서 동맥내 혈전용해술에 대해 살펴본다.

1. 혈전용해제

급성 뇌경색의 치료에 사용되는 약물은, Recombinant t-PA(rtPA), Urokinase, Prourokinase, Streptokinase 등이 있으며, 이중 Recombinant t-PA, Urokinase가 많이 사용된다.

2. 동맥내 혈전용해술의 적응증 및 금기

침습적인 방법이므로 치료로 얻어질 수 있는 효과와 가능한 부작용을 비교하여 치료를 결정한다. 내경동맥과 그 분지는 뇌경색 발생 후 6시간 이내, 치료 전 CT에서 명백한 low density (hypoattenuation)가 없고, 중대뇌동맥 영역의 1/3이하, 종괴 효과 (mass effect)가 없을 때 치료 대상이 된다. 추골-기저부 (vertebro-basilar) 영역은 대게 6시간 이내가 대상이지만, 증상 발생 후 6시간 이상 경과한 경우에도 뇌간 기능이 남아있으면 치료 할 수 있다.

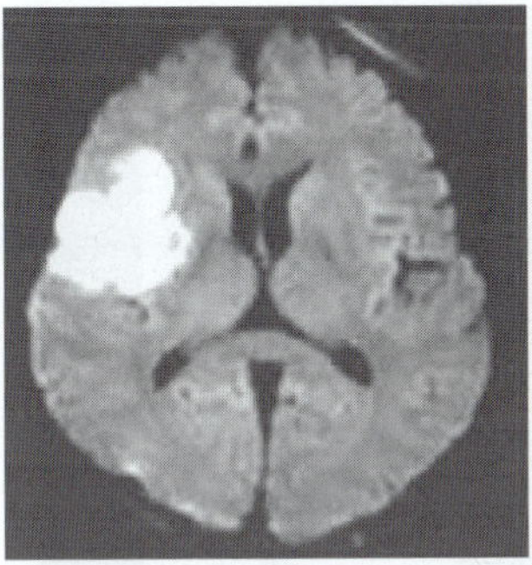

그림 2-2. diffusion MR에서 Rt. frontal lobe에 고신호 강도를 보이는 급성 뇌경색이있다.

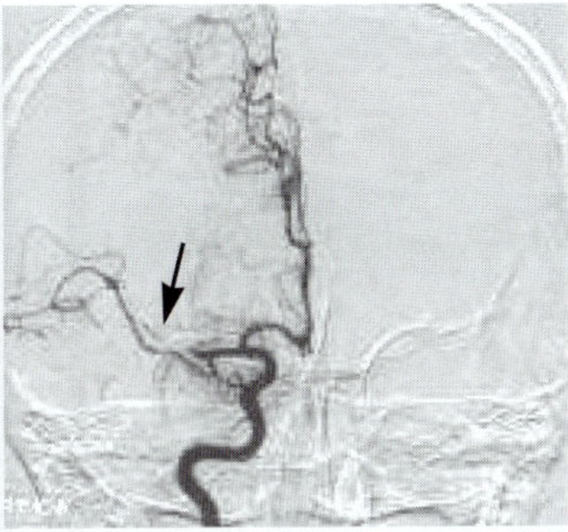

그림 2-3. 뇌혈관 조영술에서 Rt. MCA에 occlusion 이 있다(화살표).

3. 동맥내 혈전용해술의 기술적 측면

혈관조영술 (cerebral angiography)로 막힌 혈관이 확인되면 미세 도관과 유도철사를 이용하여 막힌 혈관에 도달하여 여러 방법으로 막힌 혈관을 개통시키고자 한다.

1) 약물 (Urokinase, rt-PA)
2) 기계적 분쇄 (유도철사)
3) 풍선카테터
4) 스텐트

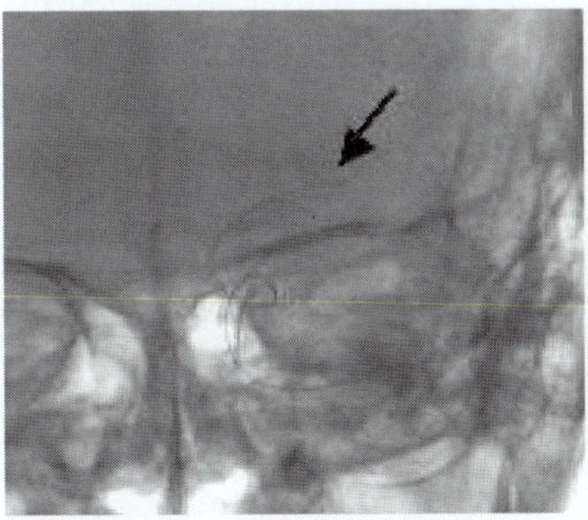

그림 2-4. Wire를 이용하여 기계적 혈전 분쇄

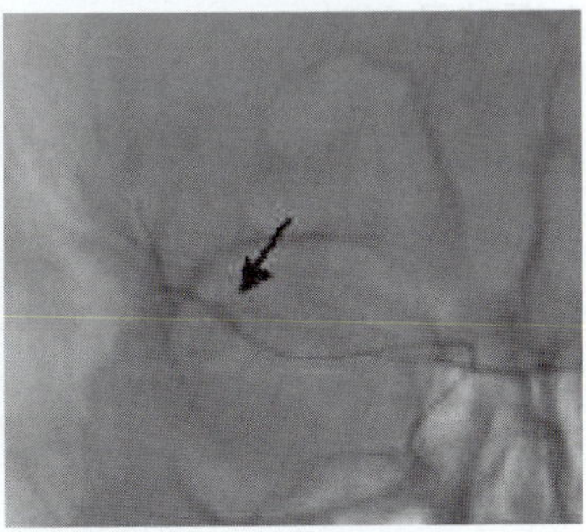

그림 2-5. Baloon을 이용한 기계적 혈전 분쇄

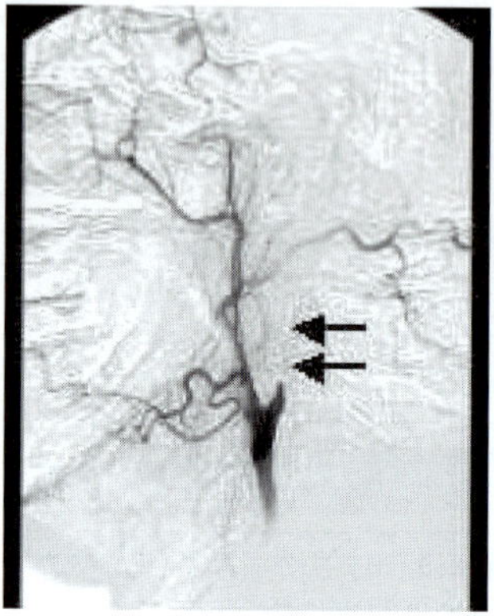

그림 2-6. ICA occlusion에 의한 급성뇌경색 :pre-stent an giography

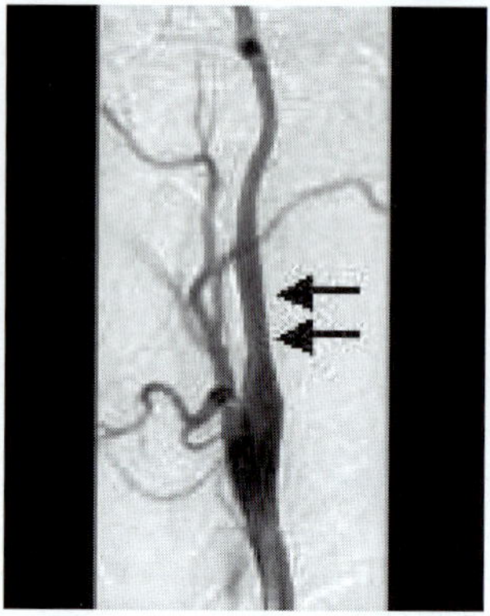

그림 2-7. ICA occlusion에 stent를 삽입한 뒤 시행한 angiography

III. 두개 내 동맥류의 혈관내 치료

1. 동맥류 발생

정확한 발생 빈도는 모르지만 성인에서 약 5%가 동맥류가 있으며동맥류 파열에 의한 뇌 지주막하 출혈은 약 10000명당 한 명 정도 발생한다.

2. 동맥류 형성

혈액 순환 과정에서 기계적 또는 혈역학적 손상을 동맥이 보상하지 못하여 발생한다고 한다.

Genetic

; Type III collagen abnormal metabolism or deficiency in media of arterial wall

; Familial tendency (10-13% of all intracranial aneurysm).

Acquired factors

; Smoking, Hypertension.

3. 동맥류 파열

모든 동맥류가 터지는 것은 아니며 일부에 불과하고, Prospective study of ISUIA (International Study of Unruptured Intracranial Aneurysms)의 연구결과는 동맥류의 size와 위치에 따라 동맥류 파열은

; less than 7 mm: 0.1%/year, 2-5 times at posterior circulation 라고 한다.

그러나 여러 연구에서 동맥류 파열은 1.3%/year 라고 기술하고 있다.

1) 동맥류 호발 부위

Anterior circulation : 90%

A-com〉 P-com〉 MCA bifurcation〉 ICA bifurcation

Posterior circulation : 10%

Basilar bifurcation (most common), PICA

2) 연령 (40-60yr), 대동맥류 (〉10mm).

3) The 30-day mortality rate for SAH; about 50%

26.5% rebleeding within 2weeks.

4. 치료는 개두술 (craniotomy) 을 통해 동맥류를 클립 하는 방법과 혈관 내 치료가 있다.

5. 예후

뇌 지주막하 출혈 시 임상상태가 가장 중요한 예후 인자이며 주로 Hunt-Hess classification 이 적용된다 (표 2-1).

〈표 2-1〉 Hunt-Hess classification of SAH

Grade	Clinical description
1	Asymptomatic, or mild headache and nuchal rigidity
2	Moderate or severe headache, nuchal rigidity, cranial nerve palsy
3	Mild focal deficit, lethargy, confusion
4	Stupor, moderate to severe hemiparesis, early decerebrate rigidity
5	Coma; decerebrate rigidity

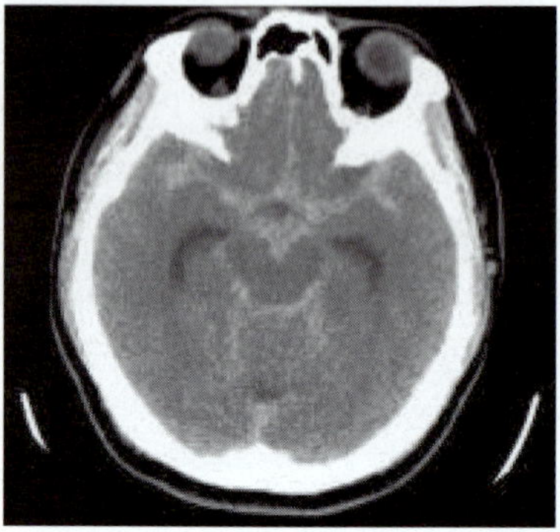

그림 2-8. Precontrast CT에서 basal cistern과 sylvian fissure에 high attenuation 을 보이는 뇌지주 악하 출현이 있다.

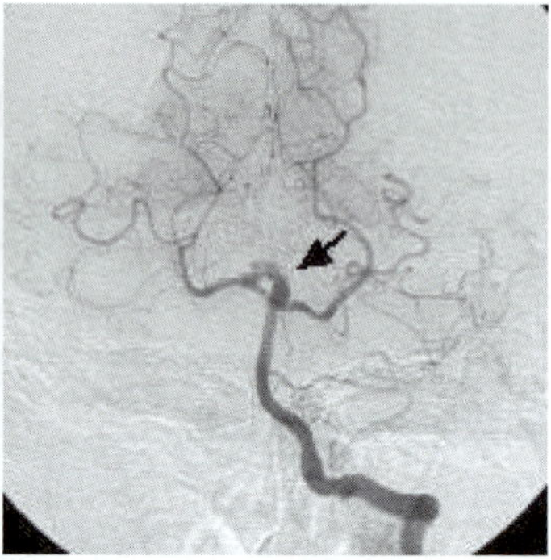

그림 2-9. Lt. vertebral angiography 에서 basilar top에 좌열된 동맥류(arrow)가 있다.

6. 동맥류 혈관내 치료

치료방법; 모동맥 폐색 (Parent artery occlusion)
강내 폐색 (Endosaccular occlusion)

혈관내 치료의 적응증은 수술적 치료와 크게 다르지 않으며, 수술에 비해 내과적으로 불안정하여 수술이 어려운 환자, 고령, 수술적으로 치료가 어려운 위치, 즉 posterior fossa aneurysm, 수술 후 재발하거나 남은 aneurysm, incidental detected aneurysm 등에서 더욱 효과적이다. 동맥류 혈관내 치료의 수술과 비교한 상대적 장점으로 내과적 상태가 좋지 않아 전신마취가 어려운 환자에서도 시행이 가능하고, 개두술이나 뇌의 견인 등에 따르는 뇌 손상이 없으며, 시간이 적게 걸리고, vasospasm 경우에도 시행 할 수 있고, 또한 vasospasm 에 대해 혈관내 치료를 병행할 수 있으며, aneurysm의 위치에 따른 제약이 적고, 시술 후 회복이 빠르다.

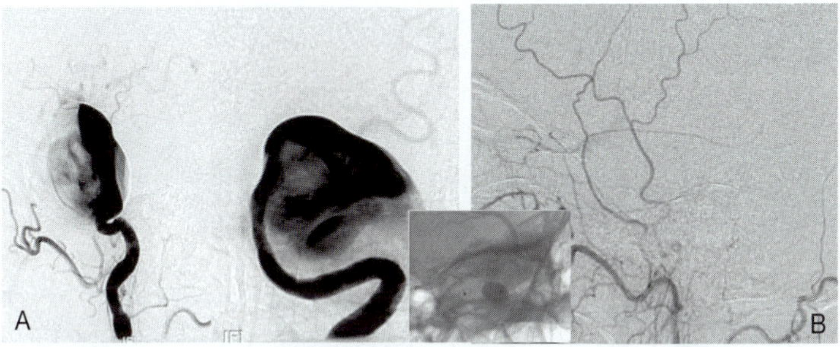

그림 2-10. A. Lt. cavernous ICA giant aneurysm, B. Detachable balloon으로 모동맥 폐색

7. 두개내 동맥류의 치료

일반적으로 동맥류 내로 접근이 불가능한 동맥류는 없다. 동맥류의 크기, 모양,위치에 따라 미세도관 (microcatheter)과 유도철사 (microwire)를 이용하여 동맥류 내로 들어가 분리형 코일 (detachable coil)을 이용하여 동맥류 내를 채우는 것이다. 분리형 코일이 액체가 아니기 때문에 100% 완벽히 채우기는 어렵지만, 가능한 빈틈 없이 packing하여 완전하게 동맥류를 폐색해야 한다.

동맥류 치료의 여러 방법

- simple technique
- double or multiple catheter technique
- balloon assisted technique
- stent assisted technique

8. 합병증

동맥류 천공 (1%), 혈전생성에 의한 뇌경색 (2-5%), 실패 (〈1%)

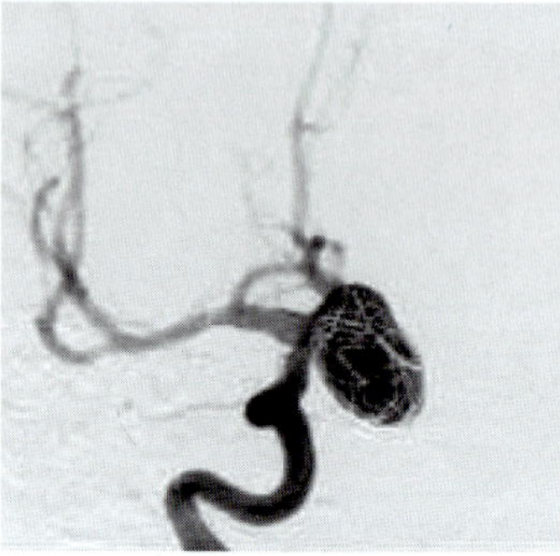

그림 2-11. A. Simple technique

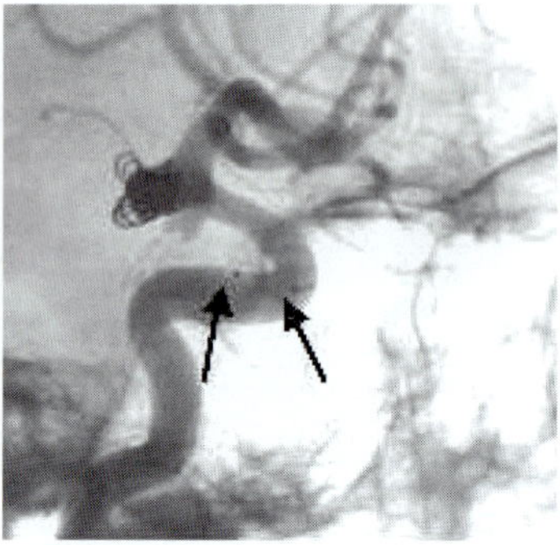

그림 2-12. B. Double microcatheter (화살표)

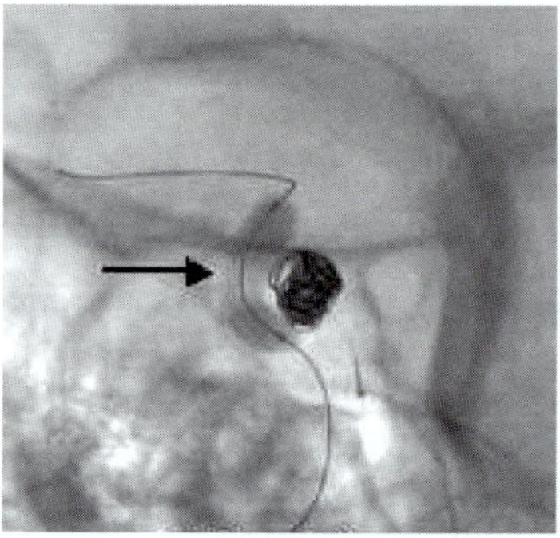

그림 2-13. C. Balloon assisted (화살표)

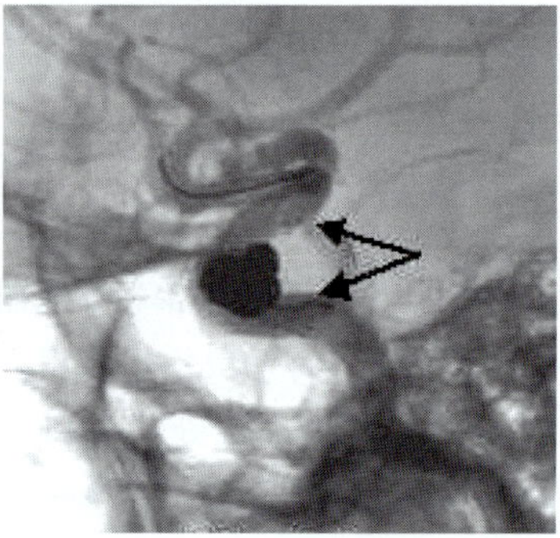

그림 2-14. D. Stent assisted (화살표)

IV. 경동맥 혈관성형술과 스텐트 삽입 (Carotid angioplasty & stenting)

우리나라 사망률 제 1위인 뇌졸중은 식이습관의 서구화, 고혈압 관리로 뇌출혈은 감소하였으나 뇌혈전-색전증에 의한 뇌경색은 증가하고 있다. 1980년대부터 뇌졸중 치료 및 예방에 내경-외경동맥 우회술 (ICA-ECA Bypass surgery), 경동맥 내막절제술 (Carotid endarterectomy)이

소개되었고, 풍선카테터와 스텐트의 발달로 1990년대부터 혈관성형술과 스텐트가 경동맥 질환에 적용되기 시작했다.

경동맥 혈관성형술 및 스텐트 삽입 적응증은 다음과 같다
- 유증상의 70% 이상 경동맥협착
- 유증상의 50-69% 경동맥협착
  1) 외과적 수술 접근이 어려운 부위의 협착
  2) 수술치료의 고위험군 환자
    - 80세 이상 고령, 반대측 후두신경마비(contralateral laryngeal nerve palsy), 울혈성 심부전 classIII/IV and/or left ventricular ejection fraction 〈30%, 6주이내 개심술이 필요한 경우, 불안정성 협심증 CCS classIII/IV
  3) 기타
    - 혈관내 치료가 필요한 다발병소(tandem lesion), 혈관궤양이 관찰된 경우, 섬유이형성증후군, 타카야수 동맥염로 인한 협착, 방사선치료로 인한 혈관협착, 혈관박리로 인한 혈류 감소 또는 협착, 경동맥 내막절제술(carotid endaterectomy, CEA) 후 재협착
    - 무증상의 80% 이상 경동맥협착
    - 기타 (증상 또는 협착의 정도와 상관없이 시행가능한 경우)
      1) 반대측 경동맥의 폐색을 동반한 50%이상의 경동맥협착
      2) 가성동맥류(Pseudoaneurysm)
      3) 동정맥루 치료를 위해 다른 방법이 가능하지 않을 경우

합병증
- 뇌경색; 시술부위에서 떨어져 나온 색전물질
- 과혈관 증후군 (hyperperfusion syndrome); 경동맥 협착으로 오랜 기간 적은 혈류에 적응하고 있던 상태에서 스텐트 삽입 후 일시적으로 갑자기 증가된 혈류에 뇌의 혈류 조절기능이 적응을 하지 못하여 발생하여 두통, 혈압상승, 경련 등의 증상이 있다.

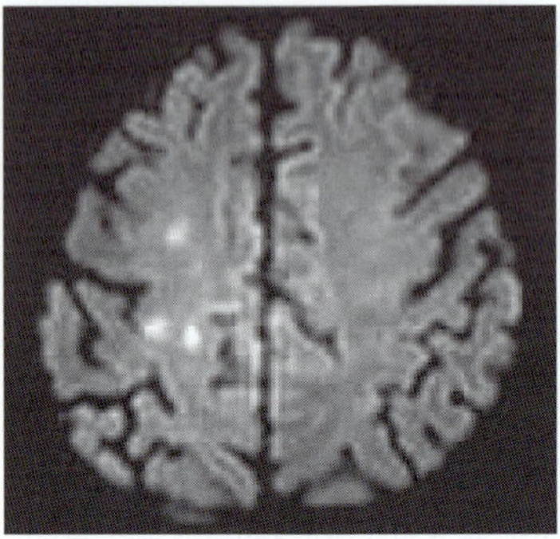

그림 2-15. diffusion MR에서 여러개의 작은 급성 뇌경색이 있다 (화살표).

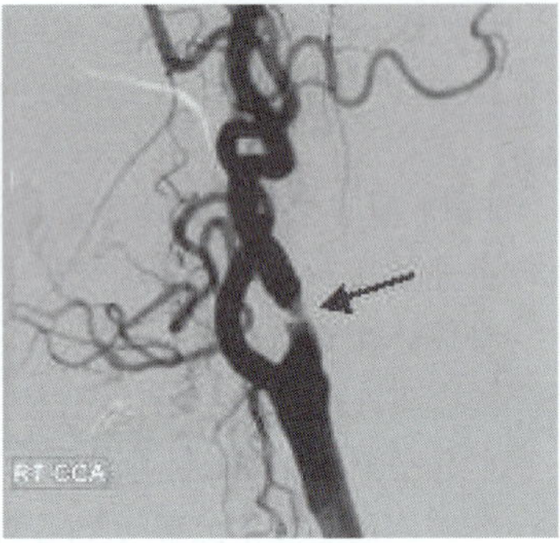

그림 2-16. Pre-stent angiography에서 90% 이상의 경동맥 협착 (화살표)

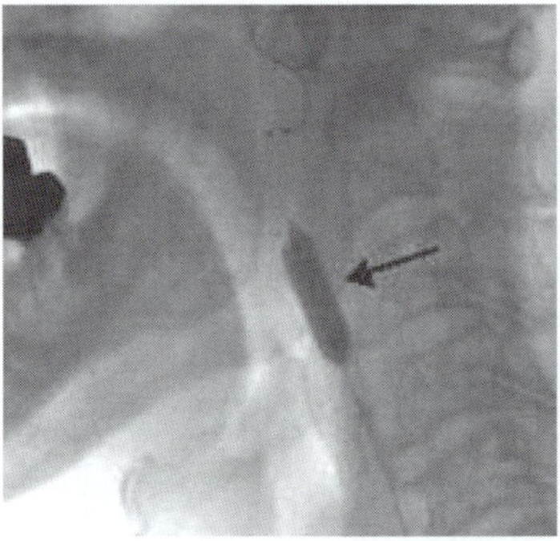

그림 2-17. Balloon angioplasty

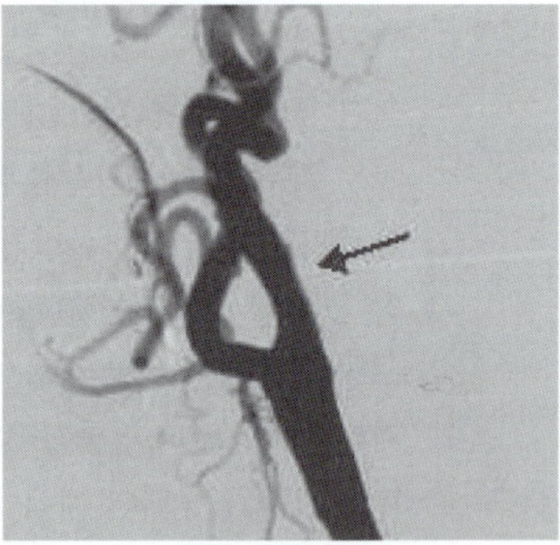

그림 2-18. Post-stent angiography

V. 뇌 동정맥 기형 (Brain AVM; arteriovenous malformation)

두개내 혈관 기형은, Capillary telangiectasias, Developmental venous anomalies, Cavernous malformations, arteriovenous malformations (AVMs)으로 분류한다. 동정맥 기형이란 동맥, 모세혈관, 정맥의 순차적 순환 없이 비정상적 동맥 정맥의 연결이다. 동정맥 기형의 증상으로 무증상, 출혈, 발작, 신경학적 결손, 두통 등이 있다. 일반적으로 0.1% (0.2~0.8%) 의 빈도를 보이며 남, 여 비율은 같고 35세 미만에서 비외상성 출혈의 대부분을 차지한다. 대부분 천막 상부 (supratentorial)에서 발견되나 두개강내 어디든지 발생할 수 있으며 진단방법으로 CT, MRI, 혈관조영술이 있다.

CT; 혈관과 비슷한 attenuation을 보이는 mass like lesion
조영 증강에서 tortuous dilated vascular structure
MRI; intermingled signal void structure (T1, T2),
뇌혈관조영술 : 다음과 같은 구조물을 확인한다.

- 섭식동맥 (feeding artery)
- 핵 (nidus)
- 유출 정맥 (draining vein)

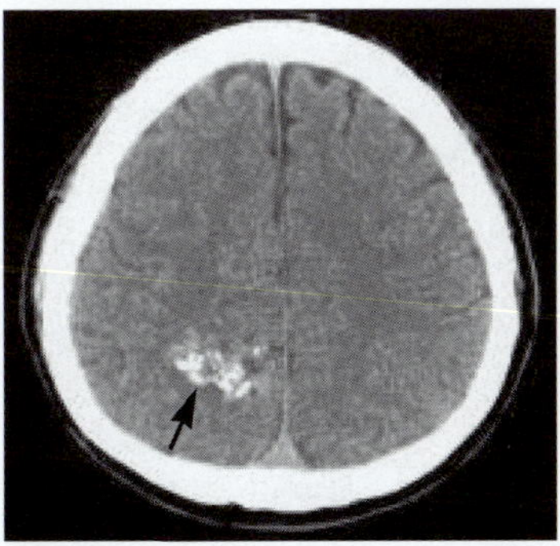

그림 2-19. Non-enhance CT 에서 calcification을 동반한 (화살표) 혈관과 비슷한 attenuation 을 보이는 AVM

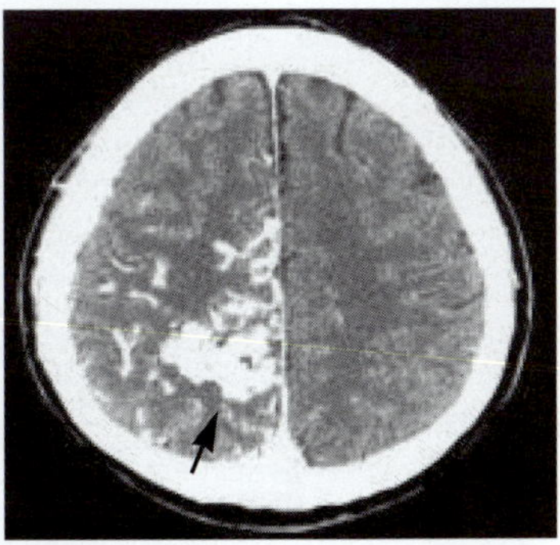

그림 2-20. Enhance CT 에서 여러개의 혈관덩어리가 보인다.

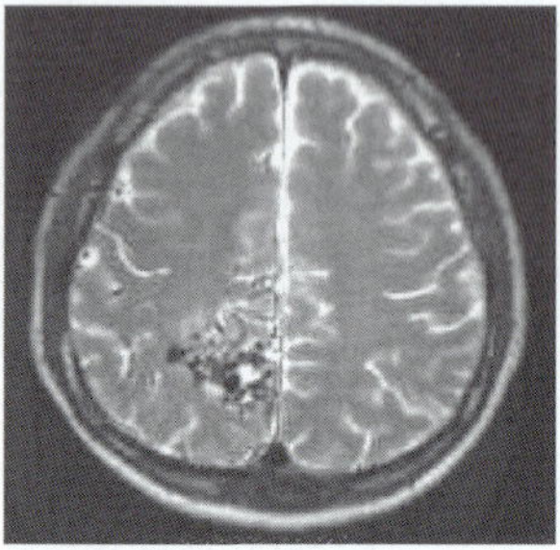

그림 2-21. T2 강조영상에서 dark signal을 (signal void) 보이는 AVM(화살표)

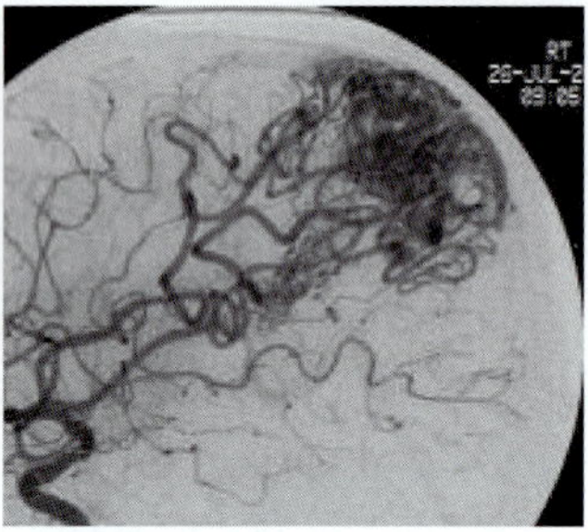

그림 2-22. Angiography : 여러 혈관이 뭉쳐 있는 AVM

치료
- 수술 (craniotomy and AVM removal)
- Gamma knife surgery
- 색전술 (Embolization)

현재 대부분 동정맥 기형의 치료는 Gamma knife surgery이고, 경우에 따라 수술과 색전술이 시행되고 있다. 색전술은 미세도관을 nidus에 위치시킨 뒤 NBCA(n-butyl cyanoacrylate)나 Onyx를 이용하여 치료하는 방법이다.

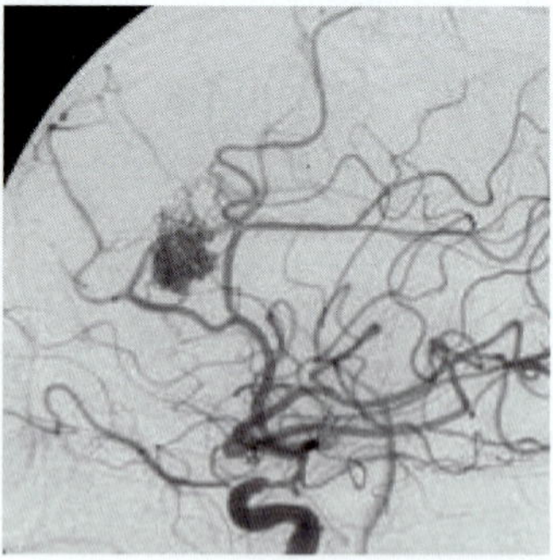

그림 2-23. Pre-angiography: ACA에서 공급받는 AVM (화살표)

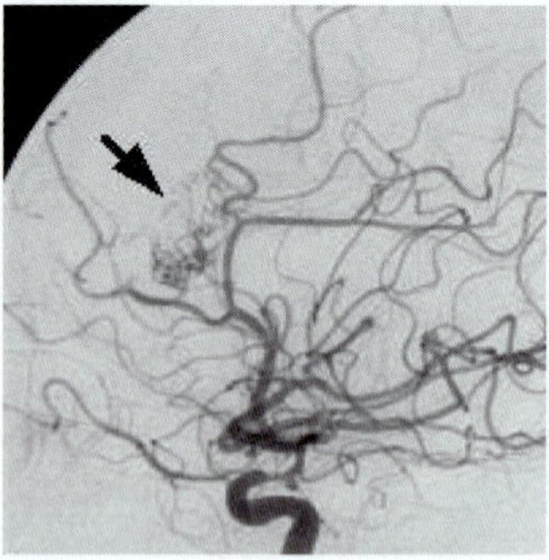

그림 2-24. NBCA embolization 후 뇌혈관 조영술 크기가 작아진 AVM

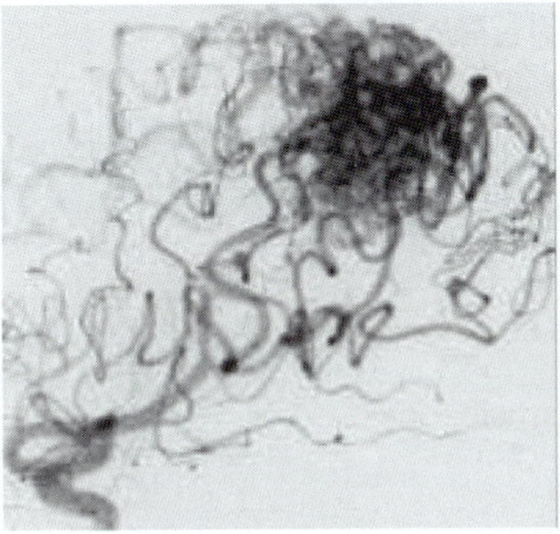

그림 2-25. Pre-angiography

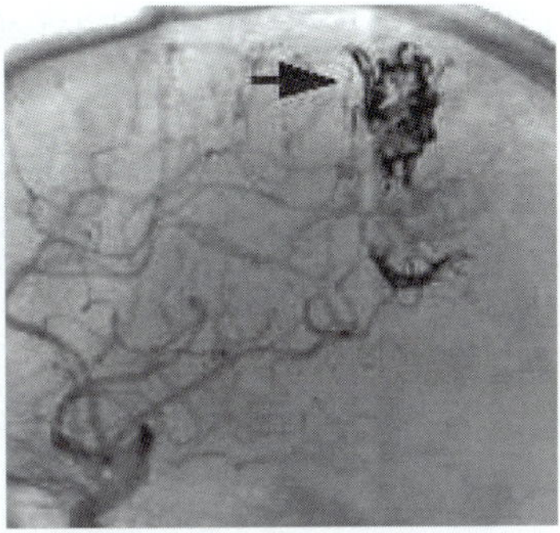

그림 2-26. Onyx 를 이용한embolization

VI. 동정맥루 (arteriovenous fistula)

동정맥루에는 외상성 경동맥 해면동루 (carotid cavernous fistula)와 경막 동정맥루 (dural arteriovenous fistula)가 있다. 경동맥 해면동루는 외상에 의해 내경동맥이 파열되어 발생하는 것으로 정맥유출의 경로에 따라 다양한 증상을 일으키나 안구 돌출, 충혈 등의 안과적 증상이 가장 흔하다. 유사한 증상을 보이나 외상 병력이 없는 경우 경막 동정맥루를 의심해야 한다. 경막 동정맥루는 여러 원인 (정맥동 혈전증 등)에 의해 경막 자체에 병리적 현상이 나타나 경막동맥들이 경막에서 작은 동정맥루를 형성하는 질환이다. 이 두 가지 질환에서 공통적으로 정맥유출에 의한 피질정맥으로의 유출, 뇌신경마비, 진행하는 시력저하, 녹내장, 뇌출혈,발작 등의 증상이 있을경우 반드시 치료를 해야 한다.

치료는 동정맥 연결부위를 차단하여 정맥으로 유출되는 혈류를 차단하는 것이며 방법은 다음과 같다.

- 개두술 (craniotomy)
- 색전술; treatment of choice
- Gamma knife surgery

동정맥루 색전술의 치료방법과 색전물질

-외상성 경동맥 해면동루

- 분리형 풍선 (detachable balloon)
- Coil
- Stent graft
- 경막 동정맥루

  Transarterial; glue (NBCA), particle, onyx

  Transvenous; coil, glue

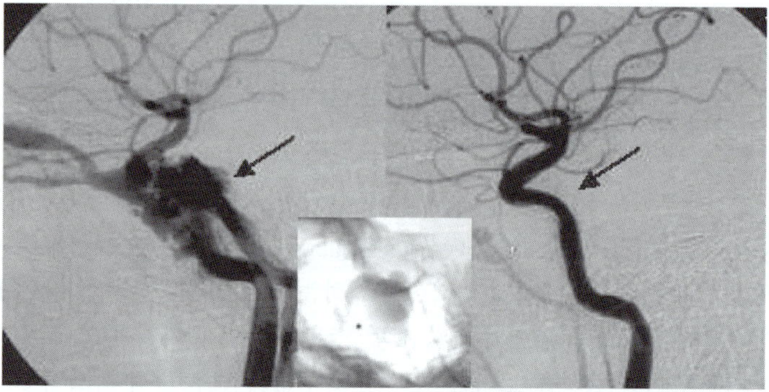

그림 2-27. Detachable balloon을 이용한 CCF embolization (화살표)

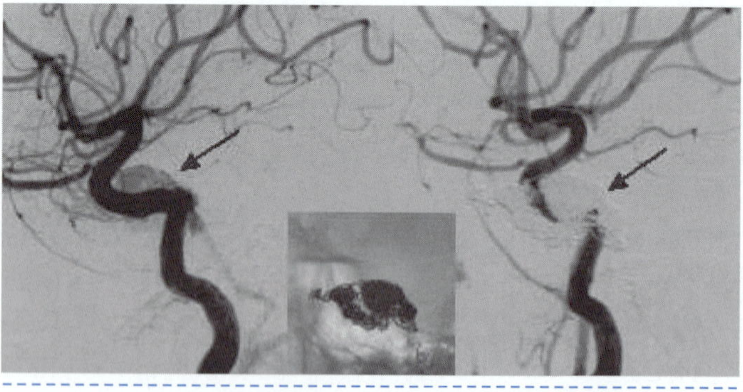

그림 2-28. Coil 을 이용한 dural AV fistular embolization (화살표)

VII. 과혈관성 종양 색전술 (Tumor embolization)

혈관 과다 종양에 대하여 수술 전 색전술을 시행하는 것은 수술 시 출혈 감소, 수술시간 단축, 종양괴사에 의한 완전한 종양 제거를 목적으로 한다.

- 대표적인 종양

수막종 (meningioma), 부신경절종 (paraganglioma), 연소성 혈관 섬유종 (juvenile angiofibroma) 혈관주위 세포종 (hemangiopericytoma), 신경초종 (schwannoma), 혈관모세포종 (hemangioblastoma), 전이성 종양 (metastatic tumor), 척추종양

종양 색전술

정확한 혈관 조영검사를 통하여 섭식동맥 (feeding artery)을 찾아 미세도관으로 혈관을 초선택한 후 입자성 색전 물질 (particulate agent, particle)을 이용하여 색전술을 시행한다. 경우에 다라 coil or gelfoam이 사용 될 수 있다. 색전술을 시행하는 동맥이 대부분 외경동맥 분지들인데, 가장 염두에 두어야 하는 것은 이 혈관들과 내경동맥 또는 척추동맥과의 위험한 문합 (dangerous anastomosis)을 확인하여야 한다.

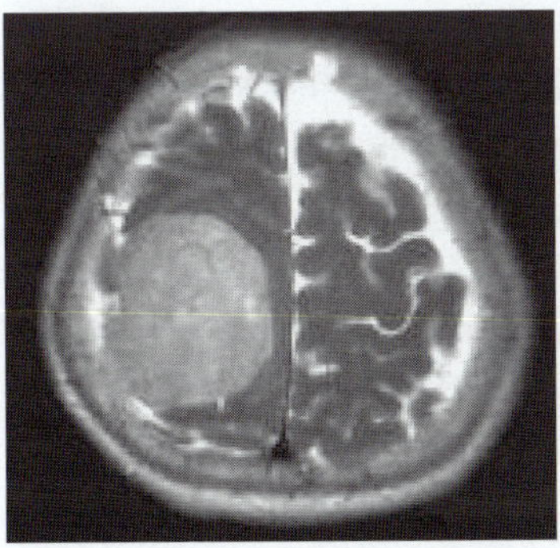

그림 2-29. MRI T2WI 에서 약간 high signal 을 보이는 meningioma

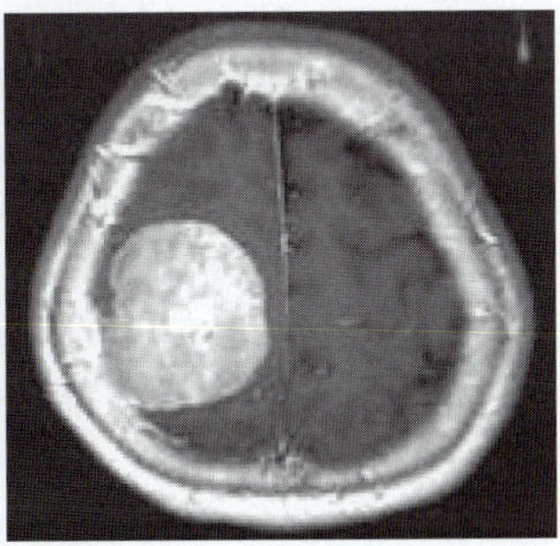

그림 2-30. MRI enhance T1 : well enhancement 가 되는 meningioma

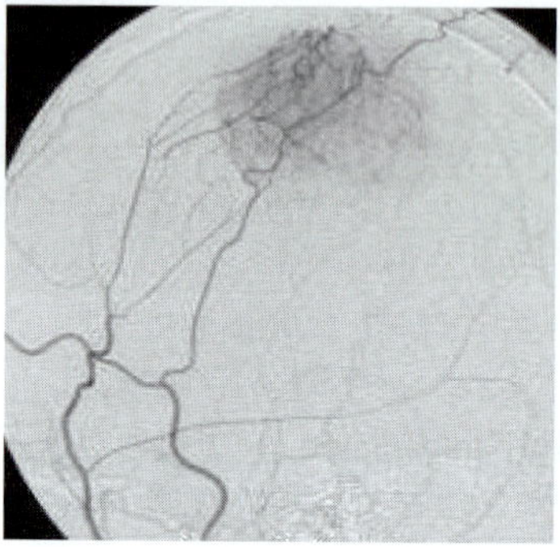

그림 2-31. Pre-angiogaphry에서 middle meningeal artery에 의한 hypervascular tumor staining

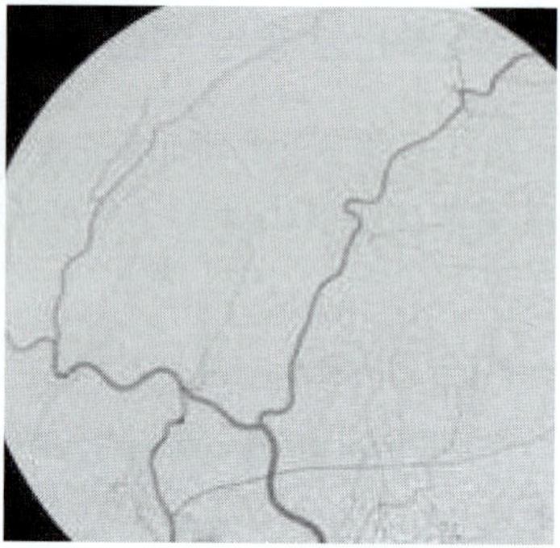

그림 2-32. Post-embolization : tumor staining이 없어짐.

VIII. Carotid Artery Balloon Occlusion Test

ICA는 뇌혈류 공급에 가장 중요한 혈관이다. 그러나 ICA에서 기시하는 aneurysm or pseudoaneurysm이 있거나 ICA를 침범하는 cranial & cervical neoplasms이 있는 경우, hemorrhage related to trauma, infection, or neoplasm이 있을 때, anticoagulant therapy가 contraindication인 arterial dissection 혹은 arterial preservation이 불가능한 carotid-cavernous fistula가 있을때는 ICA를 희생할 수 밖에 없다. 이러한 ICA를 희생해야만 하는 상황에서 사전에 일시적으로 혈류를 차단하여 보는 검사가 바로 Balloon occlusion test이다. 이 검사는 다음 두 가지 목적에서 시행한다. 첫째, 환자가 temporary 혹은 permanent carotid artery occlusion에 tolerable할 지의 여부, 둘째, surgical procedures를 하기 전에 potential risk를 예측하기 위해서이다.

Balloon occlusion test를 시행하면서 Clinical neurologic evaluation을 하는 Adjunctive methods에는 EEG monitoring, Technetium-99m hexamethylpropyleneamine oxime(HMPAO) or 99mTc-ethylcysteinate dimer (ECD) SPECT, [15O] labeled H2O PET, Perfusion CT and MR imaging, Angiography of collateral vessels , Stable xenon-enhanced CT등이 있다.

이 검사의 complication으로는 arterial dissection, transient 혹은 permanent neurologic deficit, puncture site hematoma, death 등이 있다.

본원에서 시행하는 이 검사의 순서는 다음과 같다.

먼저 conventional 3 or 4 vessels angiography를 얻고 circle of Willis 를 통한 collateral circulation을 evaluation하기 위해 compression test를 시행한다. Sacrifice가능성이 있는 ICA에 balloon을 inflation하고 5분 후에 99mTc-ECD를 intravenous injection한다. Total 20분간 balloon occlusion을 시행하면서 EEG moniroting을 동시에 시행한다. 이후 balloon 을 deflation하고 핵의학 검사실에서 brain SPECT를 시행한다.

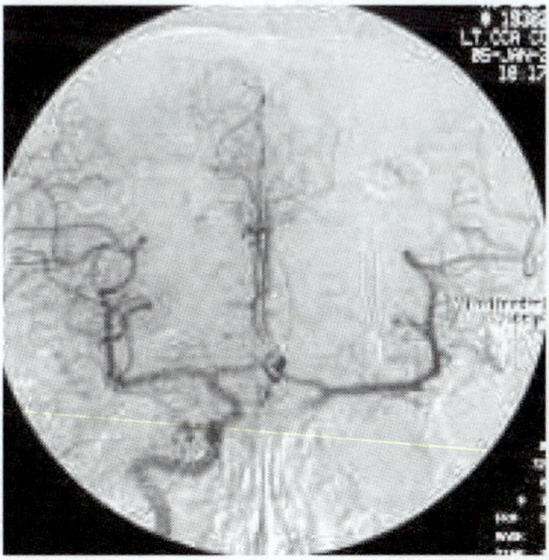

그림 2-33. Lt CCA compression후 얻은 Rt. ICA angiography : A-com 을 통하여 Lt. MCA 가 보이고 있음.

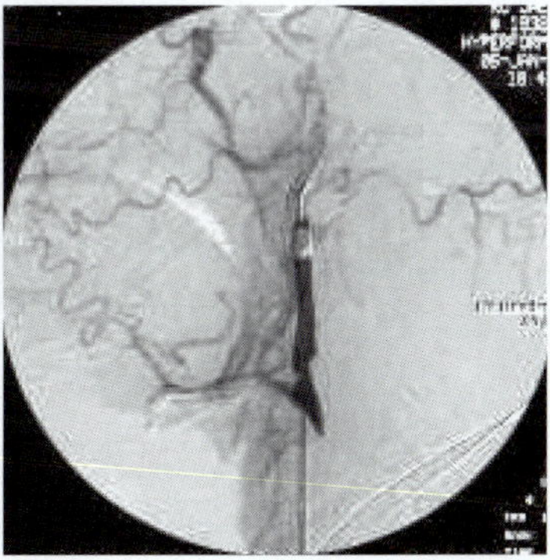

그림 2-34. ICA에서 balloon 을 inflation한 상태

IX. Angiographic Anatomy

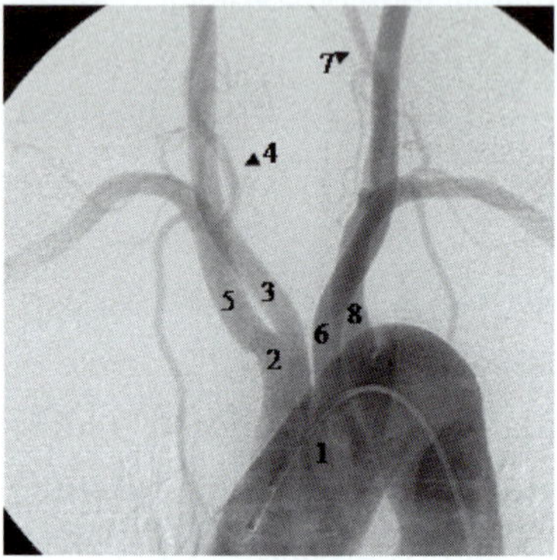

1. Aortic arch
2. Brachiocephalic(innominate) artery
3. Rt.common carotid artery
4. Rt.Vertevral artery
5. Rt. subclavian artery
6. Lt. common carotid artery
7. Lt. vertebral artery
8. Lt. subclavian artery

그림 2-35. Aortic arch

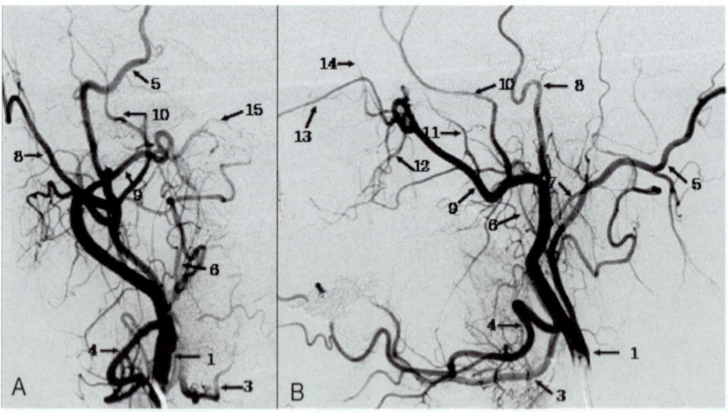

그림 2-36. (A) Rt ECA AP (B) Rt ECA lat

1. Extermal carotid artery
2. sup. Thryroid artery
3. lingual artery
4. facial artery
5. occipital artery
6. ascending pary ngeal artery
7. posterior auricular artery
8. superfical temporal artery
9. internal maxillary artery
10. middle meningeal artery
11. middle deep temporal artery
12. descending palatine artery
13. infraorbital artery
14. anterior deep temporal artery
15. sphenopalatine artery

X. Internal carotid artery

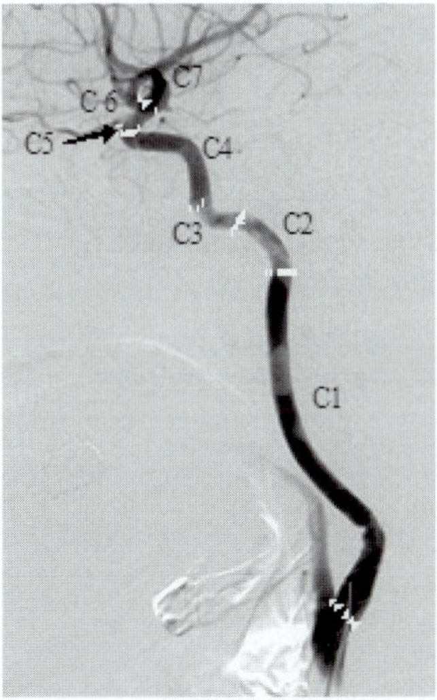

그림 2-37. ICA segment

C1. Cervical segment
(extracranialICA)

C2. Petrous segment
(Within petrous carotid canal)

C3. Lacerum segment
(foramen lacerumto petrolingual ligament)

C4. Cavernous segment
(petrolingual ligament to clinoid process)

C5. clinoid segment
(clinoid process)

C6. Ophthalmic segment
(ophthalmic a. to P-com origin)

C7. communicating segment
(p-com origin to ICA bifurcation)

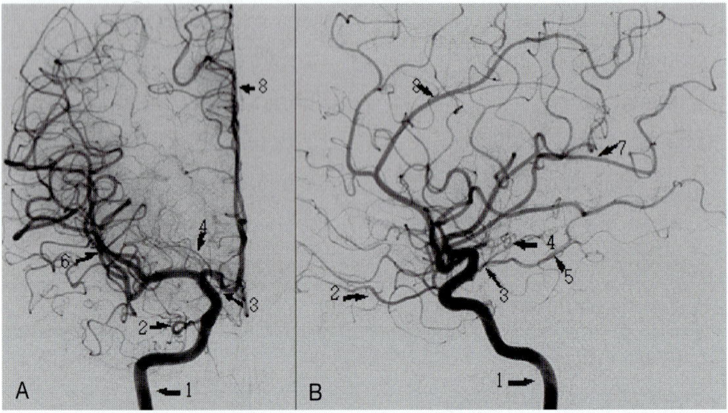

그림 2-38. (A) Rt ICA AP (B) Rt ICA lat

1. Internal carotid artery
2. Ophthamic artery
3. Posterior communicating artery
4. Anterior choroidal artery
5. Posterior cerebral artery (PCA)
6. Middle cerebral artery (MCA)
7. Angular branch of MCA
8. Anterior cerebral artery (ACA)

XI. Vertebral artery

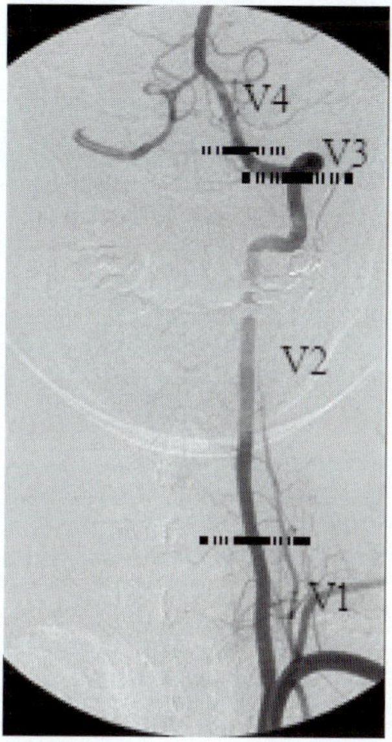

그림 2-39. VA se gment

V1. Extraosseous (V1) segment
(subclavian a. to C6)

V2. Foraminal (V2) segment
(C6 to C1)

V3. Extraspinal (V3) segment
(Exit from C1 to foramen magnum)

V4. Intradural (V4) segment
(Foramen magnum to basilar junction)

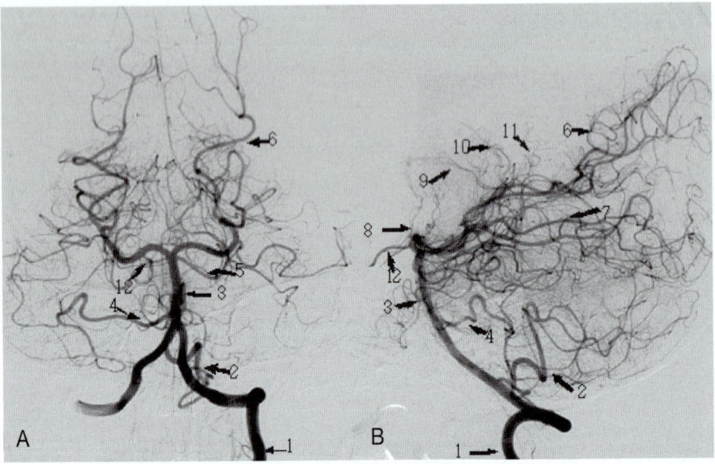

그림 2-40. A. VA AP B. VA Lat

1. Vertebral artery
2. Posterior inferior cerebellar artery
3. Basilar artery
4. Anterior inferior cerebellar artery
5. Supterior cerebellar artery
6. Parieto-occipital artery
7. Calcarine artery
8. Thalam operforaiting artery
9. Medial posterior choroidal artery
10. Lateral posterior choroidal artery
11. Splenial artery
12. Posterior communicating artery

Handbook of Radiology

제3장 두경부

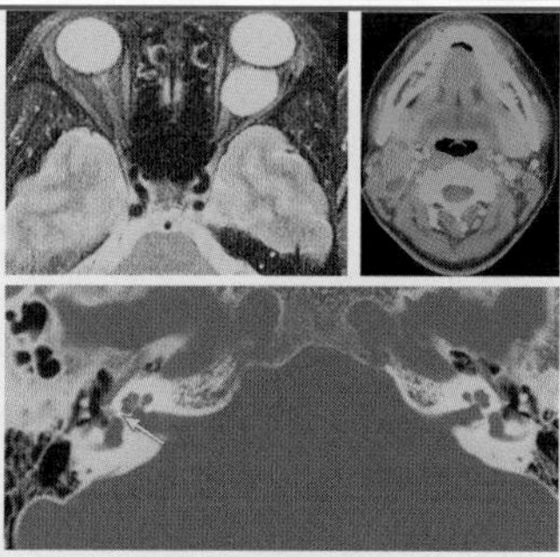

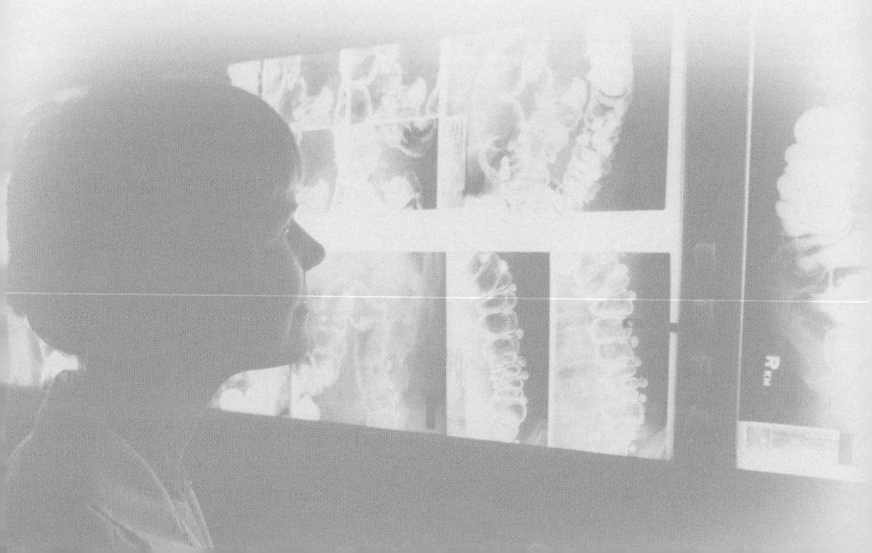

두경부

I. 갑상선 안병증 (thyroid orbitopathy)

1. 정의

갑상선 안병증은 갑상선 기능이상으로 인한 안와의 자가면역성 염증 질환이다.

2. 임상 양상

안와 부종, 안구돌출, 안구운동장애 등이 나타날 수 있으며 90%에서 양측성으로 나타난다. 30~50대의 중년 여성에서 가장 흔하다.

3. 영상 소견

양측성 안구돌출과 외안근의 방추형 종대(fusiform enlargement) 및 안와 지방 증가의 소견이 보인다.

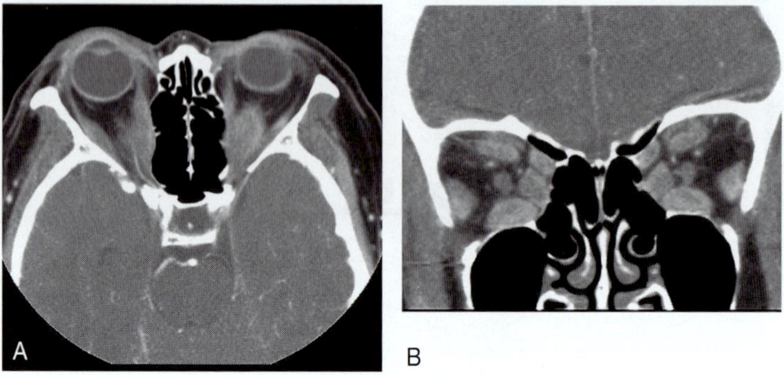

그림 3-1. CT axial & coronal plane, 양측 안와에 안구돌출과 외안근의 종대가 보인다.

II. 시신경 수막종(Optic nerve sheath meningioma)

1. 정의

시신경 수막종은 시신경을 둘러싸는 뇌수막에서 기원하는 양성종양이다.

2. 임상 소견

대부분 천천히 자라는 종양으로 시력 감소가 주된 임상 증상이다.

3. 영상 소견

시신경을 둘러싸며 강한 조영증강을 보여 특징적인 tram-track 모양을 보이며 간혹 석회화를 동반할 수 있다. 안와부 시신경 뿐 아니라 시신경관(optic canal) 부위로도 자랄 수 있다. 시신경 자체는 종양에 의하여 압박되어 가늘어져 있다.

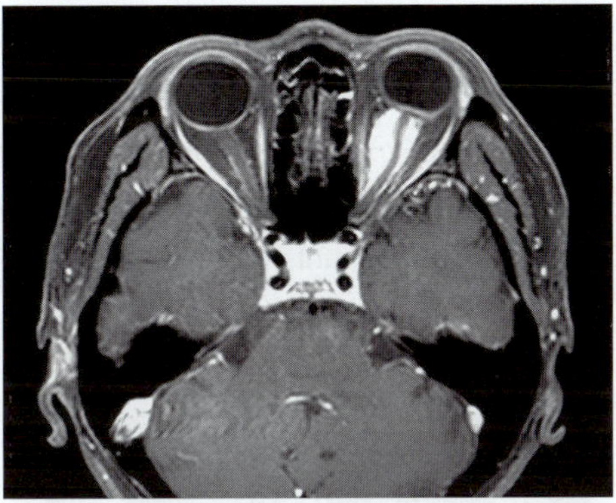

그림 3-2. 조영증강 후 T1강조 MRI 영상에서 좌측 시신경을 둘러싸며 강한 조영증강을 보이는 종괴가 관찰되는데 이것이 시신경 수막종에 특징적인 tram-track sign이다. 종괴 부위의 신신경은 압박되어 가늘어져 있다.

III. 안와 가성종양(Orbital pseudotumor)

1. 정의

안와의 가성종양은 특정한 병원체에 의한 감염, 림프증식성 질환, 육아종성 질환, 갑상선 안병증, 혈관염, 기타 원인을 규명할 수 있는 다른 염증성 질환 등을 배제할 수 있는 안와의 비특이적 염증성 병변이다.

2. 임상 소견

급성 또는 아급성의 안와 통증과 부종 및 염증 변화가 가장 흔하며, 그 외 안구운동 장애, 안구돌출, 포도막염, 뇌신경병증(cranial neuropathy) 등의 증상이 발현된다. 대부분의 안와 가성종양은 일측성으로 나타난다.

3. 영상 소견

침윤성 또는 종괴 모양의 연부조직 병변으로 나타나며, 외안근, 누선(lacrimal gland), 안구벽, 안구후방(retrobular area), 안와첨(orbital apex) 등 안와의 모든 부위에 발생할 수 있다. 간혹 안와첨의 병변이 해면정맥동으로 침습하여 Tolosa-Hunt syndrome을 야기할 수 있다.

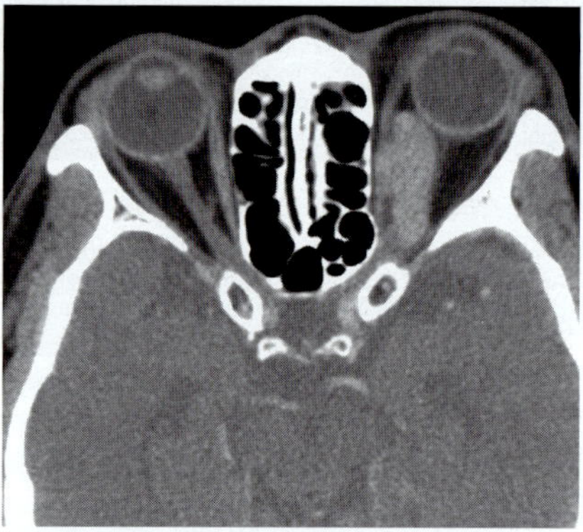

그림 3-3. 조영증강 후 CT에서 좌측 안와의 안구후방에 비교적 조영증강이 잘 되는 침윤성의 연부조직 종괴가 보인다. 이 종괴에 의하여 동측 안구의 돌출이 초래되어 있다.

Ⅳ. 안와의 해면혈관종 (Cavernous hemangioma of the orbit)

1. 정의

안와의 해면혈관종은 내피세포로 둘러싸인 해면체 공간(endothelial-lined cavernous space)으로 구성된 선천성 정맥기형이다.

2. 임상 소견

주증상은 대부분 서서히 진행되는 무통의 안구돌출이다.

3. 영상 소견

CT와 MRI에서 조영증강이 잘 되는 경계가 좋은 난원형의 종괴로 보이며, 안구후방의 intraconal space에 가장 흔히 위치한다. MRI의 T2 강조영상에서 매우 신호강도가 높은 균질한 종괴로 보이며, 조영증강 후 초기에는 불균질한 조영증강을 보이다가 시간 경과에 따라 조영증강이 진행되어 점차 균질한 조영증강 되는 것이 특징적이다.

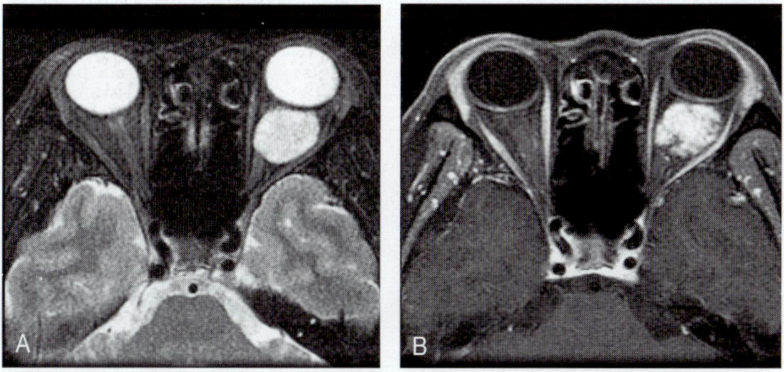

그림 3-4. MRI T2 강조영상(A)에서 좌측 안와의 intraconal space에 매우 높은 신호강도를보이는 경계가 분명한 난원형의 종괴가 있으며, 조영증강 후 T1 강조영상(B)는 종괴 내에 강한 조영증강을 보인다.

V. 포도막 흑색종 (Uveal melanoma)

1. 정의

포도막 흑색종은 포도막의 원발성 악성종양으로, 후방 포도막은 맥락막(choroid)과 모양체(ciliary body)로 구성되어 있고, 전방 포도막은 홍체(iris)로 이루어진다. 85%가 맥락막에서 발생하며, 모양체와 홍채에서 각각 10%와 5%가 발생한다.

2. 임상 양상

무통의 시력감소, 시력불선명(blurred vision), 암점(scotoma), 시야결손, 조동(flutters) 등이 나타날 수 있다.

3. 영상 소견

CT에서는 고형의 연부조직 종괴로 관찰되며, 조영증강 후 미만성의 중등도 조영증강을 보인다. MRI에서는 유리체(vitreous)와 비교하여 T1 강조영상에서 고신호강도, T2강조영상에서 저신호강도를 보이며, 조영증강 후 미만성의 중등도 조영증강을 보인다.

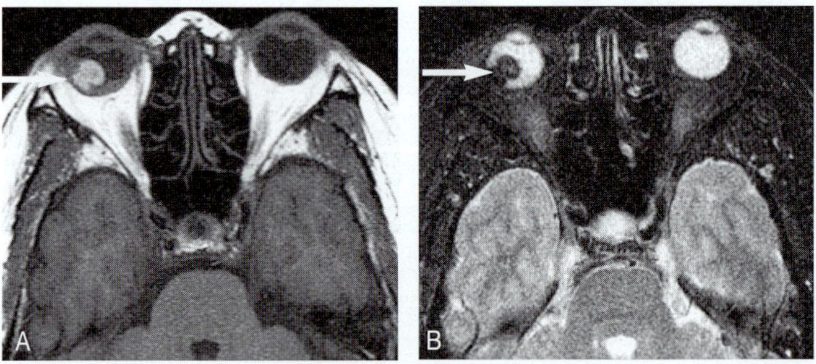

그림 3-5. 오른쪽 안구의 후외벽으로부터 유리체로 자라는 1cm 가량의 버섯 모양의 종괴가 보인다. 이 종괴는 조영증강 전 T1강조 영상(좌측)에서 고신호강도를 보이고, T2 강조 영상(우측) 에서 저신호강도를 보이는 데, 이는 멜라닌에 의한 상자성 영향(paramagnetic effect)에 기인한다.

VI. 급성 부비동염(Acute sinusitis)

1. 정의

급성 부비동염은 4주 이하의 부비동 점막의 급성 염증을 말한다.

2. 임상소견

비강 충혈, 후비루(postnasal discharge), 두통, 후각이상, 발열, 기침 등의 증상을 동반 할 수 있으며 상악동과 사골동에 흔하다.

3. 영상소견

부비동 단순촬영 또는 CT에서 air-fluid level을 동반한 점막 비후의 소견을 보면 진단이 가능하다.

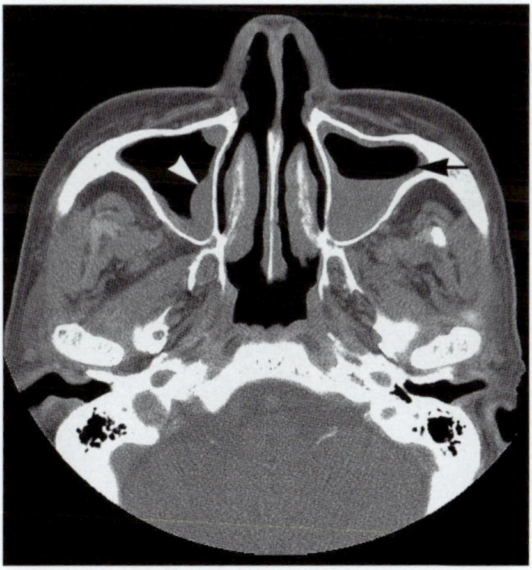

그림 3-6. 조영증강 전 CT에서 좌측 상악동에 air-fluid level(검정 화살표)이 있고 우측에는 용종모양의(polypoid) 점막 비후(흰 화살촉)가 보인다.

VII. 부비동-비강의 반전유두종 (Sinonasal inverted papilloma)

1. 정의

부비동-비강 점막을 이루는 Schneiderian mucosa 기원의 양성종양으로, 종양의 상피조직이 아래의 기질쪽으로 증식하는 특징적인 병리조직 소견을 보인다.

2. 임상소견

주로 40~70세 정도의 성인에서 발생하나 소아에서도 발생할 수 있으며, 남녀비는 4:1 정도이다. 대개 비강의 폐색과 비루가 주증상으로, 재발성 부비동염과 비슷한 증상을 보인다. 수술적인 완전 절제가 가장 좋은 치료이나 재발율이 15~78%로 매우 높다. 종종 반전유두종과 편평세포암이 같이 존재하는데 그 빈도는 2~53% 정도이다.

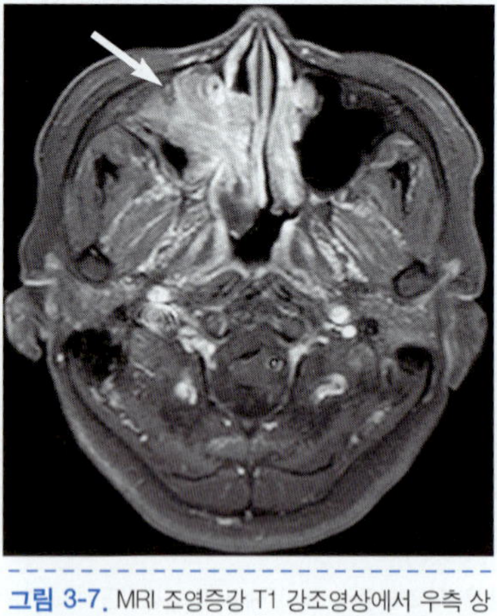

그림 3-7. MRI 조영증강 T1 강조영상에서 우측 상악동과 비강에 걸쳐 커다란 연부조직 종괴가 관찰된다(화살표). 이 종괴는 반전유두종에 특징적인 "convoluted cerebriform pattern"의 조영증강 소견을 보인다.

3. 영상소견

비강의 측벽, 특히 중비도(middle meatus)에 가장 흔히 발생하는데, 크기가 큰 경우 인접골의 재형성(bony remodeling)과 인접한 부비동으로 종양이 자랄 수 있다. MRI에서는 T2 강조영상과 조영증강 영상에서 특징적인 "convoluted cerebriform pattern"의 소견을 보인다.

VIII. 부비동진균구(Fungus ball of the paranasal sinus)

1. 정의

진균에 의한 비침습적인 부비동 감염증의 하나로 부비동이나 비강 내에 점막이나 혈관의 침습을 동반하지 않은 진균사(fungal hyphae)에 의한 종괴 형성을 의미한다.

2. 임상 양상

대개 무증상이나 주위 부비동이나 비강 벽에 경한 압박감 등을 야기할 수 있으며, 일반적인 만성부비동염의 소견을 동반할 수 있다. 대개 일측성으로 발현되며, 상악동에 가장 흔하고, 접형동, 전두동, 사골동의 순으로 발생한다.

3. 영상 소견

CT에서 부비동이나 비강 내에 석회화를 동반한 고밀도의 종괴양 병변이 특징적이며, 침범된 부비동벽은 골경화(sclerosis)와 미란이 혼재된 소견을 보인다. MRI에서는 T2 강조영상에서 매우 낮은 신호강도를 보이는 것이 특징적이며, 이는 주로 진균구에 포함된 금속성 물질과 낮은 수분함량에 기인한다.

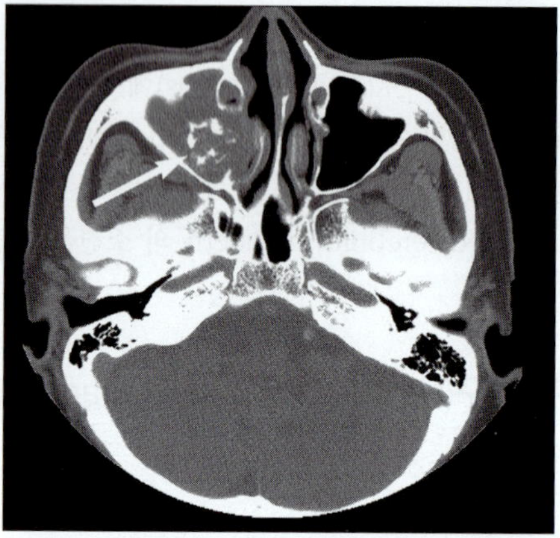

그림 3-8. 조영증강 전 CT에서 우측 상악동에 불규칙한 석회화를 동반한 약간 고밀도의 종괴양음영(화살표)이 관찰된다. 병변 주위에는 만성부비동염에 의한 연부조직 음영이 상악동을 채우고 있다.

IX. 부비동암(Carcinoma of the paranasal sinus)

1. 정의

부비동암은 부비동 점막 상피에서 기원하는 악성종양으로 상악동에 가장 흔하다.

2. 임상 양상

50~70세의 old age에서 호발하며 95% 이상이 40세 이상에서 발생한다. 환자는 대개 만성부비동염의 증상을 호소하는데 이로 인해 진단이 지연될 수 있다. 그 외 증상으로 비강폐색, 코피, 비루, 볼의 무감각 등이 있다.

3. 영상 소견

CT와 MRI에서 불규칙한 변연부를 가지는 연부조직 종괴로 보이며, 부비동벽의 골파괴와 인접한 조직으로의 침습이 특징적이다. 종양은 조영증강 후 불균질한 경도 또는 중등도의 조영증강을 보이며 괴사성 병변이 흔하다.

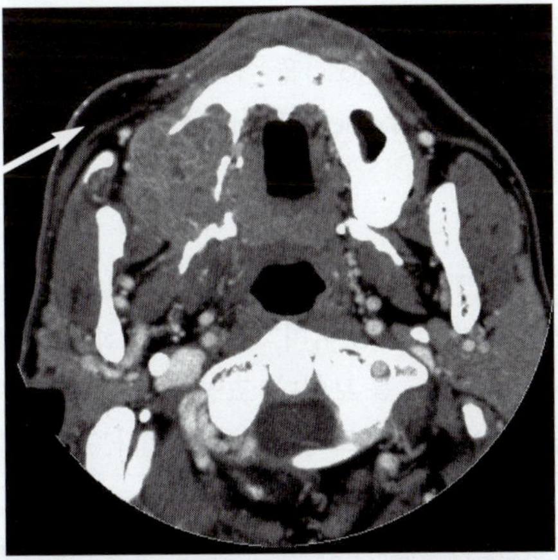

그림 3-9. 조영증강 CT에서 우측 상악동에 불규칙한 변연부를 가지며 불균질한 조영증강을 보이는 커다란 연부조직 종괴가 관찰된다. 이 종양에 의하여 상악동 골벽의 파괴가 동반되어 있다.

X. 이경화증(Otosclerosis)

1. 정의

이경화증은 내이를 싸는 이낭(otic capsule)에 발생하는 골형성장애(osteodystrophy)의 일종으로, 조직학적으로는 해면성골이 연골내층(endochondral layer)을 차지하여 이해면화증(otospongiosis)가 더 적절한 병명이다. 가장 흔한 호발 병소는 난원창(oval window)의 앞쪽인데 이를 창형이경화증(fenestral otosclerosis)이라고 하고, 병변의 와우(cochlea) 주위를 침범하면 와우형이경화증(cochlear otosclerosis)이라고 한다.

2. 임상소견

창형이경화증에서는 병변이 자라면서 등골(stapes)이 고정되어 전도성난청(conductive hearing loss)을 야기한다. 반면, 와우형이경화증에서는 감각신경성난청(sensorineural hearing loss)을 흔히 동반한다.

3. 영상소견

창형이경화증은 CT에서 난원창의 앞쪽에 특징적인 국소적인 골용해병변(osteolytic lesion)으로 보이며, 와우형이경화증은 와우 주위로 특징적인 "double ring sign"을 보인다. 조영증강 후 MRI에서 병변은 내부의 풍부한 혈관조직에 의하여 조영증강이 잘 된다.

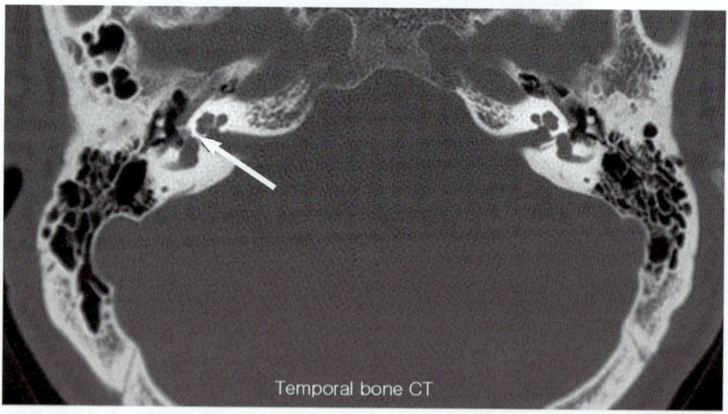

그림 3-10. CT에서 우측 내이에 난원창의 앞쪽으로 창형이경화증에 특징적인 난원형의 국소적 골용해 병변이 관찰된다(화살표).

XI. 중이 진주종(Cholesteatoma of the middle ear)

1. 정의

진주종은 중층편평상피(stratified squamous epithelium)로 둘러싸인 exofoliated keratin으로 구성되어 있다.으며, 중이에서 가장 호발하는 곳은.

2. 분류

진주종은 선천성(2%)과 후천성(98%)으로 분류된다. 후천성 진주종 중 80%는 중이염과 관계없이 고막의 retraction pocket과 연관되어 발생하는데, 주로 외측 상고실(lalatel epitympanum)에 위치한 Prussak' s space에서 발생한다. 나머지 20%는 중이염과 연관되어 발생하며, 주로 중고실(mesotympanum)에 생긴다.

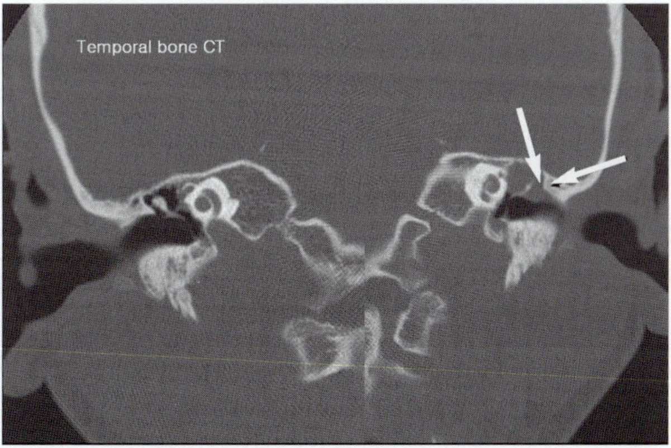

그림 3-11. 관상면 측두골 CT에서 좌측 Prussak' s space에 연부조직병변(흰 화살표)이 보인다. 정상 우측과 비교해 보면 scutum(검은 화살표)이 무뎌져 있으며, 추골두부(head of the malleus)에도 미란이 관찰된다.

3. 영상 소견

초기 소견은 Prussak' s space에 위치한 작은 연부조직음영으로 나타난다. 종괴가 커지면 주위 뼈에 미란(erosion)을 야기할 수 있으며, 특히 scutum과 상고실외벽, 그리고 이소골(ossicle)의 미란이 흔하다. 더 진행되면 고실개(tegmen tympani), 내이벽, 정맥동각(lateral sinus plate)을 파괴시켜 각각 두개강, 내이, 측정맥동으로 병변이 파급될 수 있다.

XII. 청신경초종(Vestibular schwannoma)

1. 정의

청신경초종은 청각과 평형감각을 담당하는 청신경초에서 기원하는 양성종양으로 내이도(internal auditary canal)-소뇌교각(cerebellopontine angle)에서 발생하는 가장 흔한 종양이다. 대부분 전정신경(vestibular nerve)에서 발생하나 드물게 와우신경(cochlear nerve)에서도 발생할 수 있다.

2. 임상 소견

편측의 감각신경성 난청(sensoryneural hearing loss)이 주증상이다.

3. 영상 소견

대부분 내이도와 소뇌교각에 걸쳐 조영증강이 잘 되는 종괴로 관찰되며, 특징적으로 내이도벽의 압박성 미란에 의하여 내이도가 확장된다. 종양이 커지면 출혈과 낭포성 변화에 의하여 종양 내부가 불균질해진다.

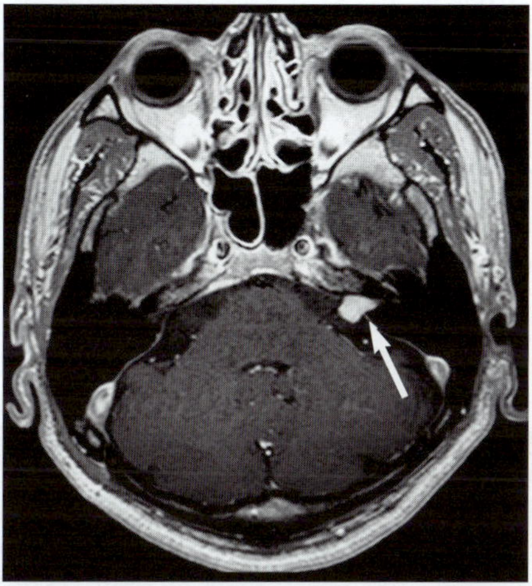

그림 3-12. MRI 조영증강 후 T1 강조영상에서 좌측 내이도와 소뇌교각에 걸쳐 조영증강이 매우 잘 되는 종괴(화살표)가 보인다.

XIII. 측두골의 종골절 (Longitudinal fracture of the temporal bone)

1. 정의

측두골의 종골절은 측두골의 장축에 평행한 방향의 골절을 말한다. 반대로 측두골 장축과 수직 방향의 골절을 횡골절(transverse fracture)이라고 한다. 종골절(70%)이 횡골절(30%)에 비하여 빈도가 높다.

2. 임상 소견

측두골의 종골절은 주로 중이와 외이도 손상을 일으켜 출혈과 이소골 손상을야기한다. 종골절에서 동반되는 안면신경마비는 외상 후 얼마간의 시간 경과 후 생기는 경우가 많으며 그 예후도 좋은 편이다. 반면 횡골절은 주로 내이도나 내이를 손상시켜 치명적인 청력 손실을 초래하는 경우가 많으며 안면신경마비도 외상 직후 바로 생기고 예후도 나쁘다.

3. 영상 소견

CT에서 측두골의 장축을 따라 골절선이 관찰되며, 중이와 외이도의 출혈과 함께 이소골 탈구 및 골절의 소견이 흔히 관찰된다.

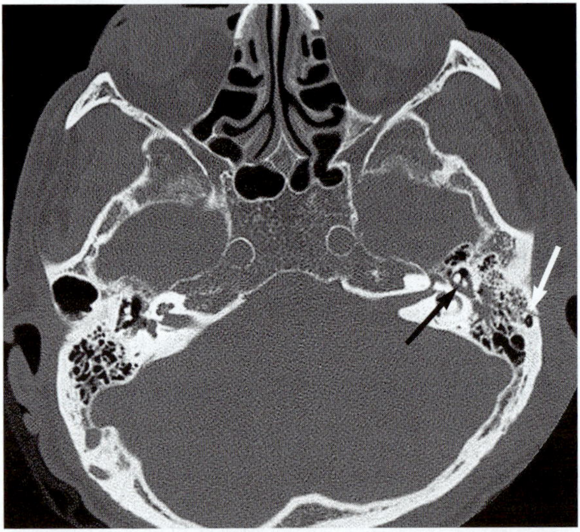

그림 3-13. 좌측 측두골에 장축과 평행한 골절선(흰 화살표)가 보이고, 중이와 유양동에는 출혈로 인한 연부조직 음영이 관찰된다. 추골-침골 아탈구 (malleoincudal subluxation, 검은 화살표)의 소견도 보인다.

XIV. 악하선 결석(Submandibular gland stone)

1. 악하선 결석

타액선 질환 중 결석이 차지하는 비율은 약 50%이며, 이 중 악하선 결석이 80%를 차지하고 이하선 결석이 나머지 20% 정도를 차지한다. 악하선 결석이 악하선관 내에 위치하는 경우는 80% 정도인데, 이 중 대부분이 악하선관 원위부와 악하선문(hilum)에 위치한다.

2. 임상 소견

악하선의 염증을 동반하는 경우는 통증을 동반할 수 있으나 약 30%의 경우에는 무통성의 악하부위 종괴로 나타날 수 있다. 염증을 동반하는 경우에는 음식을 먹을 때와 같이 침샘이 자극 받을 때 통증이 생기며 'salivary colic' 이라고 부른다. 치료는 수술이나 쇄석술로 결석을 제거하는 것이다.

3. CT 영상 소견

악하선 결석은 조영증강 전 CT에서 쉽게 발견되며, 악하선 염증을 동반하는 경우 동측 악하선관의 확장과 함께 악하선 비대가 관찰된다. 악하선 결석은 설하공간(sublingual space) 또는 악하공간(submandibular space)에 발생할 수 있는데, 전자는 주로 악하선관의 개구부를 포함한 원위부에 위치하고, 후자는 주로 악하선문에 위치한다.

4. MR 영상 소견

급성 악하선염을 동반하는 경우는 T2 강조영상에서 확장된 침샘관과 함께 크고 비균질한 고신호강도의 악하선이 관찰된다. 그러나 크기가 작은 결석은 MR 영상에서는 잘 보이지 않을 수 있으므로 주의를 요한다.

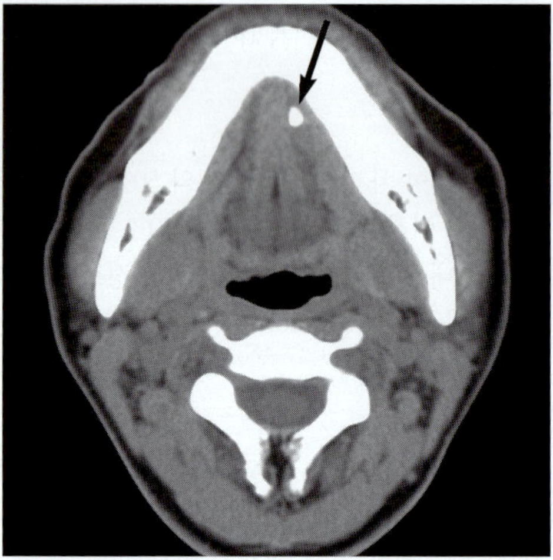

그림 3-14. 조영증강 전 CT에서 좌측 설하공간의 악하선 원위부에 5 mm 가량의 결석(화살표)이 보인다.

XV. 이하선의 다형선종 (Pleomorphic adenoma of the parotid gland)

1. 병리 소견

다형선종은 타액선 종양 중 가장 흔한 종양이며, 전체 주타액선(major salivary gland)의 양성종양 중 70~80%를 차지한다. 전체 다형선종 중 84%가 이하선에 발생하며, 8%가 악하선(submandibular gland)에, 6.5%가 부타액선(minor salivary gland)에, 그리고 0.5% 정도가 설하선(sublingual gland)에 발생한다. 다형선종은 조직학적으로 상피 조직과 함께 점액성 및 연골성 조직 등 다양한 조직들이 혼합된 구조를 보인다.

2. 임상소견

무통성의 뺨(cheek) 종괴로 나타나는 경우가 가장 흔하며 천천히 자라나는 양성 종괴이다. 그러나 수술시 불완전 절제하거나 종양이 이하선 바깥으로 오염된 경우에는 재발하는 경우가 흔하다. 그리고 치료하지 않았을 때에는 15%가량에서 악성 종양으로 변할 수 있다.

3. CT 영상 소견

작은 다형선종은 경계가 매끈하고 균질하게 조영증강되는 둥근 종괴로 나타난다. 더 큰 다형성 선종은 불균질하게 조영증강되고, 소엽상(lobulated) 경계를 가지며, 내부에 괴사 또는 출혈에 의한 저음영 부분이 보일 수 있고, 석회화가 생길 수 있다.

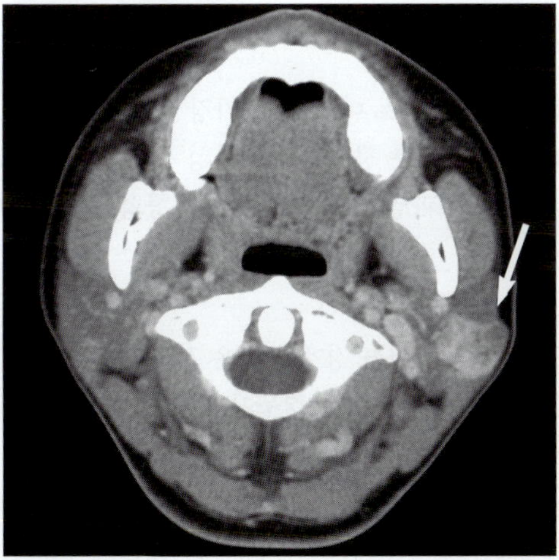

그림 3-15. 조영증강 후 CT에서 좌측 이하선의 천엽(superficial lobe)에 2 cm 가량의 비균질한 조영증강을 보이는 소엽상 종괴가 보인다.

4. MR 영상 소견

작은 다형선종은 T1 강조영상에서 균일한 저신호강도를 갖는 이하선 종괴로 나타나며, T2 강조영상에서는 균질한 고신호강도로 나타난다. 반면, 큰 다형선종은 내부에 출혈이나 괴사에 의해 비균질한 신호강도를 보일 수 있다.

XVI. 갑상설관 낭종(Thyroglossal duct cyst)

1. 갑상설관 낭종의 기원

갑상설관낭종은 가장 흔한 선천성 경부종괴(70%)로 갑상선의 형성과정에서 생기는 갑상설관이 퇴화되지 않아 발생한다.

2. 임상 소견

소아(10세 이하에서 90% 이상)에서 가장 흔히 발견되며 모든 나이에서 생길 수 있다. 보통 경부 정중선의 무통성 종괴를 특징으로 하며, 이차 감염으로 인한 낭종의 파열이나 누(fistula)를 형성하기도 한다.

3. CT 소견

주변부 조영증강을 보이는 경계가 좋은 저음영의 종괴로 나타나며 설골 주위의 중앙 경부에 위치하는 경우가 많다. 그러나 발생과정 중 갑상선이 이동하는 경로(foramen cecum에서 갑상선까지) 중에는 어디에도 위치할 수 있으며, 정중앙 부위가 아닌 방정중부(paramedian)에 위치할 수도 있다. 피대근(strap muscle) 사이에 끼어있는 경우도 흔하다.

4. MR 소견

T1강조 영상에서 낭종은 대개 저신호강도로 나타난다. 그러나 내부의

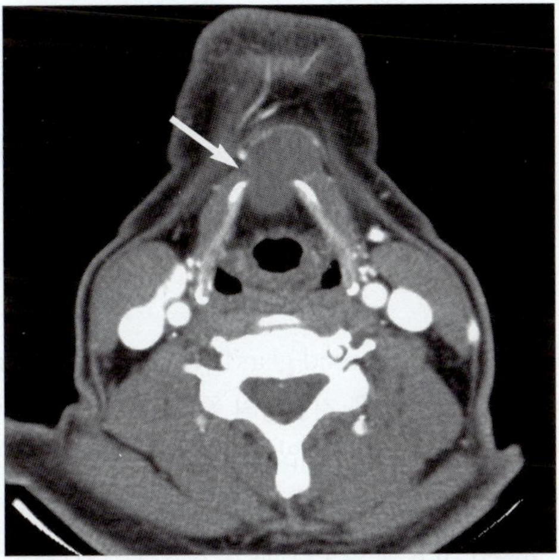

그림 3-16. Infrahyoid level의 anterior midline에 lobulated thin-walled cyst가 있다.

단백질 함량이 높아질수록 그 신호강도가 올라가며 이러한 소견은 감염과 연관이 있을 수 있다. T2강조 영상에서는 균질한 고신호강도로 나타난다. 조영증강 T1강조 영상에서는 감염되었을 경우 환형 조영증강을 나타낼 수 있다.

XVII. 새열낭종(Branchial cleft cyst)

1. 기원

배아의 새열(branchial cleft)의 불완전한 퇴행에 의한다.

2. 분류

4종류의 새열낭종으로 분류된다. 제1 새열낭종은 외이도의 바닥에 개

구부를 가지고 전체가 설골 위쪽에 위치한다. 제2 새열낭종은 가장 흔하고 하악각(mandibular angle) 근처의 상부 경부에 위치한다. 제3 및 제4 새열낭종은 제2 새열낭종과 비슷한 개구부를 가지나 이상동(pyriform sinus)까지 깊게 위치할 수 있다. 태생학적으로 제4 새열은 가장 긴 주행 경로를 가진다.

3. CT 영상 소견

제1 새열낭종은 이하선(parotid gland) 천엽(superficial lobe) 근처나 그 내부에 생기는 경계가 좋은 저음영의 종괴로 나타난다. 제2 새열낭종은 가장 흔하고, 감염이 동반되지 않은 경우에는 얇은 벽을 가진 균질한 저음영의 낭종으로 하악각 근처에 가장 흔하다. 낭종에 감염이 동반된 경우 다양한 정도의 낭종벽 비후와 조영 증강이 나타나며, 주변 조직과의 경계가 불분명해질 수 있다. 감염된 제2 새열낭종은 내부 액체의 단백

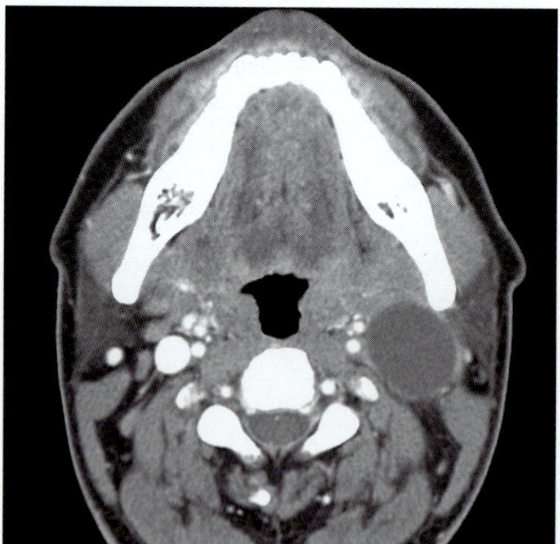

그림 3-17. 조영증강 후 CT에서 좌측 하악각의 후방으로 경계가 좋은 타원형의 얇은 벽을 가진 낭종이 보인다.

질 함량이 증가함에 따라 조영증강 전 CT에서 고밀도 병변으로 보일 수 있다.

4. MR 영상 소견 및 누공조영술(fistulography)

감염되지 않은 새열낭종은 T1 강조영상에서 저신호강도, T2 강조영상에서 고신호강도로 나타난다. 간혹 새열기형이 낭종의 형태가 아니고 누(fistula)의 형태로 나타날 수 있는데 이런 경우는 조영제를 누공에 삽입하여 사진을 찍는 누공조영술이 도움이 될 수 있다.

XVIII. 하마종(Ranula)

1. 정의

하마종은 설하선(sublingual gland)관의 폐색 또는 외상에 의하여 설하공간 또는 악하공간에 발생하는 낭포성 병변이다.

2. 분류

1) simple ranula

설하선관의 폐색에 의하여 설하공간에 발생하는 타액선 정체낭(retention cyst)으로 상피로 덮힌 진성낭종(true cyst)이다.

2) plunging (diving) ranula

설하선관의 외상에 의하여 타액이 설하공간으로부터 인접한 악하공간으로 흘러 형성된 낭포성 병변으로 상피벽이 없는 가성낭종(pseudocyst)이다.

3. 영상소견

simple ranula는 설하공간에 매우 얇은 벽을 가진 경계가 분명한 낭종

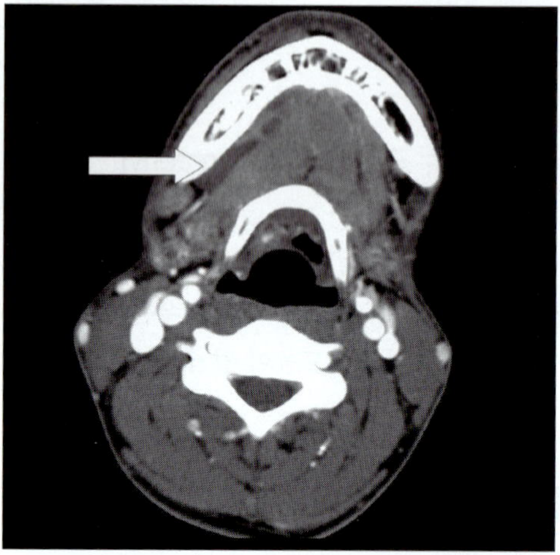

그림 3-18. 조영증강 후 CT에서 우측 설하공간과 악하공간에 걸쳐 다방성의 plunging ranula가 보인다(화살표).

으로 보이며, plunging ranula는 설하공간과 악하공간에 걸쳐 단방성 또는 다방성의(unilocular or multilocular) 낭종으로 관찰된다.

XIX. 결핵성 림프절염(Tuberculous lymphadenitis)

1. 임상 소견

경부 결핵성 림프절염은 두경부 결핵의 가장 흔한 형태로 전체 경부 림프절염의 약 5%를 차지한다. 질병은 대개 양측성이며 경부 후삼각(posterior triangle)과 내경정맥 림프절을 잘 침범한다. 침범된 경부 림프절이 아래쪽일수록 동반된 폐결핵의 유병률이 증가한다. 환자는 대개 통증이 없는 경부 종괴를 주소로 내원한다.

2. CT 소견 및 병리 소견

결핵성 림프절염의 림프절 침범은 3가지 양상이 있다. 질병의 초기에는 림프절은 CT에서 균질한 양상이며 조영 증강 시 균질한 조영 증강을 보인다. 이 단계는 병리적으로 결핵성 육아종의 단계에 해당한다. 두번째 양상은 중앙 부위에 괴사를 동반한 림프절이다. 질병이 진행함에 따라 첫번째 양상에서 두번째 양상으로 진행하며 실제 질병의 경과 중 가장 많이 보게 되는 양상이다. CT에서 림프절은 내부에 저음영을 보이며 환형의 조영 증강(rim enhancement)을 보이는 종괴로 나타난다. 병리적으로 조영증강 되지 않는 부위는 건락괴사(caseation necrosis) 또는 액화괴사에 해당하며 조영증강 되는 부위는 염증성 과혈관을 동반한 육아종 부위에 해당한다. 세번째 양상은 섬유성 석회화 림프절로 결핵으로 치료받은 사람에게서 나타난다. CT에서 균일한 양상이며 내부에 석회화를 보인다.

3. 감별진단

결핵성 림프절염은 여러 단계를 거치기 때문에 다른 여러 질병과 감별이 필요하다. 균질한 양상의 림프절은 과증식 림프절, 혈관성 전이, 육아

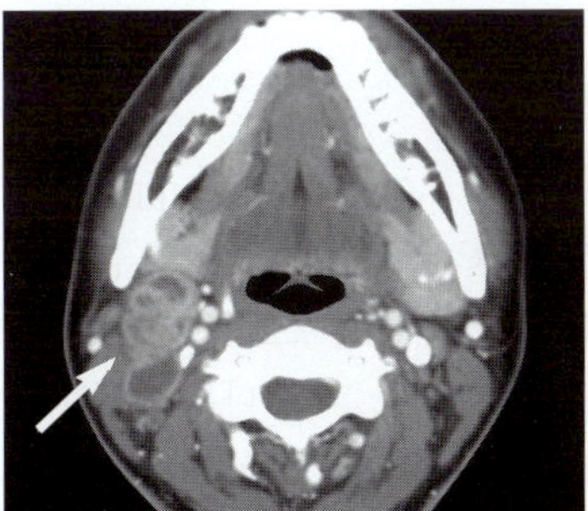

그림 3-19. 내부에 조영증강되지 않는 저음영 부위를 포함한 림프절이 있고 이 림프절의 말초부위는 조영증강된다.

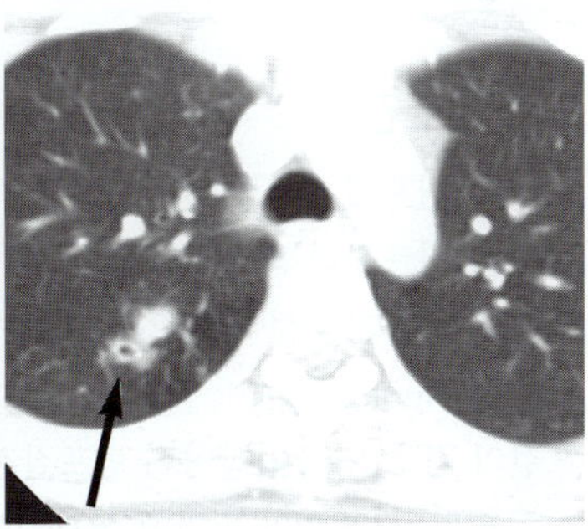

그림 3-20. 같은 환자의 흉부 CT에서 공동(cavity)을 동반한 활동성 폐결핵 병변이 있다.

종성 질환, 캐슬만씨병(Castleman' s disease) 등에서 나타날 수 있다. 주변부 조영증강을 동반한 괴사성 림프절은 전이성 림프절에서 볼 수 있다. 석회화는 다른 육아종성 질환과 갑상선암의 전이에서 나타날 수 있다.

XX. 경부 림프절전이 (Cervical lymph node metastasis)

1. 임상 소견

두경부암에 의한 림프절전이 유무는 종양의 병기 결정에 크게 영향을 미친다. 경부의 림프절전이는 주로 무통의 경부 종괴로 나타나는데, 림프절이 커지면 괴사 및 이차감염 등으로 통증이 동반될 수 있다. 원발성 두경부암의 종류와 위치에 따라 경부 림프절전이의 양상과 호발 부위도 다를 수 있다.

경부 림프절전이가 있는 경우 임상적으로 대부분의 원발암이 밝혀지지만 2~9%에서는 원발암이 밝혀지지 않는 'unknown primary head and neck carcinoma' 의 형태로 발현한다. CT와 MRI는 경부 림프절전이의 유무를 파악하는데 매우 유용한 진단방법이며, 최근에는 PET/CT가 그 영역을 빠르게 넓혀가고 있다.

2. 영상 소견

경부 림프절전이를 진단하는데 가장 흔히 사용되는 CT와 MRI의 진단기준은 림프절의 모양과 크기이다. 즉, 림프절이 구형에 가까울수록 림프절전이의 가능성이 높으며, 림프절의 장경을 기준으로 경정맥이복근 림프절(jugulodigastric node)의 경우 1.5cm 이상, 그 외 다른 부위의 림프절의 경우 1cm 이상이면 림프절전이를 의심하여야 한다.

그리고, 림프절의 크기에 상관없이 내부에 저음영의 괴사성 병변을 보이면 림프절전이를 고려하여야 한는데, 림프절 내의 괴사는 조영증강 후

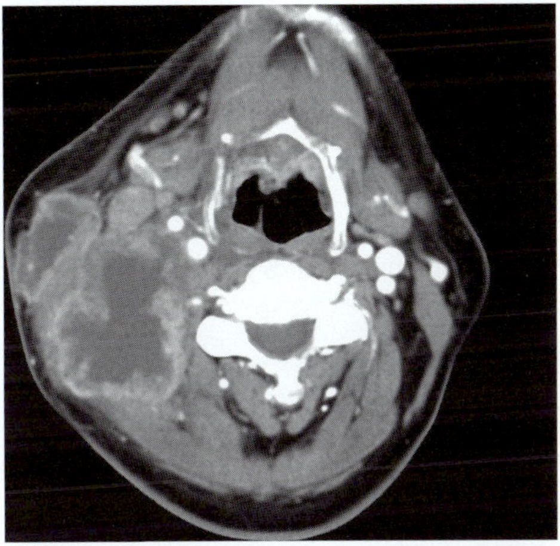

그림 3-21. 조영증강 후 CT에서 우측 경부에 내부에 조영증강되지 않는 저음영의 괴사성 병변을 동반하며 두꺼운 변연부 조영증강을 보이는 경계가 불분명한 커다란 종괴가 보인다. 이 종괴와 주위 근육과는 뚜렷한 경계가 없어 extranodal spread를 하는 양상이다.

영상에서 잘 관찰된다. 전이암에 의하여 림프절 캡슐이 관통되면 림프절의 경계부가 불분명해지고 신경혈관조직을 비롯한 주위 조직으로 침습하는 소견을 보이는데 이를 'extranodal spread' 라고 하며, 나쁜 예후를 시사한다.

XXI. 경정맥고실사구종양 (Glomus jugulotympanicum tumor)

1. 정의

경정맥사구종양(glomus jugulare)은 경정맥와(jugular fossa)의 미주신경의 auricular branch인 Arnold nerve 주위에 위치한 신경능선

(neural crest) 기원의 사구소체(glomus body)에서 발생하는 과혈관성의(hypervascular) 양성종양이다. 이 종양은 종종 중이를 침습하는데 이 경우를 경정맥고실사구종양이라 한다.

2. 임상소견

박동성이명(pulsatile tinnitus)을 동반할 수 있다.

3. 영상소견

CT와 MRI에서 매우 강한 조영증강을 보이는 불규칙한 경계의 종괴가 경정맥와에서 관찰되며 인접한 중이의 침습이 보인다. 종양이 클 경우 T2 강조영상과 조영증강 후 영상에서 종양 내부에 빠른 혈류속도를 가진 혈관에 의한 관모양의 무신호강도 음영이 보일 수 있다. CT에서는 종양에 의한 경정맥와 주위골의 침윤성 파괴(permeative destruction)가 보인다.

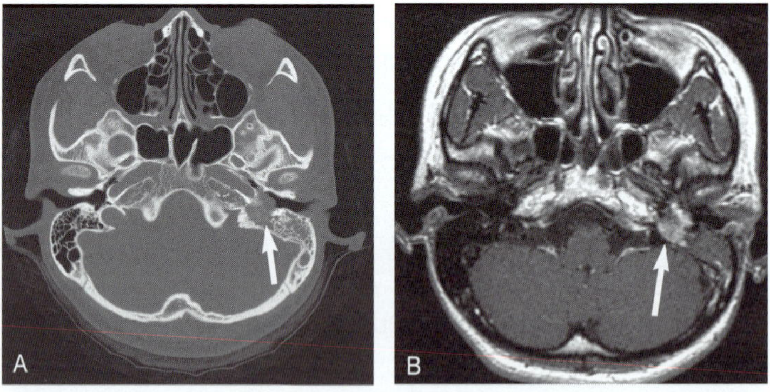

그림 3-22. 조영증강 전 CT(A)에서 좌측 경정맥와에 중이를 침범하는 종괴가 있으며, 침윤성 골파괴를 동반하고 있다(화살표). 조영증강 후 MRI T1 강조영상에서 종괴는 강한 조영증강을 보인다(화살표).

XXII. 두경부 림프종(Head and Neck lymphoma)

1. 정의

두경부의 악성 림프종은 두경부에 발생하는 비상피성암 중에서 가장 흔하며, 한국의 전체 악성 종양 중 3%를 차지하고, 두경부 악성 종양의 20~30% 정도를 차지한다. 두경부 림프종은 비대한 경부 림프절로 나타나는 경우가 많은데 림프절 외에도 Waldeyer 환, 안와, 부비동, 타액선, 구강, 후두 등에 발생할 수 있다.

2. 임상 소견

두경부 악성 림프종은 많은 예에서 무통성 경부 종괴를 주소로 내원한다. 호지킨병에서는 경부 하부와 쇄골상와 림프절 침범이 많으며, 비호지킨 림프종은 상부와 하부경부 림프절을 비슷하게 침범한다. 또한 경부의 림프종은 다른 두경부 영역을 침범하는 악성종양에 의한 림프절 전이와 감별이 중요하며, 감별에 있어서 흡연력, 연령, B 증상유무, 경부 이외의 림프절 전이(호지킨병의 경우 종격동 림프절 전이, 비호지킨 림프종의 경우 복부 림프절 전이) 등이 도움이 될 수 있다.

3. CT 영상 소견

조영증강 전 CT에서 근육과 비슷하거나 더 낮은 밀도를 보인다. 석회화는 매우 드물다. 만일 석회화가 존재한다면 그것은 대개 치료반응(특히, 방사선 치료)에 의한 것이다. 조영증강 후 CT에서는 경부의 몇 개 또는 많은 림프절을 양측성으로 침범하는타원형 또는 둥근 종괴들로 나타난다. 대부분의 종괴는 대개 3~5cm 정도이나 10cm 까지도 커질 수 있다. 두경부의 전이암과는 달리 림프절의 괴사는 드물다.

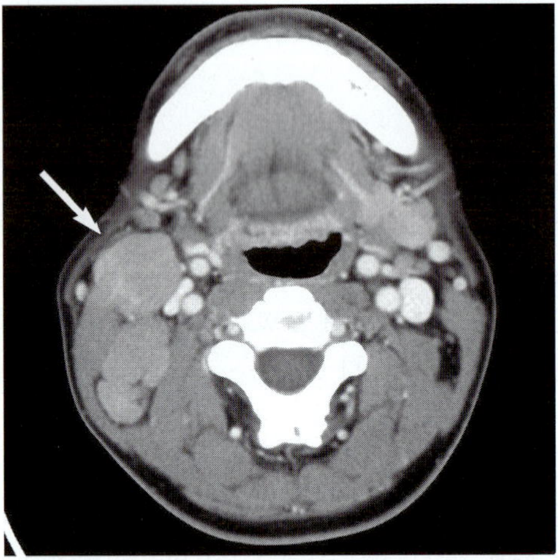

그림 3-23. 오른쪽 경부에 여러 개의 커진 림프절이 있으며 이 림프절들은 비교적 큰 크기에도 불구하고 괴사가 없으며, 미만성의 균질한 조영증강을 보인다.

4. MR 영상 소견

T1강조 영상에서 근육과 등신호강도를 보이며, T2강조 영상에서는 근육보다 고신호강도를 보인다. 일반적으로, 조영증강 후 약한 균질성의 조영증강이 관찰된다.

XXIII. 비인두암(Nasopharyngeal carcinoma)

1. WHO 조직학적 분류

다음의 세가지 조직학적 유형이 있으며, 이 중 type 3는 발생기전에 있어 Epstein-Barr virus와 가장 밀접한 관계를 가진다.

Type 1: keratinizing squamous cell carcinoma (25%)
Type 2: nonkeratinizing squamous cell carcinoma (12%)
Type 3: undifferentiated carcinoma (63%)

2. 영상 소견

비인두암은 비인두의 측부인두함요(lateral pharyngeal recess, Rosenmüler fossa)에 호발하며, CT와 MRI에서 조영증강을 보이는 종괴로 보인다. 종양이 커짐에 따라 주변 조직으로 침투를 보일 수 있고, 경부 림프절 전이가 흔하게 동반된다.

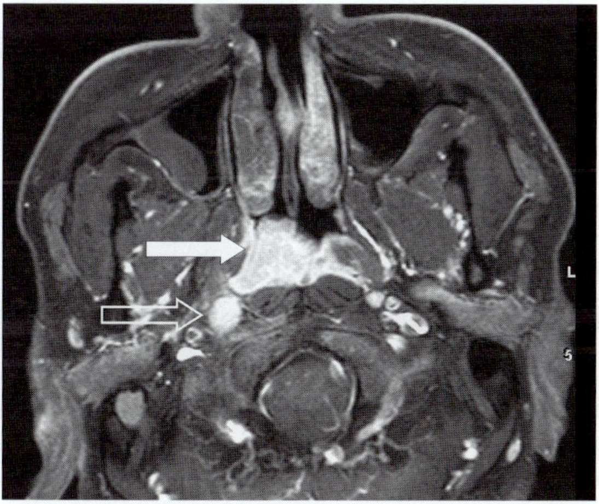

그림 3-24. 비인두의 우측 측부인두함요를 차지하며 인두강으로 자라는 조영증강이 잘 되는 종괴가 있으며(흰 화살표), 이 종괴의 뒤쪽으로 전이에 의한 후인두림프절(retropharyngeal lymph node; 빈 화살표)의 종대가 관찰된다.

IIIIV. 설암(Tongue cancer)

1. 정의

구강 내 혀 상피세포에서 발생한 악성종양으로 대부분 편평상피암이다.

2. 영상 소견

CT와 MRI에서 대부분의 설암은 경계가 불분명하고 조영증강이 잘 되는 종괴로 관찰된다. MRI가 CT 보다 종양의 병기를 결정하는데 더 우월하다.

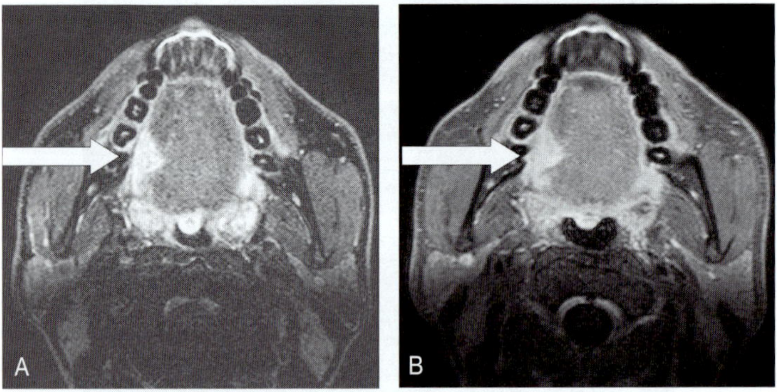

그림 3-25. 구강혀의 우측 변연부에 T2강조 MRI 영상(A)에서 고신호강도를 보이며, 조영증강 후 T1강조 영상(B)에서 조영증강이 잘 되는 종괴가 보인다.

XXV. 후두암(Laryngeal carcinoma)

1. 정의

후두의 점막에서 기원하는 악성종양으로 편평세포암이 대부분을 차지한다.

2. 후두의 구역

1) 성문(glottis)

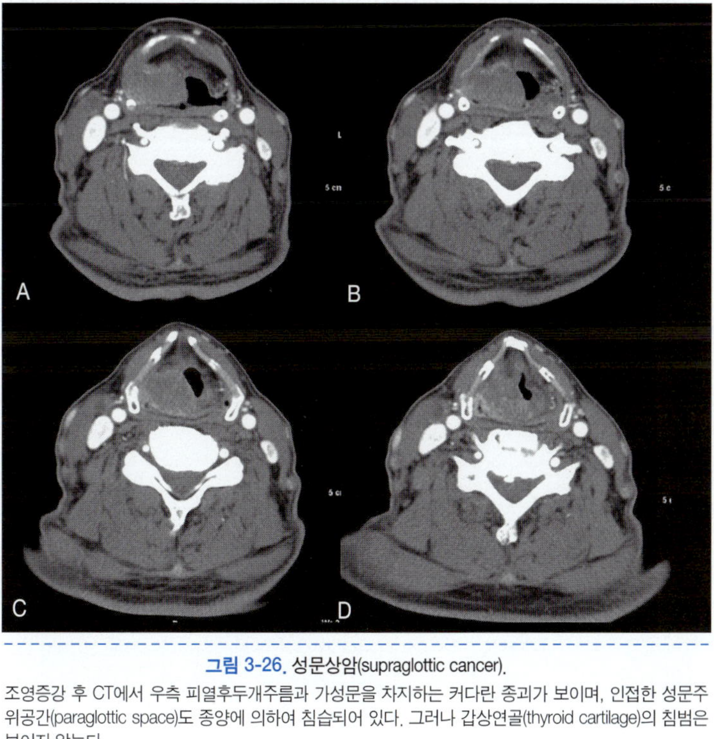

그림 3-26. 성문상암(supraglottic cancer).
조영증강 후 CT에서 우측 피열후두개주름과 가성문을 차지하는 커다란 종괴가 보이며, 인접한 성문주위공간(paraglottic space)도 종양에 의하여 침습되어 있다. 그러나 갑상연골(thyroid cartilage)의 침범은 보이지 않는다.

진성문(true vocal cord)이 위치한 구역으로 진성문, 전교련(anterior commissure), 후교련(posterior commissure) 등의 세부구역으로 구성된다.

2) 성문상역(supraglottis)

성문과는 후두실(laryngeal ventricle)로 경계 지어지는 성문상부구역으로 가성문(false vocal cord), 피열후두개주름(aryepiglottic fold), 피열(arytenoid), 후두개(epiglottis) 등의 세부구역으로 구성된다.

3) 성문하역(subglottis)

성문의 하방으로부터 윤상연골(cricoid cartilage)의 하방 경계까지의 구역으로 기도와 연결된다.

Handbook of Radiology

제4장 갑상선

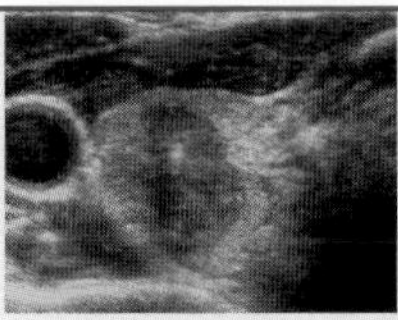

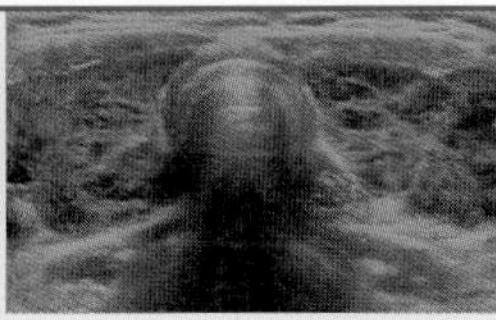

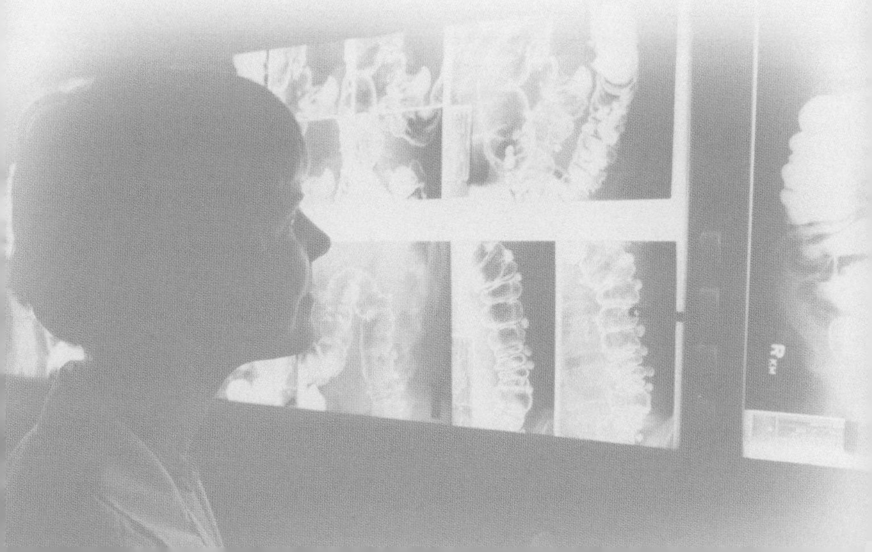

갑상선

I. Anatomy

1. 위치

Trachea의 전면과 측면에 표재성으로 위치.

2. 구조

좌엽, 협부, 우엽.

3. 추체엽

갑상설관의 잔존물, 협부에서 위로 연장됨.
정상인의 10~40%에서 존재.
특히 갑상선 종대나 그레이브스 병을 가진 경우.
DDx.) 협부 결절, pretracheal lymph node

4. 주변 구조물

전경근군 (strap muscle) : 갑상선의 전면에 위치
흉골갑상근과 흉골설골근
흉쇄유돌근: 갑상선의 앞측면에 위치

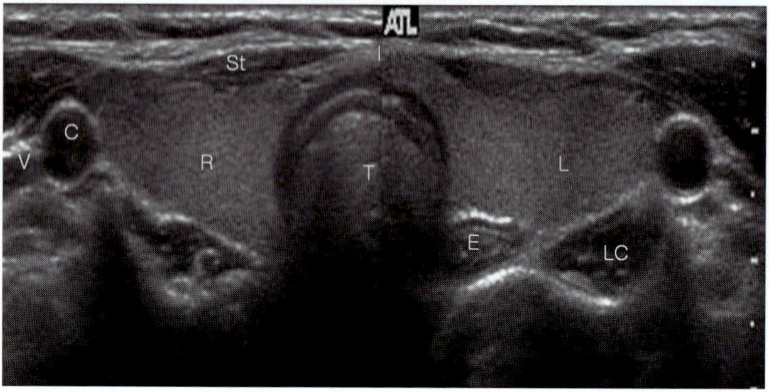

그림 4-1. 갑상선의 정상 초음파 해부

C: carotid artery V: Int. jugular vein, E:esophagus I:isthmus, L: left lobe R:right lobe St:strap muscle, LC:longus colli muscle

식도 : 기관과 갑상선의 뒤쪽, 거의 정중간의 좌측에 저에코의 구조물로 보임.

경장근 (Longus colli muscle) : 갑상선의 후면에 위치

갑상선의 크기 측정 : 중간 시상면 및 횡단면에서 얻어야 함.

중간 위치에서 1~1.5cm의 횡단 직경과 전후 직경 / 4~6cm의 길이

협부는 5mm의 두께

II. Aspiration

1. 적응증

- 만져지는 혹은 만져지지 않는 악성이 의심되는 갑상선 병변.
- 림프절 종대의 원인 조사.
  (염증성, 결핵성, 두경부 및 그 외 암의 전이, 림프종 등)

1) 갑상선유두암 전이의 US소견

낭성 변화, 석회화가 있는 경우, 고에코, 둥근 모양

세포검사 및 세포액으로 갑상선글로블린 (유두암, 여포암) 혹은 칼시토닌 (수질암) 등의 측정 – 민감도 증가

2. 장점

조직 생검에 비해 덜 침습적이고 간편하고 안전, 다양한 방향에서 세포채취 가능.

US 유도시 병변내 바늘의 위치를 확인할 수 있으며, 정확한 세침 조작이 가능.

3. 방법

준비물 : 23~25G 바늘, 탐촉자를 싸기 위한 소독된 비닐, 알콜솜, 거즈, 핀셋, 10cc 주사기, 유리 슬라이드.

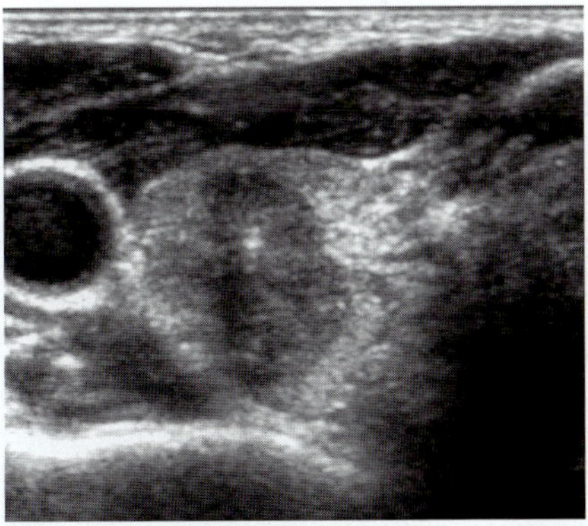

그림 4-2. Thyroid mass에 대한 US~guided fine needle aspiration.

종괴 내에서 바늘 끝을 확인할 수 있다.

초음파유도하에 병변내에 바늘 끝을 확인한 후 바늘을 결절의 앞뒤로 움직이면서(to and fro movement) 흡인.

흡인물은 유리 슬라이드에 도말한 후 즉시 알코올 고정.

3. 합병증

경미한 통증, 혈종, 갑상선 실질내 출혈 (자연 소실, 수기 압박, 냉찜질)

III. Imaging finding

1. 미만성 병변

1) Goiter

(1) 정의

임상적으로 보통 측엽의 크기가 환자의 엄지손가락보다 큰 경우로 하고, 영상에서는 전후 직경이 2cm이상이면 커진 것

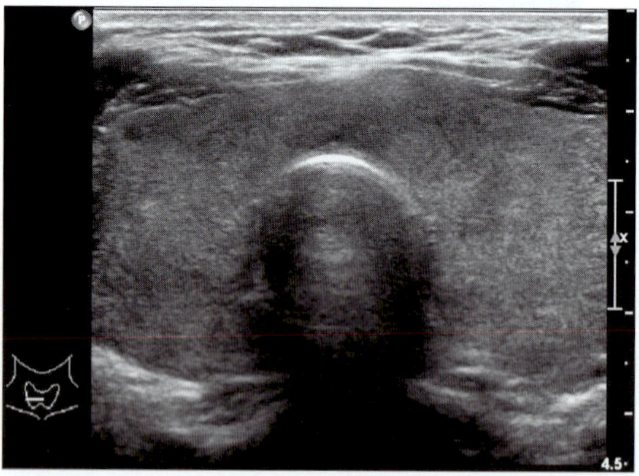

그림 4-3. Simple goiter

(2) 원인

호르몬생합성 이상, 요오드 결핍, 자가면역질환, 결절성 질환 등

(가) Simple goiter

- 결절이나 갑상선 기능항진증 없이 미만성으로 커진 것

(나) Multinodular goiter

- asymptomatic enlarged thyroid gland
- 여성에서 흔하며 나이가 들수록 증가
- 조직학적으로는 세포증가 병변에서 낭성병변까지 다양한 변화
- US 소견 : Goiter with multiple hypo, iso or anechoic nodules

(다) Toxic multinodular goiter

- Functional autonomous nodules
- Clinical symptom: asymptomatic hyperthyroidism or mild thyrotoxicosis
- Thyroid scan : mixed pattern with focal or decreased uptake

2) Thyroiditis

- 임상적으로 유용한 분류는 질환의 발생시점과 기간에 근거한다

급성 세균감염: 특히 Staphylcoccus, Streptococcus, Enterobacter
진 균감염: Aspergillus, Candida, Coccidioides, Histoplasma, Pneumocystis
방사선갑상선염 ^{131}I 치료후
Amiodarone (아급성, 만성도 유발가능)
아급성 바이러스성(육아종성) 갑상선염
무통성 갑상선염 (산후 갑상선염 포함)
마이코박테리아성 갑상선염
만성 자가면역성: 국소 갑상선염, 하시모토 갑상선염, 위축성 갑상선염, 리델 갑상선염
기생충성 갑상선염: ecchinococcosis, Stronglyoidiasis, Cysticercosis
외상성: 촉진 후

(1) Subacute thyroiditis (Granulomatous or de Quervain's disease)

- self-limited
- Symptom : tender painful enlarged thyroid gland

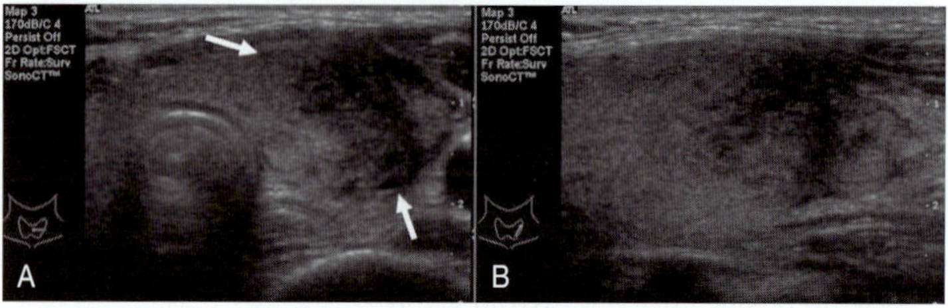

그림 4-4. Subacute granulomatous thyroiditis

- ESR 증가, radioiodine uptake 감소
- Aspiration cytology: Follicular disruption / Lymphocytic infiltration/ multinucleated giant cell
- US 소견

Ill-defined hypoechoic lesion mimicking malignancy, predominantly involves the anterior portion of the thyroid gland.

3) Hypothyroidism

갑상선 호르몬이 감소된 경우로 TSH 증가, 유리 T4 감소

(1) 원인

요오드가 풍부한 지역에서는 자가면역성 하시모토 갑상선염과 의원성 원인(갑상선 기능항진증의 치료)이 가장 흔하다

(2) Hashimoto's thyroiditis (Chronic lymphocytic thyroiditis, autoimmune thyroiditis)

① Goitrous hypothyroidism

② Diagnosis

a. antithyroglobulin antibody : 50-70% (+)

b. antimicrosomal antibody 존재 (〉90%)

c. TSH 증가

d. Radioiodine uptake 증가

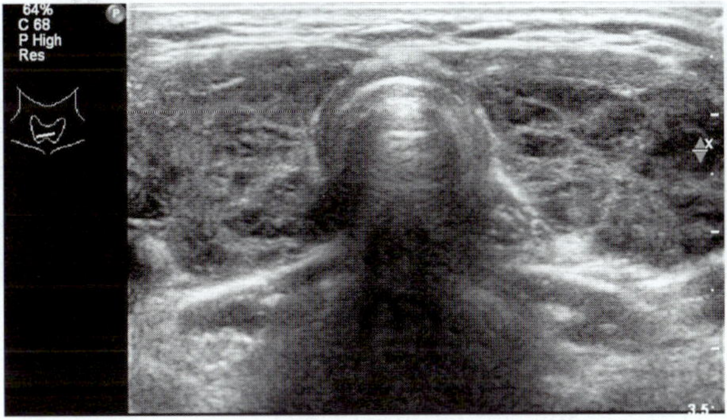

그림 4-5. Hashimoto's thyroiditis

(3) US 소견

① diffuse enlarged, inhomogeneous parenchyma

② diffuse hypoechoic parenchyma with echogenic septa

③ micronodules in the background of inhomogeneous parenchyma

④ In terminal stage, atrophic thyroid gland

4) Thyrotoxicosis

갑상선호르몬이 과다한 상태

(1) Hyperthyroidism (Graves' disease)

① Epidemiology : M:F=1:7, 20~30대 호발

② Etiology : heritable abnormality in immune surveillance

③ Clinical symptom & signs due to hypermetabolic state

a. Sx: weight loss, nervous instability, heat intolerance, palpitation, amenorrhea,

b. Sign: diffuse thyroid enlargement with neck bruit, pitting edema, ophthalmopathy, dermopathy

④ Lab

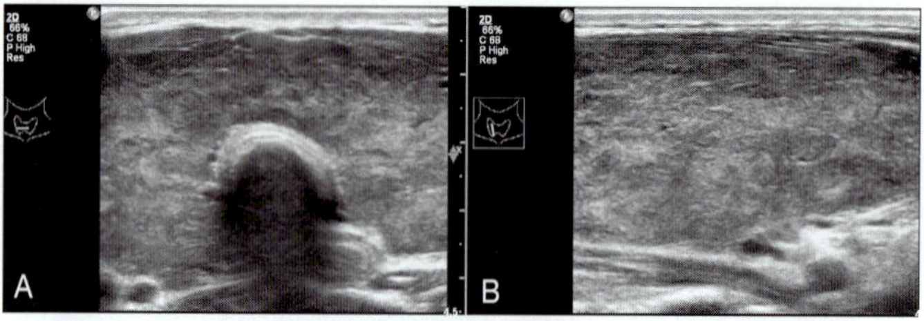

그림 4-6. Graves' disease.

a. TSH 감소, serum T4, T3, free T4 증가

b. Thyroid scan-diffuse and increased uptake

c. Treatment : antithyroid drug, radioactive iodine therapy, surgery

⑤ US 소견

Thyroid enlargement with inhomgeneous echotexure of parenchyma

2. 국소 병변

갑상선 결절을 가지고 있는 환자에서 thyroid malignancy에 대한 위험인자

a. previous irradiation on neck

b. age : 〈20 or 〉70 years

c. male

d. rapid growing mass

e. history of thyroid cancer or MEN II

f. vocal cord paralysis

g. firm or hard mass

h. Palpable regional lymph node

i. Fixed to surrouding structure

1) 양성 결절

Cyst, nodular hyperplasia, follicular adenoma, focal thyroiditis

(1) 양성 결절의 US 소견

(가) anechoic nodule with comet-tail artifact : colloid cyst

(나) spongiform (or honeycomb) appearance: 주로 nodular (adenomatous) hyperplasia

(다) oval hypoechoic or isoechoic nodule associated with or without calcification or cystic change: nodular hyperplasia or follicular adenoma

2) 악성 결절

(1) 악성 결절의 US 소견

(가) Microcalcifications

(나) Marked hypoechogenicity

(다) irregular or spiculated margin

(라) Taller-than-wide shape

(2) Papillary carcinoma

갑상선암의 80~90% 차지. 대부분 well-differentiated tumor. 예후 좋음. Lymph node 전이가 흔하다. 주로 폐로 전이

(3) Follicular carcinoma

두번째로 흔한 암 (5~15%). 대부분 well~differentiated tumor. vascular or capsular invasion 유무로 follicular adenoma와 구분~〉 세포검사의 한계, 혈행성 전이, 주로 골전이가 흔하다. US 소견으로 adenoma와 구분 어려움.

(4) Medullary carcinoma

parafollicular cell (or C cell) origin. well-differentiated tumor, tumor marker: calcitonin. 80% sporadic, 20% multiple endocrine neoplasia (MEN) II or familial medullary ca

(5) Anaplastic carcinoma

나이 많은 환자에서 흔하고 예후가 가장 나쁨. 진단 후 평균 생존기간: 3~7 개월, 갑자기 커지는 종괴, 주위 조직 압박 및 침범 흔하고 50%에서 원격전이 (주로 폐)

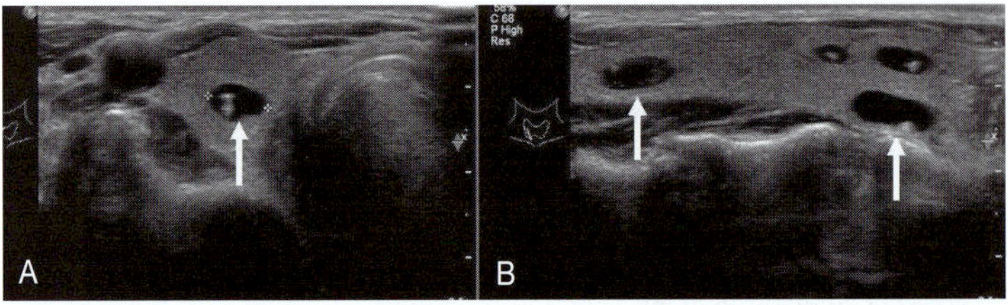

그림 4-7. Colloid cysts

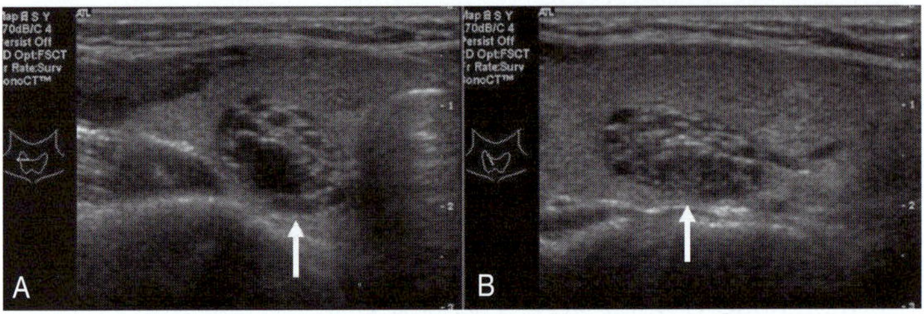

그림 4-8. Nodular hyperplasia with spongiform appearance

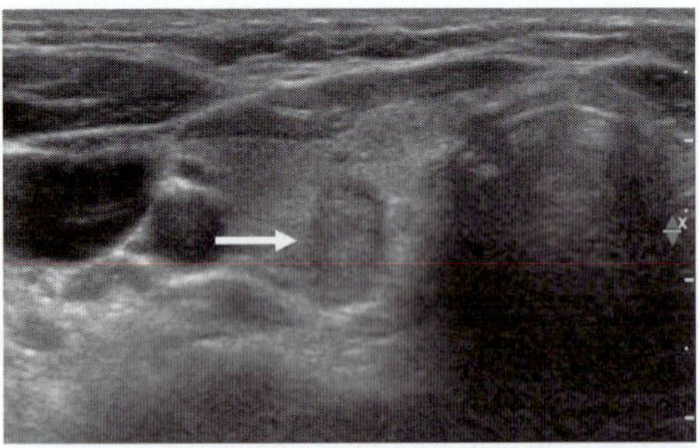

그림 4-9. Papillary thyroid carcinoma with taller than wide appearance

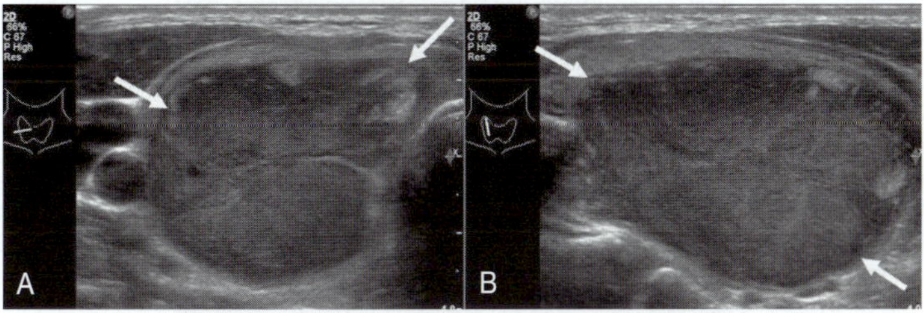

그림 4-10. Follicular thyroid carcinoma
경계가 좋은 종괴로 초음파에서 follicular adenoma와 구분이 어렵다.

IV. Lymphadenopathy

1. 정상 경부 림프절 (Lymph node).

타원형 모양. 초음파에서 저에코의 피질과 내부 고에코의 문 (hilum).

2. 병적 경부 림프절

1) 원인

염증성, 결핵성, 전이성, 림프종.

2) 전이성 림프절 초음파 소견

고에코, 석회화, 낭성 변화, 구형 모양, 이상 혈관

3) CT 소견

강한 조영증강, 비균질 조영증강, 석회화 및 낭성 변화

4) 림프절 위치 표시 방법 (AJCC)

(1) Level I : 턱밑(submental)과 악하 (submandibular)

(2) Level II : 경부 상부 (설골의 상부 / 경동맥이 내외경동맥으로 분지한 상부)

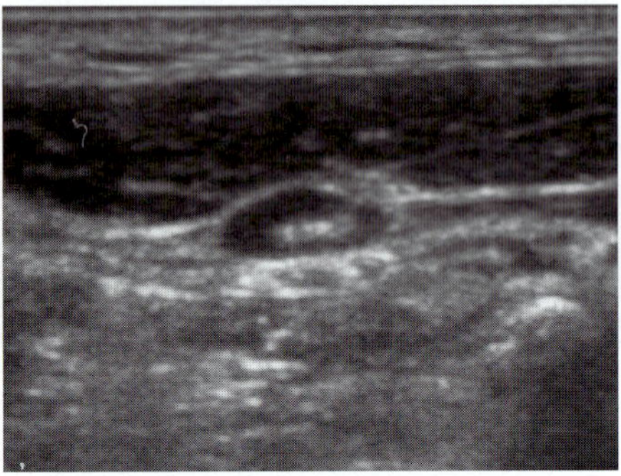

그림 4-11. 정상 림프절의 초음파

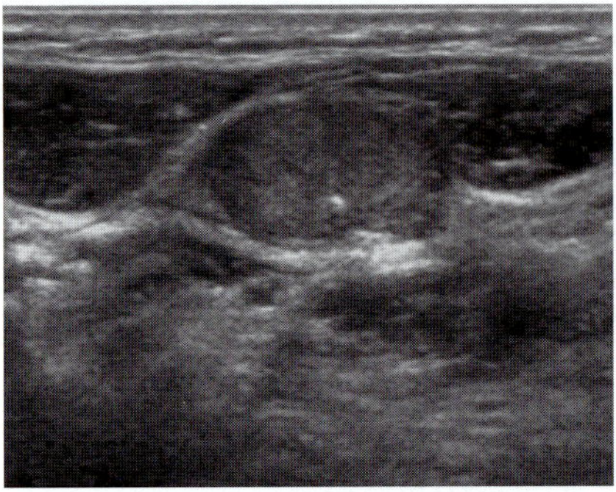

그림 4-12. 고에코와 석회화를 가진 전이성 림프절

(3) Level III : 경부 중간 (설골과 윤상연골 사이 / 경동맥분지에서 갑상선 시작부위)

(4) Level IV : 경부 하부 (윤상연골 하부 / 갑상선 위치 부위와 그 하방)

(5) Level V : 흉쇄유돌근의 후방인 후경부

(6) Level VI : 경부의 전면, 즉 전후두부, 전기도부, 기관 주위

Handbook of Radiology

제5장 유 방

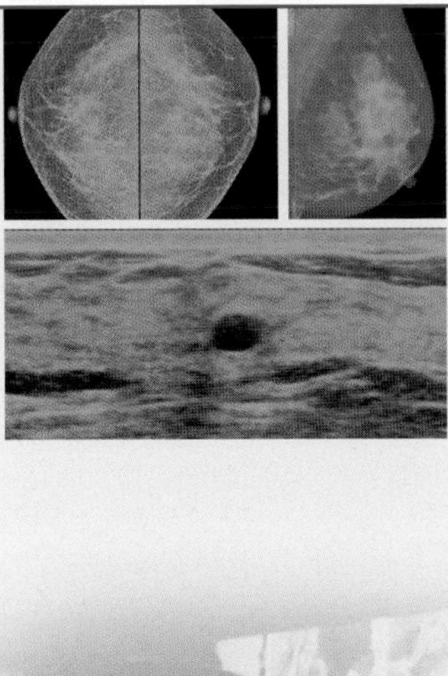

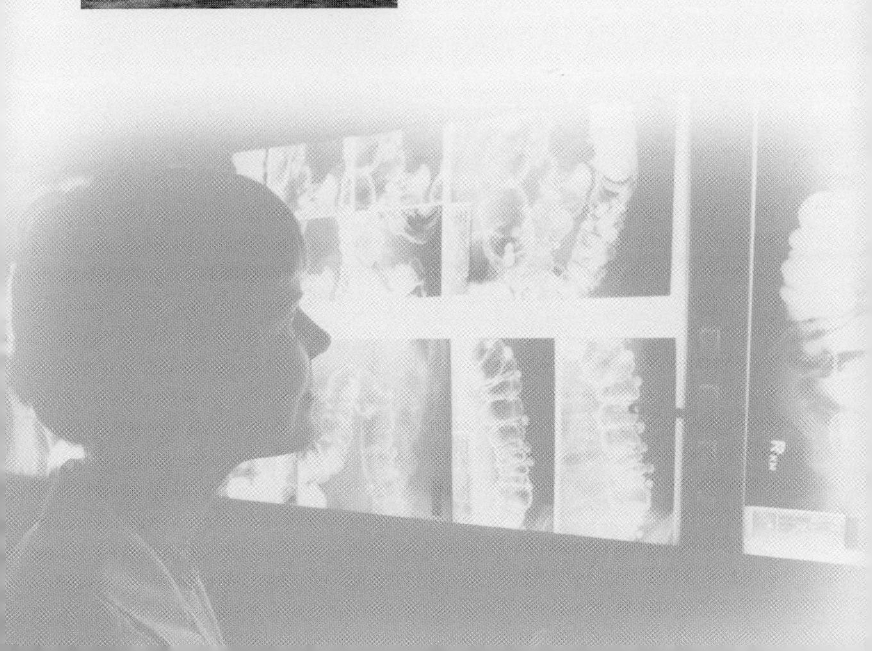

유방

I. Anatomy

1. Gross Anatomy

성인 유방은 sternum의 외연에서 anterior axillary line까지 놓이며 종종 tail of Spence로 액와부까지 연결된다. 정상 구조물은 fat, fibroglandular tissue, Cooper' s ligament, vascular structure로 이루어지며 액와부에는 axillary lymph node가 있다.

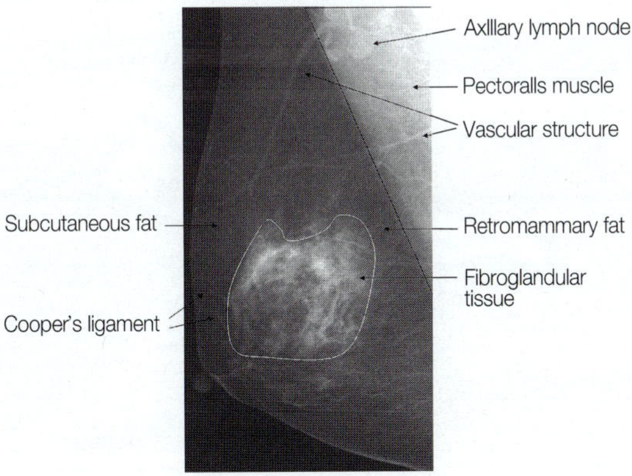

그림 5-1. 유방촬영술에서 보이는 유방의 해부학적 구조

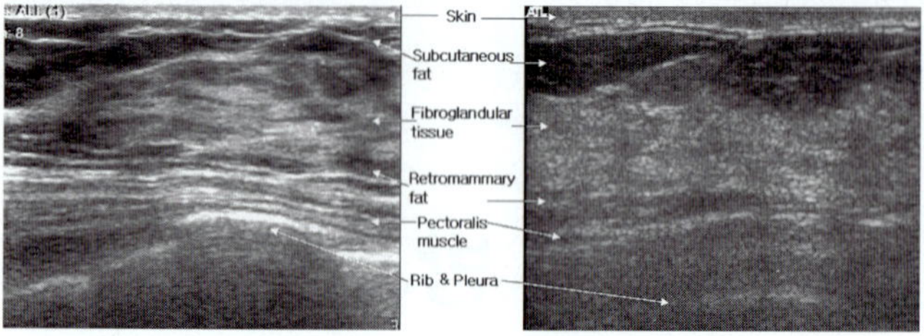

그림 5-2. 유선 구성이 다른 두 명의 유방초음파에서 보이는 유방의 해부학적 구조.

2. Microscopic Anatomy

정상 fibroglandular tissue의 기본 단위는 lobule이며 이는 interlobular duct, terminal ducts, acini 로 구성되며 이 주위를 loose intralobular connective tissue (LICT)가 채우고 있다. Lobule과 lobule 사이에는 dense interlobular connective tissue (DICT)가 존재한다.

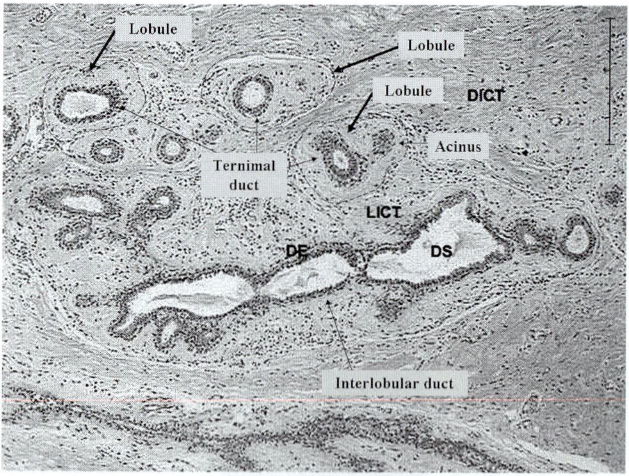

그림 5-3. 유방의 조직학적 구조 (DE; ductal epithelium, DS; ductal secretion, DICT; dense interlobular connective tissue, LICT; loose intralobular connective tissue)

II. Imaging findings

1. Mammography

1) Indications와 정상 소견

유방촬영술은 모든 유방질환 진단의 가장 기본적인 검사방법이다. 유방촬영술은 증상이 있을 때 시행하는 진단적 유방촬영술과 선별적으로 시행하는 선별 유방촬영술로 구분된다. 우리나라에서의 유방암 검진을 위한 권고안은 2001년에 발표되었으며 40세 이상 여성은 1~2년 주기로 임상 진찰 및 유방촬영술을 시행할 것을 권고하고 있다.

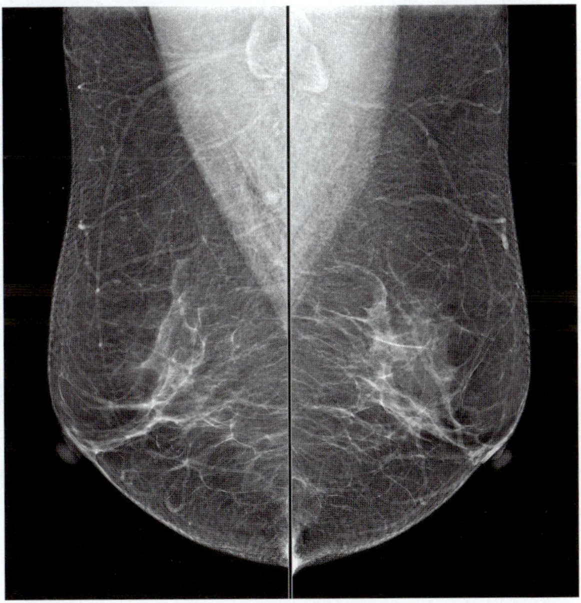

그림 5-4. MLO view

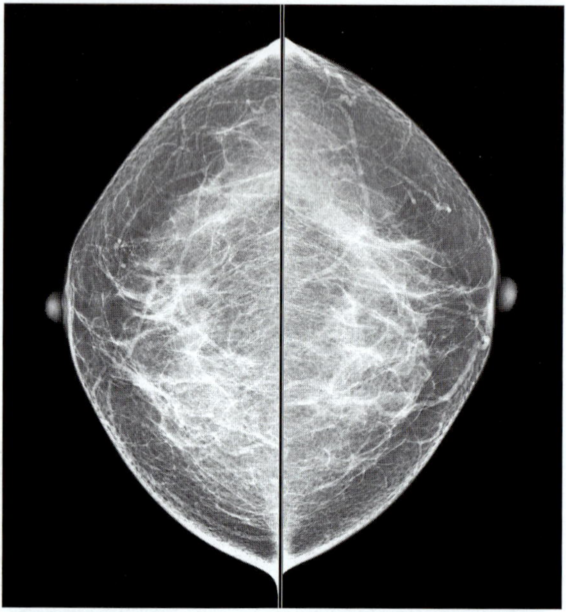

그림 5-5. CC view

내외사위촬영 (mediolateral oblique view: MLO)과 상하위 촬영 (craniocaudal view: CC)은 유방촬영술의 기본으로 모든 검사에서 시행되어야 한다.

보조촬영은 기본촬영 후에 병변 유무 확인과 병변의 평가 및 위치 파악을 위해 추가된다. 흔히 이용되는 방법은 대표적으로 확대촬영을 들 수 있다. 미세석회화의 존재 여부, 개수, 모양 분석, 종괴의 변연분석 또는 구조왜곡 등의 발견에 도움이 된다.

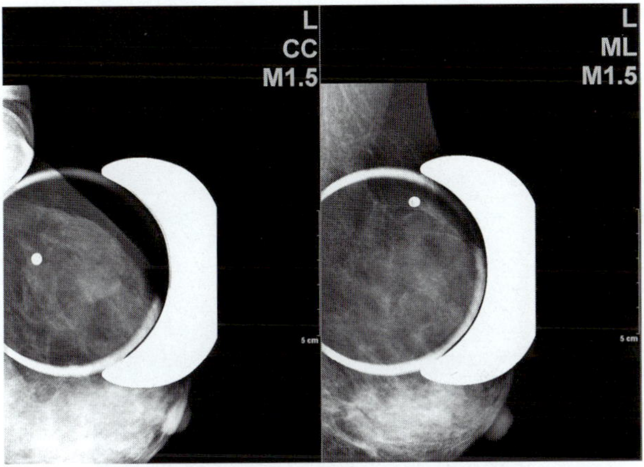

그림 5-6. Spot compression and Magnification view

2) Mass - benign

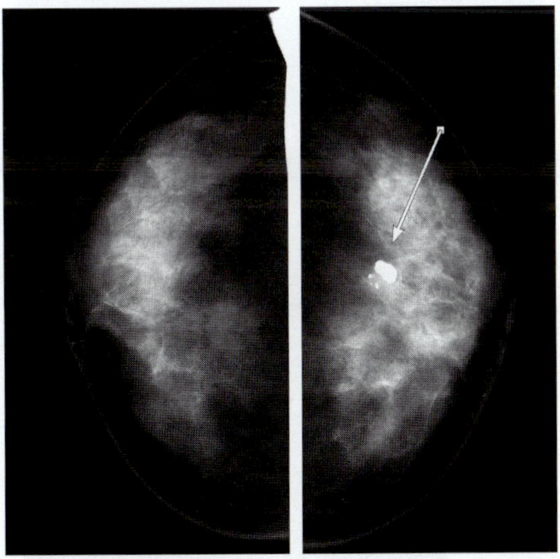

그림 5-7. Dense pop corn-like calcification이 있는 Calcified fibroadenoma

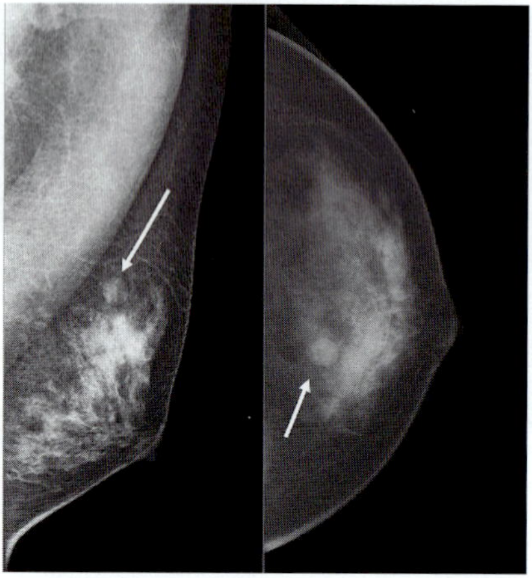

그림 5-8. Left upper center breast의 well-cir-cumscribed isodense mass로 galactocele

3) Mass - malignant

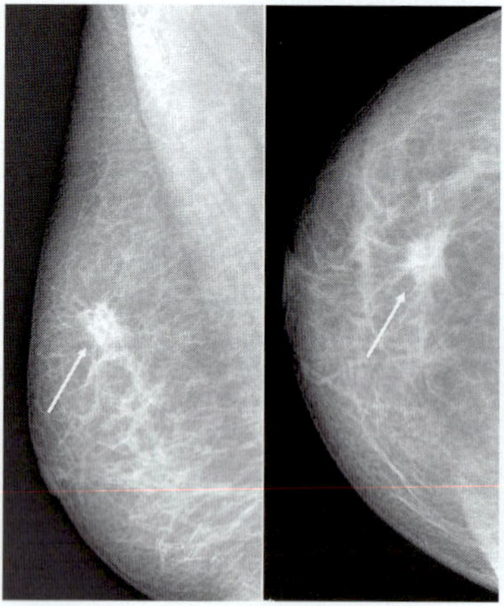

그림 5-9. Right upperouter breast에 speculated margin의 hyperdense mass, IDC

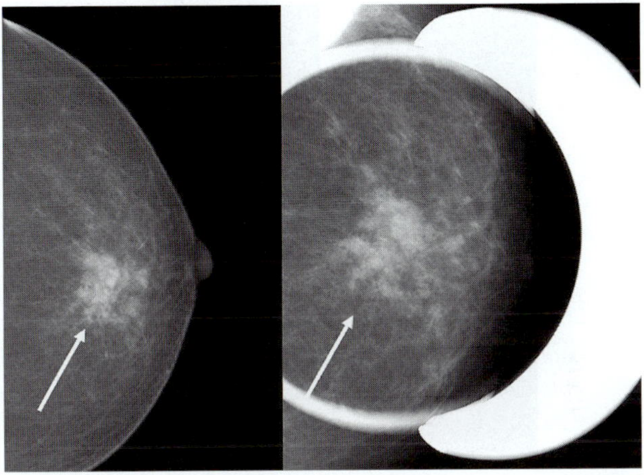

그림 5-10. Left center breast에 microlobulated margin의 hyperdense mass, IDC

4) Calcifications - benign

양성 석회화 병변으로는 skin calcifications, vascular calcifications, coarse or popcorn-like calcifications, large rod-like calcifications, round calcifications, eggshell or rim calcifications, milk of calcium calcifications, suture calcifications, dystrophic calcifications, 석회화와 유사한 인공물, 이물질로 인한 석회화 등이 있다.

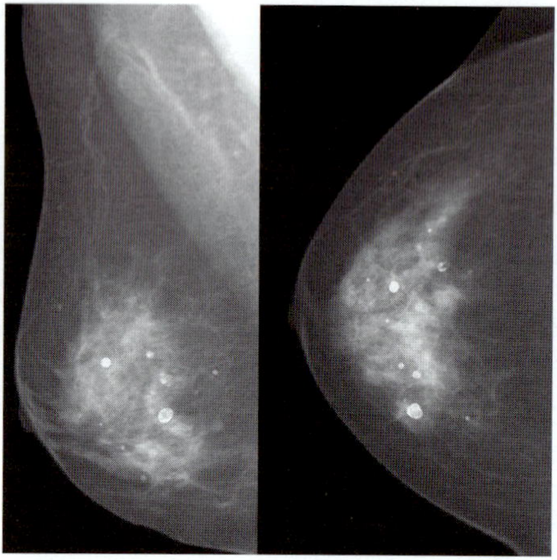

그림 5-11. Egg-shell calcification

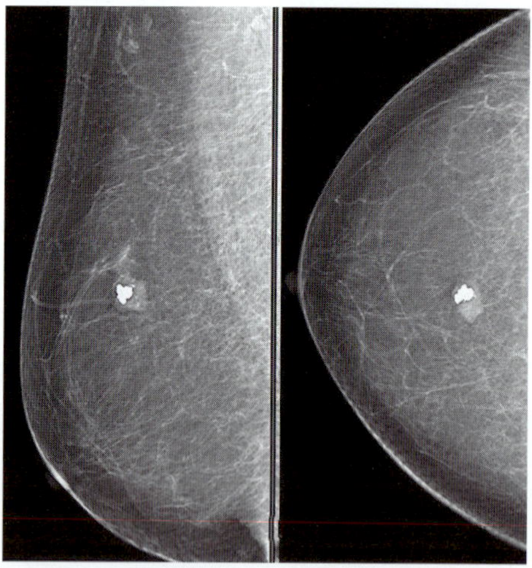

그림 5-12. Popcorn-like calcifications

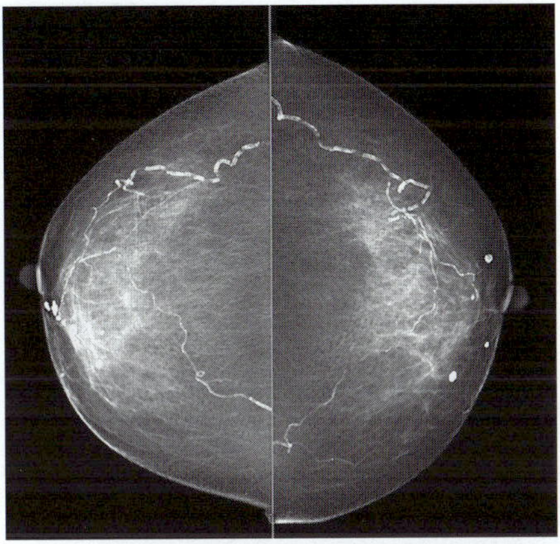

그림 5-13. Vascular calcifications

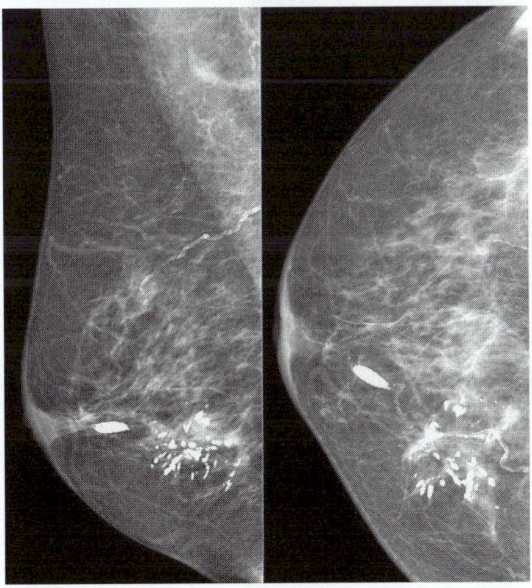

그림 5-14. Rod-like calcifications

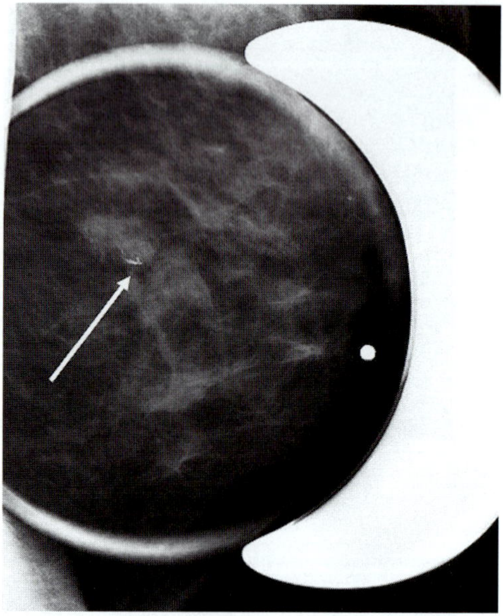

그림 5-15. Milk of calcium

5) Calcifications - malignant

Fine pleomorphic calcifications, fine linear, or fine-linear branching calcifications 등은 악성병변을 시사한다.

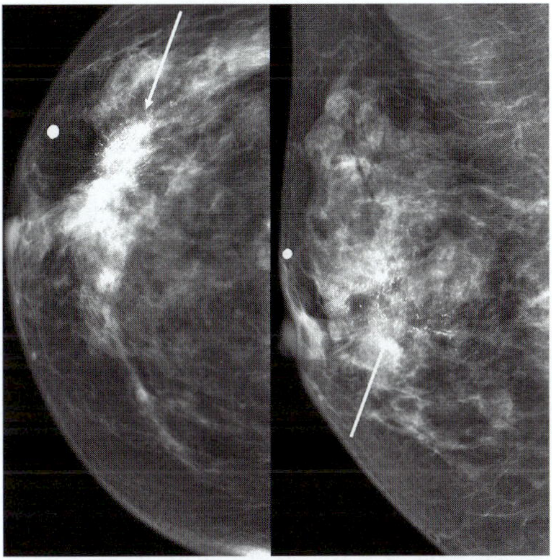

그림 5-16. Fine linear and pleomorphic calcifications

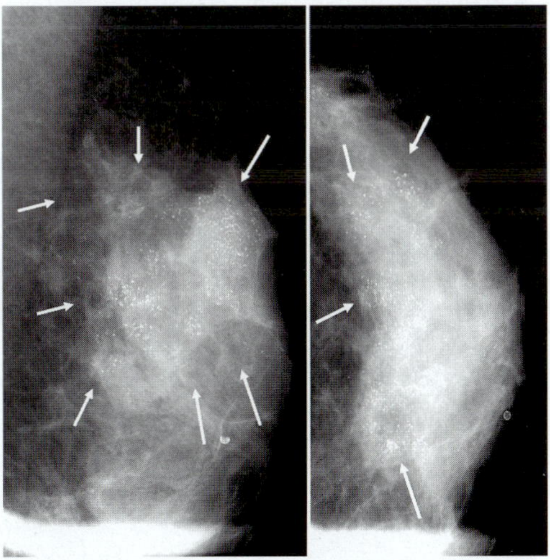

그림 5-17. Fine pleomorphic and amorphous calcifications

2. Breast US

1) Indications와 정상 소견

(1) 낭종과 고형 종괴의 구분, 양성과 악성 종괴의 감별

(2) 방사선학적으로 치밀유방인 환자에서의 선별 검사

(3) 유방촬영술상 국소 비대칭 음영의 검사

(4) 유방촬영술상 치밀유방에서 보이지 않지만 만져지는 병변의 검사

(5) 유방촬영술상 유방암의 위험도가 높고 치밀유방인 환자에서 숨은 병변을 찾기 위해

(6) 젊은 여성에서 만져지는 유방 종괴의 검사

(7) 임산부나 수유부의 일차 검사

(8) 유두 분비물 또는 감염된 유방에서 농양 검사

(9) 유방성형술 후 숨은 병변 검사

(10) 국소적 유방 통증 및 압통 등의 증상이 있는 환자에서 정확한 원인 규명

(11) 병변의 위치로 인해 유방촬영술에서 충분히 검사할 수 없는 종괴

(12) 중재적 시술의 유도

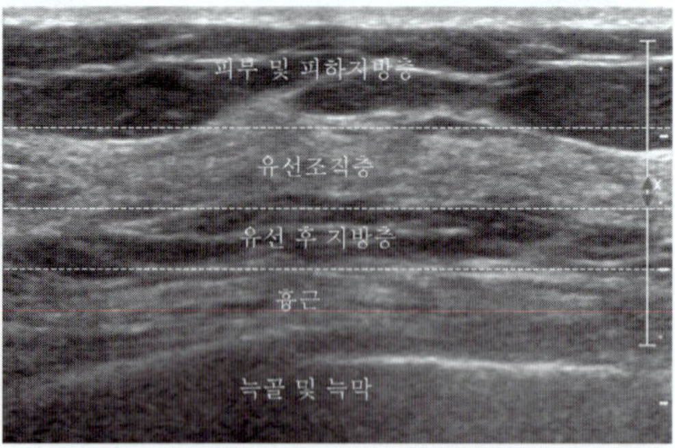

그림 5-18. 유방의 정상 초음파 해부학.

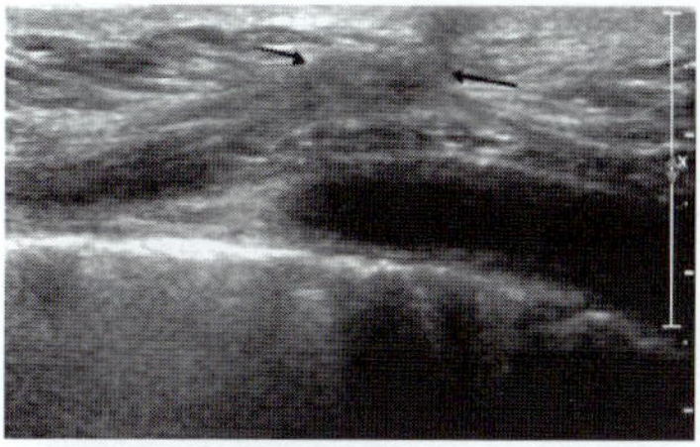

그림 5-19. 유방 부분 절제술 후 초음파 소견

수술 후 반흔(화살표)이 피부에서 흉근까지 이어지는 소견을 보인다.

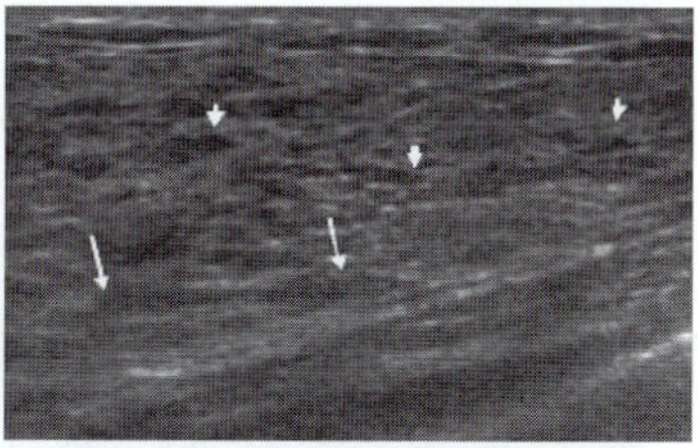

그림 5-20. 임신, 수유기의 초음파 소견

유방조직이 급속히 증식하여 피하 및 유선후 지방층(화살표)을 압박하며, 유관확장 소견(화살촉)을 동반한다.

2) Benign disease of the breast

(1) Benign cystic lesion

① central anechigenicity

② well-circumscribed margins

③ enhanced through-transmission

④ thin, echogenic calsule and thin edge shadows

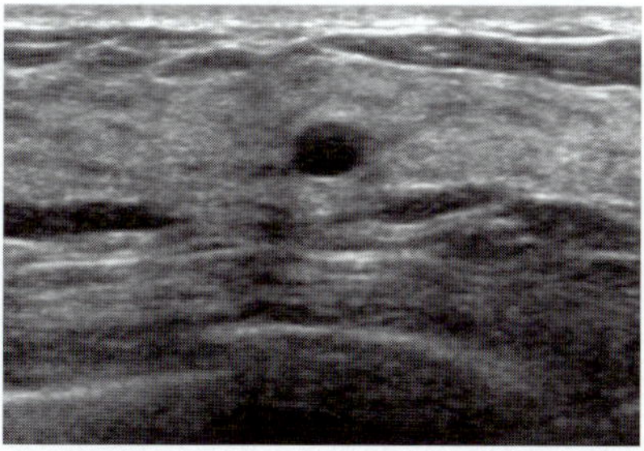

그림 5-21. 전형적인 양성낭종의 초음파 소견.

(2) Inflammatory lesions (Mastitis & abscess)

① 피부, 피하층 및 유방 실질층의 미만성 비후, 농양이 동반된 경우

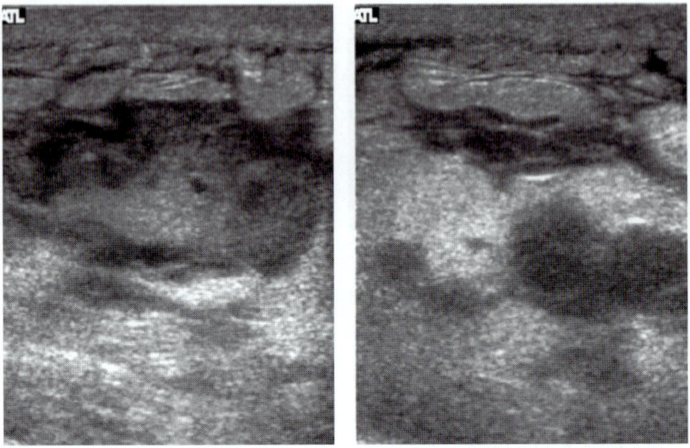

그림 5-22. Granalomatous lobular masths 환자의 유방 초음파 소견.

저에코 또는 무에코의 변연부가 선명하지 못하고 불균등한 에코의 농양

② 농양 내 액체 또는 침전물의 저류와 후방음향 증강

(3) Fibroadenoma

① 균일한 저에코의 고형 종괴

② 주변의 정상 유방조직과의 경계가 명확

③ 후방음향 증강 (세포가 많고 섬유조직이 적은 기질을 가진 경우)

④ 난원형 혹은 분엽형

⑤ 퇴행성 섬유선종 : 특징적 석회 함유 (유방촬영에서 양성 석회 참조)

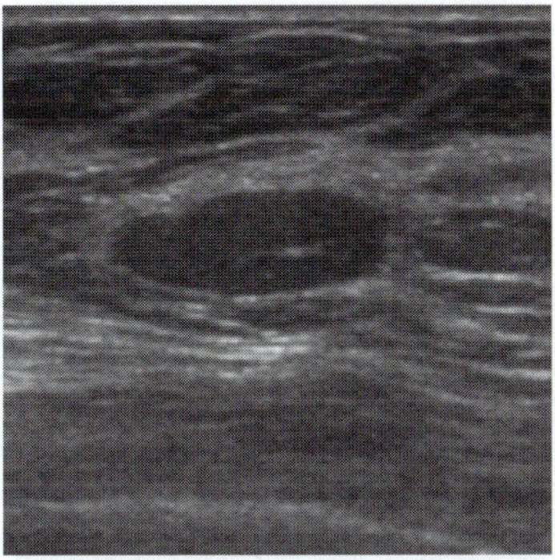

그림 5-23. 균질할 저에코의 타원형 고형 종괴를 보이는 섬유선종.

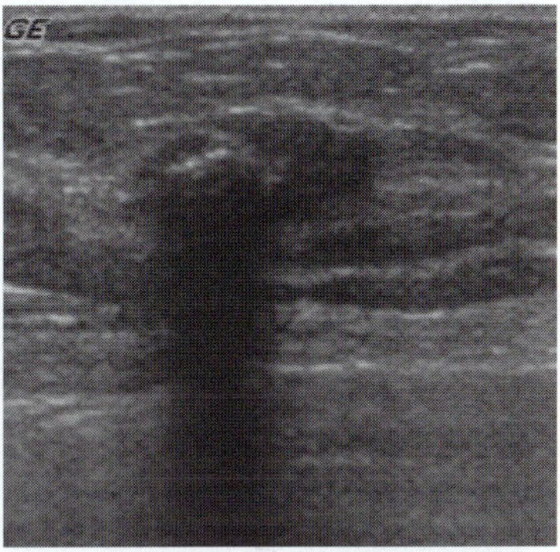

그림 5-24. 석회를 함유한 퇴행성 섬유선종.

(4) Fibrocystic change

① 정상소견을 보이는 경우도 많음

② 고형 종괴 형태일 경우: 타원형의 저에코 결절, 둥글거나 불규칙한 형태, 불균등한 저에코를 보이는 실질이 돌출되어 보이기도 함 (A)

③ 낭종 형태: 무에코 또는 저에코 결절, 고형화 낭종(농축 낭종) (B)

④ 실질에 심한 미만성 섬유화가 있을 때 후방 음향 음영이 보임 (C)

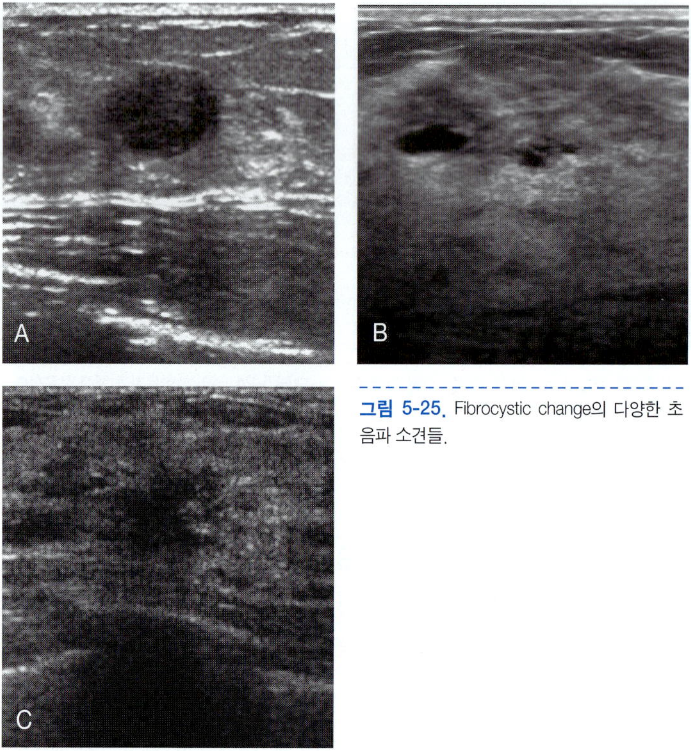

그림 5-25. Fibrocystic change의 다양한 초음파 소견들.

(5) Intraductal papilloma

① 저에코의 관내 종괴 (intraductal nodule)가 확장된 유관 안에 보임

② 유관을 막고 있는 종괴 뒤쪽 또는 다발성 유관에 생긴 병변일 경우 등 초음파로 주변 유관조직과의 관계도 관찰 가능

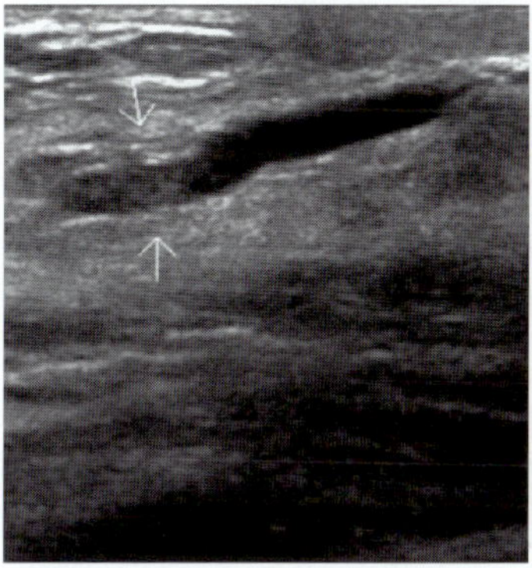

그림 5-26. 늘어난 duct 내부의 종괴를 보이는 Intraductal papilloma

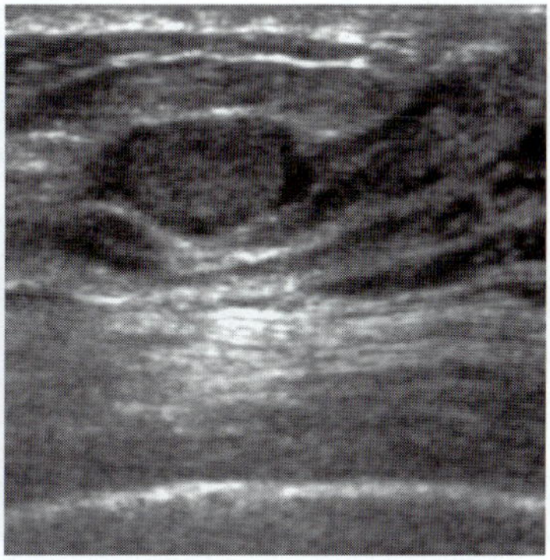

그림 5-27. 고형종괴가 주된 소견인 Intraductal papilloma.

Anechoic rim이 도움이 되나 보이지 않을 수도 있다.

(6) Fat necrosis

① 주위의 정상 지방보다 균질하지 않은 증가된 에코

② 복합낭종 (complicated cyst): 수술 후 반흔, 혈종, 장액종 등과 동반되어 혼합에코를 보임

③ 고에코의 경계가 좋고 얇은 막 형성하여 테두리 석회화를 보이거나, 심한 섬유화 변성에 의해 경화성 유방암과 유사한 소견을 나타내기도 함

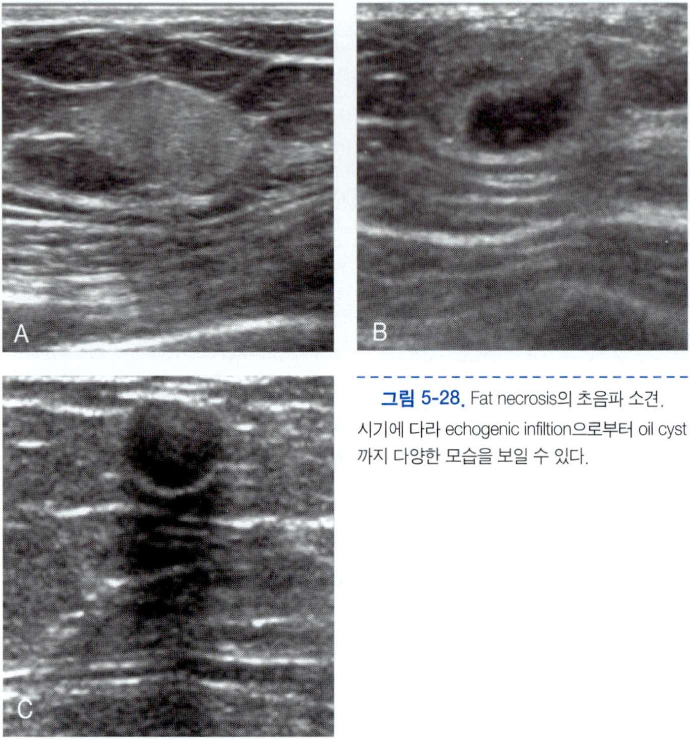

그림 5-28. Fat necrosis의 초음파 소견. 시기에 다라 echogenic infiltion으로부터 oil cyst까지 다양한 모습을 보일 수 있다.

(7) Phyllodes tumor

Phyllodes tumor (엽상육종)는 섬유선종과 유사하나 이에 비해 높은 세포충실도를 보이는 섬유상피성 종양이다. 평균 40~52세에 임상적으로 매우 빨리 크게 자라는 종괴를 주소로 진단되며 조직학적으로 양성, 경계성, 악성으로 나뉘나 크다고 해서 악성은 아니다. 재발을 잘하므로 광범위한 국소 절제가 요망된다. 악성은 혈행성 전이를 할 수 있다.

유방촬영에서 경계가 좋은 원 또는 타원형, 분엽형으로 크기가 큰 것이 특징이며 석회화는 흔하지 않다. 초음파 상 심한 분엽형을 가진 고형

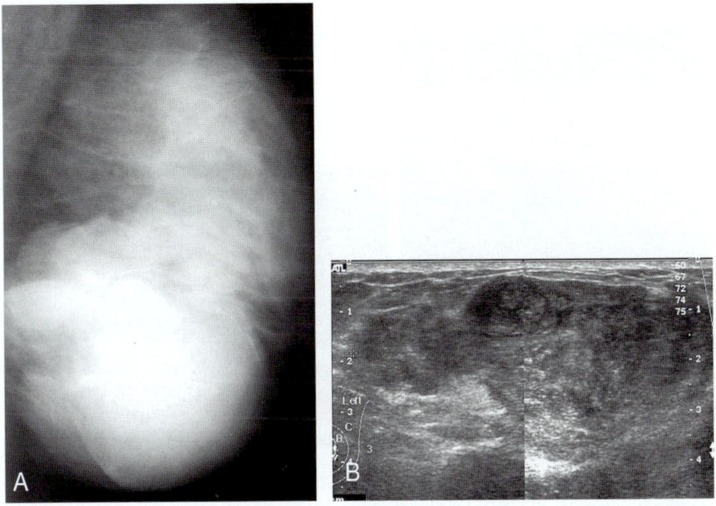

그림 5-29. Phyllodes tumor 의 유방촬영술 (A)과 초음파 (B) 사진.

종괴로 cleft-like cystic space 와 septum-like echogenic strands가 특징이다.

(8) Radial scar

Radial scar (방사상 반흔)는 central sclerosis와 주변 유관들이 방사형 분포를 이루는 양성 증식성 병변으로 수술이나 외상과 관계없이 우연히 발견된다. 주변에 atypical ductal hyperplasia 나 ductal carcinoma in situ 등이 같이 발견되는 경우가 있어 유방암 발생 위험도가 2배 정도 된다고 보고된다.

유방촬영소견은 유방암과 유사하나 central lucency와 radiating long spicules 가 특징으로 "black star" 처럼 보인다고 한다. 초음파소견은 저에코의 중앙부를 가진 architectural distorsion 이 보이며 posterior shadowing 을 보인다.

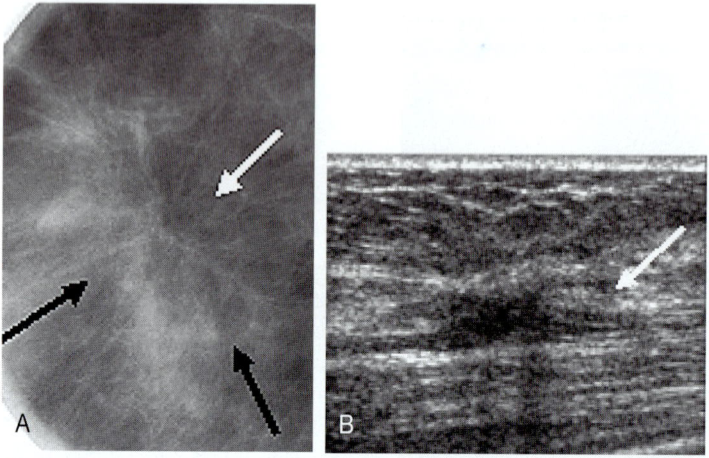

그림 5-30. Radial scar 의 유방촬영술 (A)과 초음파 (B) 사진.

2) Malignant disease of the breast

(1) Invasive ductal carcinoma

Invasive ductal carcinoma (침윤성 유관암)는 유방암 분류상 다른 특징이 없는 infiltrating ductal carcinoma, "not otherwise specified" (NOS) type를 말하며 유방암의 60~80%로 가장 흔하다. 딱딱하게 만져지는 종양이나 혈성 분비물, 유두 함몰, 피부 함몰 등으로 발현한다. 최근에는 유방암 검진의 영향으로 만져지지 않는 상태로 유방촬영술이나 초음파로 발견되는 경우가 늘고 있다.

유방암 검진은 40세 이상에서 1~2년마다 1회 유방촬영술 및 임상진찰을 권장한다.

〈표 5-1〉 Mammographic findings of breast cancer

Direct signs
1. Mass - spiculated or ill-defined, irregular
2. Microcalcifications (with or without surrounding soft tissue density)
3. Architectural distortion
4. Asymmetry in comparison with the contralateral side
5. Single dilated duct
Indirect signs
1. Nipple retraction
2. Skin or parenchymal retraction
3. Thickening of Cooper' s ligament
4. Skin thickening
5. Enlarged, multiple, radiodense axillary lymph nodes

〈표 5-2〉 US findings of breast cancer

Mass
1. Spiculated, microlobulated, angular or ill-defined margin
2. Nonparallel orientation
3. Marked hypoechogenicity
4. Posterior shadowing
5. Thick boundary echo
6. Associated calcifications

〈표 5-3〉 MR findings of breast cancer

1. Morphological features
- Mass with spiculated or irregular margin/ heterogeneous enhancement, rim enhancement
- Non-mass-like enhancement including linear, ductal, segmental enhancement in clumped pattern
2. Kinetic features; Initial rapid enhancement and delayed washout

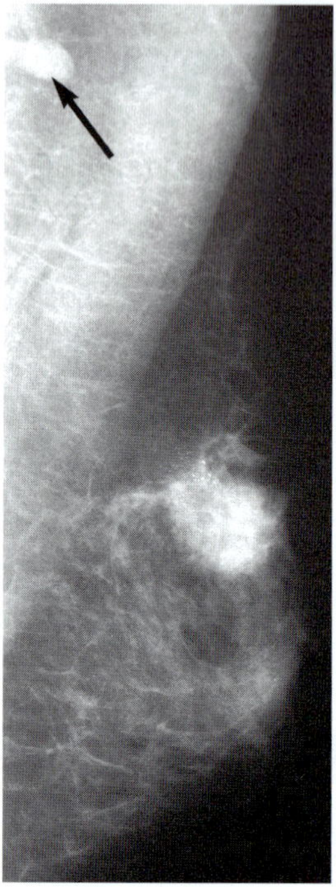

그림 5-31. Invasive ductal cancer의 유방촬영술

Ill-defined margin을 갖는 mass로 calcifications를 내부에 가지고 있다. 액와부에 전이림프절 (arrow)이 관찰된다.

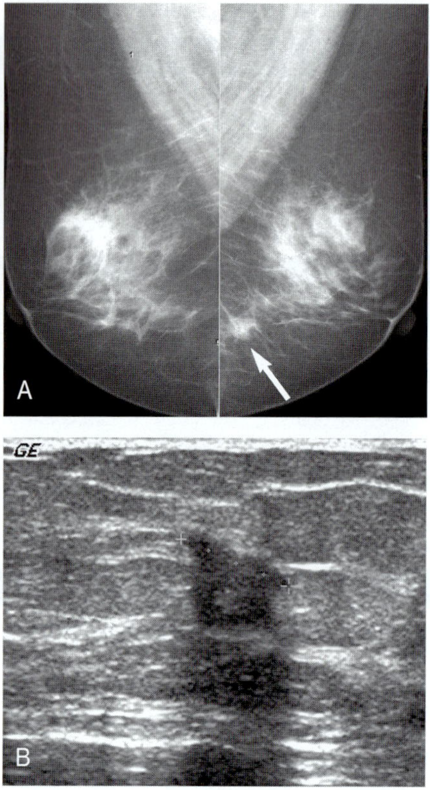

그림 5-32. Invasive ductal cancer의 유방촬영술 (A), 초음파 (B) 사진

Spiculated margin (arrow) 을 갖는 mass이다.

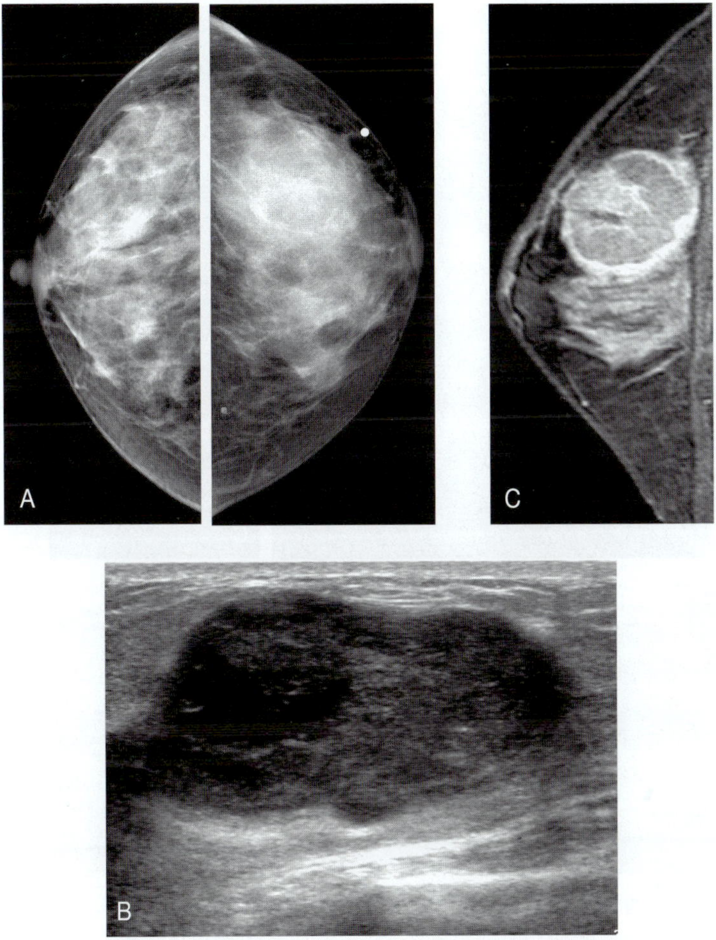

그림 5-33. Invasive ductal cancer 의 유방촬영술 (A), 초음파 (B), MR (C) 사진

MRI에서 rim enhancement를 보이는 중심부괴사를 동반하는 malignant mass의 소견이다.

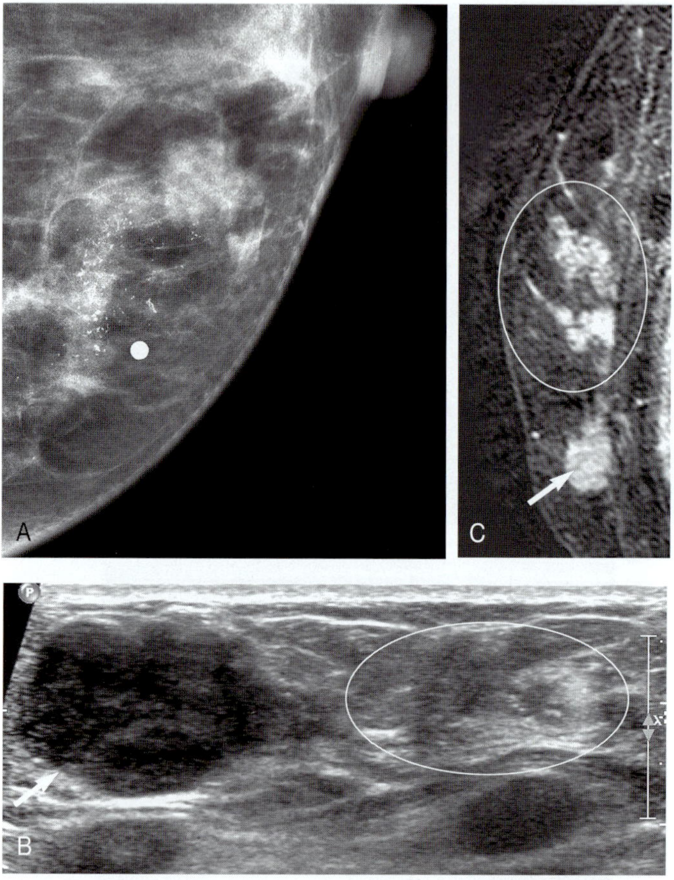

그림 5-34. Invasive ductal cancer의 유방촬영술 (A), 초음파 (B), MR (C) 사진.

유방촬영술에서 pleomorphic microcalcifications를 보이고, 초음파에서 microcalcifications (circle)과 microlobulated mass (arrow)를 보이며, MRI에서는 segmental nan-mass like enhancement (circle)을 동반한 ill-defined mass (arrow)로 관찰된다.

(2) Ductal carcinoma in situ

Ductal carcinoma in situ (관상피내암, DCIS)은 모든 유방암의 15~30%, 비촉지유방암의 25~56%를 차지한다. 기저막을 침범하지 않은 유관을 따라 자라는 비침윤성 악성 종양으로 전이가 없다. 괴사가 있는 grade 2, 3 DCIS의 경우 침윤성 암으로 발전할 가능성이 높다. 유방촬영술에서 미세석회화로 보여서 발견되는 경우가 대부분이며 전형적인 악성 석회화는 다형성, 미세 선상 또는 분지 형태 (pleomorphic, fine linear and branching shape)의 석회화가 분엽형 분포 (segmental distribution) 를 보이는 것이다.

〈표 5-4〉 관상피내암의 병리학적 분류

DCIS - Azzopardi classification
Comedo type
Noncomedo type
Micropapillary
Cribriform
Solid
DCIS - Van Nuys classification
Group 1; Non-high grade DCIS without necrosis
Group 2; Non-high grade DCIS with necrosis
Group 3; High grade DCIS with or without necrosis

〈표 5-5〉 관상피내암의 유방촬영술 소견

High grade or Van Nuys 3 DCIS	
Calcifications	85%
Asymmetric density	15%
Low to intermediate grade Van Nuys 1, 2 DCIS	
DCISCalcifications	69%
Dominant mass	14%
Asymmetrie density	6%
Ductographic finding	11%

〈표 5-6〉 관상피내암의 초음파 소견

Calcified DCIS
Mild hypoechoic or isoechoic
Microlobulated margin
Ductal extension
Heterogeneous echo pattern due to calcifications
No pseudocapsule
Noncalcified DCIS
Single or multiple hypoechoic nodules without pseudocapsule
Ductal extension
Infrequently, mass with round shape and circumscribed border
Multiple hyperechoic nodules within dilated ducts

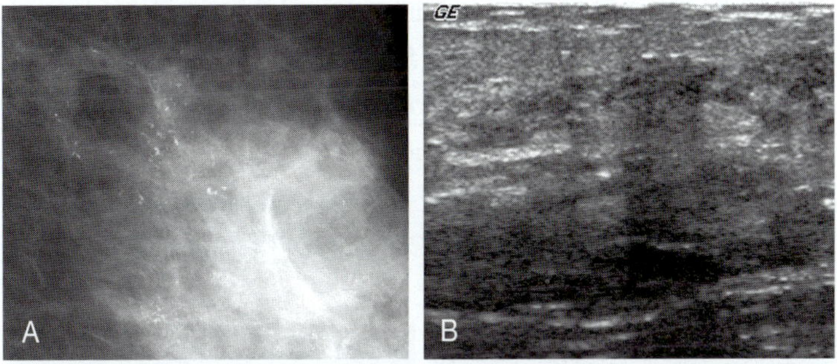

그림 5-35. Calcified DCIS 의 유방촬영술 (A), 초음파 (B) 사진.

Pleomorphic microcalcifications with segmental distribution on mammography and heterogeneous hypoechoic mass with ductal extension and calcifications.

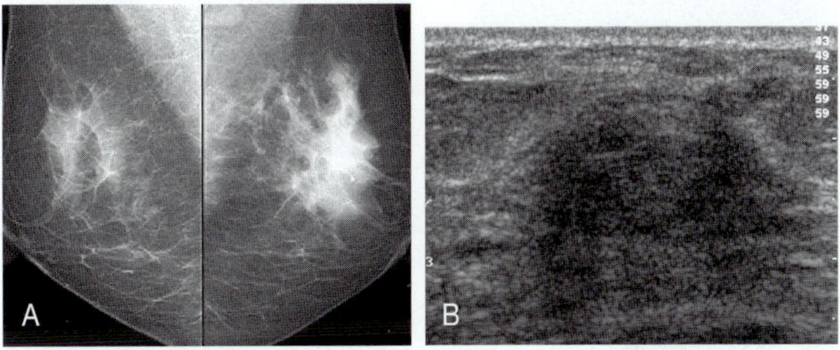

그림 5-36. Noncalcified DCIS 의 유방촬영술 (A), 초음파 (B) 사진.

Segmental asymmetry on mammography and heterogeneous hypoechoic mass without pseudocapsule.

(3) Invasive lobular carcinoma

Invasive lobular carcinoma (침윤성 유소엽암종, ILC)은 침윤성 유방암 중 두번째로 흔하며 전체 유방암의 8~15%이다. Multifocality 와 bilaterality 가 특징이며 촉진이나 유방촬영술에서 발견하기 어려운 경우가 많다. 특히 extent 결정이 어려워서 초음파나 MR이 진단에 중요한 역할을 한다. 흔한 유방촬영소견은 spiculated hyperdense mass, ill-defined asymmetry, architectural distorsion 이며microcalcifications가 상대적으로 드물다. 초음파 소견은 침윤성 유관암과 유사하며 hypoechoic mass with marked posterior shadowing이 특징이나 diffuse growing 하는 경우 ill-defined hypoechoic areas로만 보이기도 한다. 병리적 특징인 "인디안 파일 Indian file" 양상은 종양 세포가 콜라젠 다발 사이를 일렬 종대로 줄지어 파고 들어가는 모습을 말한다.

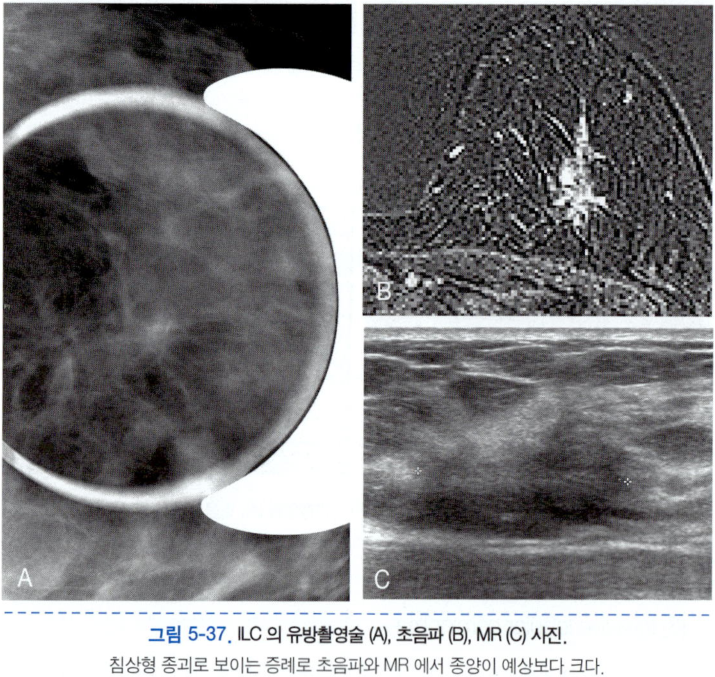

그림 5-37. ILC 의 유방촬영술 (A), 초음파 (B), MR (C) 사진.
침상형 종괴로 보이는 증례로 초음파와 MR 에서 종양이 예상보다 크다.

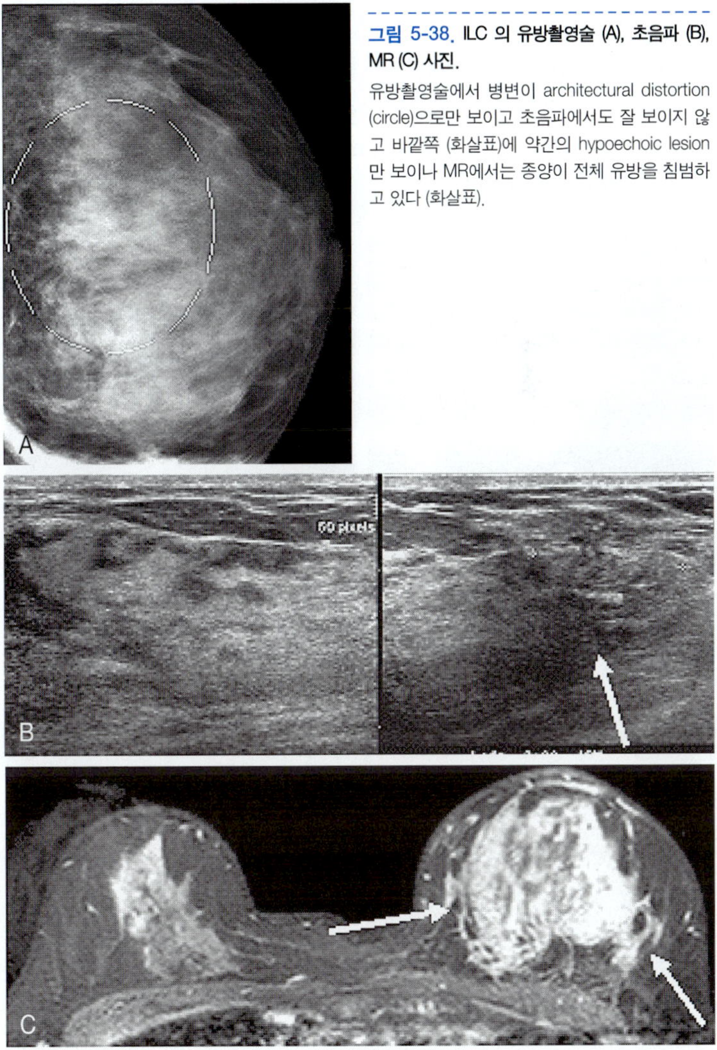

그림 5-38. ILC 의 유방촬영술 (A), 초음파 (B), MR (C) 사진.

유방촬영술에서 병변이 architectural distortion (circle)으로만 보이고 초음파에서도 잘 보이지 않고 바깥쪽 (화살표)에 약간의 hypoechoic lesion만 보이나 MR에서는 종양이 전체 유방을 침범하고 있다 (화살표).

(4) Other malignant tumors

Invasive ductal carcinoma NOS type과 invasive lobular carcinoma를 제외한 그 밖의 invasive cancer로는 medullary, mucinous, papillary, tubular, micropapillary, metaplastic carcinoma 등이 있으며, 각각 5% 미만을 차지한다.

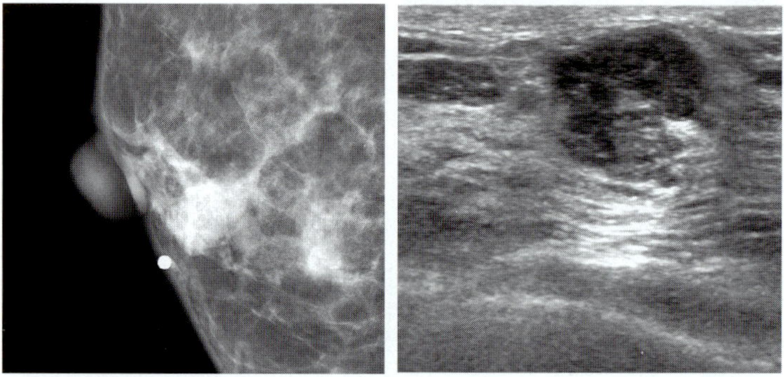

그림 5-39. Medullary carcinoma (수질암).

Round, oval, lobular shape, circumscribed margin, hyper- or isodense mass. Calcification 드묾. Posterior acoustic enhancement on US.

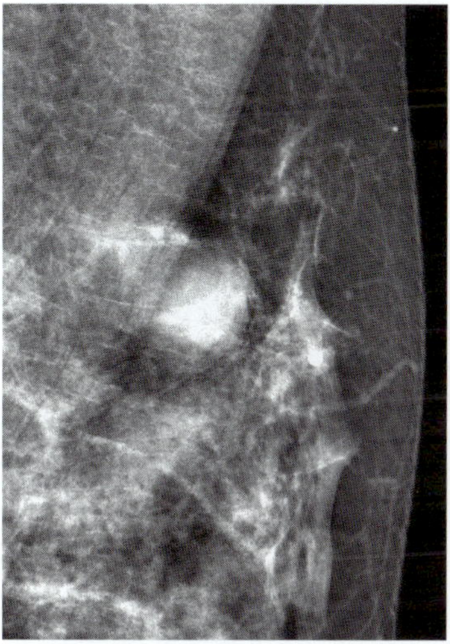

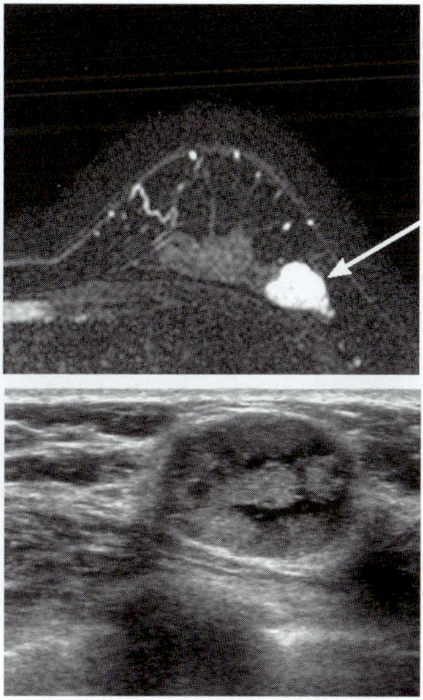

그림 5-40. Mucinous carcinoma (점액암).

Complex mass with circumscribed margin, posterior acoustic enhancement, relatively hyperechogenicity. High SI on T2WI

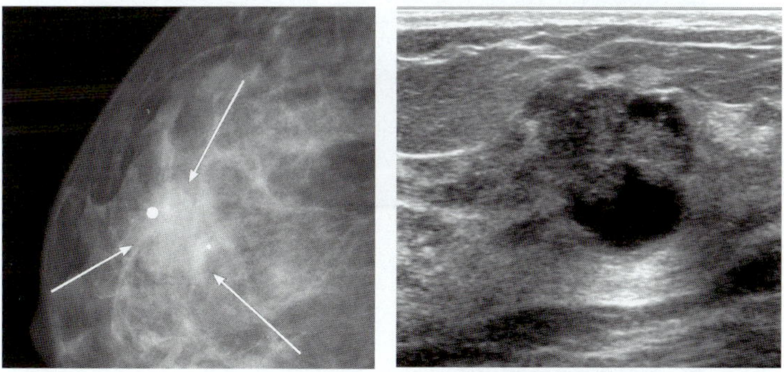

그림 5-41. Papillary carcinoma (유두상암).

Complex cyst with solid mass or mural nodule, posterior enhancement, intratumoral vascularity. with or without clustered microcalcifications.

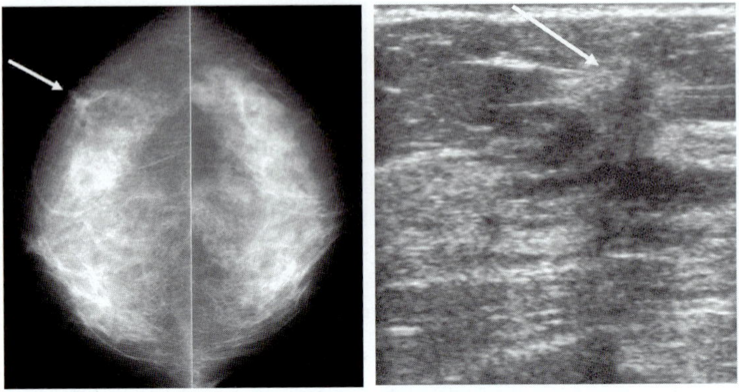

그림 5-42. Tubular carcinoma (관상암).

Irregular speculated or indistinct high or isodense mass.

(5) Metastasis

전체 유방암의 2% 정도.

Multiple, bilateral, superficial location, calcification은 드물다.

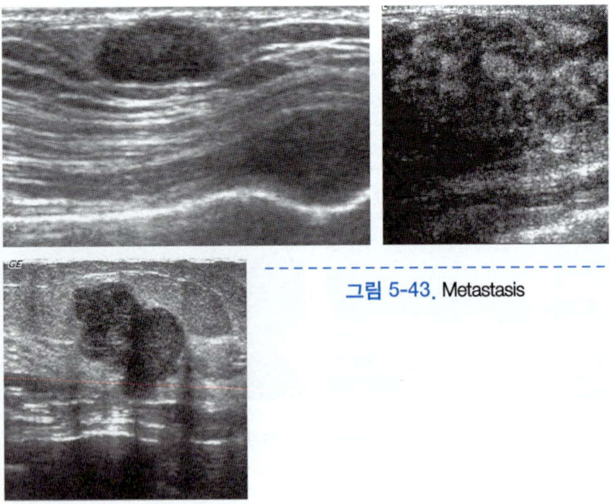

그림 5-43. Metastasis

Primary breast cancer와 비슷하게 보일 수도 있으나 주로 round, oval shape mass with various echogenicity, with or without posterior acoustic enhancement or cystic changes

(6) Lymphoma & Leukemia

원발성은 드물고, 주로 이차적으로 유방을 침범하며 종괴를 형성하는 병변으로부터 양측 유방을 diffuse infiltration하는 병변까지 다양한 spectrum으로 나타난다. 액와부 임파절 종대를 동반할 수도, 동반하지 않을 수도 있다.

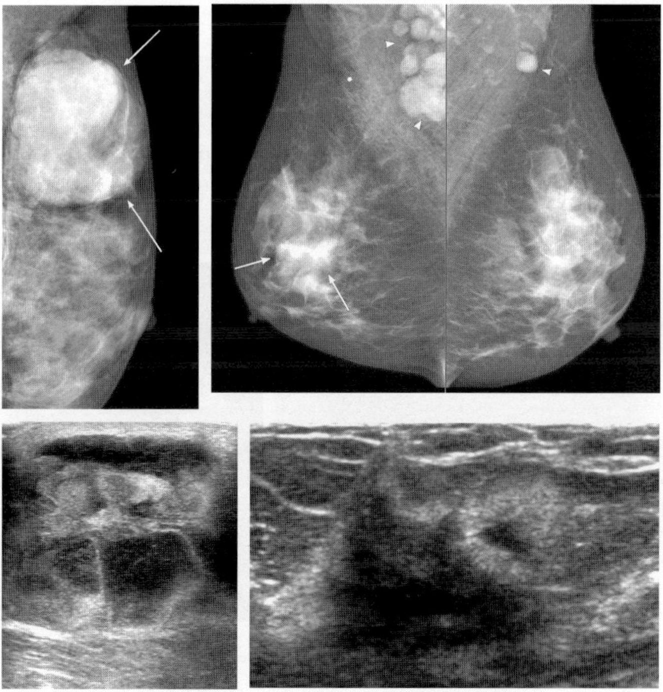

그림 5-44. Lymphoma & Leukemia

3. Breast MRI

1) Indications

(1) Breast cancer 환자에서 preoperative evaluation

(2) Breast cancer 환자에서 항암치료 전 후 치료효과의 평가

(3) 원인을 알 수 없는 axillary lymph node metastasis에서 primary lesion의 평가

(4) Mammography및 Breast US에서 평가하기 어려운 lesion의 평가

(5) 유방성형술과 유방재건술의 평가

(6) 고위험군 환자의 breast cancer screening

2) Preoperative evaluation of breast cancer

(1) Tumor의 size, extent, additional lesion등을 평가하여 breast conservation therapy가 가능한 환자를 선별, 수술의 범위 확정.

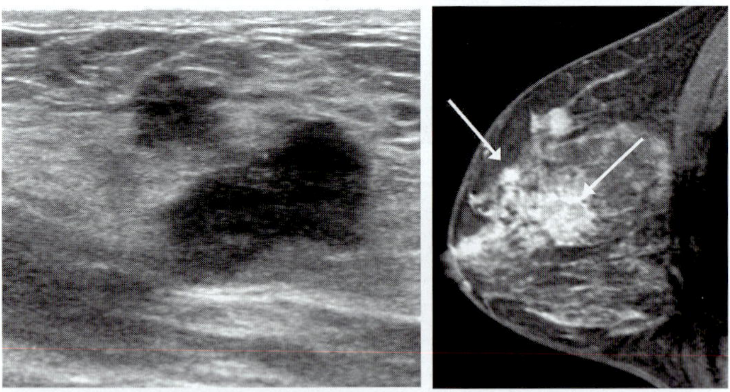

그림 5-45. US shows two malignant masses.
Multiple masses and associated segmental DCIS on MRI.

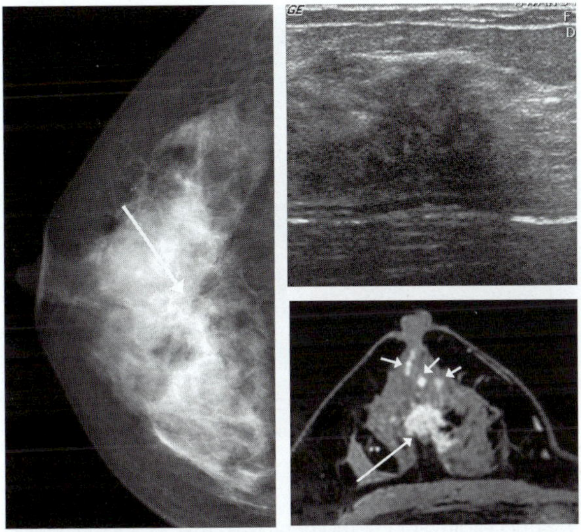

그림 5-46. Mammography and US show a single malignant mass, but multiple satellite nodules are demonstrated on MRI.

3) Assessment of residual lesion after operation & chemotherapy

- 수술이나 항암치료 후 fibrotic scar와 residual tumor 또는 recurrent tumor와의 감별

(1) 수술 후 residual lesion이나 recurrence 판정

Excision을 시행한 경우 operation site 주변으로 nodular enhancement가 남아있거나, operation으로 인한 cavity의 wall이 thick하며 early enhancement를 보이는 경우 residual lesion이 있을 것으로 판단. Post operative fibrotic scar나 수술 후 fibrotic scar가 6~12개월 내에는 정상적으로 조영증강될 수 있으나 그 이후에는 조영증강 되지 않거나 지연 조영증강됨. Recurrent tumor는 대개 early enhance되어 구분 가능.

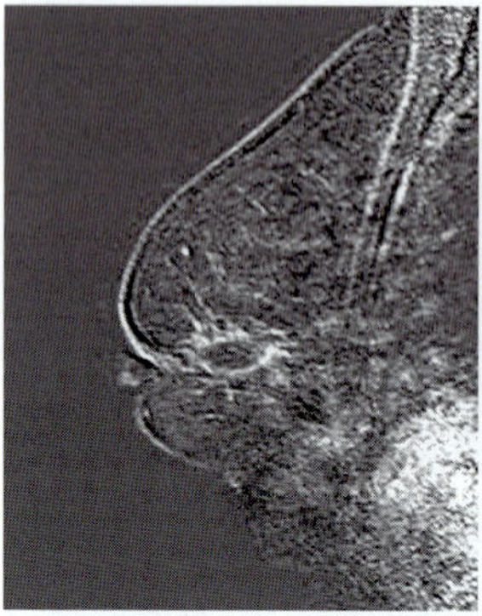

그림 5-47. No residual lesion.

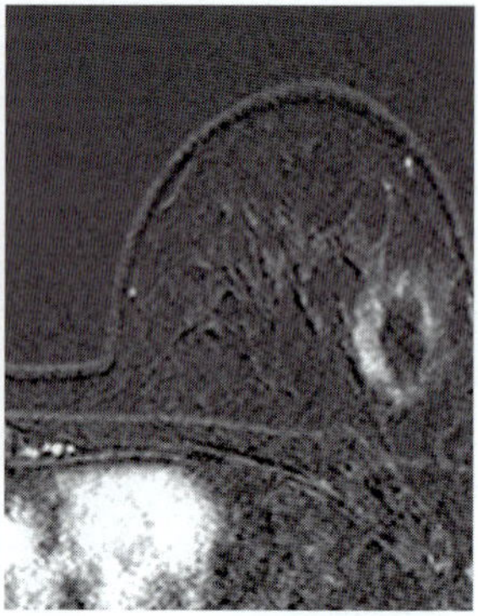

그림 5-48. Residual lesion in medial side of excision site.

(2) 항암치료 후 치료 효과 판정

유방암의 neo-adjuvant chemotherapy의 효과 판정에 가장 객관적이고 정확한 평가 방법. Tumor의 long diameter 측정 방법 or volume 측정 방법 있음.

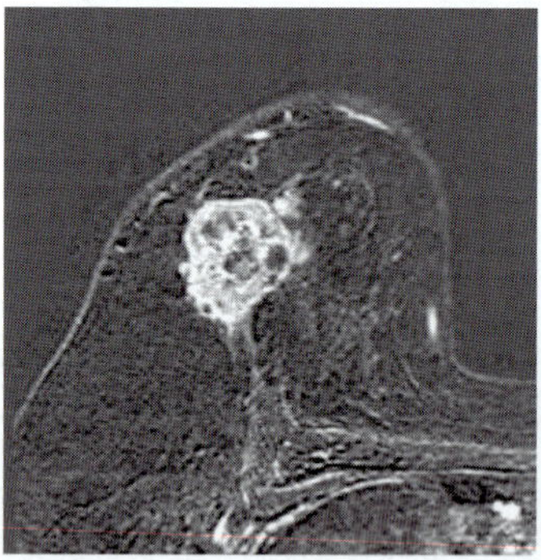

그림 5-49. Before neo-adjuvant chemotherapy.

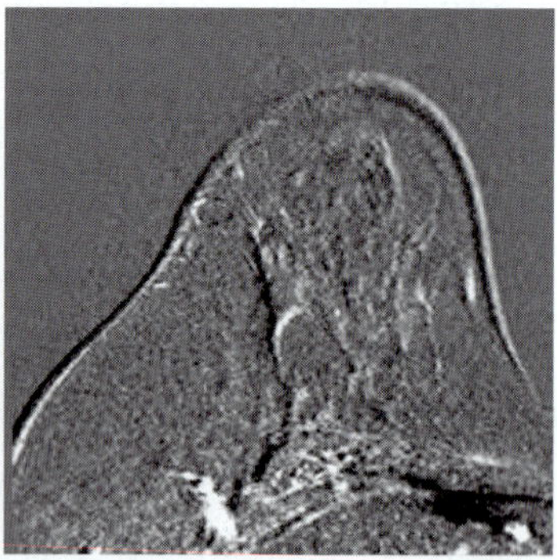

그림 5-50. After neo-adjuvant chemotherapy.

4) Evaluation of breasts with augmentation

Argumentation bag의 종류에 따라 MR signal intensity는 다양함.
MR T2 weighted image가 bag의 evaluation에 가장 도움됨.

(1) Intracapsular rupture

- silastic elastomer envelope은 파열되었으나 삽입물의 material이 fibrous capsule 내에 국한되어 있는 상태

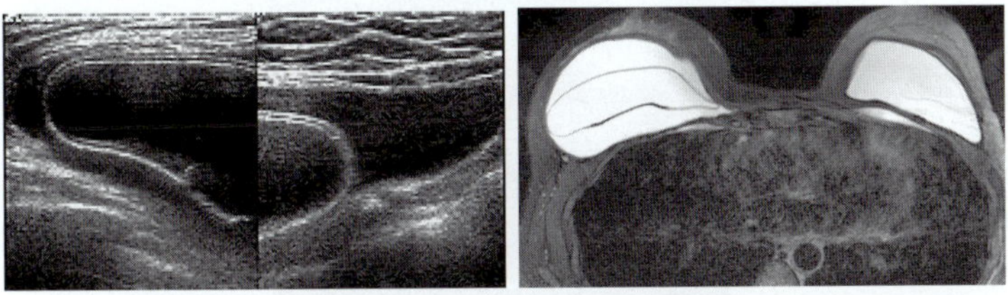

그림 5-51. 우측 유방 saline bags의 intracapsular rupture (초음파 및 MR 소견)

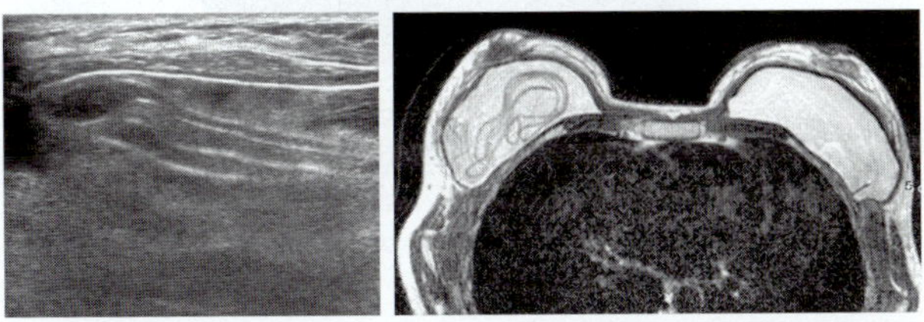

그림 5-52. 우측 유방 silicon bags의 intracapsular rupture (초음파 및 MR 소견)

(2) Extracapsular rupture

- fibrous capsule도 파열되어 silastic elastomer envelope이 파열되어 새어나간 삽입물의 material이 주변 조직으로 새어나간 경우

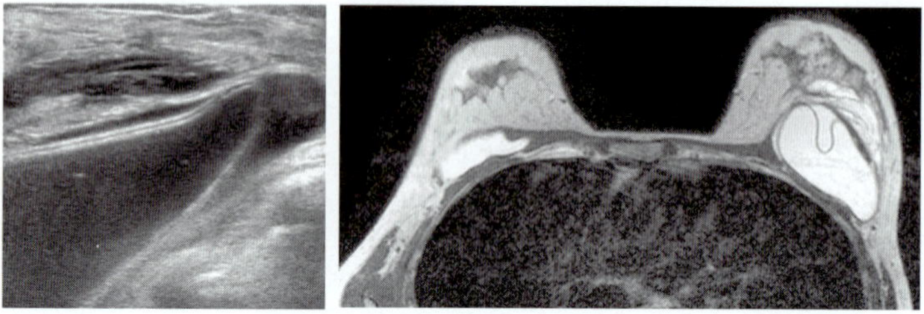

그림 5-53. 좌측유방 saline bags의 extracapsular rupture로 인해 새어나간 saline이 bag의 앞쪽에서 관찰됨(화살표) (초음파 및 MR소견).

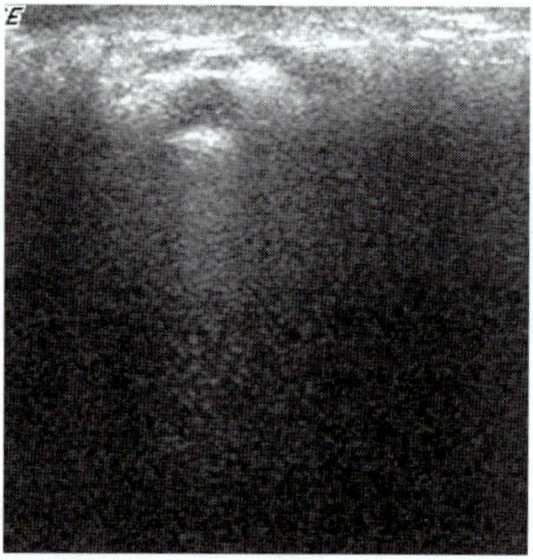

그림 5-54. Silicon bags의 extracapsular rupture.

초음파에서 새어나온 silicon에 의한 artifact로 인해 후방부가 전혀 보이지 않음. (snow storm appearance).

III. Procedures

1. Galactography

1) 병적 유두 분비가 있을 때 수용성 조영제를 유관 내에 주사한 후 시행하는 유방촬영 검사

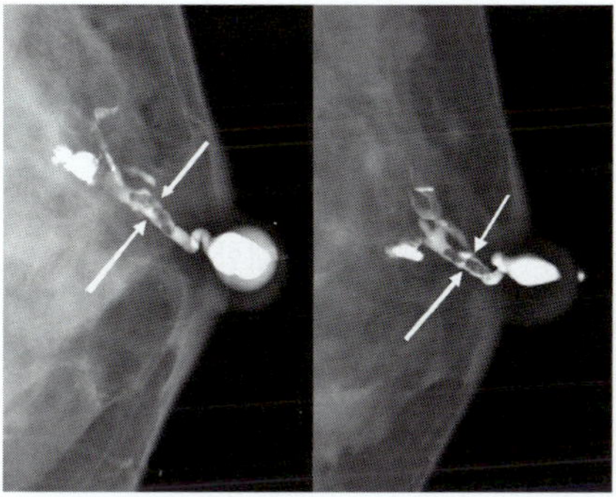

그림 5-55. Galactography.

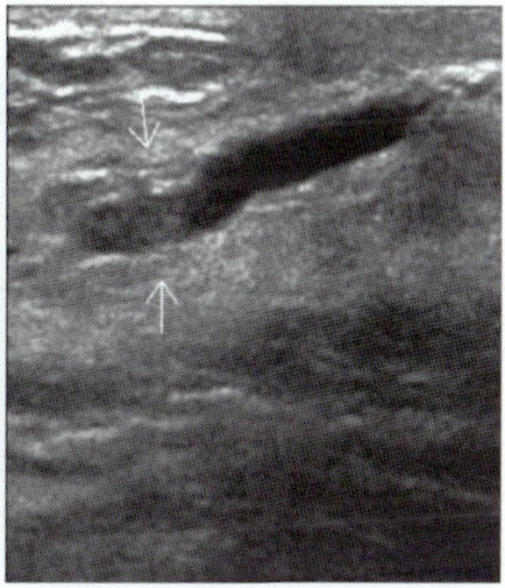

그림 5-56. US of discharging duct.

2) 병적 유두분비: 만져지는 종괴 동반, 한쪽에서만 분비, 혈성 분비, 자발적 분비, 한 개의 유관에서 분비, 유두 분비에 대한 세포검사에서 이상이 있는 경우, 유방 촬영술 이상 동반의 경우
3) 병적 유두 분비의 원인, 병변의 성격, 위치와 범위를 결정
4) 병적 유두 분비의 가장 흔한 원인: 유두종(intraductal papilloma, IDP)
(1) 유관 내 충만 결손 (화살표), 유관의 완전 폐쇄, 유관 벽의 불규칙함, 유관 배열의 왜곡
5) 유방암, 유관 확장증, 섬유낭성 변화에서도 유관 조영술에서의 이상을 보일 수 있다

2. Core needle biopsy

1) 장점

방사선 노출이 없고, 환자가 유방의 압박 없이 누운 자세로 시술을 받을 수 있으며, 실시간으로 침의 위치를 확인할 수 있고, 유방과 액와부 등 모든 부위를 여러 방향에서 접근하여 조직 채취가 가능하며, 시술 시간이 짧음

2) 단점

조직학적 저평가, 위음성 진단

3) 대상

병변의 ACR BI-RADS 범주 및 촉지 여부에 따라 선택함

유방암이 의심되는 병변 (category 4 이상의 병변)

category 3에 있어서는 선택적

4) 방법

피부 마취 후 코어침을 유방 내로 삽입하고 초음파 영상을 실시간으로 확인하면서 병변을 향해 총을 쏘아 코어침을 병변 내로 관통시킨다.

5) 영상-병리 소견의 일치 여부를 반드시 확인하여 필요하다면 재생검 또는 추가 검사(맘모톰, 외과적 절제)를 할 수 있음

조직학적 저평가, 위음성 진단

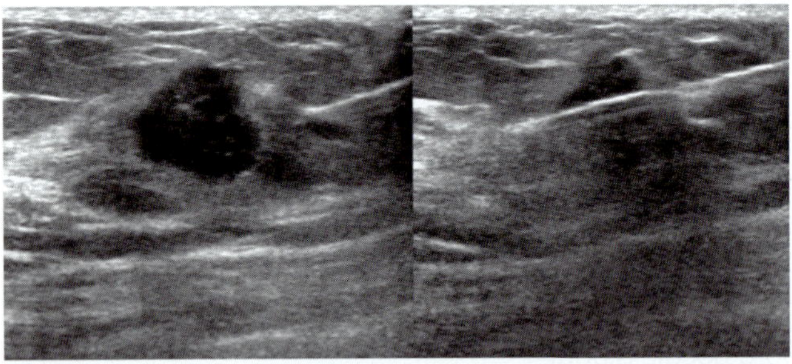

그림 5-57. Core needle biopsy.

3. Vacuum-assisted biopsy

1) 원리

진공흡입기의 원리를 이용하여 유방내의 종괴에 8 또는 11게이지 침

을 삽입하여 침 내의 회전하는 침칼로 흡입된 종괴를 절단

2) 장점

(1) 한 번의 침 삽입으로 여러 번 반복하여 조직을 얻어 진단율을 높이고 재생검 빈도를 줄임

(2) 진공흡입의 원리로 혈종을 흡입하고, 암이 아닌 양성병변의 경우에는 병변의 제거도 가능

(3) 많은 양의 조직 재취 가능 (민감도 98~100%, 특이도 100%)

(4) 총생검에 비하여 조직 저평가율이 적음

3) 방법

병변을 정한 후 침을 병변 밑에 위치시키고 홈 중앙에 오게 한다 (A, B). 병변이 완전히 제거될 때 까지 진공흡입한 후 혈종 유무를 확인한다 (C, D).

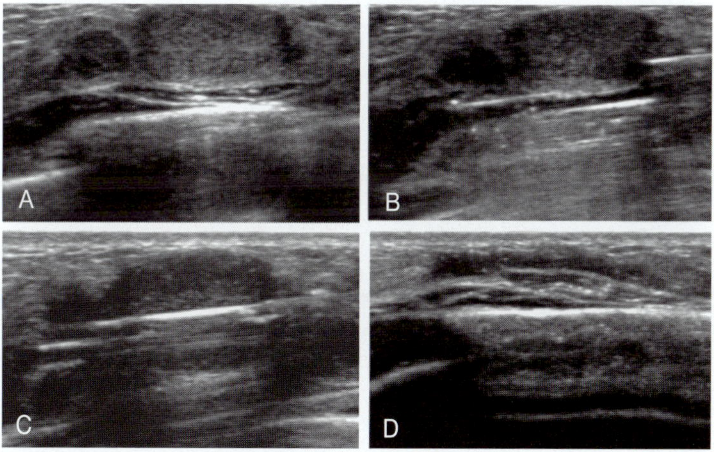

그림 5-58. Vacuum-assisted biopsy.

Handbook of Radiology

제6장 흉부

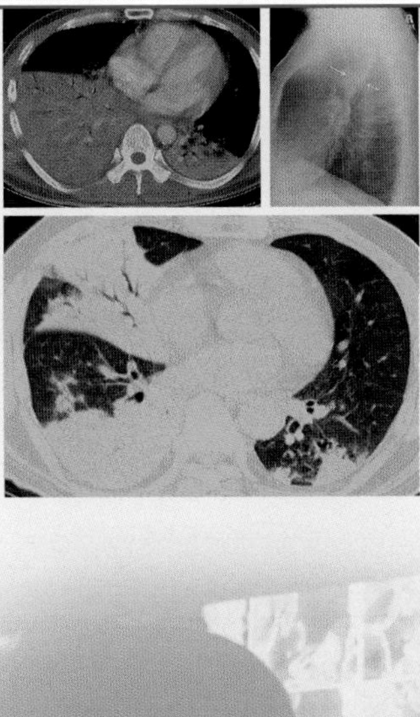

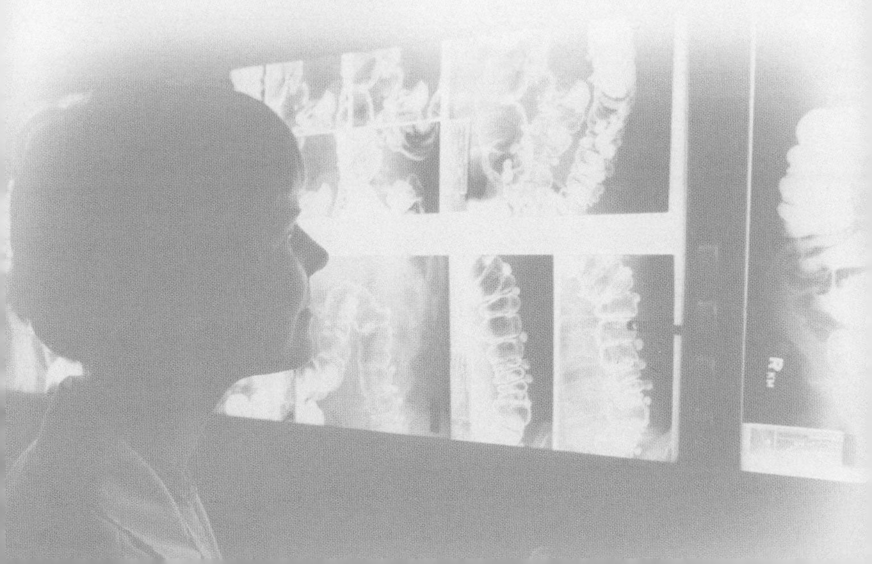

흉부

Pneumococcal pneumonia

- 원인균: Streptococcus pneumoniae(가장 흔한 Gram-positive pneumonia)
- 빈도: 모든 성인 폐렴의 15% (90% community-acquired, 10% nosocomial)
- 예후: 항생제에 즉시 반응함.
- 영상 소견: air bronchogram이 잘 보이는 심한 폐 경화, 보통 한 두 개의 폐엽에 생김.

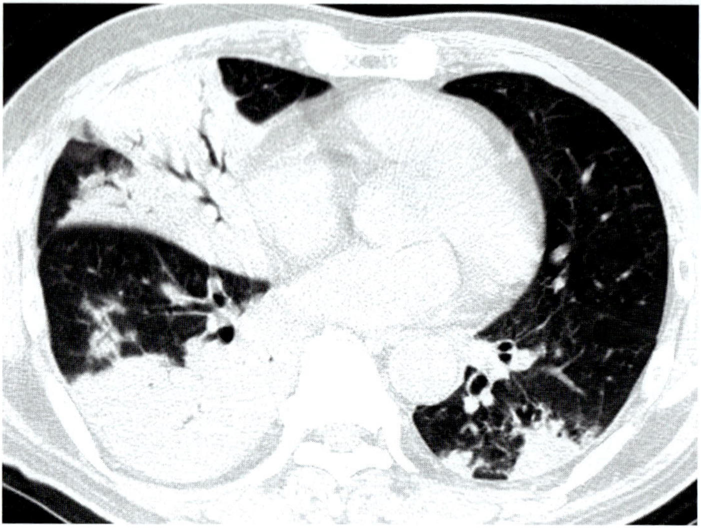

그림 6-1. 양측 폐에 multifocal peribronchial consolidation들이 보인다.

Klebsiella pneumonia

- Gram-negative pneumonia
- 영상 소견
  - 엽간열이 불룩해지는 dense lobar pneumonia
  - 다량의 염증성 exudate
  - Patchy bronchopneumonia pattern으로 보일 수도 있음.
  - 폐경화내에 공동이 생기는 경우도 있음.

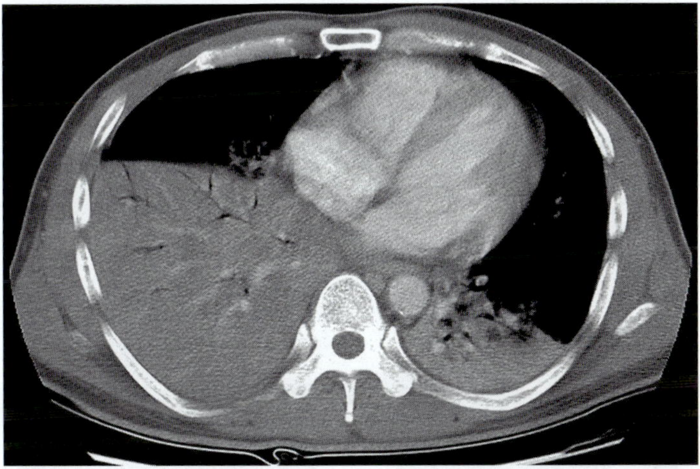

그림 6-2. 양측 하엽 폐에 consolidation이 보인다.

Note

Consolidation이 전반적으로 homogeneous 하고, 그 내부에 air bronchogram 들이 잘 보이는데, 이는 Klebsiella pneumonia가 bronchopneumonia pattern 보다는 주로 lobar pneumonia pattern 양상으로 나타나기 때문이다.

Right major fissure가 mild outward bulging을 보이고 있는데, 이는 pneumonia 로 가득 찬 right lower lobe의 volume이 증가되어 있음을 시사하며, 이러한 소견은 Klebsiella pneumonia의 전형적인 소견으로 알려져 있다.

Bronchopneumonia (= Lobular pneumonia)

- 정의: interstitial and alveolar disease가 혼합된 형태
- 원인균: 거의 모든 인체 감염 병원체 (세균, 아메바, 바이러스, 진균류, 기생충)
- 영상 소견
  - 시간 경과에 따라 커지는 Small ill-defined nodules
  - Lobar and/or segmental densities with volume loss from airway obstruction
  - bronchial narrowing and mucus plugging

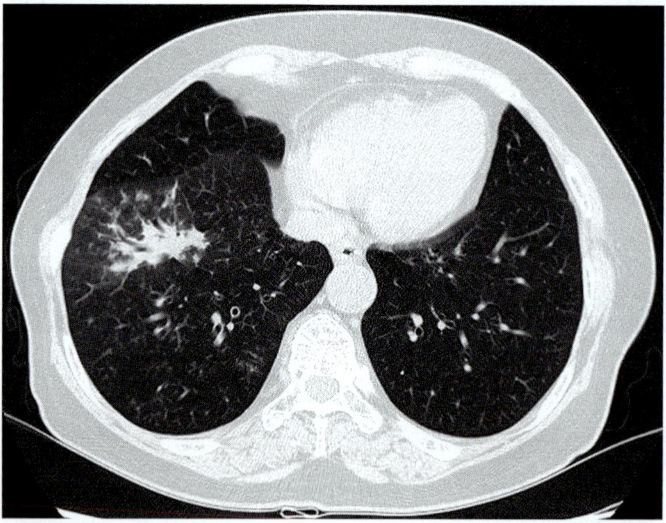

그림 6-3. 우하엽에 patchy peribronchial consolidation이 보이는데, bronchus 주위에 형성된 bronchopneumonic infiltration이다.

Note

Lobar pneumonia와는 달리 bronchopneumonia에서는 세균이 bronchial mucosa에 비교적 심한 inflammation을 유발하므로, mucosal and submucosal edematous swelling, inflammatory exudates, secretion 등에 의해 bronchial wall thickening, airway lumen의 narrowing or occlusion이 여기저기에서 나타난다. 그러므로 pneumonic consolidation 내부에 보여야 할 patent bronchus 들이 (air bronchogram)이 깨끗하게 보이지 않고, bronchus lumen이 좁아지거나 막혀있는, 한마디로 irregular dirty infiltration 형태를 띄게 된다.

Mycoplasma pneumonia

- 비세균성 폐렴중 가장 흔한 원인
- 경미한 임상 양상을 보이고 보통 2~3주 지속
- 감염자의 10%만이 폐렴으로 진행.
- 빈도: 전체 폐렴의 10~33% (5~20세에 호발)
- 영상 소견
  - 폐문에서 하엽으로 향하는 미세한 interstitial infiltration (초기 소견)
  - Alveolar infiltrates: 하엽 분절에 폐 경화
  - Small pleural effusion in 20%

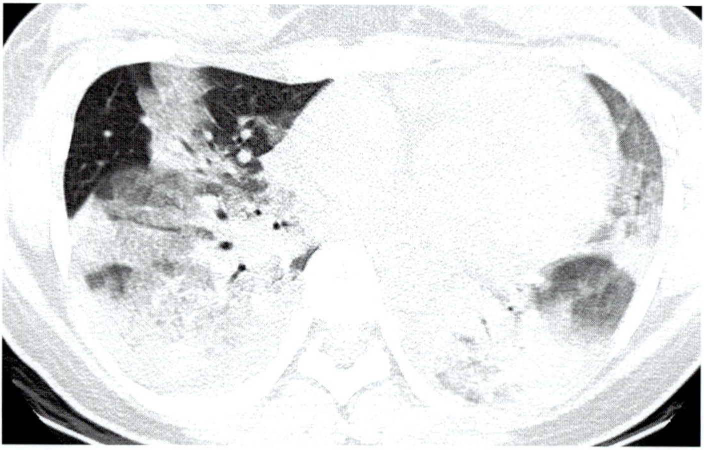

그림 6-4. 양측 폐에 비교적 광범위한 consolidation and ground-glass opacity가 보인다.

PCP pneumonia (Pneumocystic carinii pneumoniae or Pneumocystis jiroveci pneumonia)

- 면역결핍환자에서 가장 흔한 interstitial pneumonia.
  특히 advanced HIV infection을 지닌 환자에서 치명적인 기회감염이 될 수 있다.
- 영상소견
  - 양측 폐에 미만성의 간유리 음영 혹은 폐 경화
  - Bullae and thin-walled cysts가 보일 수 있다 (40%).

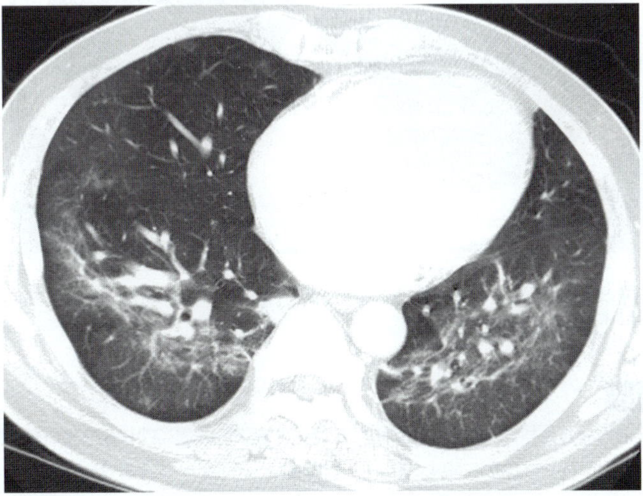

그림 6-5. 양측 하엽에 patchy peribronchial areas of ground-glass opacity가 보인다.

Note

HIV (+) patient에서 fever가 생기고 CT상 양측 폐에 diffuse ground-glass opacity가 보이면 Pneumocystis pneumonia를 생각해야 한다.

Organizing pneumonia/ fibrosis

- 정의: 폐렴의 치유 과정중 염증의 삼출물이 흡수되지 않고 기질화 및 섬유화되는 폐렴.

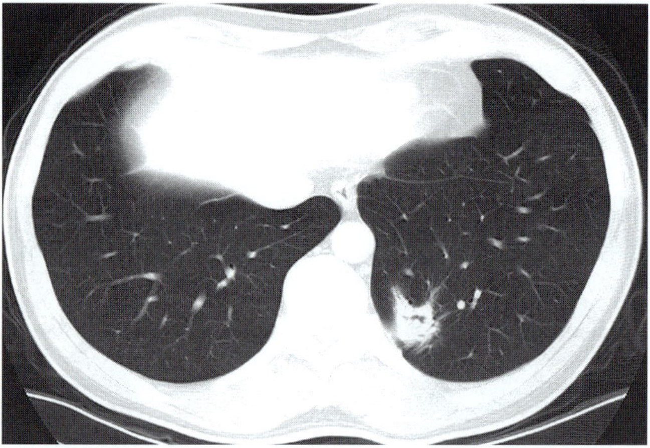

그림 6-6. left lower lobe에 irregular margin을 보이는 subpleural nodulostreaky opacity가 보인다.

Note

Pneumonia가 치료 후 완전히 소실되지 않고 fibrotic scar tissue를 남기는 경우를 organizing pneumonia/ fibrosis 라고 하며, 대개 위 증례처럼 irregular margin을 갖는 peripheral nodulostreaky opacity 로 남아있다. 간혹 peripheral lung cancer와 감별하기 어려운 경우도 있으나, lung cancer 인 경우에는 neoplasm이므로 밖으로 팽창해 나가는 느낌을 주는 lobulating and bulging margin을 보이는 반면, organizing pneumonia/ fibrosis는 안쪽으로 수축해서 밀려 들어가 오그라지는 느낌을 주는, retracted margin을 보인다. 때때로 크기가 작은 organizing pneumonia/ fibrosis 병변들도 볼 수 있는데, 이때는 focal fibrotic nodule이라 불리며, ground-glass nodule or mixed type nodule (solid portion + ground-glass portion)의 형태로 나타나기 때문에 BAC (bronchioloalveolar carcinoma)와 감별이 어려운 경우도 있다.

Actinomycosis

- 원인균: Actinomyces israelii, gram-positive anaerobic bacterium
- 구강 위생 상태가 좋지 않거나, 면역결핍환자에 호발함.
- 진단: “sulfur granules” in sputum
- 영상소견
  - 엽간열을 건너가는 폐 경화
  - 공동성 병변, 중심성 저음영 영역, empyema

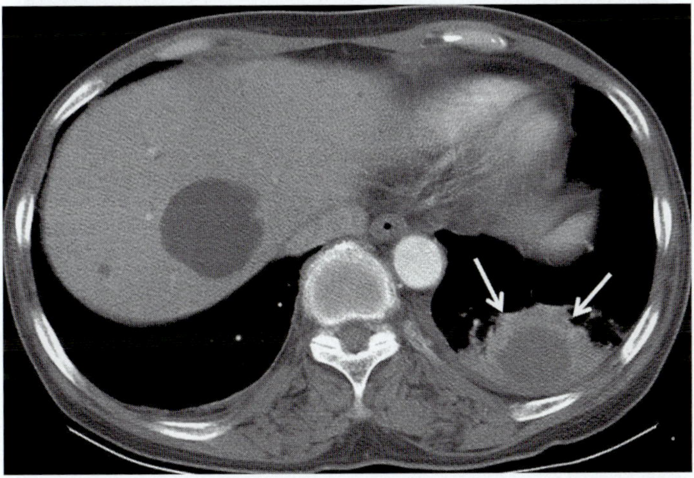

그림 6-7. left lower lobe에 subpleural mass-like consolidation이 보인다 (화살표들). 이는 내부에 어두운 부분을 포함하고 있는데 (low-attenuation portion), 이는 central necrosis를 의미한다.

Note

이 증례는 Actinomycosis의 매우 전형적인 CT 소견으로서 이 영상 소견을 꼭 기억해 두어야 할 것이다. 감염된 환자는 대개 poor oral hygiene을 가진 50~60 대의 alcoholism 남자라는 것도 기억해 두면 진단에 도움이 된다.

Aspergilloma (Intracavitary fungus ball)

- 정의: Aspergillus fumigatus 진균이 기존에 있던 결핵성 공동이나 기관지 확장내에 비침습적으로 colonization 한 것.
- 영상소견
  - Solid, round, intracavitary soft-tissue mass가 air crescent sign을 보이며 thickened cavity wall과 분리되어 있다.
  - 자세를 바꾸면 움직일 수도 있다.

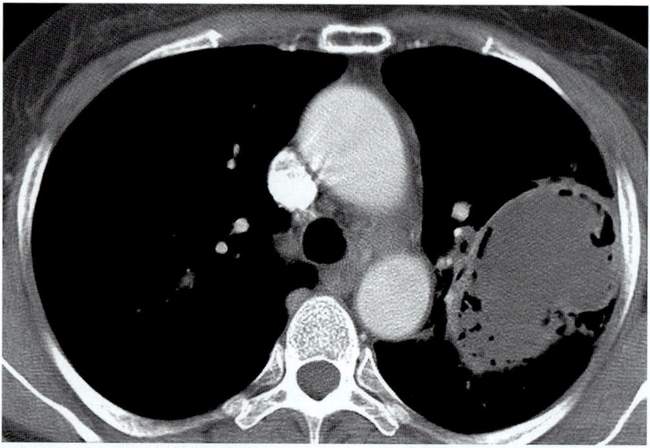

그림 6-8. 우상엽에 large necrotic low-attenuation mass가 보이는데, cavity 내부를 가득 채우고 있는 aspergilloma의 소견이다.

Note

cavity wall과 cavity 내부를 채우고 있는 fungus ball과의 사이에 남아있는 공간은 흔히 초생달 모양으로 보이므로, 이를 air crescent sign or air meniscus sign이라고 부르며, intracavitary aspergilloma를 진단하는데 큰 도움을 주는 소견이다.

Chronic necrotizing pulmonary aspergillosis (=semi-invasive pulmonary aspergillosis)

- 정의: 경증의 면역결핍환자에서 indolent pulmonary aspergillosis infection.
- 위험요인: prolonged corticosteroid therapy, diabetes mellitus, alcoholism, emphysema, or bronchiectasis.
- 영상소견:
  - Progressive upper lobe cavitary consolidation
  - Destruction of lung parenchyma, and pleural thickening.

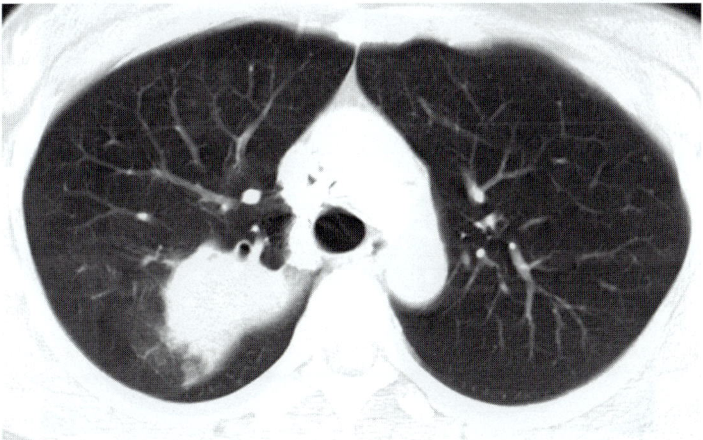

그림 6-9. 우상엽에 peripheral mass-like consolidation이 보인다.

Invasive pulmonary aspergillosis (IPA)

- 정의: aspergillosis의 hyphal invasion에 의해 폐 조직의 파괴.
- 위험요인: prolonged neutropenia due to AIDS or with hematologic malignancies and organ transplantation.
- 영상소견
  - 감염 초기에는 poorly defined nodules or consolidation
  - 후기에는 thick-walled cavitary lesions
  - CT halo sign: ground-glass attenuation으로 둘러싸인 mass-like consolidation or nodule으로서 hemorrhagic necrosis를 의미한다.

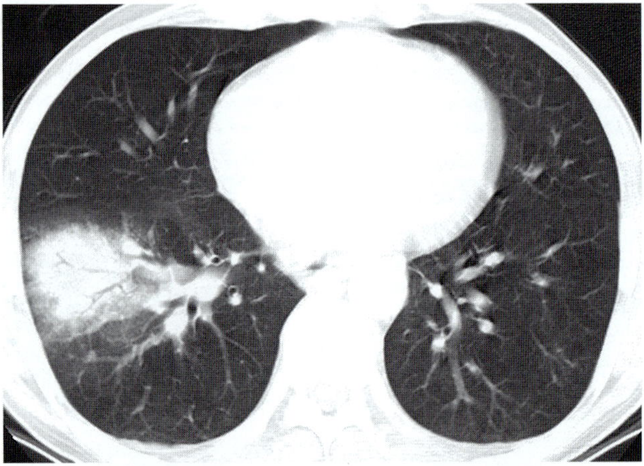

그림 6-10. 우하엽에 경계가 불분명한 round consolidation이 보인다.

Note

Round consolidation 주위로 형성된 ground-glass opacity halo에 의해 경계가 불분명해진 것이며, bone marrow transplantation 치료 과정중 발생하는 ANC (absolute neutrophil count) 500개 이하인 neutropenic state에서 이러한 소견이 2~3일내에 급격히 진행되는 상황이면 invasive pulmonary aspergillosis 일 가능성이 매우 높으므로 즉시 적절한 antifungal agent 치료를 시작하게 된다.

Cryptococcosis

- 원인균: Cryptococcus neoformans, spherical single budding yeast
- Diabetics, immunocompromised patients에 호발함.
- 영상소견
  - 주로 주변부에 위치한 경계가 명확한 mass (40%), 크기는 2~10 cm.
  - Lobar/segmental consolidation (35%)
  - Cavitation (15%)

Note

Several poorly-defined peripheral pulmonary nodules이 양측 폐에 scatter 되어 있고, 별로 증상도 심하지 않고, subacute or chronic course를 보이는 상황으로서, 이런 경우 PCNAB (percutaneous needle aspiration biopsy) 하면 multiple cryptococcal yeast를 확인할 수 있다. 병변이 nodule 형태를 띄고 있으므로 cryptococcoma 라고 부르기도 한다.

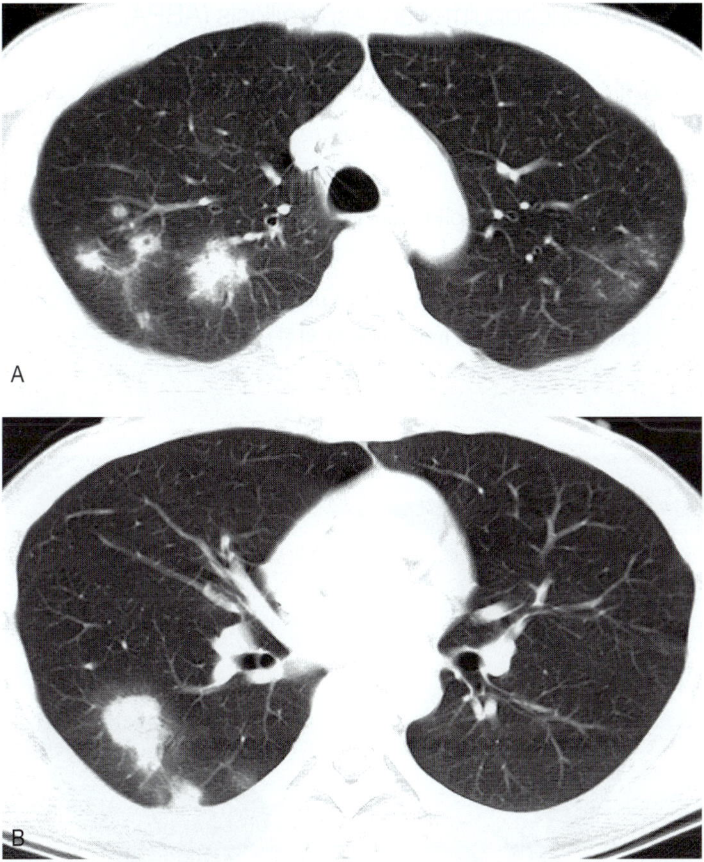

그림 6-11. 주로 right lung에 multiple poorly-defined nodule 들이 보이는데, 일부 nodule은 small central cavity를 동반하고 있다.

Allergic Bronchopulmonary Aspergillosis (ABPA)

- 정의: aspergillus 항원에 대한 hypersensitivity reaction 으로서 long-standing asthma를 동반한다.
- 영상소견
  - 상엽 중엽의 consolidation, bronchial wall thickening
  - Central bronchiectasis
  - 방사상의 폐문주위 음영이 "Gloved-finger" pattern을 보임: bronchial mucoid impaction에 의한 소견

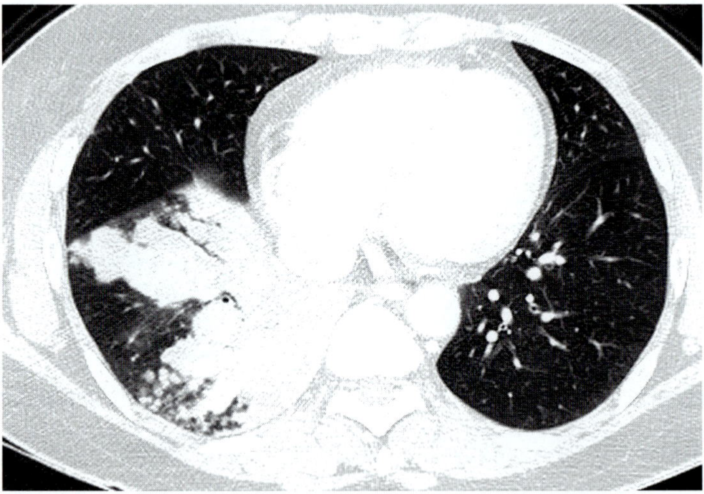

그림 6-12. Right lower lobe에 consolidation이 보이는데, tubule의 형태를 띄고 있다. 이는 dilated bronchi 내부에 mucoid impaction에 의한 opacity 들로서 ABPA의 소견이다.

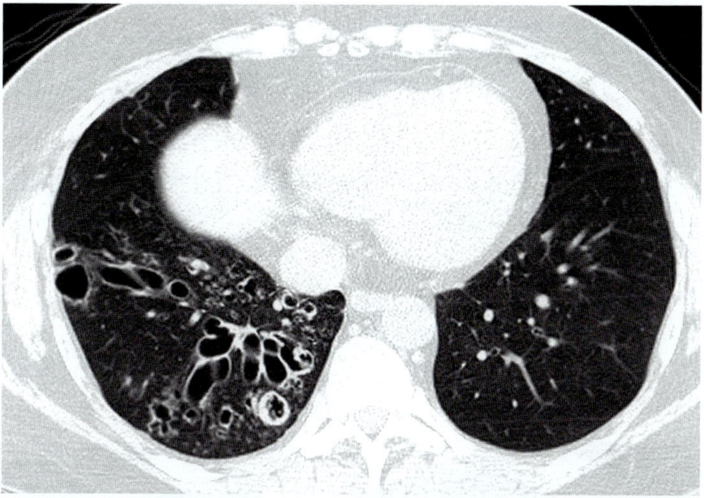

그림 6-13. 적절한 치료 후 mucus가 거의 대부분 배출된 후 diffuse tubular bronchiectasis가 잘 보이고 있다.

Cytomegalovirus pneumonia (CMV pneumonia)

- Cytomegalovirus는 herpes 계열 바이러스로서 보통 정상 면역기능을 가진 사람에게서는 질병을 일으키지 않는다. 그러나 AIDS나 organ transplant, chemotherapy를 받는 환자에게서는 치명적인 폐렴을 일으킬 수 있다.
- 영상소견
  - Bilateral asymmetric ground-glass, air-space opacities and small centrilobular nodules

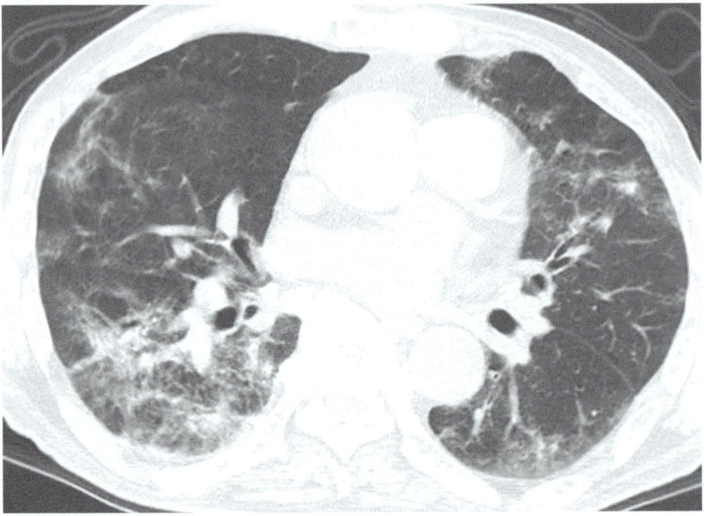

그림 6-14. 양측 폐에 multifocal patchy consolidation and ground-glass opacity가 보인다.

Candida pneumonia

- Candida species는 budding에 의해 복제하는, thin-walled, small yeasts (4 to 6 microns)이다.

  특히 *Candida albicans*는 입원환자들에서 상기도에 종종 발견되는 asymptomatic colonizers이다.

  Primary *Candida* pneumonia는 폐에 국한된 invasive infection이다. 이는 altered mental status 상태에서 상기도에 colonize된 Candida 진균의 aspiration에 의해 발생한다.

  Secondary *Candida* pneumonia는 Candida 진균의 hematogeneous dissemination에 의해 폐감염이 발생한 것을 칭한다.

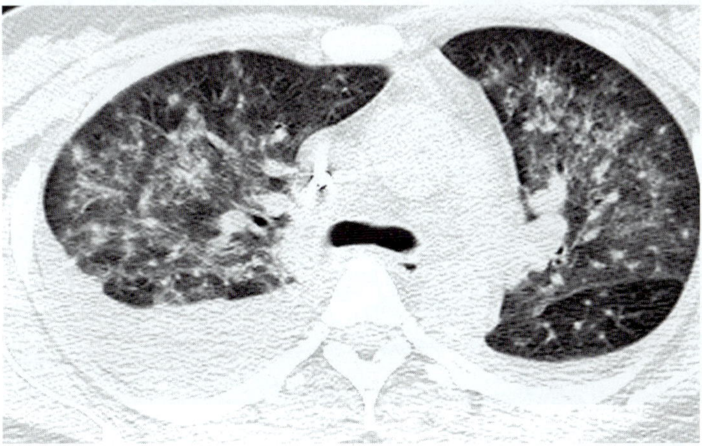

그림 6-15. 양측 폐에 multifocal patchy consolidation and ground-glass opacity가 보인다. Bilateral pleural effusions이 동반되어 있다.

Lung abscess

- 정의: 병원균 감염에 의해 폐 조직이 괴사되고 necrotic debris or fluid로 채워진 공동을 형성한 폐렴
- 원인: Primary abscess는 건강한 사람에서 aspiration에 의해 감염된 것이다; secondary abscess는 extrapulmonary site에서 퍼진 것, bronchiectasis, 면역결핍상태 등 preexisting condition이 있는 경우를 뜻한다.
- 원인균: *Staphylococcus*, anaerobic, *Aspergillus* lung abscess

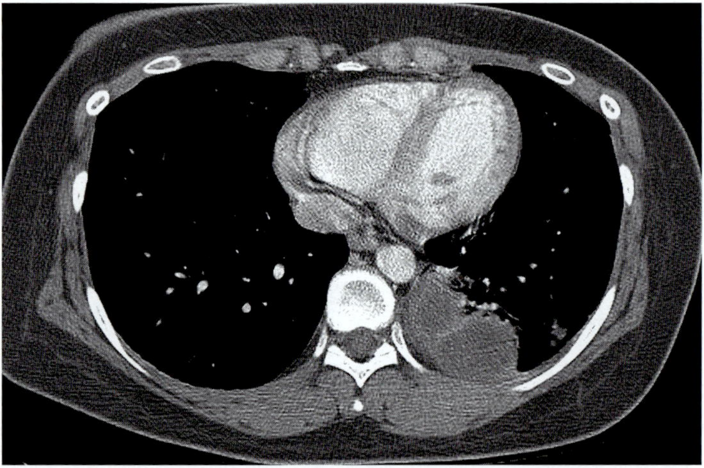

그림 6-16. Left lower lobe에 peripheral consolidation이 보이는데, 내부에 central necrosis를 시사하는 low-attenuation area 들이 포함되어 있다. 이러한 necrotizing pneumonia with abscess formation은 대개 주위 정상 폐와는 불규칙한 경계를 보인다.

Pulmonary tuberculosis

1. Primary tuberculosis

- Lobar or segmental homogeneous consolidation
- hilar or mediastinal lymph nodes 종대
- contrast-enhanced CT상, 종대된 림프절들은 종종 central low attenuation과 rim enhancement를 보인다.

2. Post primary tuberculosis

- 2~4mm centrilobular nodules이 주로 상엽의 apical segment of the upper lobes나 하엽의 superior segments에 보인다.
- Tree-in-bud opacities
- 5~10mm airspace nodules
- Cavitation
- Segmental consolidation

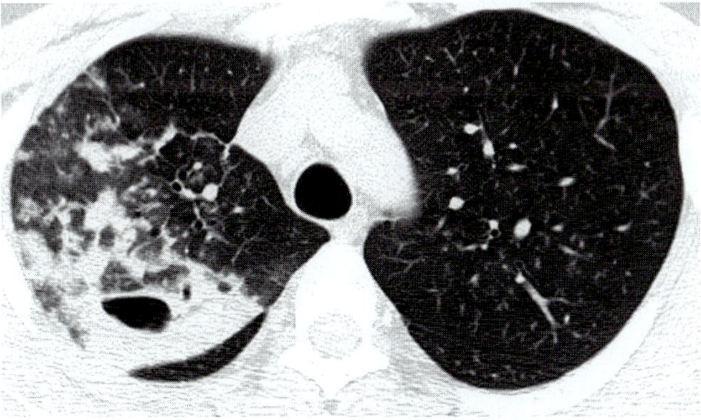

그림 6-17. Cavitary consolidation

right upper lobe에 cavitary consolidation과 주위에 multiple patchy nodular opacity 들이 보이는데, 이는 active pulmonary Tb의 전형적인 소견이다.

Bronchogenic spread Tb (centrilobular nodules with tree-in-bud appearance)

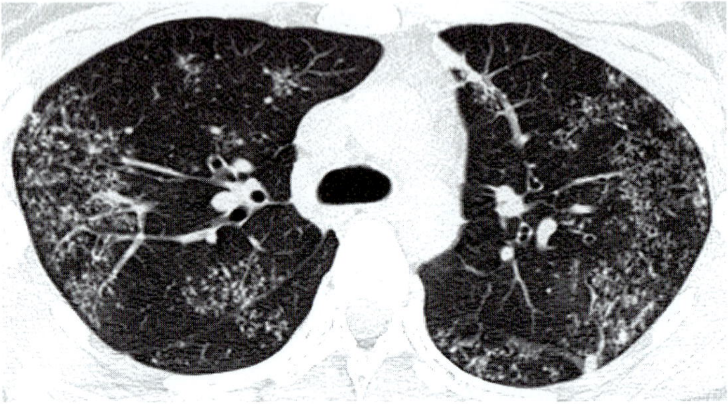

그림 6-18. 양측 폐에 v 혹은 y자 형태의 small nodule들이 cluster 되어 있는데, 이를 centrilobular nodule 들이라고 칭하며, 봄날에 나뭇가지에 새순이 돋아나는 모양과 유사하므로 tree-in-bud appearance 라고 부른다. 이러한 소견은 bronchiole을 따라 주위로 퍼져나가는, active pulmonary Tb의 또 다른 형태이다.

Mediastinal Tb lymphadenitis

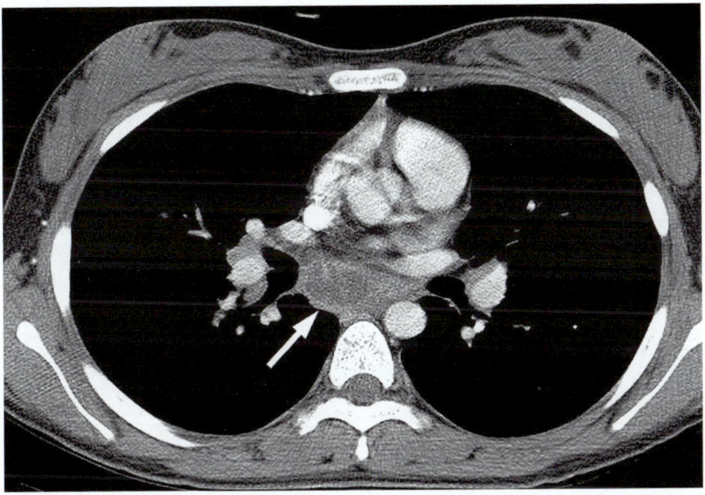

그림 6-19. subcarinal lymph node가 커져 있는데 (화살표), 내부의 attenuation이 낮아서 caseation necrosis를 시사한다. Pulmonary Tb는 이렇듯 폐에는 특별한 병변없이 mediastinal lymphadenitis 형태로 발현하는 경우도 있다.

Miliary Tb

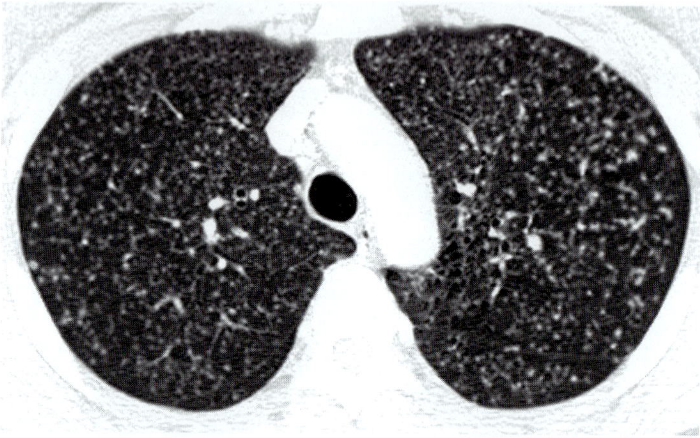

그림 6-20. 양측 폐에 2~4mm 크기의 비교적 균일한 크기의 small nodule 들이 dissemination 되어 있다. 이는 Tb 균이 혈행성 전이를 하여 전 폐야에 균등히 뿌려져 자라난 granuloma 들이다. 좁쌀을 뿌린 듯한 형태를 보이므로 miliary Tb 라고 불린다.

Endobronchial Tb

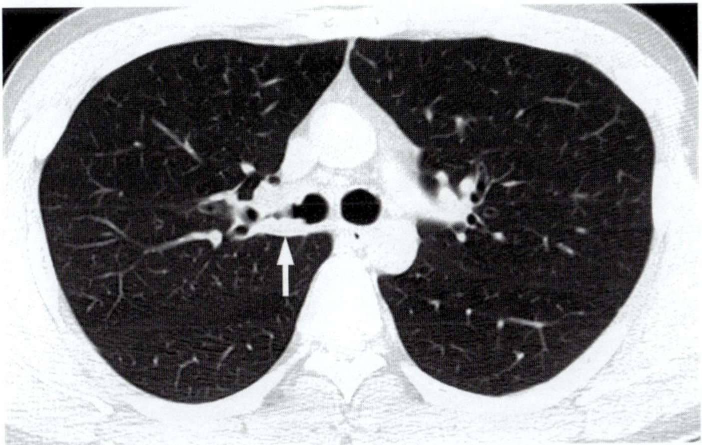

그림 6-21. Right main bronchus lumen 내부로 protruding soft tissue thickening이 보이는데 (화살표), 이는 bronchus wall이 Tb 균에 의해 infection 된 것으로서, CT 소견은 bronchial wall thickening with luminal narrowing이다. 이러한 endobronchial Tb lesion은 적절한 치료 후에 wall thickness가 감소하지면 residual fibrotic stricture를 남겨서 airway narrowing에 의한 dyspnea를 야기할 수 있다.

Tb pleurisy

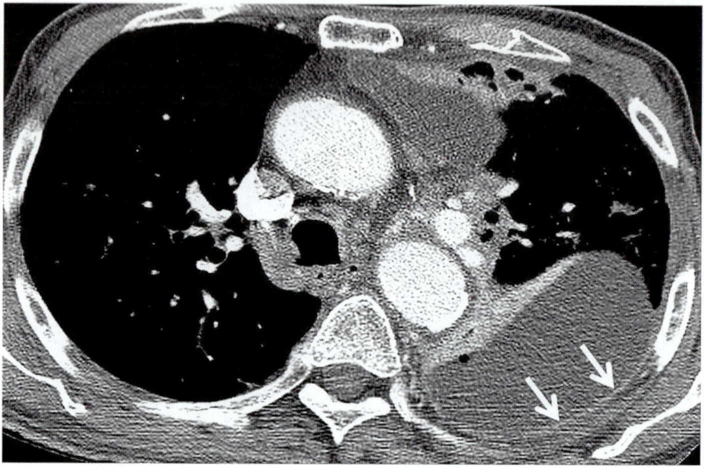

그림 6-22. Left hemithorax 내에 multiloculated pleural effusion이 보인다. Mild diffuse pleural thickening 이 동반되어 있는데 (화살표들), 이는 pleural effusion이 transudate가 아닌 exudate 임을 시사하며, 이러한 소견을 보이는 대표적인 3대 질환은 Tb pleurisy, pneumonia with empyema, malignant pleural effusion 임을 기억하세요.

Tb pericarditis

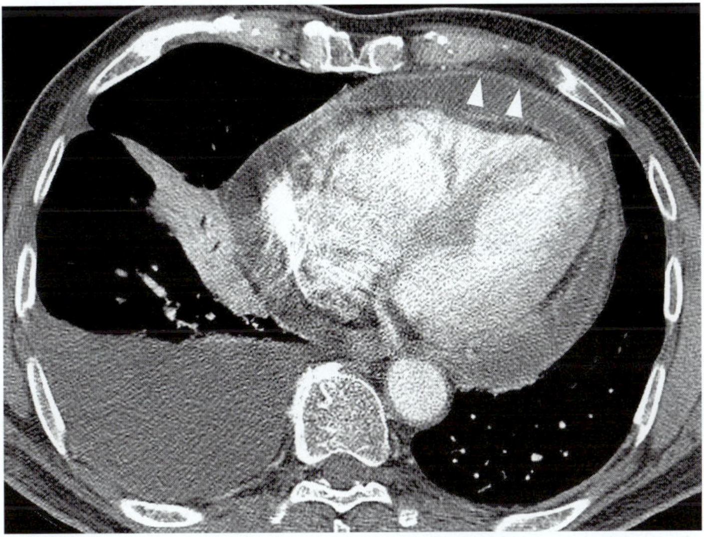

그림 6-23. moderate amount의 right pleural effusion과 함께 pericardial effusion이 보인다. Diffuse pericardial thickening 이 동반되어 있다 (화살촉들). 이는 Tb pleuritis and pericarditis의 전형적인 CT 소견이다. 이러한 active Tb pericarditis는 healing 되고 난 후, pericardium에 calcification 침착과 함께 fibrous thickening이 남을 수 있는데, 이러한 thick fibrotic pericardium 속안에 갇혀서 심장의 충분한 diastolic movement에 제약을 받아 증상이 초래되는 것을 constrictive pericarditis 라고 한다.

NTM pulmonary disease (nontuberculous Mycobacterium) (= MOTT, mycobacterium other than tuberculosis)

- surface water, tap water, soil에서 검출되는 ubiquitous organisms
- 전세계적으로 가장 흔히 발견되는 NTM lung disease 병원균은 *Mycobacterium avium-intracellulare* complex (MAC)이다.
- CT findings of MAC pulmonary infection (nodular bronchiectatic form)
  - Cylindrical bronchiectasis, right middle lobe and lingular division에 심함.
  - Nodules
  - Small centrilobular irregular and branching nodules (tree-in-bud pattern)
  - up to 2cm in diameter, 종종 공동화를 보임.

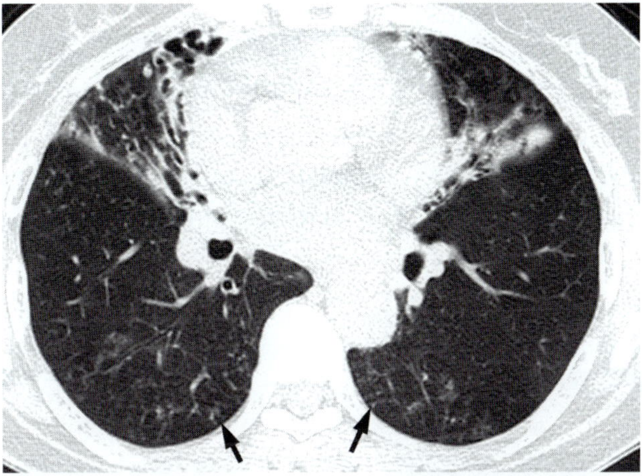

그림 6-24. right middle lobe and left lingular division에 diffuse bronchiectasis와 peribronchial consolidation, volume loss 소견이 보인다. 양측 lower lobe에는 v자 혹은 y자 모습으로 가지치는 형태의 작은 nodule 들이 모여 있는데 (화살표들), 이를 centrilobular nodules (tree-in-bud pattern) 라고 부르며, Tb 혹은 NTM 균이 centrilobular bronchiole을 따라 inflammation을 유발하며 퍼져 나가는 모습을 반영하는 것이다.

Cystic bronchiectasis

- Bronchial dilatation and bronchial wall thickening
- Bronchial dilatation = 인접한 pulmonary artery보다 기관지가 크거나 (signet ring sign), pleura로부터 1cm이내에 기관지가 보일 때.
- Bronchiectasis의 3가지 형태: cylindrical, varicose, cystic bronchiectasis

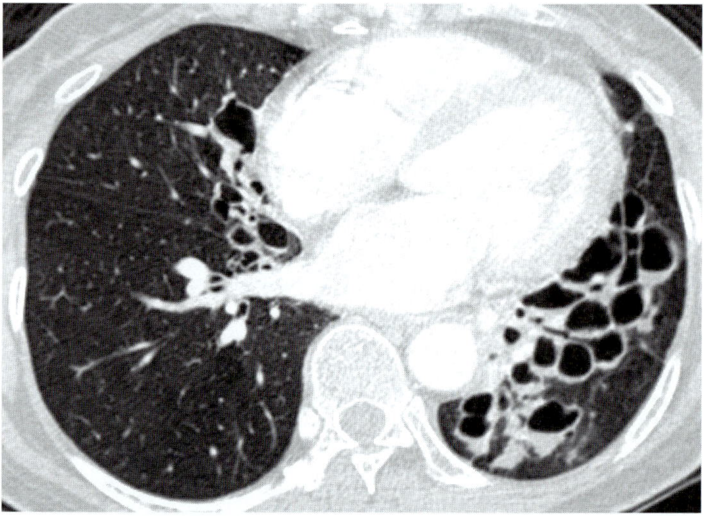

그림 6-25. left lower lobe에 마치 포도송이 같은 cystic space 들이 뭉쳐 있는데, 이는 모두 매우 늘어난 bronchus 들로서, cystic bronchiectasis 라고 부른다. Right middle lobe 일부에도 유사한 소견이 있다.

Note

Childhood 시기에 pertussis 등과 같은 pneumonia를 앓고 나면 proximal bronchus의 fibrous stricture 및 distal bronchial dilatation이 생기고, bronchial wall 자체도 약해져서 (bronchomalacia), 쉽게 dilatation and collapse 될 수 있게 된다. 또한 bronchial mucosa와 cilia가 damage 입었으므로, 호흡시 airway를 통해 계속 흡입되는 각종 세균들을 청소하는 system (mucus secretion과 ciliary movement 의한 clearance)이 정상 작동되지 못하므로, repeated bronchopneumonia가 생기고, 이에 의해 다시 bronchiectasis가 심해지는 vicious cycle을 밟게 되는데, 결국 위 증례와 같은 cystic bronchiectasis and parenchymal loss를 보이게 된다.

Paragonimiasis

- *Paragonimus westermani*에 의한 감염.
- 영상소견
  - Pleural effusion or hydropneumothorax
  - Single or multiple subpleural or subfissural nodules (1~4cm), 간혹 cystic change를 보임.
  - 간혹 hemorrhage에 의한 focal consolidation

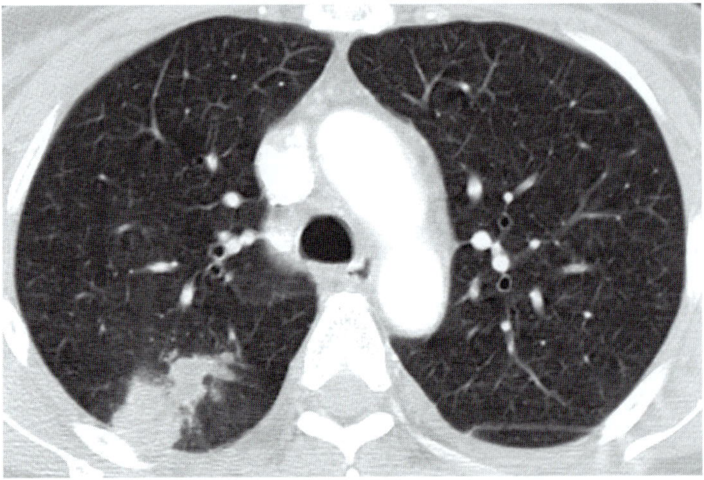

그림 6-26. right upper lobe에 poorly defined subpleural nodule이 보인다. Small left pleural effusion이 동반되어 있다.

Note

Pleuropulmonary paragonimiasis는 민물 참게로 담근 간장 게장을 먹은 후, Paragonimus westermani의 metacercaria form이 소장 벽을 뚫고 peritoneal space 로 나온 후, 위로 올라가 diaphragm을 뚫고 pleural space 로 도달한 후, visceral pleura를 뚫고 lung parenchyma 안으로 들어가면서 inflammation을 유발하는 일련의 과정을 CT 소견으로 보여준다. (pneumothorax, pleural effusion, pleural thickening, subpleural or subfissural nodule, intrapulmonary migration tract)

Right upper lobe atelectasis

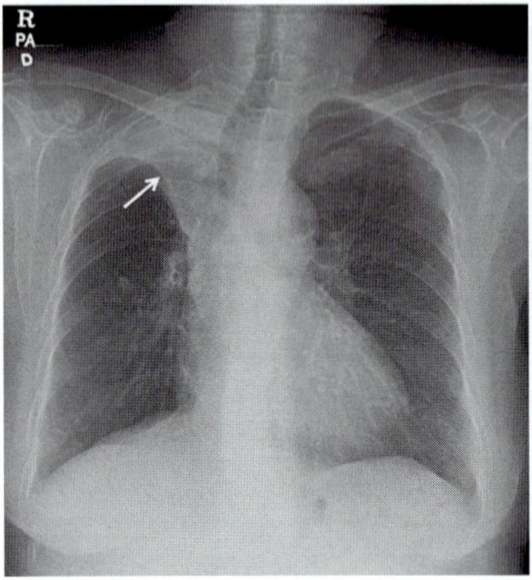

그림 6-27. chest PA 상 우상폐야에 증가 음영이 보이는데 (화살표), 이는 right upper lobe atelectasis의 전형적인 소견이다. 이는 central obstructing lung cancer에 의해 distal lung에 갇힌 공기가 폐 모세혈관으로 흡수되어 모두 사라진 상태로, 당연히 volume은 감소되고, density는 증가한다. Right upper lobe의 volume이 줄면서 thorax 내에 사라진 공간을 채우기 위해 인접한 right middle lobe가 compensatory hyperexpansion 하고, trachea를 포함한 mediastinum 도 끌려와 있다.

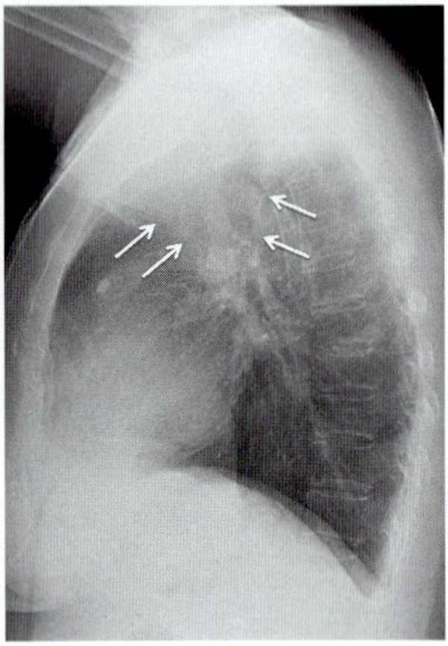

그림 6-28. lateral view 상 상부 폐에 역삼각형 혹은 뒤집어진 우산 형태의 증가 음영이 보이는데 (화살표들), 이는 right upper lobe atelectasis의 전형적인 lateral view 소견이다. 역삼각형의 아래 꼭지 부분이 central lung cancer이며, 윗부분이 atelectatic right upper lobe이다.

Right lower lobe atelectasis

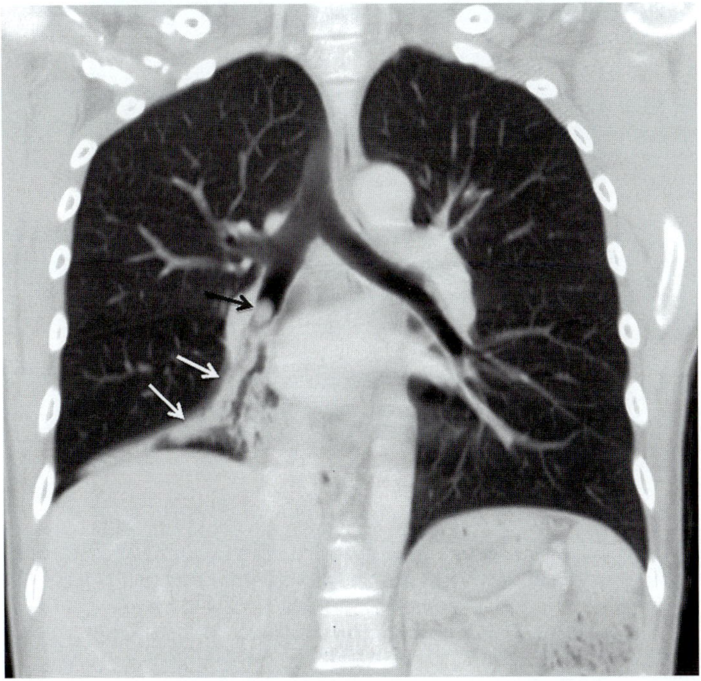

그림 6-29. right lower lobe bronchus가 기시하는 부위에 1cm 크기의 endobronchial nodule이 보이고 (검은 화살표), 이에 의해 distal lung에 atelectasis가 초래되어 있다 (흰 화살표들). 이 nodule은 bronchoscopic biopsy 상 endobronchial hamartoma 로 확인되었다.

Left upper lobe atelectasis

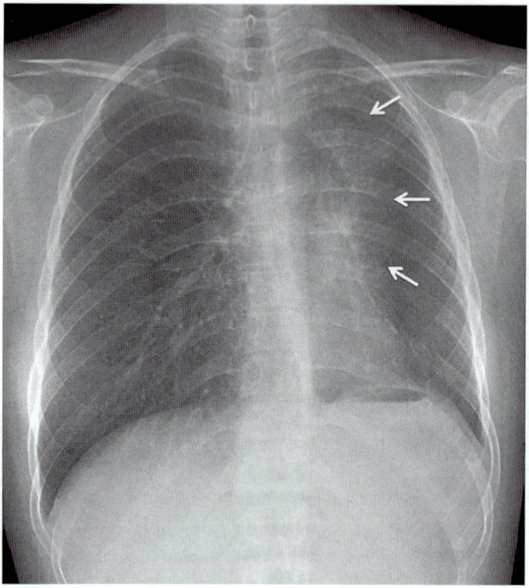

그림 6-30. chest PA 상 좌상 폐야에 large increased density가 보이는데, lateral margin의 경계는 불분명하다 (화살표들). 이는 atelectatic left upper lobe의 lateral portion이 medial portion에 비해 두께가 점점 감소하기 때문에 외연쪽으로 가면서 점점 엷어져서 사라지는 (fade away) 형태를 취하는 것으로, left upper lobe atelectasis의 전형적인 소견이다. 그러나 volume loss가 더 심화되면 점점 크기가 작아져서 hilum 주위에 confine 된, 경계가 명확한 증가 음영으로 변화한다.

Note

Left hemidiaphragm이 정상적으로는 right side에 비해 2cm 정도 낮게 위치해 있으나, 위 증례의 경우 오히려 우측보다 높게 위치해 있다. 이는 left upper lobe atelectasis에 의해 left hemithorax의 volume이 감소되고, intrathoracic negative pressure가 심화되어 left hemidiaphragm이 위로 끌려 올라 갔기 때문이다. 또한 trachea 도 약간 왼쪽으로 displace 되어 있다. 이러한 이차적 소견들은 left lung의 volume이 감소했음을 시사하므로, lobar atelectasis의 추가적 증거로 활용할 수 있다.

Total collapse of the left lung

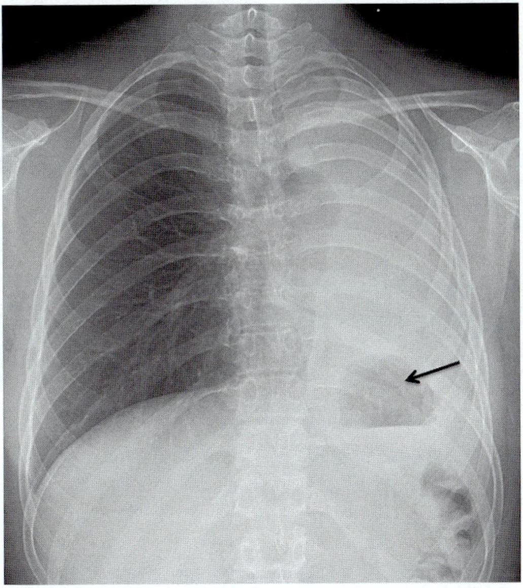

그림 6-31. Chest PA 상 left hemithorax에 total haziness가 보인다. 좌측 늑골들의 간격이 좁아져 있고 (rib approximation), left hemidiaphragm과 stomach fundus gas (화살표)가 위로 끌려 올라가 있는데, 이는 left hemithorax의 volume이 우측에 비해 감소되어 있음을 뜻하며, 좌측 폐야의 total haziness가 pneumonia 나 large pleural effusion에 의한 것이 아니라, total collapse에 의한 것임을 시사한다.

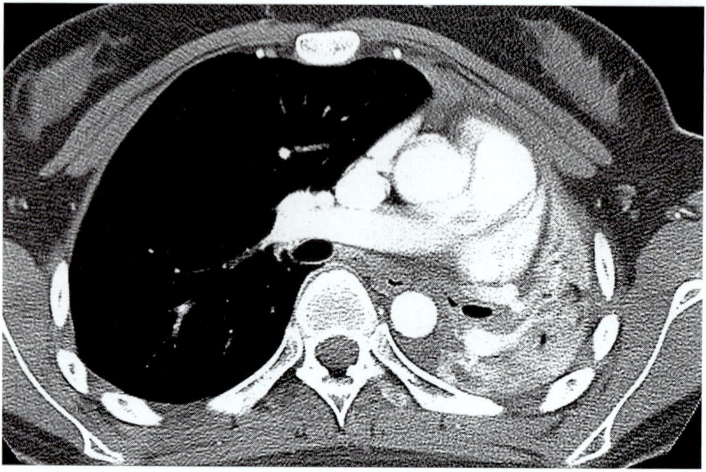

그림 6-32. CT 상 left lung의 total collapse 소견이 보인다.

Note

한쪽 폐야의 total haziness가 보일 때 생각할 수 있는 가능성은 3가지, 즉 total collapse, pneumonia, massive pleural effusion이다. 이들은 각각 hemithoax의 volume 감소, volume 변화 없음, volume 증가를 초래할 것이므로 chest PA 만 보더라도 능히 그 원인을 지목할 수 있을 것이다!

Adenocarcinoma

- 30~35% of lung cancer cases (가장 흔한 cell type)
- smoking과는 연관성이 적다
- Early metastases가 흔하다.
- 75%가 peripheral lung nodule로 발현.
- 상엽에 흔하다.
- lung fibrosis와 관련성이 있다.
- 종종 spiculated margin을 보인다.

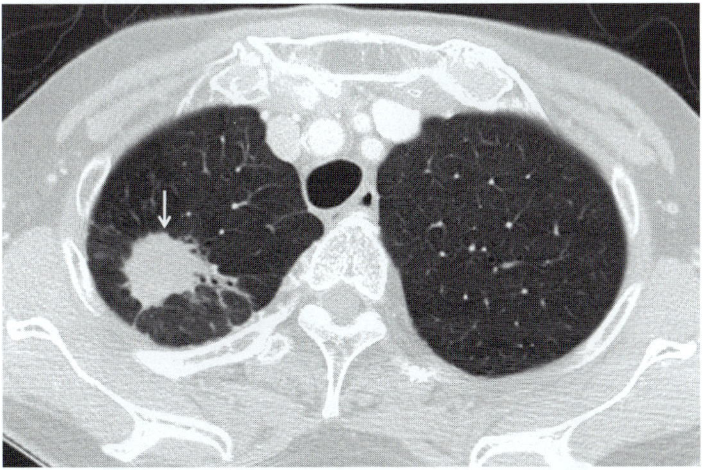

그림 6-33. 우상엽에 spiculated margin을 보이는 peripheral mass가 보인다 (화살표). 이러한 marginal speculation은 병리조직학적으로는 desmoplastic reaction 으로 알려져 있으며, adenocarcinoma의 특징적인 소견이다.

Squamous cell carcinoma (central lung cancer with complete lobar atelectasis)

- 30% of lung cancer
- Smoking과 높은 연관성이 있다.
- 65%가 main, lobar, or segmental bronchus에서 발생한다.
- Atelectasis and consolidation이 흔하다.
- Metastasis는 늦게 일어나므로 비교적 예후가 좋다.

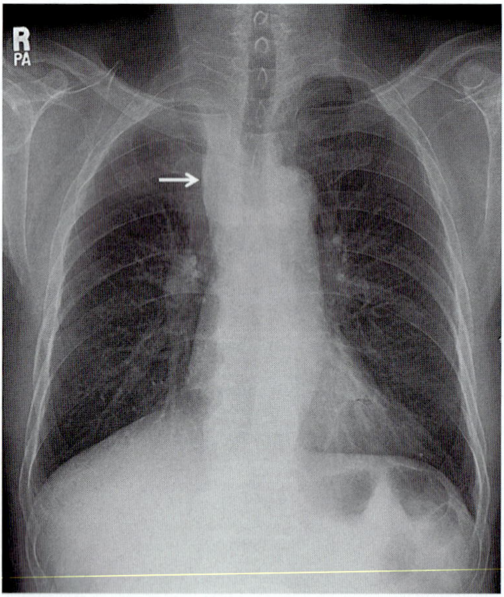

그림 6-34. Chest PA상 right mediastinal widening이 보이는데 (화살표), 이는 central mass에 의한 airway obstruction 후 distal trapped air가 모두 흡수되어 폐엽이 atelectasis되면서 mediastinum 쪽으로 밀려 올라간 우상엽에 의한 density 로서, complete right upper lobe atelectasis의 소견이다.

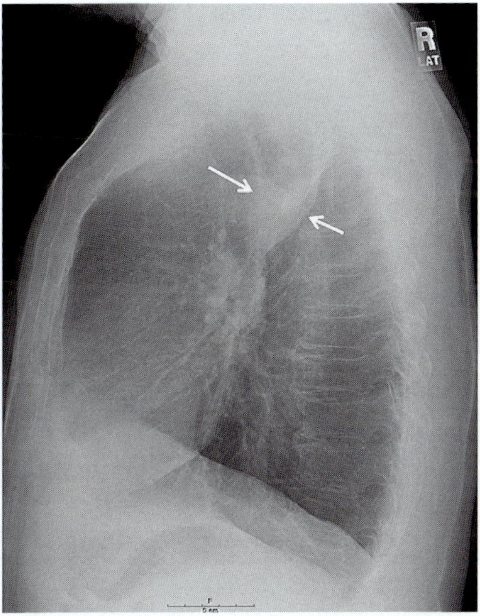

그림 6-35. Chest lateral view 상 complete right upper lobe atelectasis의 소견이다 (화살표들).

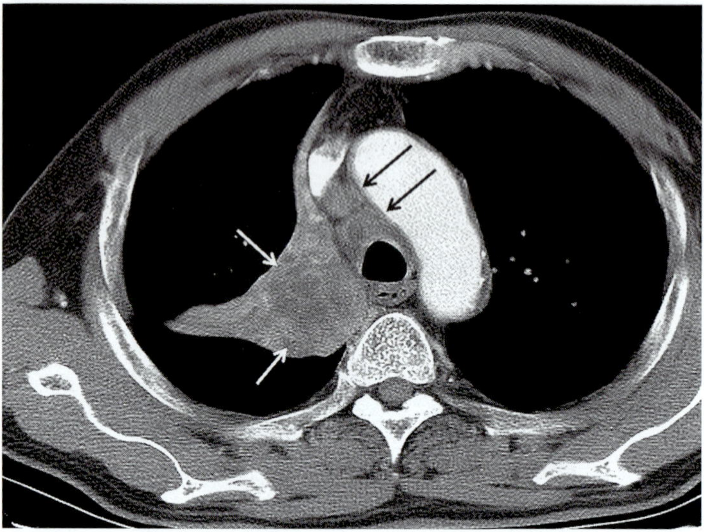

그림 6-36. Mediastinal window setting CT 상 large central mass (흰 화살표들, 약간 어두운 부분)와 이에 의한 우상엽의 complete atelectasis가 보인다. 또한 두 개의 right paratracheal lymph node 들이 동반되어 있는데 (검은 화살표들), 이는 metastatic mediastinal lymph node 들로서 당장은 수술이 불가능한 N2 stage를 의미한다 (neoadjuvant chemoradiation 후 down-staging 되면 수술할 수도 있음).

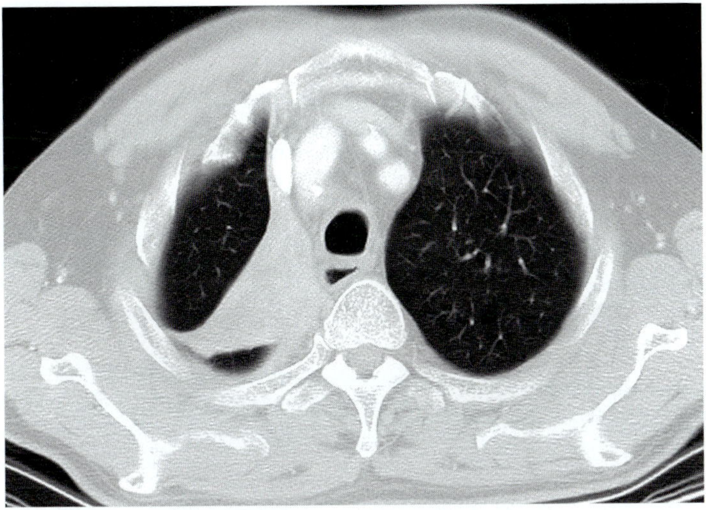

그림 6-37. Lung window setting 상 right upper lobe atelectasis의 소견이다.

Large cell carcinoma

- 10% of lung cancer
- Smoking과 연관성이 높다.
- 대개 large peripheral mass (>4cm) 로 발현한다.
- 조기에 metastasis하므로 예후가 좋지 않다.

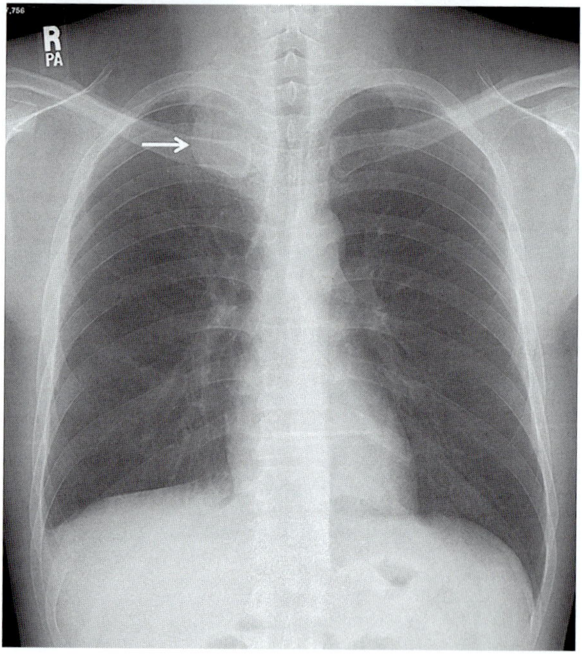

그림 6-38. chest PA 상 우상엽에 mass shadow가 보인다 (화살표).

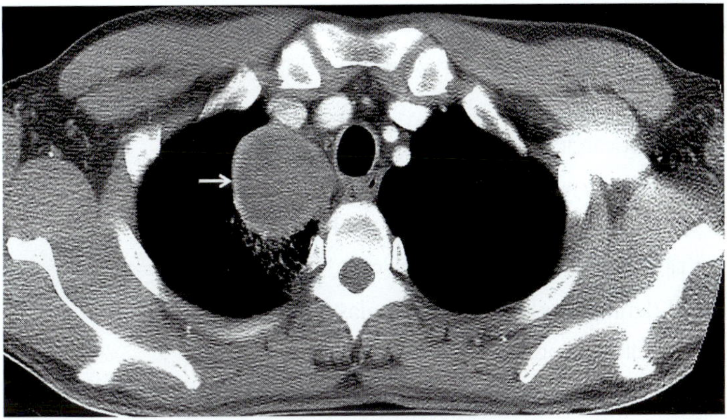

그림 6-39. CT상 경계가 비교적 분명한 peripheral mass가 있다 (화살표).

Note

Bronchogenic carcinoma의 4가지 type중 small cell lung cancer를 제외한 나머지 3가지, 즉 adenocarcinoma, squamous cell carcinoma, large cell carcinoma는 모두 합쳐서 non-small cell lung cancer 라고 칭하며, 임상에서 굳이 specific cell type 확인을 요구하지 않는데, 이는 주로 chemotherapy and/or radiation therapy 로 치료하는 small cell lung cancer와 달리, non-small cell lung cancer 들은 수술적 치료가 우선시 되고 예후도 큰 차이가 없기 때문이다.

CT 상 peripheral adenocarcinoma가 spiculated margin을 잘 보이고, central location은 squamous cell carcinoma에서 더 흔하다는 사실 외에는 non-small cell lung cancer 들끼리는 서로 특별한 감별점이 없고, 또한 실제로 감별할 필요도 크지 않다.

Bronchioloalveolar carcinoma (BAC), ground-glass nodule type

- Adenocarcinoma의 한 subtype이다.
- lepidic growth를 보이는 noninvasive tumor이다.
- BAC의 60%는 nodule 형태로 나타난다.
- 대개 non-mucinous cell type이고,
- ill-defined nodule of ground-glass opacity로 나타나며,
- excellent prognosis를 보인다.

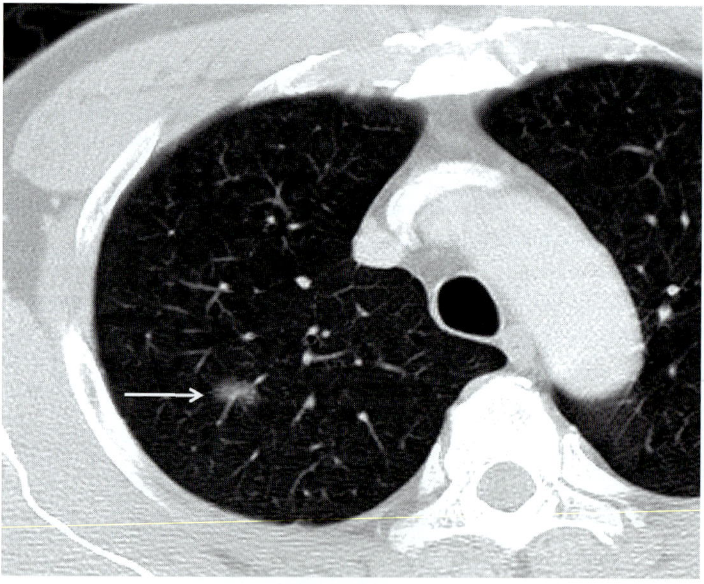

그림 6-40. 우상엽에 작은 ground-glass nodule이 보인다.

Note

Small ground-glass nodule의 형태로 발견되는 non-mucinous BAC 의 경우 자라는 속도가 매우 느리므로, 예후가 아주 좋다. 1년 후 follow-up CT에서도 현저한 크기 증가는 보이지 않는다.

이는 대개 크기가 1cm 이상이며, lobulated margin을 보이는 경우가 많으므로 이러한 소견을 보일 때에는 malignancy인 non-mucinous BAC 일 가능성을 생각해야 한다.

Bronchioloalveolar carcinoma (BAC), consolidative type

- BAC의 40%는 diffuse or patch consolidation and/or nodule의 형태로 나타낸다.
- mucinous cell type이다.
- alveoli를 채우는 mucin에 의해 lung consolidation 형태를 띄는 것이다.
- poor prognosis 를 보인다.

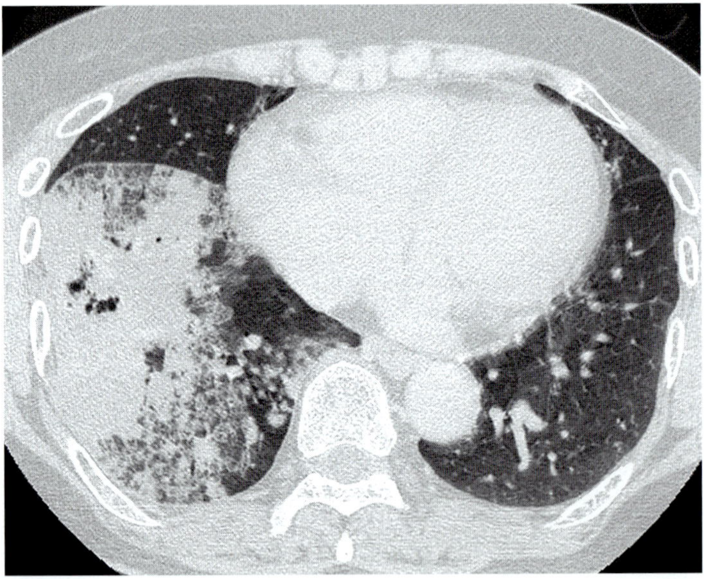

그림 6-41. 우하엽에 광범위한 poorly defined consolidation and ground-glass opacity가 보인다. 이는 mucinous BAC 증례로서, BAC cancer cell 들이 많은 양의 mucin을 생성하여 consolidation 형태를 이루며, 다른 폐에로의 전이도 쉽게 일어나므로, 예후가 매우 좋지 않다.

Note

Consolidation 형태의 mucinous BAC는 CT 소견만으로 보면 acute bacterial pneumonia와 크게 다르지 않으므로 pneumonia로 오진할 가능성이 높다.

그러나 acute pneumonia에서는 fever, leukocytosis, CRP 및 ESR 증가 등과 같이 infection을 시사하는 symptom and sign, lab. finding이 있으므로 이를 확인하면 감별 진단에 큰 도움을 받을 수 있다.

Small cell lung cancer

- 15~20% of lung cancer
- Smoking과 높은 연관성이 있다.
- Neuroendocrine carcinoma의 spectrum 중 한 가지이다.
- Paraneoplastic syndrome이 동반될 수 있다.
- 주로 main or lobar bronchi에서 발생한다.
- Extensive peribronchial invasion을 보이는 large hilar or parahilar mass 형태로 발현한다.
- Massive lymph node enlargement를 보인다.
- 진단시 Metastases가 90%이상 이므로 예후가 아주 좋지 않다.

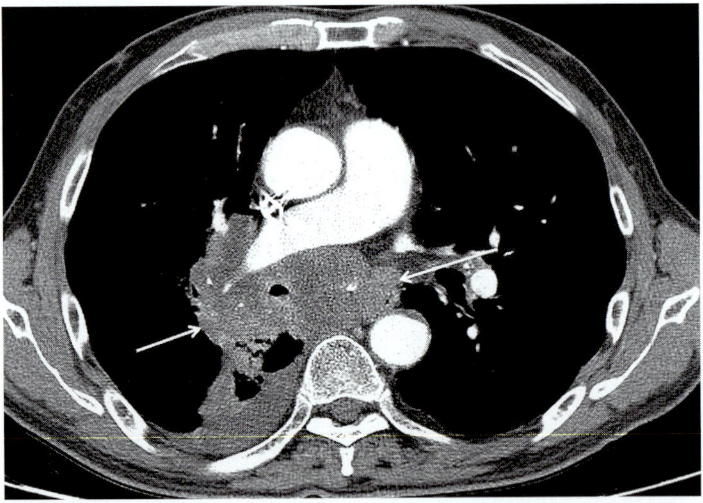

그림 6-42. Axial CT 상 right hilum과 subcarinal area를 involve 하는 large conglomerated lymph node mass가 형성되어 있다 (화살표들). 소량의 right pleural effusion이 동반되어 있다.

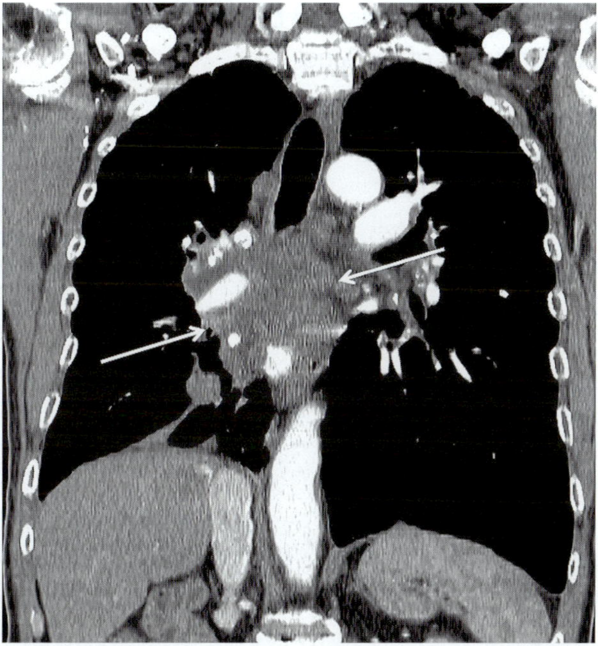

그림 6-43. Coronal CT상 mass의 전장이 잘 확인된다 (화살표들).

Note

대부분의 small cell lung cancer는 이 증례처럼 massive mediastinal lymph node metastasis를 형성한다.

Primary mass는 잘 확인되지 않고 metastatic mediastinal lymph node 들만 매우 커져서 융합되어 있는 경우도 흔하다. 유사한 CT 소견을 보일 수 있는 질환으로는 malignant lymphoma, undifferentiated carcinoma, sarcoidosis, Castleman' s disease 등이 있다.

Lung-to-lung metastasis and bony metastasis from adenocarcinoma of the lung

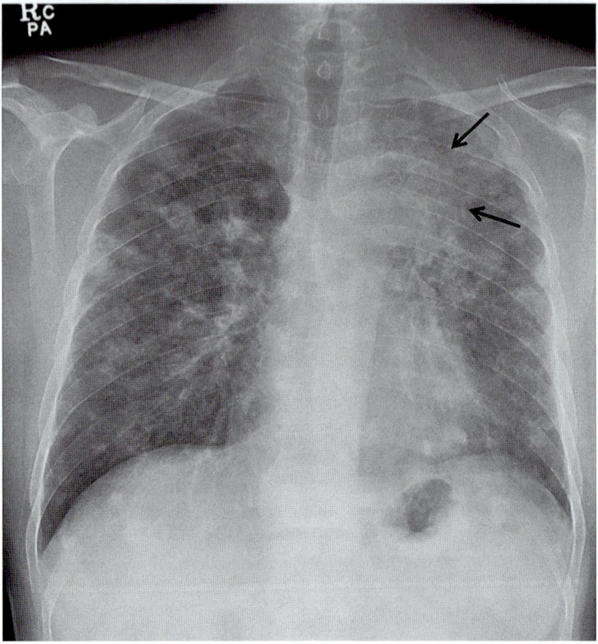

그림 6-44. chest PA 상 left upper lobe에 large increased density가 보이고 (화살표들), 양측 폐에 multiple nodule들이 dissemination 되어 있다.

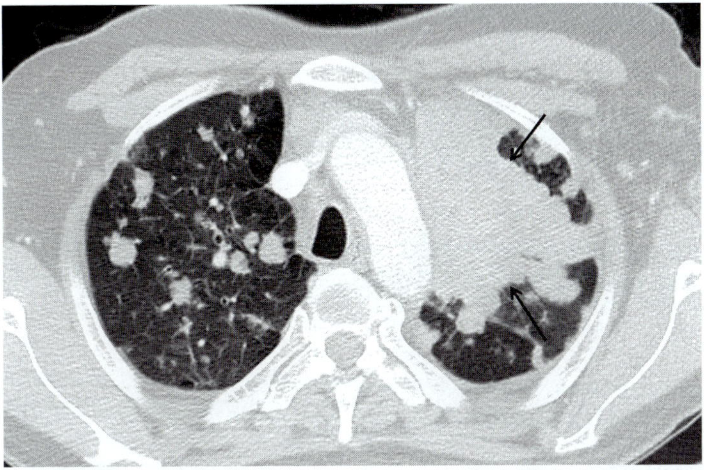

그림 6-45. lung window CT 상, left upper lobe에 lung cancer mass가 보이고 (화살표들), 나머지 lung에도 multiple nodule 들이 보인다.

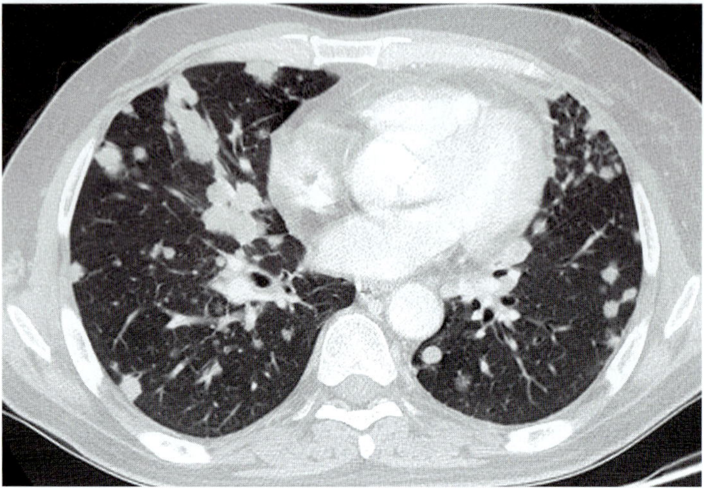

그림 6-46. 다른 폐에도 disseminated lung-to-lung metastasis를 시사하는 multiple pulmonary nodule들이 보인다.

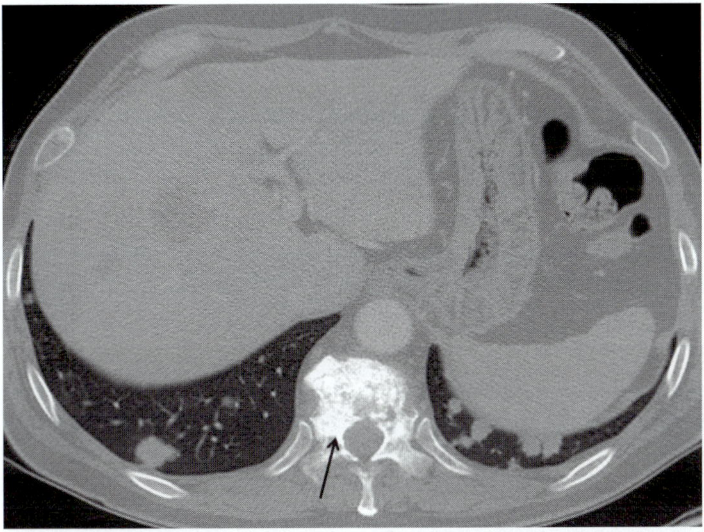

그림 6-47. bone window setting 상 lower T-spine body의 attenuation이 불규칙적으로 증가되어 있는데 (화살표), 이는 osteoblastic bone metastasis의 소견이다.

Adrenal metastasis from lung cancer

- 진단 당시 non-small cell lung cancer 환자의 최고 20%에 이를 정도의 빈도를 보인다.
- general population의 3~5%에서 adrenal adenoma가 발견되는데, lung cancer 환자에서 발견되는 3cm 미만의 작은 adrenal nodule 중 65%는 metastasis가 아닌 adrenal adenoma이다.

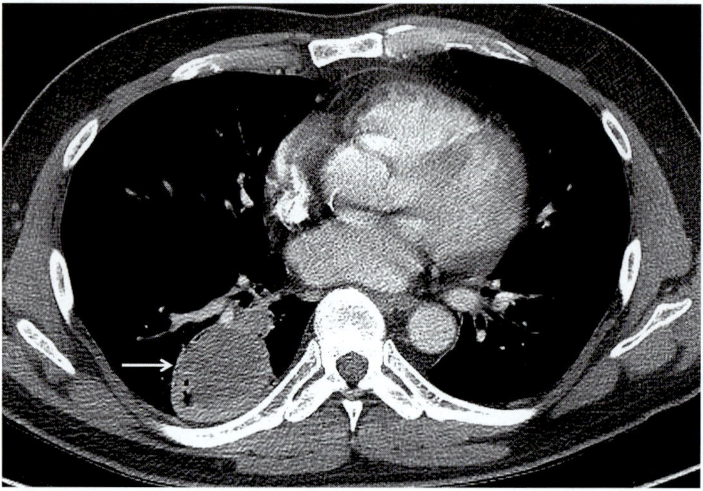

그림 6-48. Chest CT 상 우하엽에 peripheral necrotic mass가 보인다 (화살표). 이는 PCNA (percutaneous needle aspiration) 으로 non-small cell lung cancer 로 진단되었다.

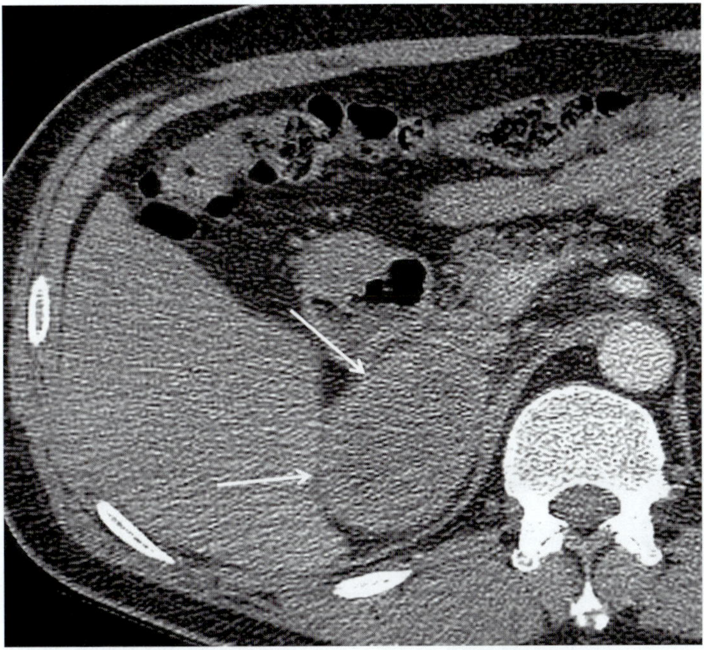

그림 6-49. Abdomen CT 상 right adrenal gland에 large ovoid mass가 보이는데 (화살표들), lung cancer의 adrenal metastasis를 시사하는 소견이다.

Note

Lung cancer는 종종 adrenal metastasis를 동반하므로 이를 확인하기 위해 routine chest CT scan 시 adrenal gland가 꼭 포함되도록 kidney upper pole level 까지 충분히 내려서 촬영하고 있다.

Lymphangitic pulmonary metastasis (= lymphangitic carcinomatosis) from colon cancer

- 흔한 원발성 암 종류: 폐암, 유방암, 위암, 대장암, 췌장암
- Usually, bilateral except in pulmonary carcinoma
- Thickening of interlobular septa
- Thickening of peribronchovascular interstitium
- Thickening may be smooth or nodular
- Lymphadenopathy in 30%
- Pleural effusion in 30~50%

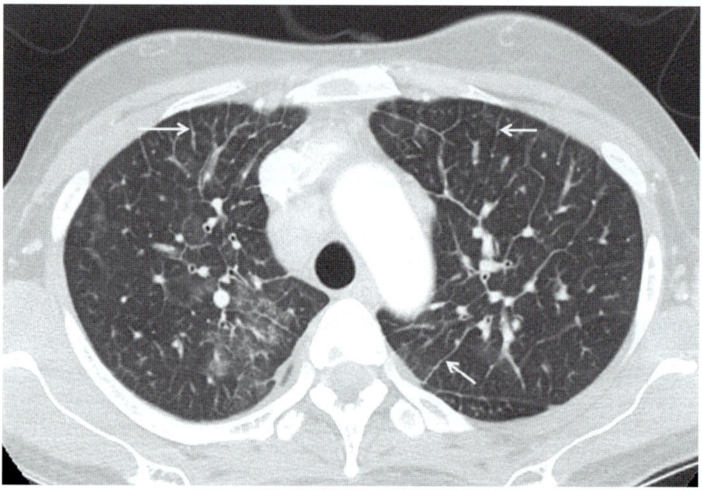

그림 6-50. lung window setting 상 양측 폐에 diffuse interlobular septal thickening이 보이는데 (화살표들), 이는 lymphangitic metastasis (or lymphangitic carcinomatosis)의 소견이다.

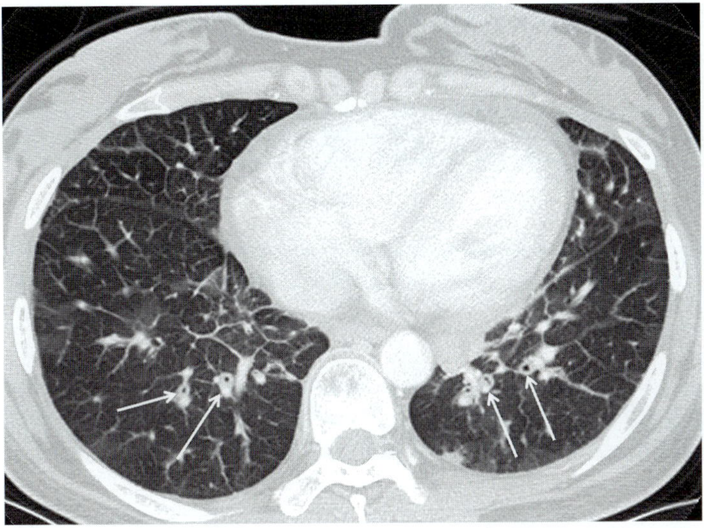

그림 6-51. lung window setting 상 양측 폐에 diffuse interlobular septal thickening 외에도 diffuse bronchovascular bundle thickening 도 보이는데 (화살표들), 이 역시 lymphangitic metastasis를 시사하는 소견이다.

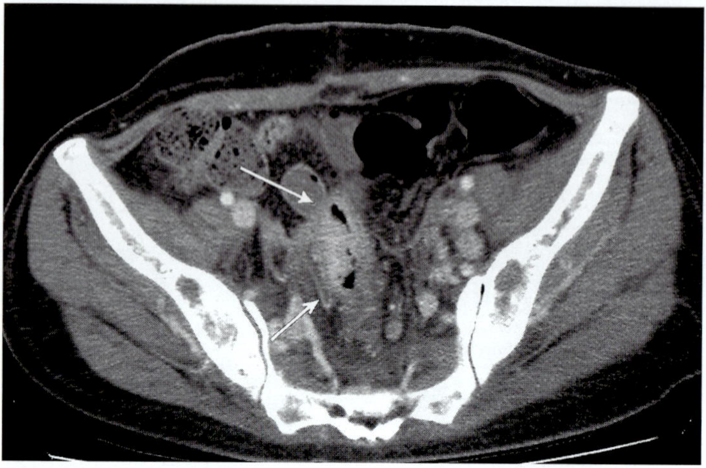

그림 6-52. Pelvic CT 상 sigmoid colon에 irregular wall thickening이 보이는데, colon cancer를 시사한다 (화살표들). 종합하면, sigmoid colon cancer에 의한 lymphangitic pulmonary metastasis의 소견이다.

Note

diffuse interlobular and bronchovascular bundle thickening을 보이는 두 가지 대표적인 질환은 lymphangitic metastasis와 interstitial edema이다.

Malignant pleural mesothelioma

- asbestos exposure와 관계된 드문 pleural tumor
- Very poor survival, median 12 months
- Unilateral pleural effusion (87%) may be the only finding
- Thick (〉1cm) or thin pleural thickening is often seen (89%) along parietal pleura
- Pleural plaques (27%) are helpful in distinguishing mesothelioma from metastatic pleural disease.

Note

Multiple pleural masses의 감별

- Malignant pleural mesothelioma
- Thymic carcinoma with pleural drop metastasis
- Adenocarcinoma with pleural seeding

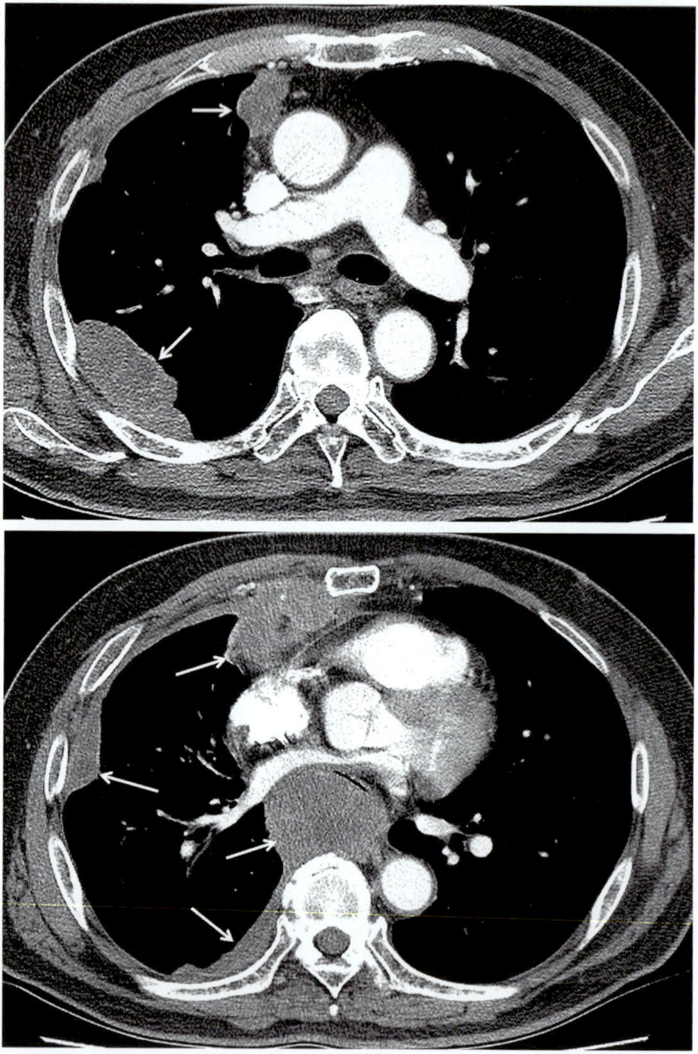

그림 6-53. CT상 right anterior mediastinal mass 외에도 right pleural space에 multiple pleural mass 들이 퍼져 있다 (화살표들).

Carcinoid tumor

- 원발성 폐암의 약 25%는 neuroectodermal carcinoma이다 (typical & atypical carcinoid, large cell neuroendocrine carcinoma, small cell carcinoma).
- Carcinoid tumor는 전체 primary lung cancer의 1~2%를 차지한다.
- Typical carcinoid
  - commonly 40~60 세
  - smoking과 무관.
  - 대개 main, lobar, or segmental bronchi를 침범하는 central mass로 발현.
  - highly vascular tumor, and hemoptysis is a common complaint.
- Atypical carcinoid
  - carcinoid tumor의 약 10~25%
  - considered to be intermediate between typical carcinoid and small cell lung cancer
  - smoking과 관련.
  - a lung nodule or mass and somewhat larger than typical carcinoid

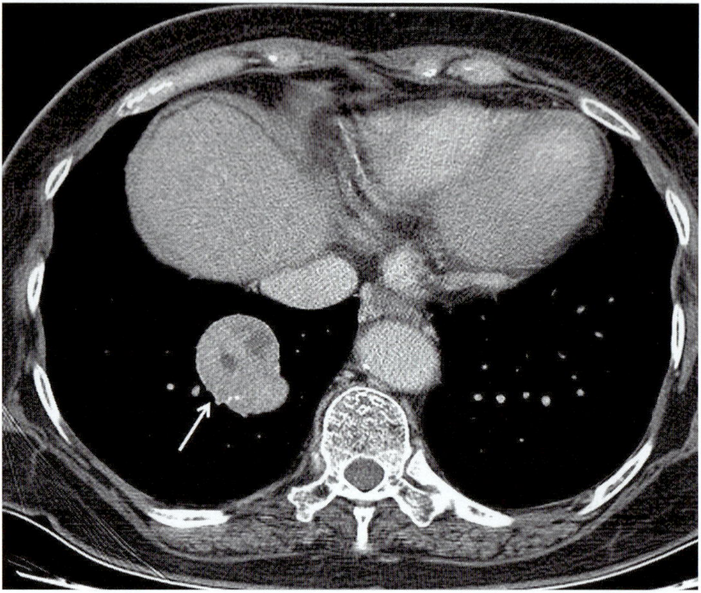

그림 6-54. 우하엽에 well-defined peripheral mass가 보인다 (화살표). 이 mass는 내부에 약간 low-attenuating portion (어두운 부분) 들을 포함하고 있다.

Note

Strong contrast-enhancement를 보이는 hilar mass를 보면 typical carcinoid tumor를 생각하라.

Typical carcinoid는 highly vascular tumor이므로 contrast enhancement가 잘 된다. 주로 hilum에 경계가 좋은 mass를 형성하는데, small endobronchial protruding portion을 자주 동반하므로 bronchoscopy 로 관찰할 때 iceberg tumor 라고 표현하기도 한다 (실제 육안으로 보이는 tumor는 빙산의 일각이고, 기관지 외강쪽으로 bronchoscope 로는 보이지 않는 큰 종괴를 형성하고 있기 때문.).

Adenoid cystic carcinoma of the trachea

- 두번째로 흔한 primary tracheal neoplasm
- Smoking과 무관.
- 20~80대 다양한 연령군에 분포함.
- 악성암을 시사하는 소견들: 크기가 2cm 이상, irregular margins, contiguous tracheal wall thickening, and extratracheal extension.

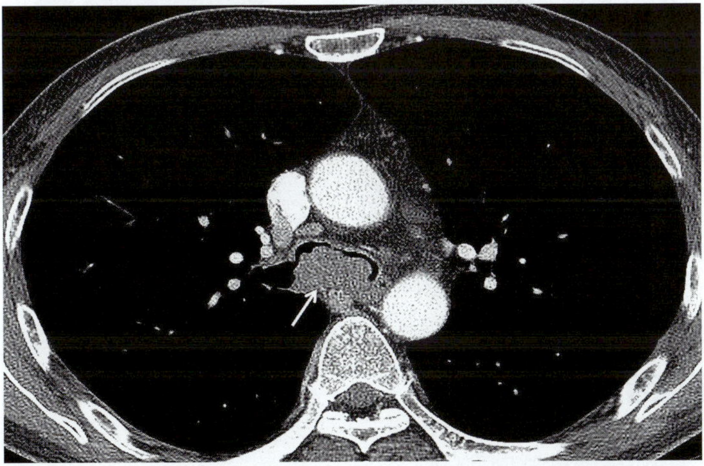

그림 6-55. Axial CT scan상 tracheal carina에 intraluminal protruding, lobulating mass가 보인다 (화살표). 이 mass에 의해 airway lumen이 매우 좁아져 있어서 호흡곤란 증상을 초래한다.

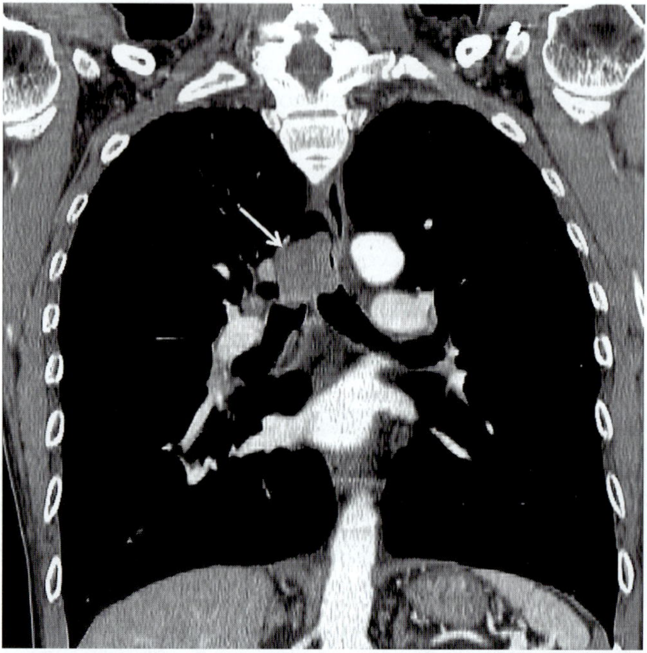

그림 6-56. coronal CT scan 상 endotracheal mass의 전장이 잘 보인다 (화살표).

Note

Endotracheal or endobronchial tumor는
Squamous cell carcinoma (SqCC)
Adenoid cystic carcinoma (ACC)
Mucoepidermoid carcinoma (MEC)의 순으로 흔하다 (SAM!).

Sarcoidosis

- noncaseating granulomata를 보이는 systemic inflammatory disorder
- Intrathoracic lymph node and pulmonary parenchymal involvement : 90% 이상.
- Sarcoid granulomas는 perilymphatic distribution을 보인다.
- 대개 20~40 대 연령

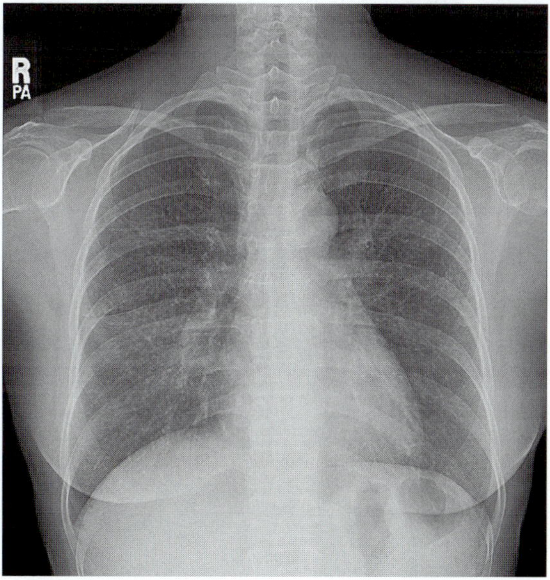

그림 6-57. 흉부 X선 촬영상, 양측 폐문의 크기가 약간씩 증대되어 있고, 양측 폐에 interstitial marking 도 증가되어 있다.

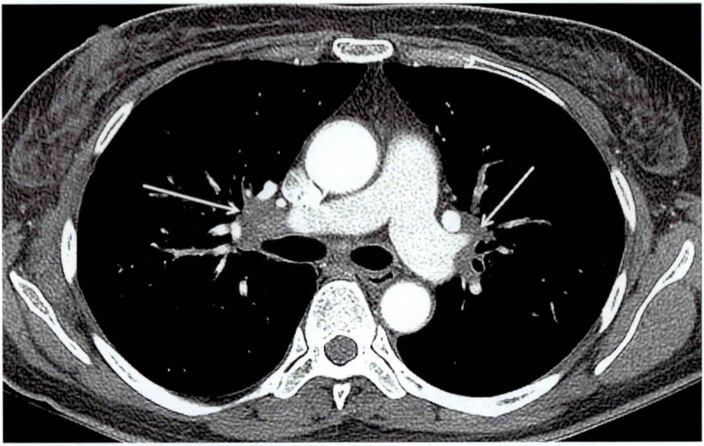

그림 6-58. Mediastinal window CT상 양측 hilar lymph node들이 약간씩 커져 있다 (화살표들)

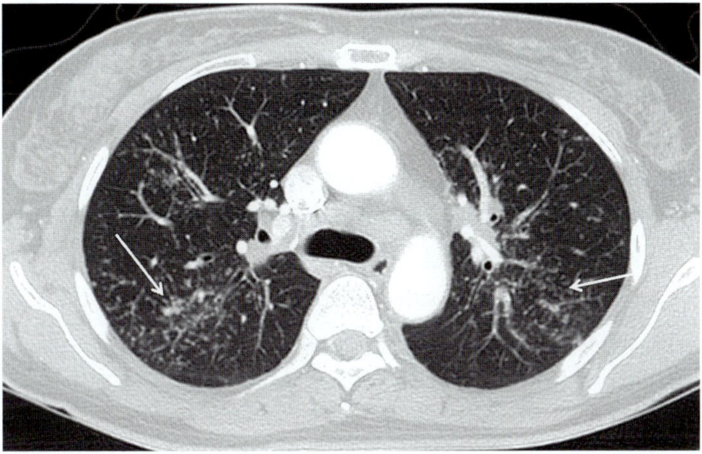

그림 6-59. Lung window CT상 양측 lung에 small nodule 들이 보이는데, 이는 sarcoid granuloma 들이다.

Note

Sarcoidosis의 CT finding은 bilateral mediastinal and hilar lymphadenopathy와 small pulmonary nodules이다. 그런데, 이러한 small pulmonary nodule들은 centrilobular nodules과 동반하여 주로 bronchovascular bundle이나 pleura, fissure에 붙어있는데, 이를 perilymphatic distribution이라 기술하며, CT 소견만으로도 sarcoidosis를 진단할 수 있는 중요한 소견이니 꼭 기억하기 바람.

(Chondroid) Hamartoma

- 가장 흔한 양성 폐 종양
- lung tumor의 약 8%를 차지함.
- 대부분 40세 이후에 발견됨.
- 대부분 무증상이나, endobronchial hamartoma는 bronchial obstruction 증상 야기함.
- 1~4cm diameter, smooth or slightly lobulated nodule
- Popcorn calcification이 특징적이나, 흔하지 않음.
- 60%에서 fat density foci를 보임.
- Presence of fat in a smoothly marginated nodule is virtually diagnostic.
- No significant uptake on PET

Note

Well-defined, round, peripheral pulmonary nodule이 발견될 때, nodule 내부에 popcorn 처럼 생긴 calcification 들이 들어 있거나, fatty component를 시사하는 low-attenuation portion (검게 보이는 부분)이 포함되어 있거나, 혹은 이 두 가지가 모두 들어 있는 경우, 진단은 거의 틀림없이 chondroid hamartoma이다.

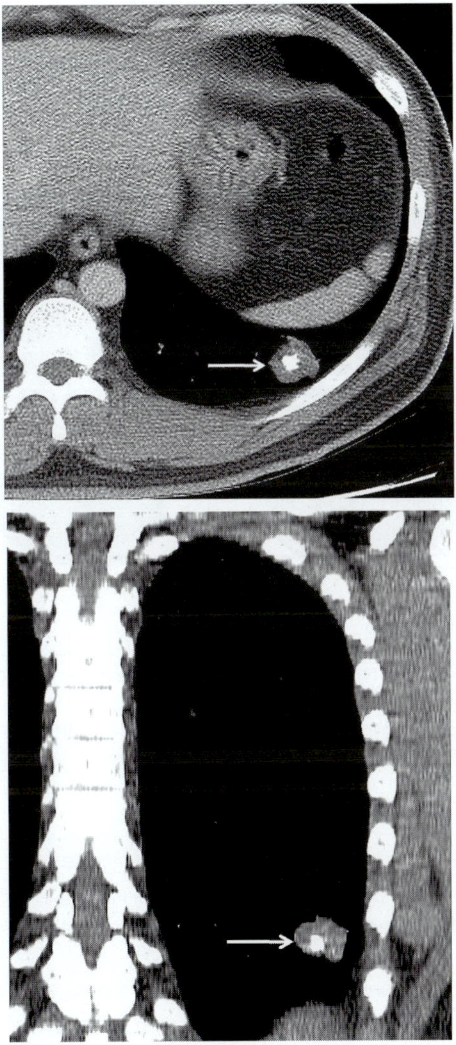

그림 6-60. axial and coronal CT scan 상 좌하엽에 small peripheral nodule이 보이는데 (화살표), 내부에 popcorn-like calcification (하얀 부분)을 포함하고 있다.

AAH (atypical adenomatous hyperplasia)

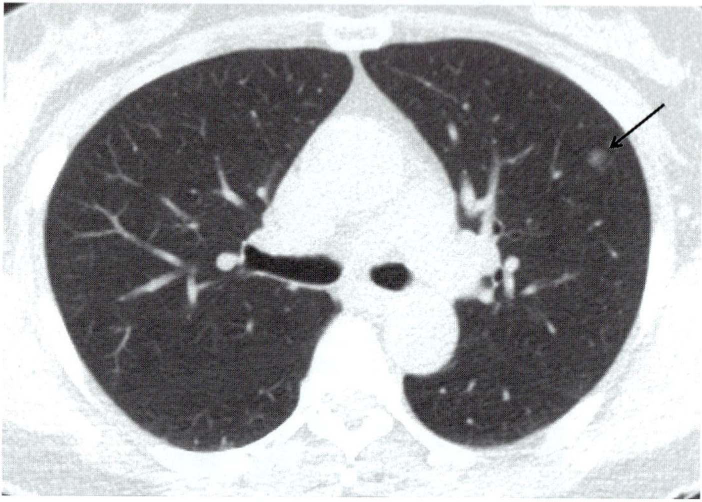

그림 6-61. Thin-section CT상 우상엽에 9mm 크기의 pure ground-glass nodule이 보인다 (화살표). 이는 well-defined round margin을 보이고 있다.
이 nodule은 3년간의 follow-up CT상에서도 전혀 크기 변화가 없어서 atypical adenomatous hyperplasia (AAH)와 같은 benign nodule 로 간주하고 있다.

Note

이러한 pure ground-glass nodule은 크기가 1cm 미만인 경우 benign nodule 인 AAH (atypical adenomatous hyperplasia) 일 가능성이 높고, 1cm 이상인 경우, 특히 lobulated margin을 보이는 경우에는 malignancy인 non-mucinous BAC (bronchioloalveolar carcinoma) 일 가능성이 높다.

특히 이러한 ground-glass nodule 내부에 solid portion이 포함되어 있는 경우에는 mixed type으로 불리는데, 이 경우에는 병리학적으로 central solid portion은 adenocarcinoma이고, peripheral ground-glass portion은 BAC portion 으로 구성되어 있다.

Bronchioloalveolar carcinoma (BAC), ground-glass nodule type

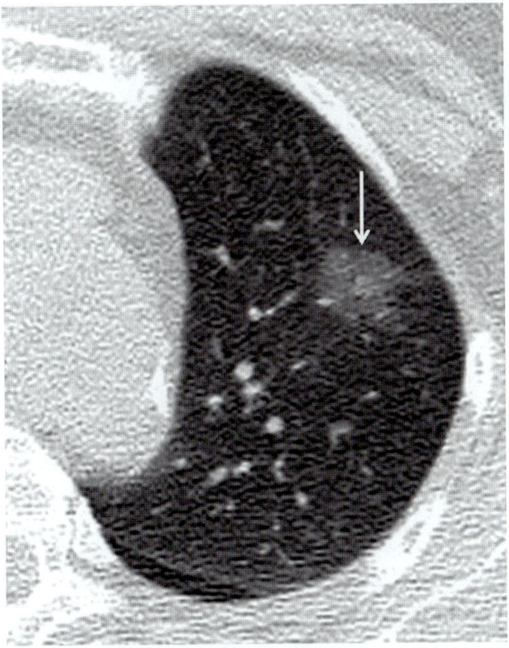

그림 6-62. Thin-section CT상 좌상엽에 15mm 크기의 ground-glass nodule이 보인다 (화살표).
이는 수술후 non-mucinous bronchioloalveolar carcinoma 로 확인되었다.

Adenocarcinoma with prominent BAC features

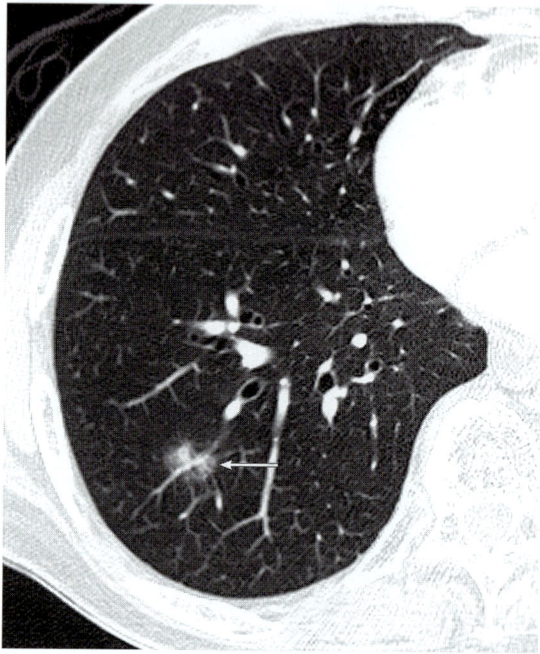

그림 6-63. Mixed type of solid and ground-glass nodule.

Thin-section CT상 우하엽에 15mm 크기의 ground-glass nodule이 보인다 (화살표).

이 nodule은 ground-glass attenuation 내부에 localized solid portion을 포함하고 있으며, lobulating margin 형태를 갖고 있다. 이는 수술후 adenocarcinoma with prominent BAC features 로 확인되었다.

Note

Ground-glass nodule의 내부에 solid portion이 포함되어 있는 경우에는 mixed type이라고 불리는데, 이 경우에는 병리학적으로 central solid portion은 adenocarcinoma이고, peripheral ground-glass portion은 BAC portion 으로 구성되어 있다.

Inflammatory pseudotumor

- Fibroinflammatory lesions
- 매우 드뭄, 주로 children and young adult에서 발생.
- Usually benign, but occasionally may be invasive and recur after surgical resection
- Nodule or masses 1~6cm in diameter
- foci of calcification을 보일 수도 있음.
- Smooth, lobulated or spiculated margins
- 대부분 peripheral nodule로 발현하지만, 약 10%에서는 endobronchial location을 보인다.
- Homogeneous or heterogeneous contrast enhancement at CT
- High uptake on PET

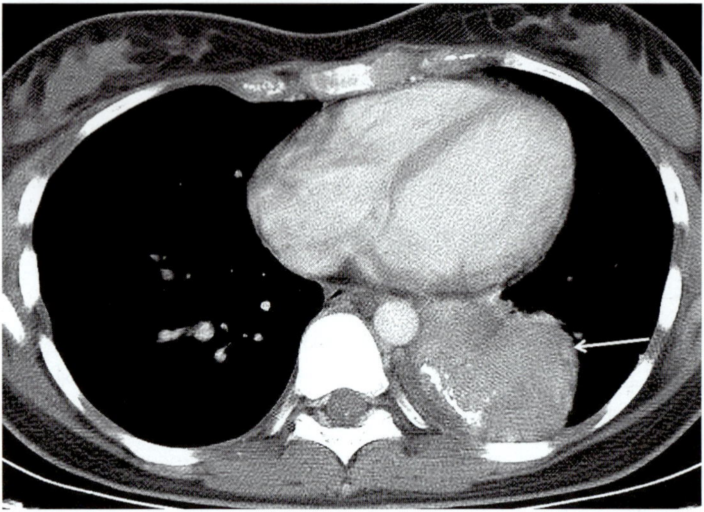

그림 6-64. 좌하엽에 큰 peripheral mass가 보인다 (화살표). 주변부에 calcification이 포함되어 있다.

Note

Inflammatory pseudotumor는 드물고, CT finding 자체도 별로 specific 하지 않기 때문에 CT 소견만으로 정확히 진단하기는 쉽지 않다.

Pneumoconiosis with PMF (progressive massive fibrosis)

- Conglomeration of nodules으로 large masses of PMF를 형성함.
- 주로 상엽에 호발함.
- 대개 주위에 emphysema를 보인다.
- 조직학적으로는 hyalinized collagen 침착으로 형성됨.
- Cavitation의 기전: infection by anaerobic organisms, ischemia, tuberculosis.

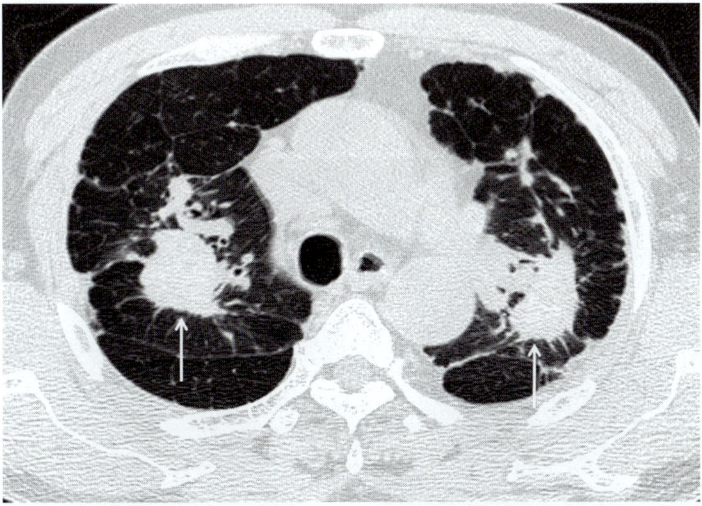

그림 6-65. 10년전까지 20여년 동안 탄광 일에 종사한 환자로서 양측 상엽에 irregular margin을 보이는 large mass-like opacity 들이 보인다. 이들은 pneumoconiosis에 의한 작은 nodule들이 오랜 시간 동안 서로 융합해서 형성된 large fibrotic mass 들로서, 간혹 lung cancer와의 감별 진단이 어려운 경우도 있다.

Localized fibrous tumor of the pleura

- 5-10% of primary tumor of the pleura
- 40세 이상에서 발병.
- Symptomatic in 50% (dyspnea, cough, chest pain)
- Large range of size (1~36cm)
- 주로 the lower hemithorax에 위치함.
- Small lesion : homogeneous
- Large lesion : heterogeneous
- Heterogeneous enhancement
- Calcification : 25%
- No reliable imaging features to distinguish benign from malignant lesion

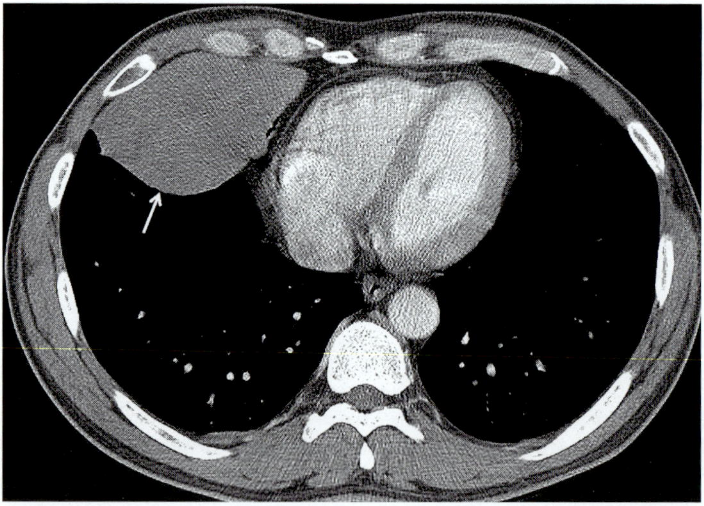

그림 6-66. Right lower hemithorax에 well-defined, relatively homogenenous, peripheral mass가 보인다.

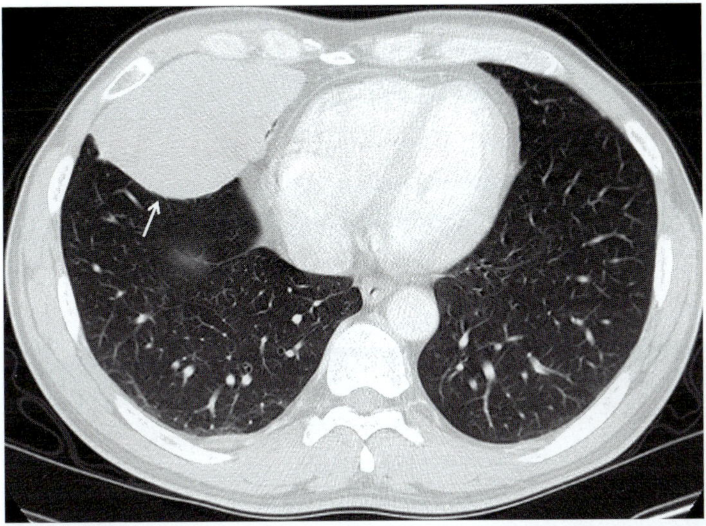

그림 6-67. Lung window setting상이 mass는 인접한 lung과 매우 명확한 경계를 보인다.

Note

위의 mass는 인접한 lung과 매우 명확한 경계를 보이는데, 이는 lung mass 보다는 pleural-based mass 임을, 또한 양성일 가능성이 높음을 시사한다.

또한 tumor의 형태가 난원형 혹은 반달 모양인 것도 pleural-based mass 임을 시사한다.

이러한 소견들을 종합하면 pleura에서 생긴 benign tumor를 생각해야 하고, 가장 흔한 benign pleural mass는 localized fibrous tumor of the pleura이므로 이를 진단할 수 있다.

UIP (usual interstitial pneumonia) (= IPF, idiopathic pulmonary fibrosis)

- 진행하는 pulmonary fibrosis를 소견으로 하는 간질성 폐질환.
- 가장 흔한 idiopathic interstitial lung disease.
- CT: Reticulation and honeycombing involving mainly the subpleural regions and lower lung zones.

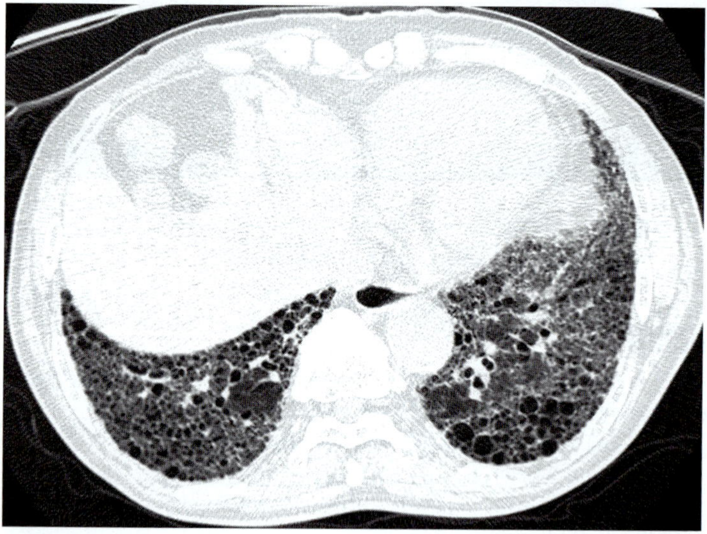

그림 6-68. 양측 lower lobe에 diffuse honeycombing change, ground-glass opacity, reticulation이 보인다.

Pulmonary fibrosis associated with progressive systemic sclerosis (PSS)

- 각종 connective tissue disease에서 interstitial lung disease가 동반될 수 있음.
- 동반될 수 있는 interstitial lung disease는 다양함 (UIP, NSIP 등).

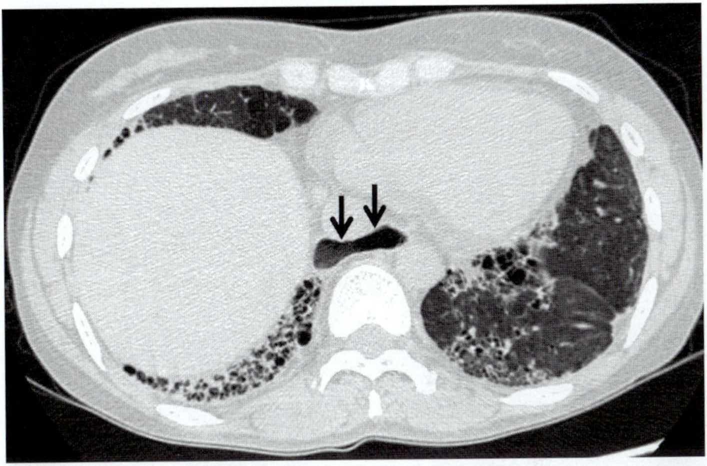

그림 6-69. 양측 lower lobe의 주로 subpleural region에 diffuse honeycombing change, ground-glass opacity가 보이는데, UIP를 시사하는 소견이다. 또한 distal esophagus의 luminal dilatation이 보이는데 (화살표들), 이는 progressive systemic sclerosis에 동반되는 esophageal dysmotility를 시사하는 소견이다. 두 가지 소견을 종합하면 UIP associated with PSS를 진단할 수 있다.

NSIP (nonspecific interstitial pneumonia/ fibrosis)

- Second most common idiopathic interstitial lung disease after UIP.
- UIP 보다 fibrosis의 정도가 덜하고, UIP보다 예후가 좋음.
- CT: bilateral symmetric ground glass opacities, often with fine reticulation and traction bronchiectasis.

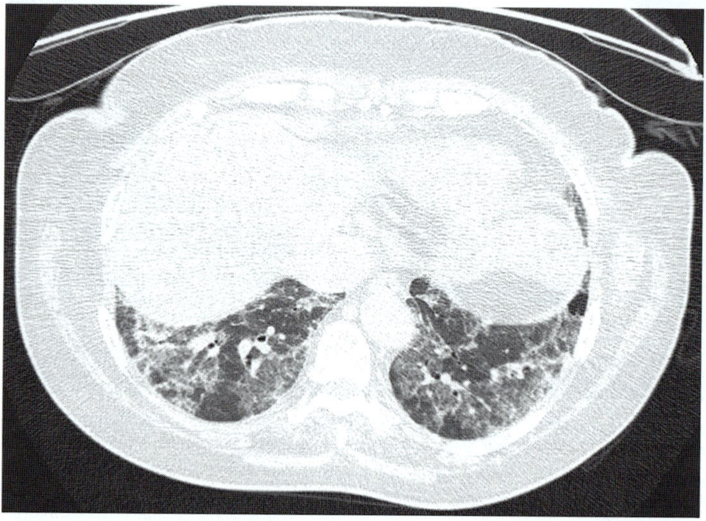

그림 6-70. 주로 양측 lower lobe에 patchy areas of ground-glass opacity와 irregular linear opacities가 보인다. UIP에서 보이는 honeycombing change는 보이지 않는다.

COP (cryptogenic organizing pneumonia)

- 이전에는 BOOP (bronchiolitis obliterans organizing pneumonia) 라고 불렸음.
- 조직학적으로 organizing pneumonia인데, 원인을 알 수 없을 때의 병명.
- CT: patchy areas of consolidation, usually bilateral and most commonly involves the middle and lower lung zones.

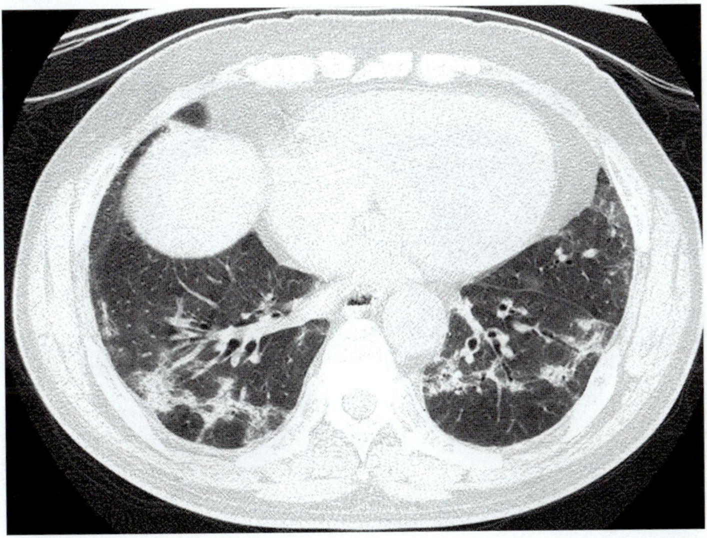

그림 6-71. 양측 주로 lower lobe에 subpleural and peribronchial distribution을 보이는 multifocal patchy consolidation and ground-glass opacity가 있다.

AIP (acute interstitial pneumonia)

- 병리학적으로는 DAD (diffuse alveolar damage)에 해당하는 임상적인 병명이다.
- Severe acute disease of unknown etiology that produces histological findings of diffuse alveolar damage.
- CT: patchy or diffuse ground-glass opacities and patchy or confluent consolidation
- Smooth interlobular and intralobular septal thickening in most patients

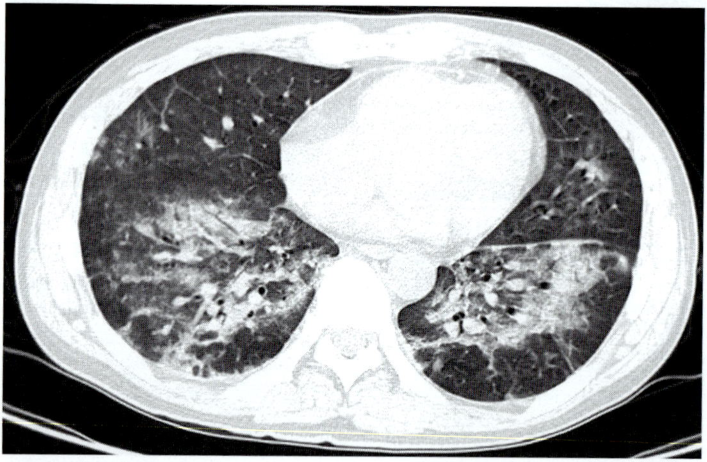

그림 6-72. 양측 lung에 diffuse and patchy consolidation and ground-glass area 들이 보인다.

Eosinophilic granuloma (= pulmonary Langerhans cell histiocytosis)

- Pathology: histiocyte proliferation.
- CT: 초기에는 multiple ill-defined tiny nodules (1~5mm), sparing of the costophrenic angles.
- 질병이 진행하면서, nodule은 cavitation을 보이므로, 결국 전형적인 CT 소견은 multiple thin-walled air cysts and tiny nodules의 combination 형태를 띄게 됨.

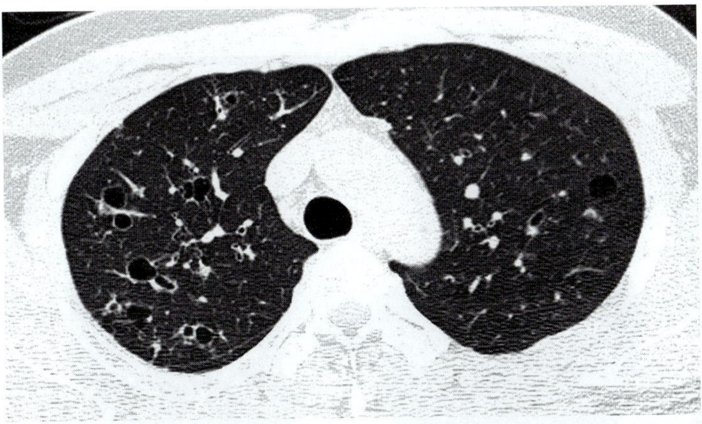

그림 6-73. 양측 폐에 multiple air cysts and several small nodulostreaky opacity 들이 보인다.

LAM (lymphangioleiomyomatosis)

- 개념: smooth muscle cell proliferation
  - which leads to lung cysts.
  - lung parenchyma의 destruction이 진행하여 respiratory failure에 이르게 됨.
- 거의 예외없이 중년 여성에 발병함.
- Tuberous sclerosis 환자에서 흔히 동반됨.
- CT: lung cysts with thin walls, mostly 2~20mm, distributed equally and symmetrically throughout the lung parenchyma

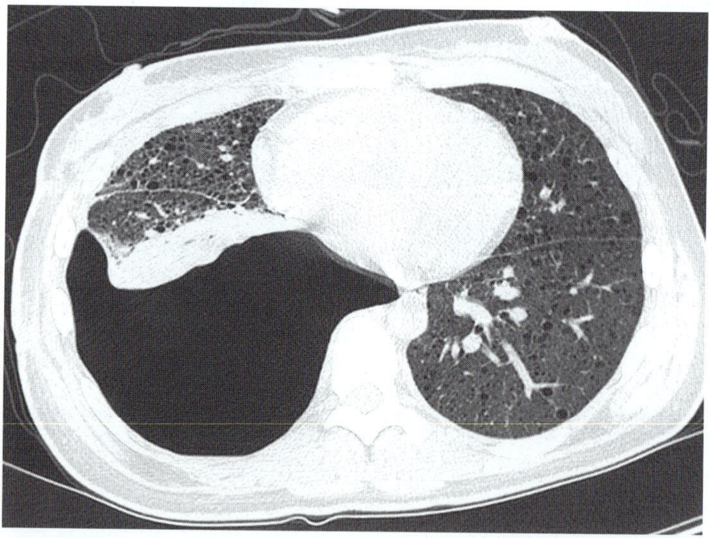

그림 6-74. 우측에 large amount of spontaneous pneumothorax가 보이고, 양측 폐에 multiple small air cysts가 dissemination 되어 있다. 이렇듯 LAM 환자에는 recurrent pneumothorax가 잘 생긴다.

Pulmonary edema

- 정의: abnormal accumulation of fluid in the extravascular compartments of the lung.
- Two main categories: hydrostatic edema, permeability edema.

Hydrostatic pulmonary edema

- 원인: hydrostatic pressure의 증가 and/or oncotic pressure의 감소.
- CT: interlobular septal thickening and ground-glass opacities (interstitial edema)
- axial interstitial thickening (interstitial edema)
- ground-glass opacities and consolidation (alveolar edema)
- Pulmonary vessel에 걸리는 pressure (transmural pressure)가 높을수록 interstitial edema - alveolar edema의 소견을 띄며, 이 두 가지는 명백히 나누어지는 별개의 entity라기보다는 spectrum 개념.

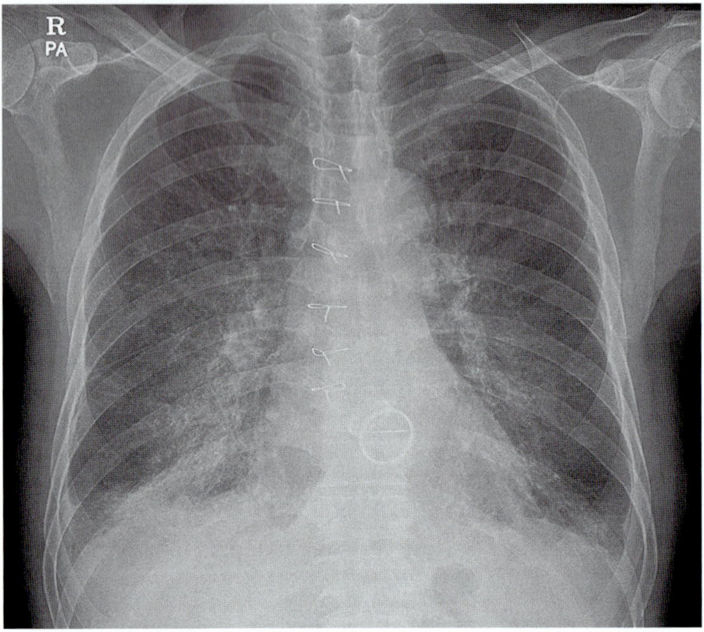

그림 6-75. Interstitial edema

양측 perihilar regions에 interstitial marking이 증가되고 consolidation이 동반되어 있다. 소량의 bilateral pleural effusion을 시사하는 CPA obliteration 도 보인다 (costophrenic angle).

Alveolar edema

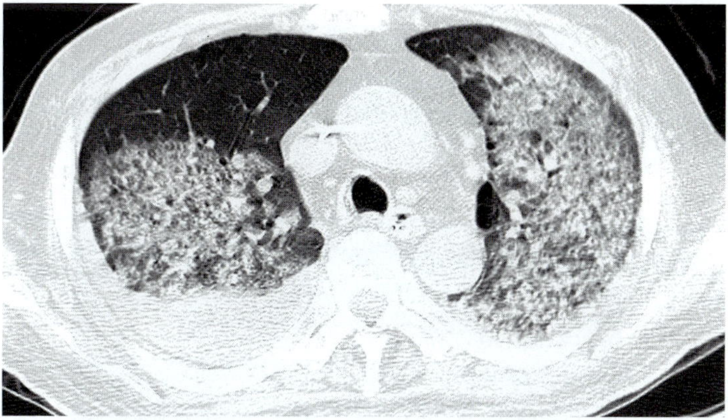

그림 6-76. 양측 폐에 diffuse consolidation and ground-glass opacity가 보인다. Right pleural effusion 도 동반되어 있다.

Pulmonary edema due to acute myocardial infarction

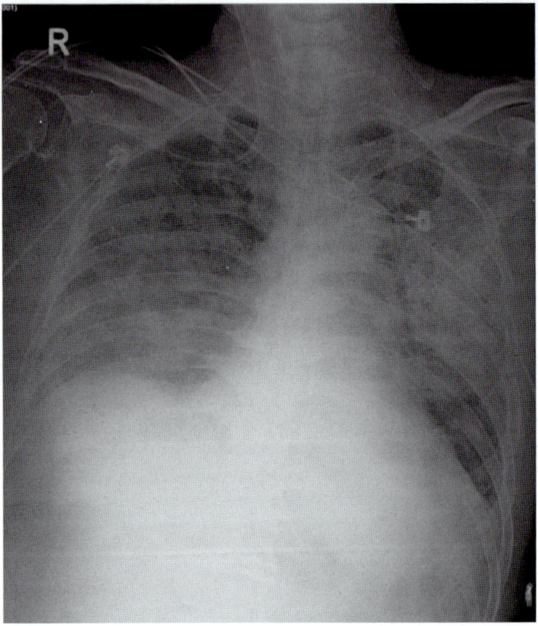

그림 6-77. 양측 폐에 perihilar consoliation이 보이는데, acute pulmonary edema의 소견이다. 이는 acute myocardial infarction (AMI)에 의해 left ventricle의 contractility and ejection fraction이 급격히 감소된 상태에서 폐에 정체된 blood의 hydrostatic pressure가 증가하여 생기는 pulmonary edema이다. ECG lead가 chest wall에 붙어 있는 것에 착안하면 pulmonary edema의 원인이 AMI 라는 것을 추정할 수 있다.

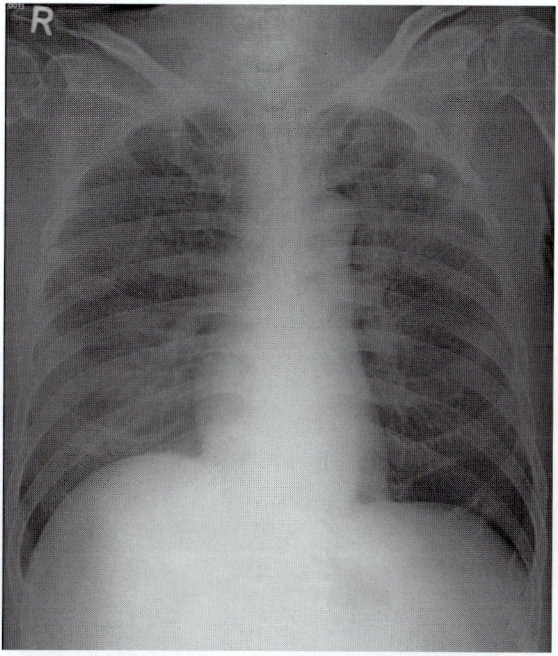

그림 6-78. 1주일간의 적절한 치료후 AMI에서 회복되어 pulmonary edema가 소실된 상태의 사진이다.

Pulmonary artery thromboembolism (PTE)

- MDCT (Multidetector-row CT)는 pulmonary arteries 내부의 emboli를 정확히 보여줄 수 있으므로, pulmonary thromboembolism의 진단에 매우 적합한 검사방법이다.
- DVT (deep vein thrombosis) of extremities or pelvis가 가장 흔한 원인 (> 90%).

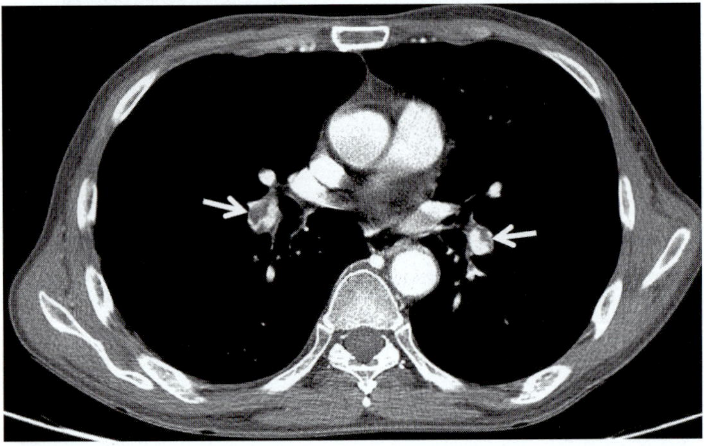

그림 6-79. contrast-enhanced CT 상, 양측 lower lobar pulmonary artery lumen 내에 하얗게 조영 증강되지 않는 어두운 부분들이 보이는데 (화살표들, filling defects 라고 부른다.), 바로 pulmonary artery 내부의 thrombus 들이다.

Pulmonary alveolar hemorrhage (PAH)

- CT: Bilateral patchy or confluent ground-glass opacities or consolidation

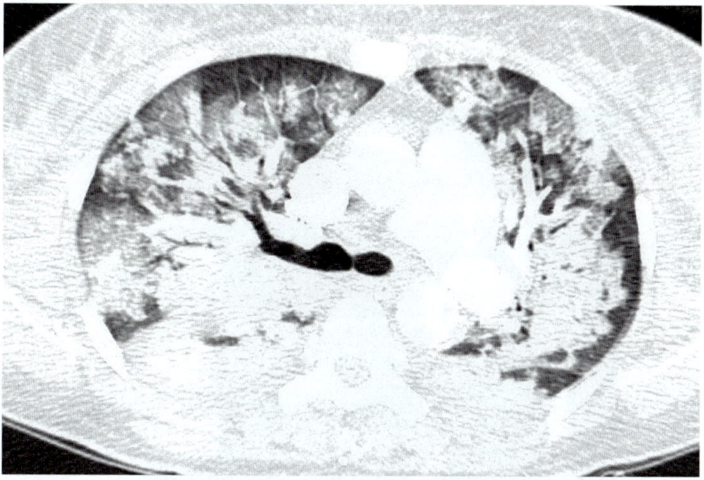

그림 6-80. 양측 폐에 광범위한 consolidation and ground-glass opacity가 보인다.

AVM (arterio-venous malformation)

- Congenital 〉 acquired.
- 약 60% 환자는 hereditary hemorrhagic telangiectasia (Rendu-Osler-Weber syndrome)이다.
- 합병증: CVA (cerebrovascular accident), brain abscess, hemoptysis, hemothorax

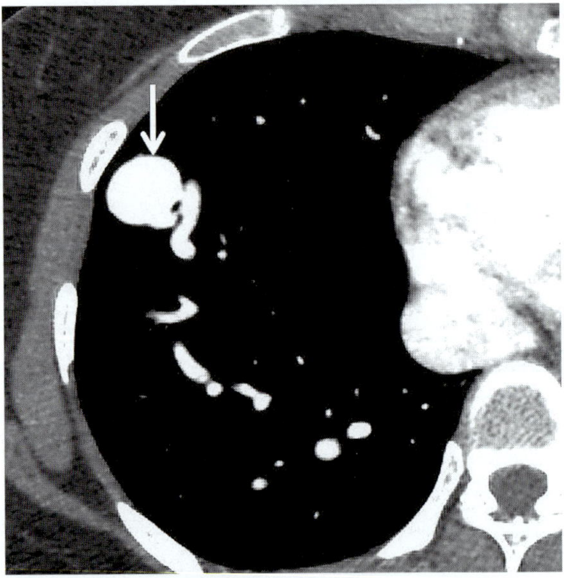

그림 6-81. contrast-enhanced CT 상 우측 폐에 strong vascular enhancement를 보이는 round AVM mass가 보이고 (화살표), 이를 supply 하는 arterial feeder and draining vein이 tortuous course를 보이고 있다.

Pleural effusion

- CPA blunting on erect view and free shifting on decubitus view

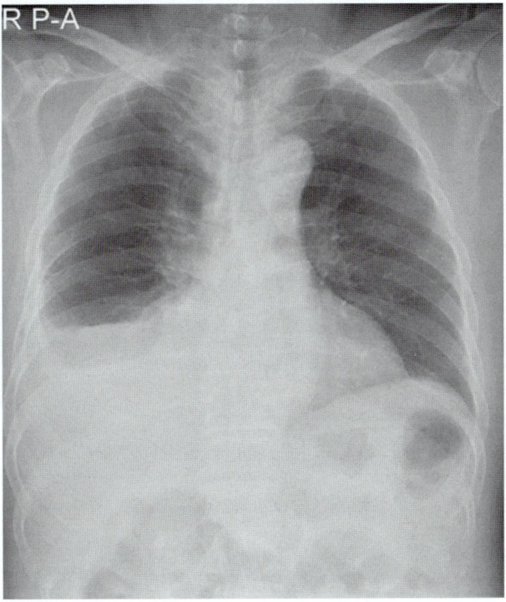

그림 6-82. erect 상태에서 촬영한 chest PA 사진상 right CPA (costophrenic angle) blunting and elevated right hemidiaphragm (실제로는 pseudodiaphragm) 소견이 보인다. 보통 right hemidiaphragm은 left side에 비해 약 2cm 정도 높은데, 이 증례의 경우 높이가 약 6cm 정도 차이가 난다. 결국 4cm 높이에 해당하는 증가 음영은 pleural effusion에 의한 것임을 짐작할 수 있다.

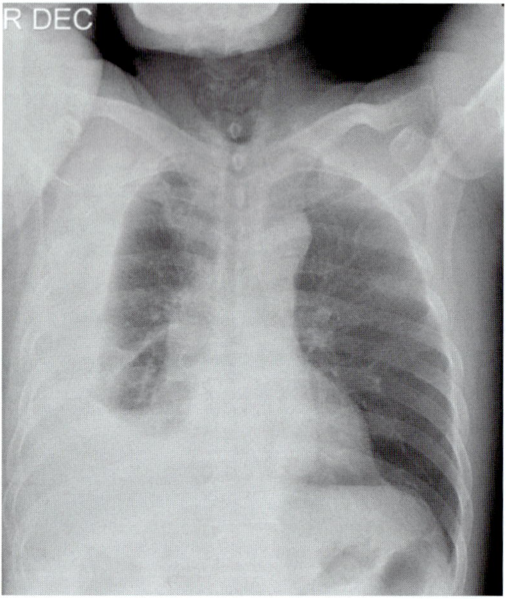

그림 6-83. 오른쪽으로 누운 상태에서 촬영한 right decubitus view 상 상당량의 right pleural effusion이 free shifting을 보이며 dependent portion 으로 흘러나와 있는 것을 확인 할 수 있다.

Subpulmonic effusion on erect view and free shifting on decubitus view

- Erect chest PA상 pseudodiaphragm의 가장 높은 부분이 정상보다 좀 더 lateral portion에 위치함.

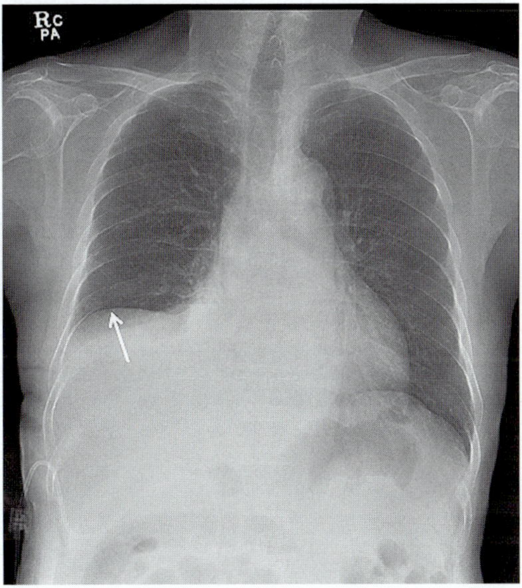

그림 6-84. erect 상태에서 촬영한 chest PA 사진상 elevated right hemidiaphragm (실제로는 pseudodiaphragm) 소견이 보여서 pleural effusion이 의심되지만, pleural effusion 시 흔히 나타나는 CPA blunting은 보이지 않고 sharp CPA가 유지되어 있어서 pleural effusion을 진단하기가 어렵다. 그러나 일반적으로 true hemidiaphragm은 중앙 부분이 가장 높은 곳에 위치하는 dome 형태를 보이는 반면, 이 증례의 경우 right pseudodiaphragm의 형태는 가장 높은 부분이 중앙보다 좀 더 lateral portion에 위치해 있는 것을 볼 수 있다 (화살표). 이는 subpulmonic effusion을 진단하는데 중요한 clue가 된다.

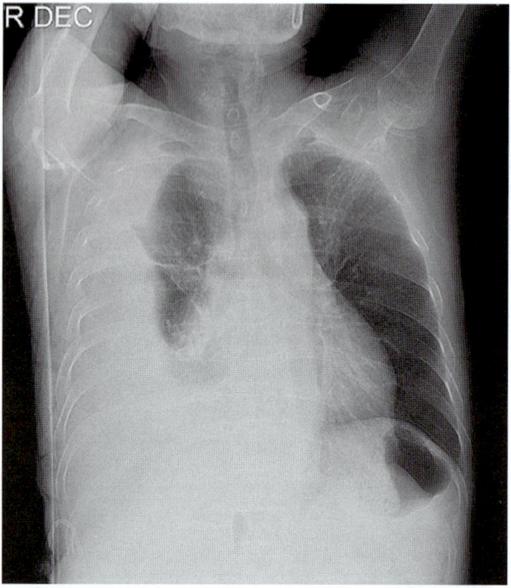

그림 6-85. 오른쪽으로 누운 상태에서 촬영한 right decubitus view 상 상당량의 right pleural effusion이 free shifting을 보이며 dependent portion 으로 흘러나와 있는 것을 확인 할 수 있다.

Pneumothorax with apical subpleural bullae

- Pneumothorax의 종류: traumatic or spontaneous.
- Spontaneous pneumothorax의 대부분(80%)은 subpleural bullae or bleb의 rupture에 의해 생김.
- M 〉〉 F (8 : 1)

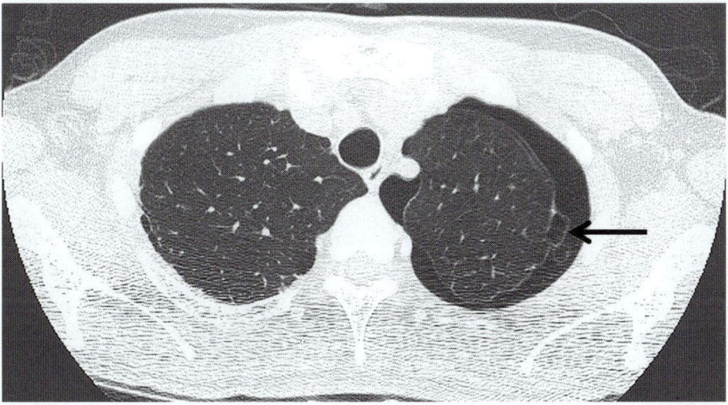

그림 6-86. 소량의 let pneumothorax가 있고, several small subpleural bullae가 보인다 (화살표).

Empyema

- Pleural space에 pus가 고인 상태.
- CT: pleural fluid between thickened parietal and visceral pleura

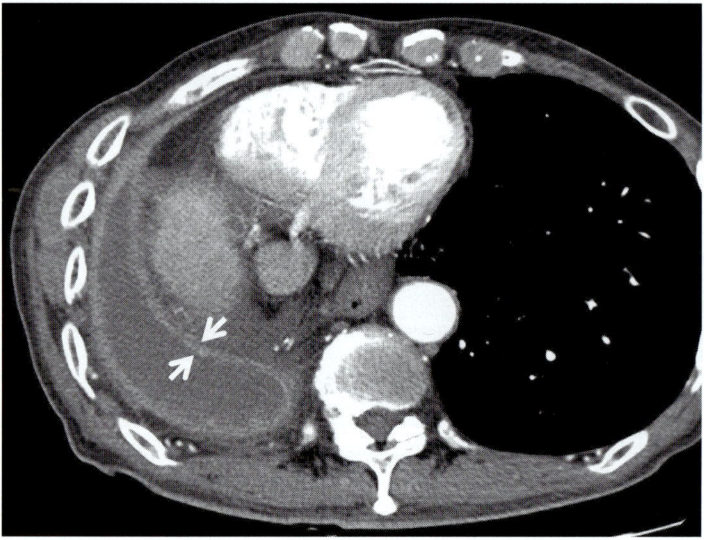

그림 6-87. Right pleural effusion과 더불어 diffuse enhancing pleural thickening이 보인다 (화살표들). 이 증례는 Tb empyema 로 확인되었다.

Benign fibrous tumor of the pleura

- submesothelial fibroblast에서 기원하는 양성 종양.
- CT: well-defined soft tissue mass abutting pleura with or without calcification or low attenuation. Heterogeneous enhancement

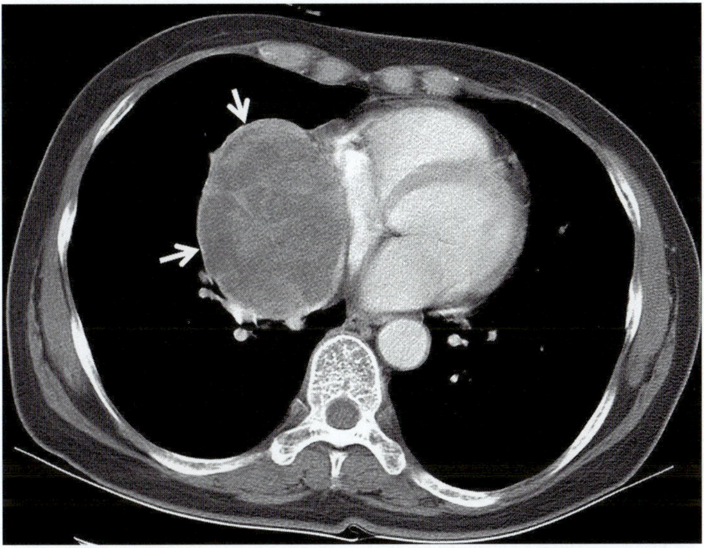

그림 6-88. Right lower hemithorax에 mediastinal pleura에 base를 둔 well-defined ovoid mass가 보인다 (화살표들). 이는 약간 heterogeneous enhancement를 보이고 있다.

Malignant pleural mesothelioma

- 석면에 노출된 사람에서 300배 더 흔하게 생김. (노출 기간이나 노출된 양과는 관계 없음.)
- CT: diffuse and nodular pleural thickening, commonly associated with pleural effusion

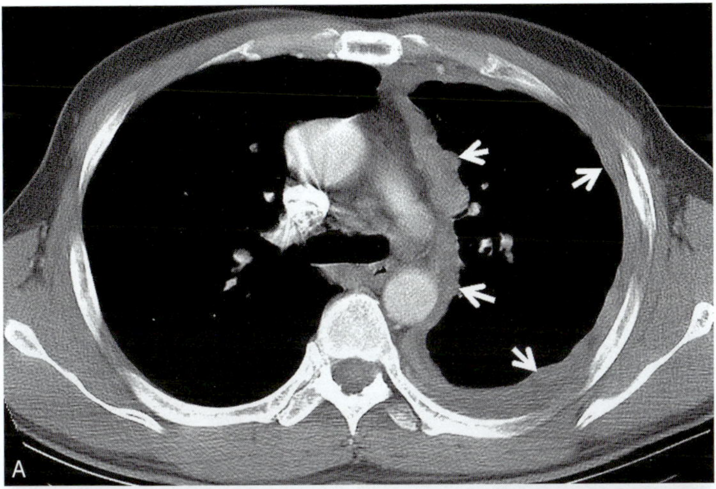

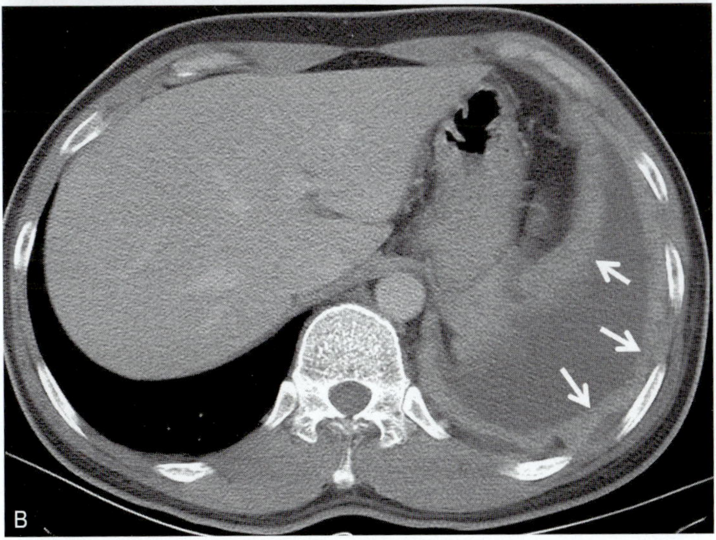

그림 6-89. Left hemithorax에 diffuse nodular pleural thickening이 보이고, pleural effusion이 동반되어 있다. 이러한 소견을 보일 수 있는 질환으로는 malignant pleural mesothelioma, thymic carcinoma의 pleural seeding, adenocarcinoma의 pleural seeding 등이 있다.

Mediastinal lymphoma (T-lymphoblastic lymphoma)

- 호발 연령: 20~30대
- CT: large lobulated anterior mediastinal mass, commonly associated with mediastinal lymphadenpathy.

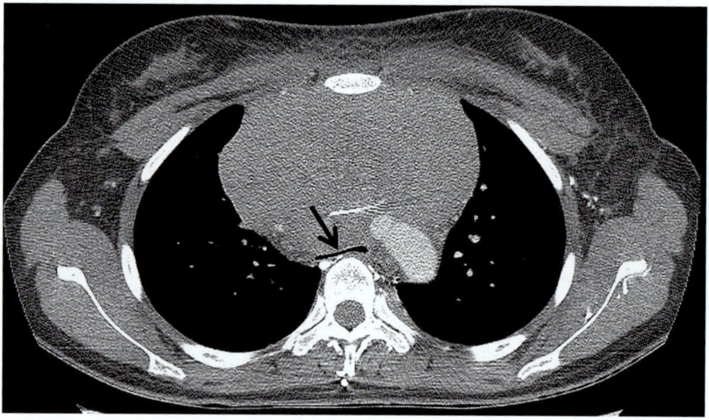

그림 6-90. anterior mediastinum에 homogeneous huge mass가 보인다. 이 mass에 의해 tracheal carina가 compression 받아 airway lumen이 매우 좁아져 있다 (화살표). 실제 환자는 심한 dyspnea를 호소하고 있다.

Thymic epithelial tumor

- Low-grade thymoma, high-grade thymoma, thymic carcinoma로 나눔.
- 40세 이상.
- Thymoma 환자의 35%에서 myasthenia gravis가 동반되고, myasthenia gravis환자의 15%에서 thymoma가 있음.
- CT: round or ovoid well-defined soft-tissue mass with homogeneous enhancement of anterior mediastinum (low-grade thymoma)

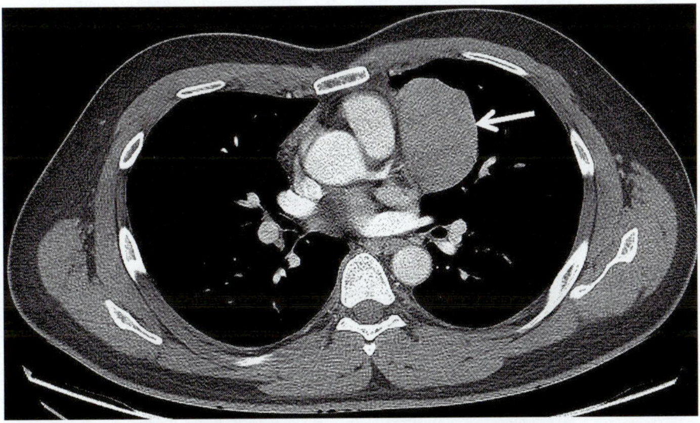

그림 6-91. Left anterior mediastinum에 well-defined ovoid homogeneous mass가 보인다 (화살표). 이는 수술로 low-grade thymic epithelial tumor 로 확인되었다.

Note

크기가 클수록, heterogeneous enhancement를 보일 수록, lobulating margin을 보일수록, 주위로 infiltrative growth를 할수록 malignancy의 grade가 높아진다.

Thymic carcinoma

- CT상 irregular contour, necrotic or cystic component, heterogeneous enhancement, lymphadenopathy가 보이면 low-grade thymoma 보다는 thymic carcinoma를 시사함.

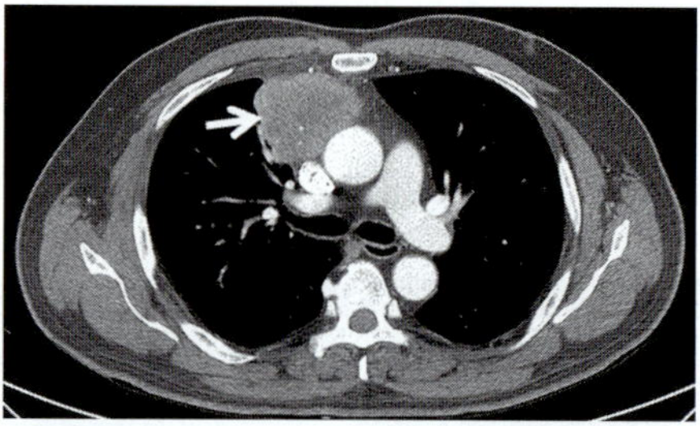

그림 6-92. Right anterior mediastinum에 mass가 보이는데 (화살표), central portion의 attenuation이 약간 낮아서 전체적으로 약간 heterogeneous attenuation을 보인다.

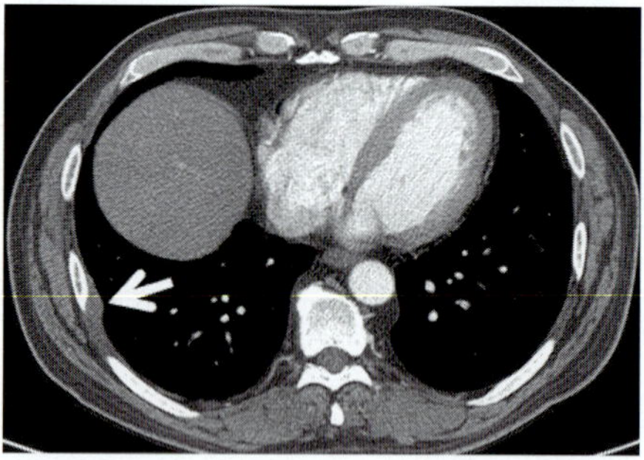

그림 6-93. right lower hemithorax에 localized pleural thickening이 보이는데 (화살표), 이는 thymic carcinoma의 pleural seeding을 시사한다 (pleural drop metastasis 라고도 불림.).

Esophageal cancer

- CT는 esophagus mass의 범위, mediastinal structure invasion 여부, lymph node metastasis를 보여줌.

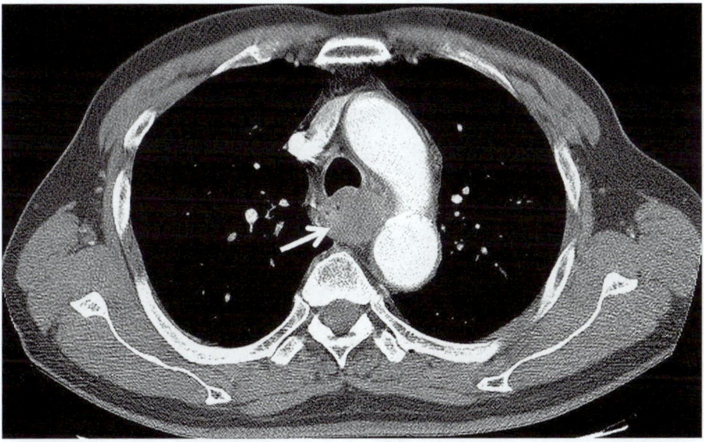

그림 6-94. trachea의 후방으로 esophageal mass가 보인다 (화살표).

Mature cystic teratoma (= dermoid cyst)

- Young adults
- CT: well-defined anterior mediastinal mass
- Foci of fat attenuation : 50~70%
- Foci of calcification : 50%

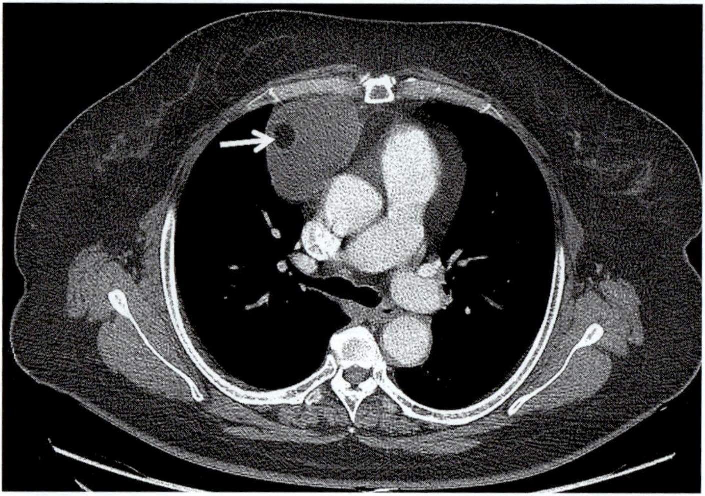

그림 6-95. Right anterior mediastinum에 well-defined low-attenuation mass가 보인다. Low-attenuation portion의 CT Number는 15 H.U. 로 측정되어 thin-walled cystic mass 임을 알 수 있었다 (water 0 ~ 20 H.U.). 또한 cyst 내부에 매우 attenuation이 낮은 부분이 포함되어 있는데 (화살표), 이의 CT Number는 -85 H.U. 로 측정되어 fatty component 임을 알 수 있었다 (fat -70 ~ -100 H.U.). 이렇듯 anterior mediastinum의 cystic mass가 fat or calcification을 포함하고 있으면 mature cystic teratoma의 전형적인 CT 소견이므로 이를 자신있게 진단할 수 있다.

Malignant germ cell tumor, nonseminomatous (endodermal sinus tumor)

- Young adults
- Large anterior mediastinal mass with ill-defined margins
- Heterogeneous enhancement

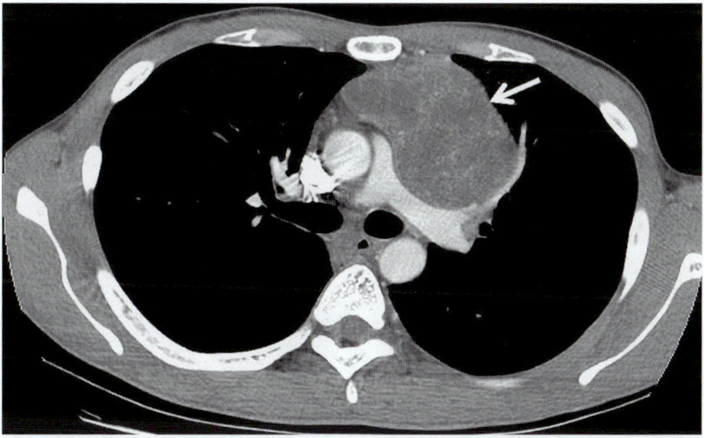

그림 6-96. anterior mediastinum에 large mass가 보이는데 (화살표), 대체적으로 heterogeneous enhancement를 보인다.

Note

Malignant germ cell tumor는 seminoma와 non-seminomatous germ cell tumor 로 나뉘는데, 대부분 seminoma는 homogeneous enhancement를, non-seminomatous germ cell tumor는 heterogeneous enhancement를 보인다.

Bronchogenic cyst

- Foregut 기원의 congenital lesion
- 가장 흔한 위치: carina 주위
- CT: Well-circumscribed round or oval mass
  - Water density (50%) or higher density (50%)
  - No contrast enhancement

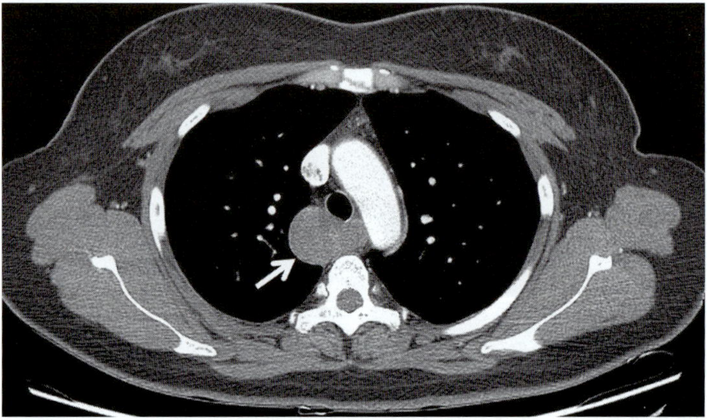

그림 6-97. distal trachea의 후방으로 well-defined low-attenuation mass가 보인다. 이의 non-enhanced CT No.는 50 H.U. 로서 일반적인 water (0-20 H.U.) attenuation 보다는 높지만, contrast-enhanced CT 상 CT No.가 50 H.U. 로 전혀 enhancement 되지 않아서 cystic mass 임을 짐작할 수 있었다.

Note

이렇듯 bronchogenic cyst는 water 보다 높은 attenuation을 보일 수 있는데 (50%), 이는 highly proteinaceous fluid 로 채워져 있는 경우이다.

Neurofibromatosis

- Multiple neurofibroma가 nerve를 따라 생김.
- Thorax에서는 sympathetic chain에 가장 흔히 생기고, vagus nerve와 phrenic nerve에도 생김.
- CT: Well-defined homogeneous masses along the course of nerves
- Minimal enhancement

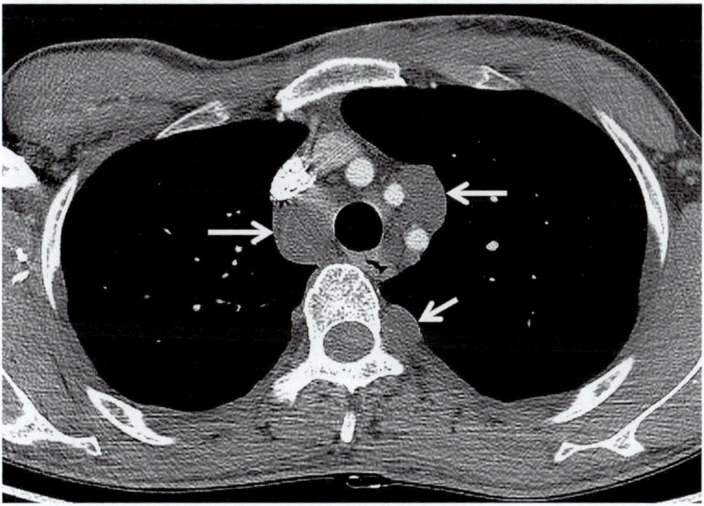

그림 6-98. 양측 mediastinum과 left paraspinal area에 multiple nodules이 보인다 (화살표들). 이들은 각각 vagus nerve branch와 sympathetic chain 혹은 intercostal nerve를 따라 생긴 neurofibroma 들이다.

Pericardial cyst

- 가장 흔한 위치: cardiophrenic angle (75%)
- Sharply demarcated round, ovoid, or triangular mass with homogeneous water attenuation

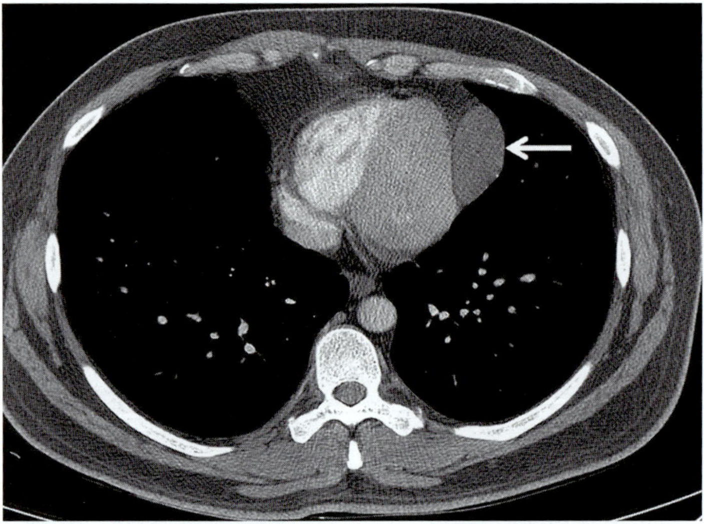

그림 6-99. Left cardiac border에 붙어 있는 well-defined low-attenuation mass가 보인다 (화살표). 이는 pre- and post-contrast CT 상 공히 15 H.U.의 water density를 보이며 전혀 contrast enhancement 되지 않아 cystic mass 임을 알 수 있었다.

Handbook of Radiology

제7장 심 장

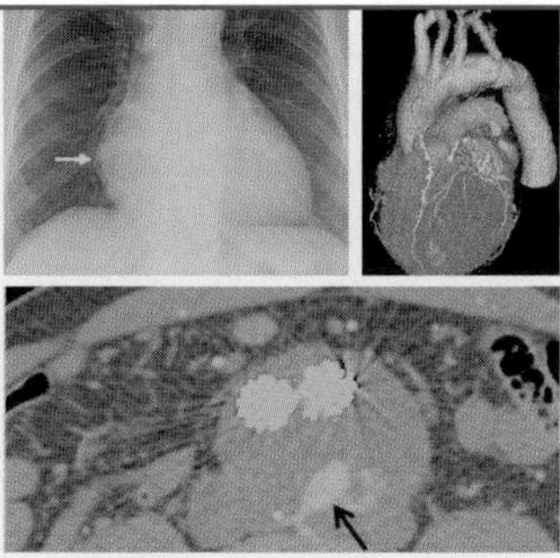

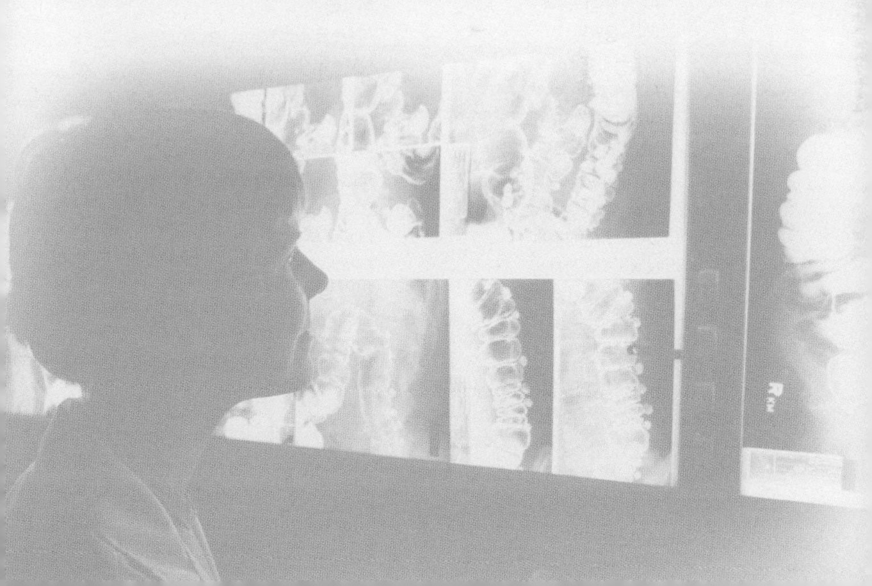

약자

AA = 상행대동맥,
AN = 동맥류,
AO = 대동맥,
AM = 예각변연분지,
AR = 대동맥궁,
IVC = 하대정맥,
IVS = 심실 중격,
LA = 좌심방,
LAD = 좌전하행지,
LCX = 좌회선지,
LM = 좌 주간부 관동맥,
LPA= 좌폐동맥,
LV = 좌심실,
mRV = 형태학적 우심실,
mLV = 형태학적 좌심실,
M = 종괴,
MV = 승모판,
OM = 둔각변연분지,
PA = 폐동맥,
PDA = 후하행관동맥,
PL = 후측분지,
PLSA = 후측분절동맥,
RA = 좌심방,
RCA = 우관동맥,
RPA = 우폐동맥,
RV = 우심실,
RVOT = 우심실 유출로,
S = 중격분지,
SVC = 상대정맥, .

심장혈관계 영상의학

I. 단순흉부방사선촬영과 CT에서 관찰하는 관동맥과 심장의 정상 구조물

단순촬영의 후전촬영상에 정상 경계 형성 구조물은 우상부에 무명정맥과 상대정맥 또는 무명동맥과 상행대동맥이며, 우하부에 우심방이(appendage), 우심방, 하대정맥이고, 좌상부에 좌쇄골하동맥과 대동맥궁, 좌하부에 좌심실이다. 측면촬영상에 전하부는 우심실, 후상부는 좌심방과 폐정맥, 후하부는 좌심실(때로는 우심방)과 하대정맥이 경계부를 구성한다(그림 7-1).

CT의 영상해부도를 (그림 7-2)에 도시하였다.

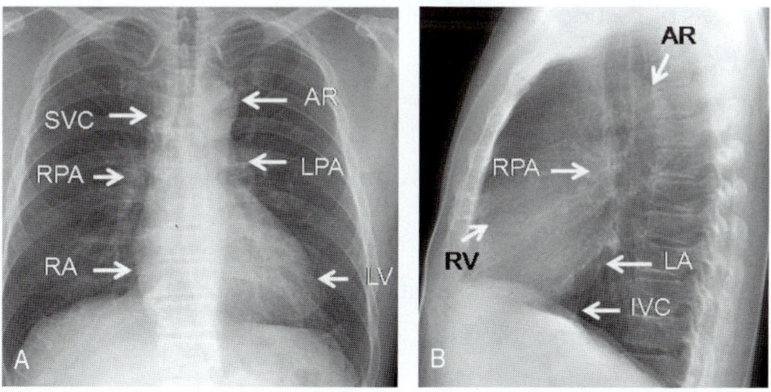

그림 7-1. 56세 남자의 흉부단순촬영 후전위(A)와 측위(B).

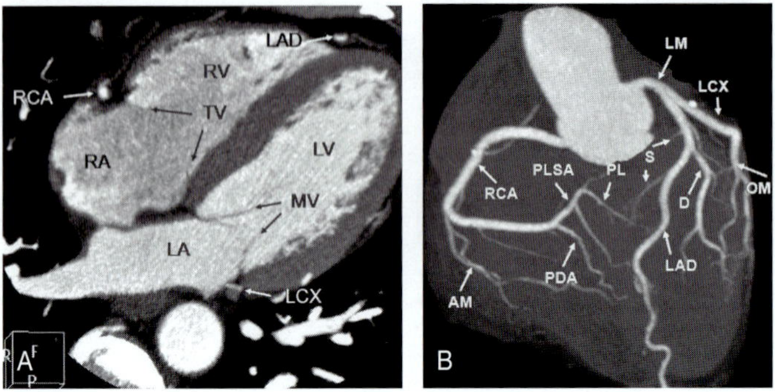

그림 7-2. 50세 남자의 CT에서 정상 심장의 4-chamber view(A)와 관상동맥의 최대강도투사영상(maximum intensity projection image)(B).

II. 심흉비

심흉비(cardiothoracic ratio)는 심장의 최대 횡경을 흉강의 횡내경으로 나눈 것으로 일반적으로 소아는 60% 이하, 정상 성인은 50%이하이다(그림 7-3).

Causes of Pseudo-cardiomegaly

- Expiration state
- Supine or rotated position
- Thymic hyperplasia
- Obesity
- Abdominal distension
- Other causes of diaphragmatic elevation
- Mediastinal tumor (lipoma)
- Pectus excavatum

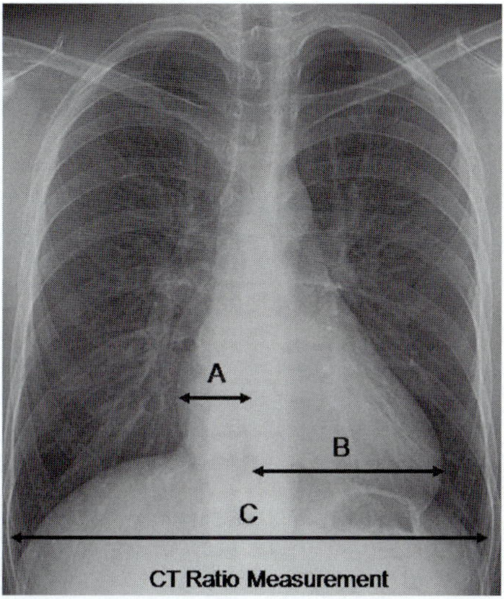

그림 7-3. 심흉비= (A+B)/C.

III. 심장의 모양

신생아의 심장은 구형 또는 삼각형이며 장년기와 노년기에 가면서 장화 모양이 된다. 노년기에 이르면 대동맥궁의 돌출이 나타난다.

비정상 모양과 심질환:
삼각형 = 승모판 질환,
장화(boots) 모양 = 활로 사징, 폐동맥 폐쇄,
달걀 모양 = 대동맥 전위(complete transposition of great arteries),
상자 모양 = 엡스타인 기형,
8자 모양(눈사람 모양) = 좌무명정맥으로의 전폐정맥 환류 기형,
씨미타 증후군(scimitar syndrome) = 하대정맥으로의 부분폐정맥 환류 기형.

Ⅳ. 단순흉부촬영의 특정 방실 확장 소견

좌심방이 확장되면 좌심방이(appendage)가 커지며, 좌심방이 우심방과 구별되어 이중 밀도를 나타낸다. (그림 7-4, 5).

좌심실이 확장되면 심첨이 하측방으로 처지며(그림 7-6) 우심방이 커지면 우하연이 팽창한다(그림 7-7). 우심실 확장에는 심첨이 둥글게 되고 위로 올라간다. 이것이 활로 사징의 장화 모양 심장의 코에 해당하는 소견이다(그림 7-8). 또한 측위에 흉골 뒤의 폐만 있던 부위를 우심실 음영이 채우게 된다.

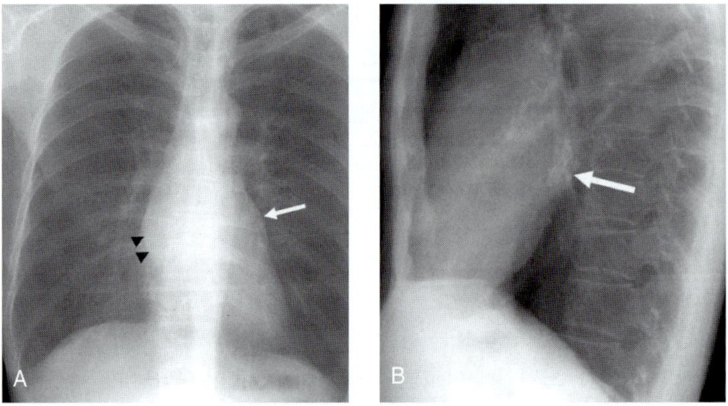

그림 7-4. 50세 여자.

심흉비는 정상이나 승모판협착증으로 인하여 좌심방 확장이 관찰된다. 화살촉은 이중 윤곽선, 화살표는 돌출한 좌심방이(appendage)를 나타낸다.

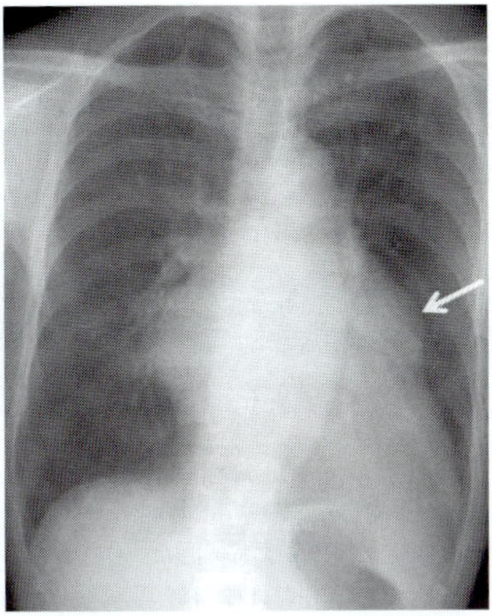

그림 7-5. 승모판 협착과 역류로 인해 좌심방이 확장되어 좌심방이(appendage)가 매우 돌출하였다(화살표). 이것은 3rd mogul sign이다. 1st mogul, 2nd mogul은 각각 대동맥궁과 주폐동맥을 가리키며 mogul은 쌓인 눈더미처럼 돌출한 부분을 의미한다. 정상인에는 3rd mogul이 보이지 않는다.

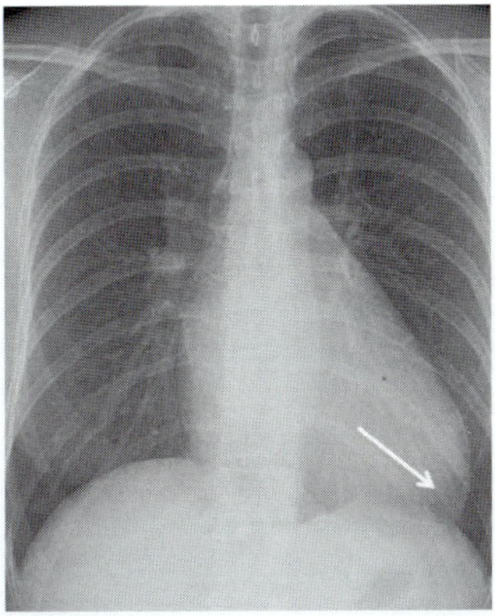

그림 7-6. 좌심실 확장으로 인하여 심첨이 좌하방으로 이동하였다(화살표).

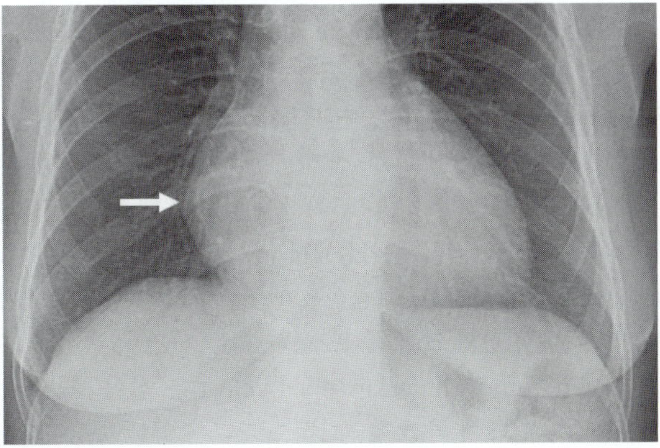

그림 7-7. 엡스타인 기형으로 인한 우심방 확장. 우심연이 돌출하였다(화살표).

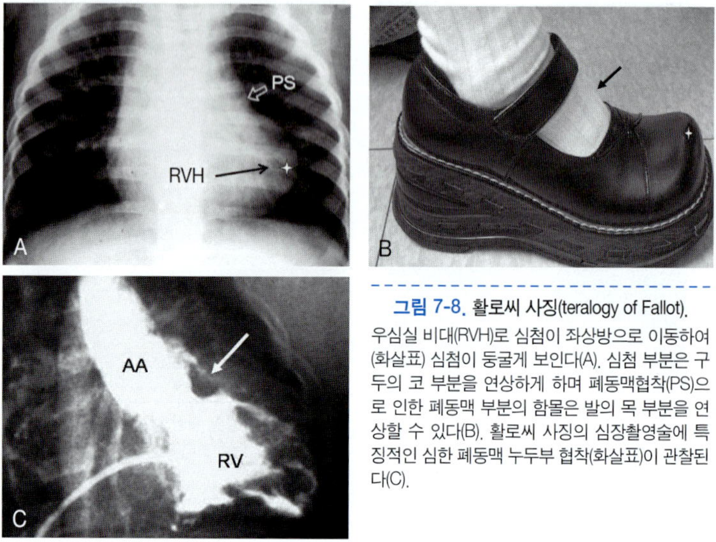

그림 7-8. 활로씨 사징(teralogy of Fallot). 우심실 비대(RVH)로 심첨이 좌상방으로 이동하여(화살표) 심첨이 둥굴게 보인다(A). 심첨 부분은 구두의 코 부분을 연상하게 하며 폐동맥협착(PS)으로 인한 폐동맥 부분의 함몰은 발의 목 부분을 연상할 수 있다(B). 활로씨 사징의 심장촬영술에 특징적인 심한 폐동맥 누두부 협착(화살표)이 관찰된다(C).

V. 좌우 단락 및 아이젠멩거 증후군의 단순흉부촬영 소견

심방중격 결손증에 심첨이 들리며, 심비대, 우심방, 우심실 비대의 소견이 있다. 대동맥, 좌심방은 작고 중심 폐동맥과 폐문동맥이 커진다. 승모판 일탈증이 동반되면 좌심방, 좌심실 확장의 소견이 관찰된다.

심실중격 결손증은 가장 흔한 심기형으로 심비대는 좌심방, 우심실, 좌심실 확장에 기인한다. 주폐동맥 확장이 있으며 대동맥은 작다. 폐동맥 고혈압이 심하여 단락이 우심실에서 좌심실으로 바뀌면 아이젠멩거(Eisenmenger) 증후군이 되고 중심부와 주변부 폐동맥의 크기가 현저하게 차이가 나며 심장의 크기가 감소한다.

방실중격 결손(atrioventricular septal defect)은 심실중격 결손의 유무와 방실판막의 형태에 따라 혈역학적으로 다른 양상으로 나타나며 대개 방실 역류로 인한 좌우 심실, 좌우 심방의 확장을 볼 수 있다. 좌심방 확장은 방실판 역류에도 불구하고 심하지 않고 대동맥이 작다.

동맥관 개존에는 좌심방, 좌심실, 대동맥이 크며 동맥관 연결 부위 하행대동맥이 부분적으로 확장된다. 드물게 동맥관의 동맥류 형성과 석회화도 볼 수 있다(그림 7-9).

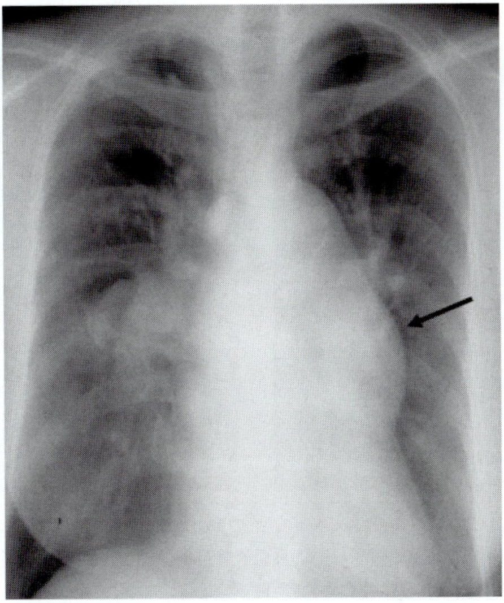

그림 7-9. 30세 남자.
동맥관 개존으로 인한 심한 폐동맥 확장(화살표)이 관찰된다.

VI. 폐정맥 환류 이상

부분 폐정맥 환류 이상은 심방중격 결손과 가장 흔하게 동반되며 우심방, 우심실, 폐동맥 확장 소견이 있다. 대동맥은 작고 폐정맥의 비정상적인 경로가 보일 수 있다. 기형혈관과 연결되는 정맥이 확장된다.

전폐정맥 환류이상(total anomalous pulmonary venous connections)에는 여러 유형이 있으며 우심방과 우심실이 확장되나 좌심방, 좌심실은 작다. 폐정맥이 유입되는 체순환 정맥이 확장되며 좌무명정맥으로 유입되는 경우 8자 또는 눈사람 모습을 보인다. 기형 폐정맥은 협착을 잘 동반하며 이 때는 폐부종, 정상 크기 심장, 우심방/우심실 비대 소견을 보인다.

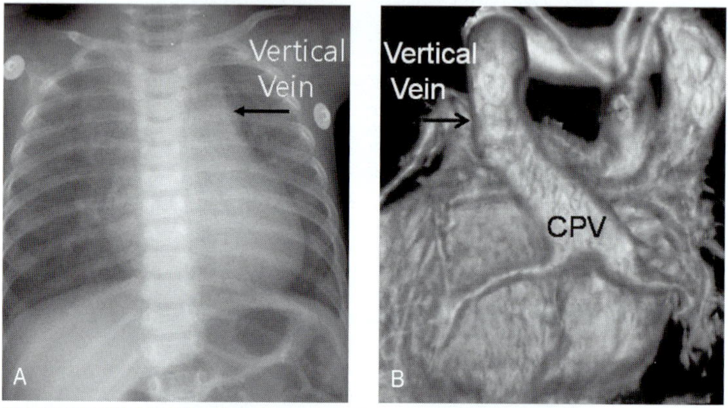

그림 7-10. 좌무명정맥으로 유입되는 전폐정맥 환류이상의 단순촬영 소견. 화살표 = 수직정맥(vertical vein). B. 좌무명정맥으로 유입되는 전폐정맥 환류이상의 CT 소견(A와 다른 환아). 화살표 = 수직정맥(vertical vein). CPV = common pulmonary vein.

VII. Tetralogy of Fallot (활로 4징)의 단순흉부촬영, CT 및 MR소견을 설명한다.

활로 사징(tetralogy of Fallot, TOF)에는 심장이 정상 또는 작아지며 대동맥이 확장되고 우심실이 비대한다. 장화 모양은 폐동맥 협착과 우심실 비대에 기인한다(그림 7-8, 11). 25%에 우측 대동맥궁이 있다.

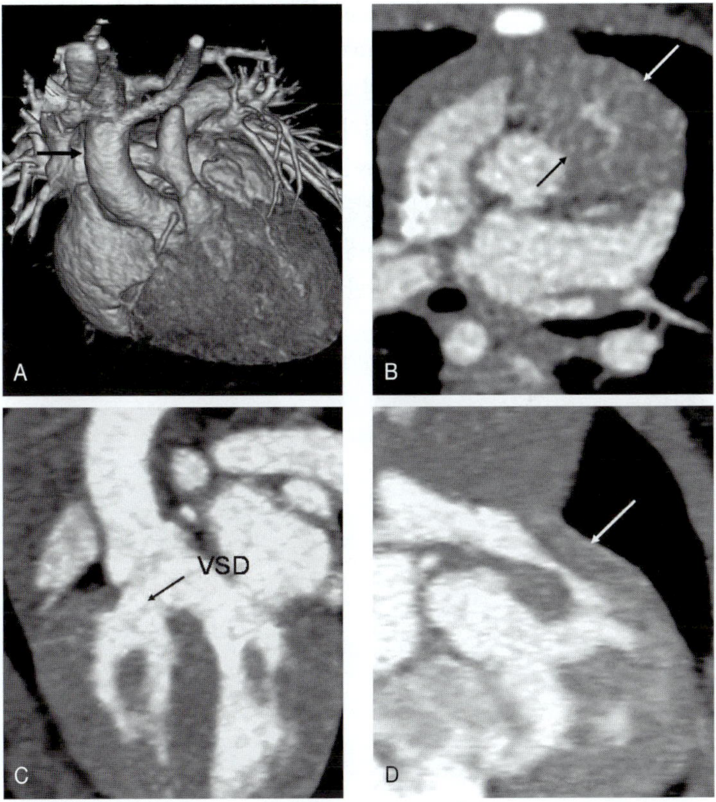

그림 7-11. TOF의 CT 소견.

Volume-renderd image에 우측 대동맥궁(A, 화살표)가 보이며, axial (B, C), coronal image (D)에 infundibular stenosis (화살표)가 있다. VSD = ventricular septal defect.

VIII. 복강 내 장기를 포함한 심장 위치이상의 단순흉부촬영, CT 및 MR소견을 설명한다.

심장은 심첨과 심장의 주축이 좌측에 있으면 좌위심, 중심선의 우측에 있으면 우위심, 흉부의 중심에 위치하면 중위심이라고 부르며 중위심은

극히 드물다. 내장의 위치 이상이 심장 기형과 동반될 수 있다. 내장의 위치는 situs solitus(정상위), situs inversus(역위), situs ambiguus(모호위)로 나누며 기관의 배열이 심장의 situs와 가장 가깝게 일치한다. 간의 대엽, 위장의 위치는 정상위와 역위의 구별에 도움이 되며, 비장의 존재 유무와 비장 소엽의 개수 등이 situs ambiguus에서 right isomerism(무비장증)또는 left isomerism(다비장증)을 결정함에 있어서 열쇠가 될 수 있다. 일반적으로 right isomerism에는 폐동맥협착, 전폐정맥환류기형 등을 동반한 복잡심기형이 흔히 동반되며 left isomerism에는 심기형이 없거나 단순 심기형이 동반된다.

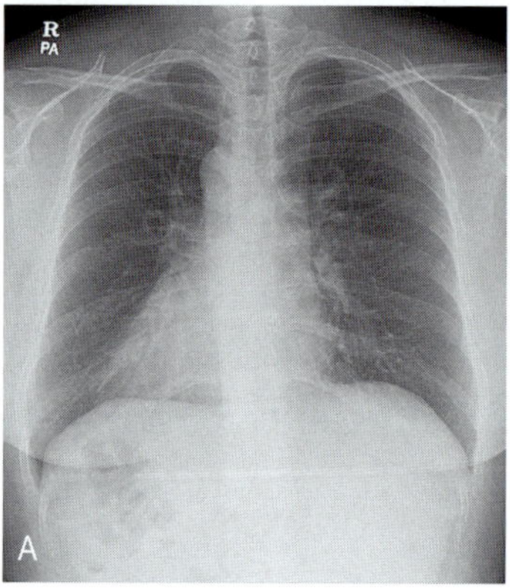

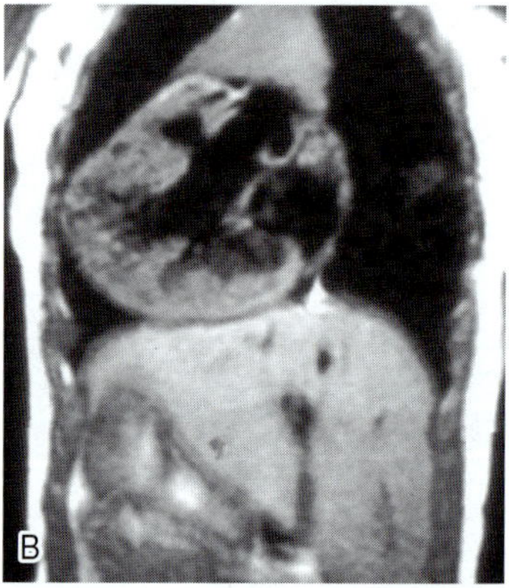

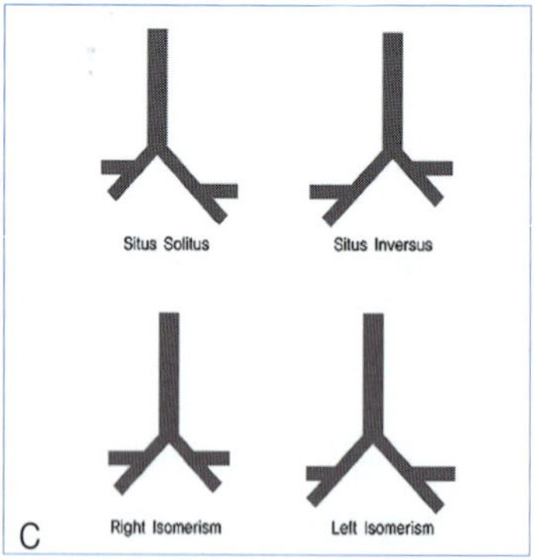

그림 7-12. A. situs inversus의 단순 촬영소견(46세 여자). B. situs inversus의 관상 MRI 소견. 단일 좌심실과 우위심이 관찰되며 간의 대엽이 좌측에 위장이 우측에 배치되어 있다. C. 기관의 배열에 대한 모식도.

IX. 관상동맥 기형의 CT 소견

관상동맥 기형은 기시부, 경로, 종결 부위의 이상으로 나눌 수 있으며 심근 허혈 또는 돌연사를 유발할 수 있는 것은 다음 4 종류이다.

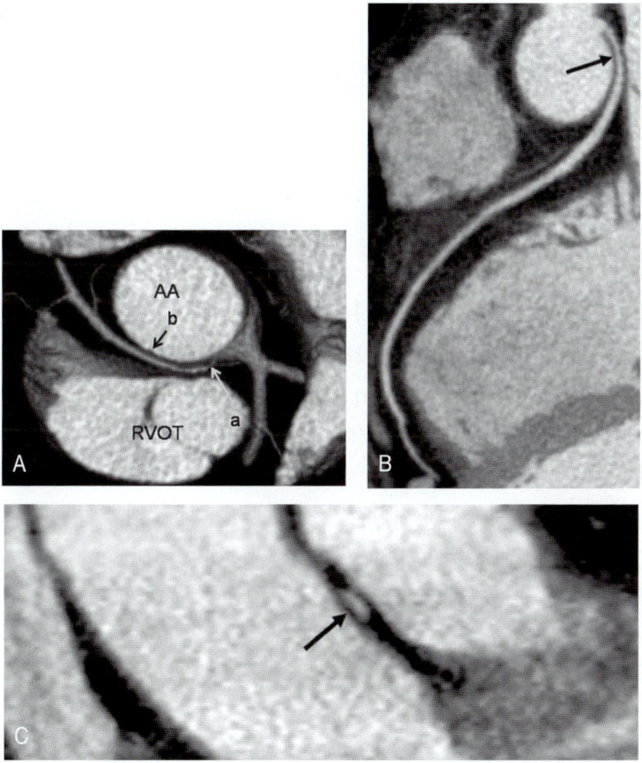

그림 7-13. 우관상동맥의 좌관상동맥동 기시(57세 여자).

증상이 없는 환자에서 우연히 발견된 관상동맥기시 이상으로 우관상동맥이 우심실 유출로와 대동맥 사이에서 약간 눌려 있는 것이 보인다.
A. CT 3차원 영상(위에서 본 것)에 우관상동맥이 이상 기시하는 것이 관찰된다(a, 화살표). 우관상동맥의 정상 기시 위치는 b(화살표)이다. Curved planar reformatted image(B)와 coronal plane(C)에 납작하게 눌린 우관상동맥(화살표)이 관찰된다.

1) 좌관상동맥의 폐동맥 기시
2) 좌관상동맥의 우관상정맥동 기시 및 우심실 누두부-대동맥 사이 주행
3) 우관상동맥의 좌관상동맥동 기시 및 우심실 유출로-대동맥 사이 주행
4) 관상동정맥루

X. 수정 대혈관 전위의 단순흉부촬영, CT 및 MR소견을 설명한다.

수정 대혈관 전위(corrected transposition of great arteries; CTGA)는 대동맥이 좌측에 있는 형태학적 우심실에서 기시하나 좌심방이 우심실에 연결되어 생리적으로 수정된 기형이다. 상행대동맥이 좌측에 있는 경우가 많으며 이 때는 심장의 상연에 대동맥 음영이 차지하여 종격동이 넓게 보인다. 삼첨판 역류가 동반되면 좌심방이 매우 확장될 수 있다.

완전대혈관전위(transposition of the great arteries; TGA)는 신생아에서 가장 흔한 청색증 심기형으로서, 대동맥이 우심실에서 기시하며, 폐동맥이 좌심실에서 기시한다. 심방과 심실의 연결은 정상이다. 흉부단순촬영상에 심실중격이 정상적인 경우에는 정상 소견을 보인다. 그러나 약 1/3의 환자에서는 classic "egg on a string" appearance(달걀을 누인 모습)로 나타난다. 심실중격결손이 있는 경우에는 심비대와 함께 폐부종의 소견이 보일 수 있다.

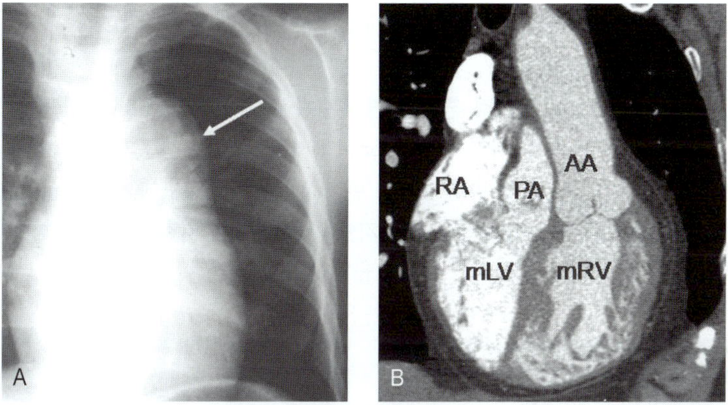

그림 7-14. 수정대혈관 전위

A. 단순촬영상(5세 남아)에의 종격동 음영이 넓으며 좌측에 위치한 상행대동맥(화살표)으로 인한 것이다. B. CT 관상단면(50세 여자). 상행대동맥(AA)이 형태학적 우심실(mRV)에서 기시하며 좌측에 위치한다. 폐동맥(PA)은 형태학적 좌심실(mLV)에서 기시하고 우측에 위치한다. RA = 우심방.

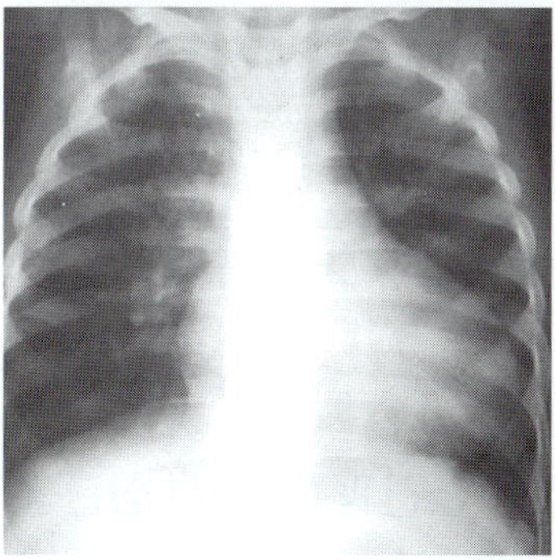

그림 7-15. 대혈관전위의 흉부단순촬영

계란을 옆으로 누인 심장 모양과 종격동이 좁은 것이 보인다.

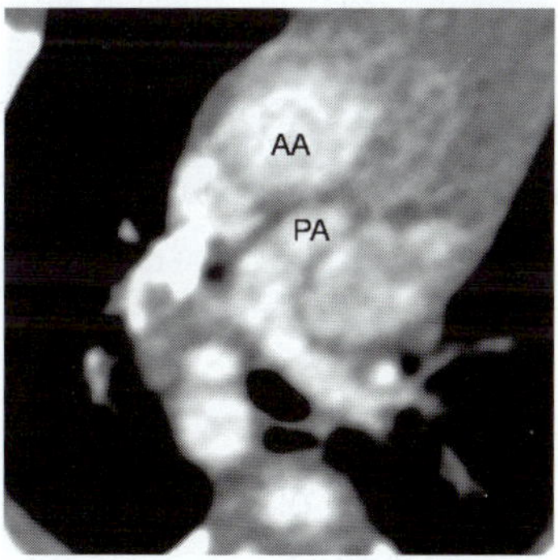

그림 7-16. 폐동맥 판막 협착을 동반한 대혈관전위의 CT.

대동맥(AA)이 폐동맥(PA)의 앞에 놓여 있다.

XI. CT에서 myocardial bridging(심근교)을 진단한다.

심근교는 CT에 비교적 흔히 발견되며 주로 좌전하행지(LAD)의 중간 부분에 관찰된다. 대각분지(diagonal branch)나 변연분지(marginal branch)에도 심근교가 발생하기도 한다. 대부분의 경우에 심근교가 증상을 유발하지 않으며 드물게 수축기에 75% 이상의 협착을 초래하는 경우에 허혈성 증상 또는 심근경색을 유발한다.

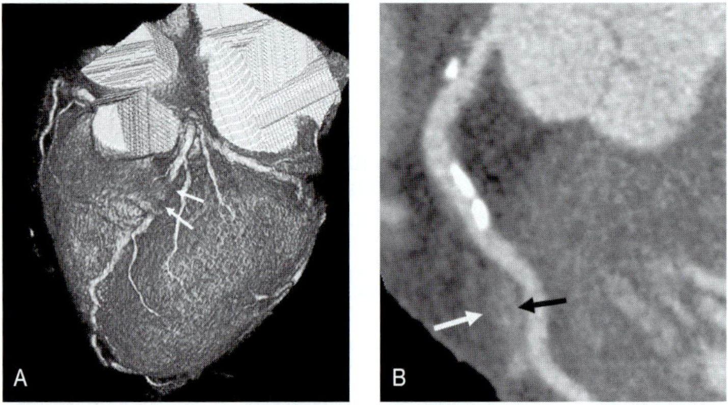

그림 7-17. Volume-rendered(A), curved planar reformatted image(B)에 좌전하행지(LAD)의 중간 부분의 심근교(화살표)가 관찰된다.

XII. 급성 및 만성 심근 경색의 MRI 소견과 MR에서 심근생존성 평가

심근의 경색부위는 정상 부위보다 T2 이완 시간이 증가되며 관동맥 폐쇄후 3-6 시간에 발견할 수 있다. T2 이완 시간은 지속적으로 증가하며 경색 부위의 부종과 괴사에 의한다. 가돌리니움 조영제의 정맥 주입으로 급성 심근 경색에 대한 MRI의 예민도가 증가한다. 그 이유는 경색 부위의 모세 혈관 투과성이 증가하고 세포막이 손상되어 세포 내부 및 간질에 누적된 조영제가 고신호 강도를 보이는 때문이며 정상 심근부위의 조영제는 씻겨 나가 대조를 이룬다. 한편 괴사가 심한 경색 부위는 조영제가 도달하지 못해 저신호 강도로 보인다. 만성기에는 경색 부위 섬유화로 인해 세포 간질의 공간이 넓어지며 조영제 주입 후 섬유화된 경색 부위가 고신호강도로 보인다. 이러한 심근 경색의 진단을 위해 가돌리니움 조영제 주입 5-25분 후에 영상을 얻는다. 정상 심근과 경색 부위의 조영증강 부분의 신호 강도 차이를 극대화하기 위해 정상 심근의 신호 강도를 억제하는 기법을 사용하며 심근 경색과 심근의 생존능 검사에 획기적인 기법이다.

저용량 (≤10 μg/kg/min) 도뷰타민 스트레스 영화 MRI에서 만성 심근 경색 환자의 심근의 생존능이 유지되어 있는 경우는 확장기에 5 mm 이상의 심근 두께를 보이고 수축기에 2 mm 이상 더 두꺼워질 때, 즉 도뷰타민 주입으로 심근 수축 능력이 향상될 때이다.

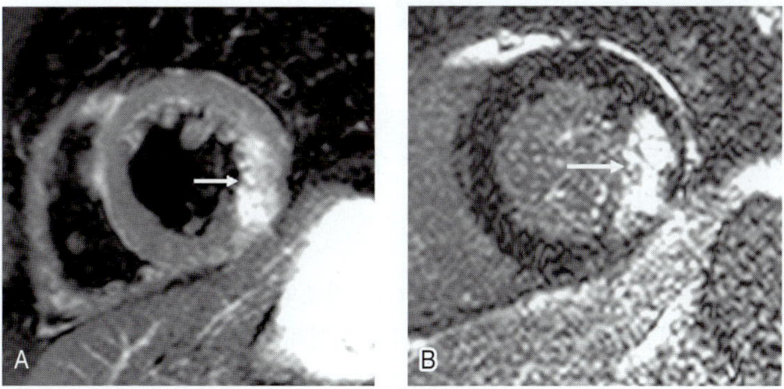

그림 7-18. MRI T2강조영상(A)과 조영제 주입후 지연영상(B)에 급성 심근경색으로 인한 부종(화살표, A)과 과다조영증강(hyperenhancement, 화살표, B)이 보인다.

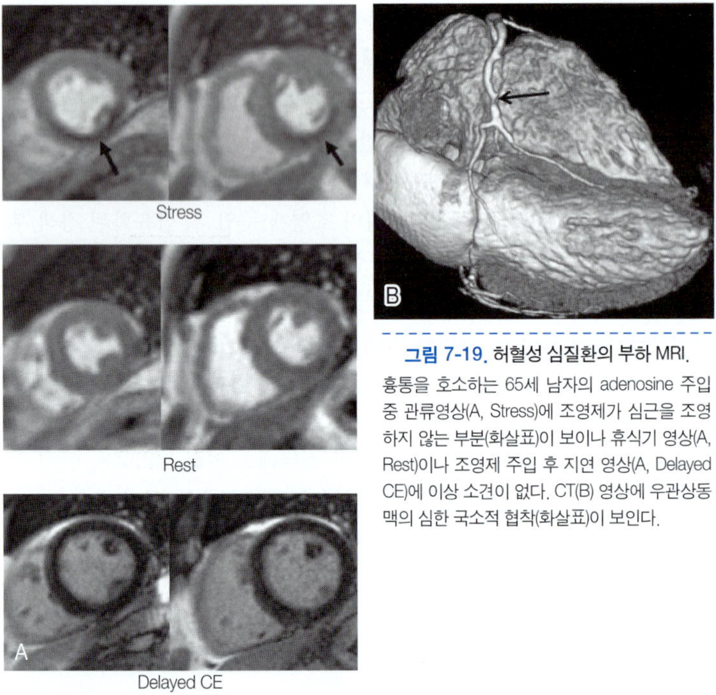

그림 7-19. 허혈성 심질환의 부하 MRI. 흉통을 호소하는 65세 남자의 adenosine 주입 중 관류영상(A, Stress)에 조영제가 심근을 조영하지 않는 부분(화살표)이 보이나 휴식기 영상(A, Rest)이나 조영제 주입 후 지연 영상(A, Delayed CE)에 이상 소견이 없다. CT(B) 영상에 우관상동맥의 심한 국소적 협착(화살표)이 보인다.

XIII. 관상동맥우회술 후 정상 소견과 합병증을 CT에서 설명한다.

관상동맥우회술 후 이식혈관은 CT혈관조영술에 잘 관찰된다. 64-절편 CT를 이용하면 94% 이상의 정확도에 의해 접합부의 개통유무, 이식혈관의 협착을 평가할 수 있다. CT 혈관조영술은 침습적 카테터 혈관조영술을 대신하여 이식혈관의 평가에 이용된다.

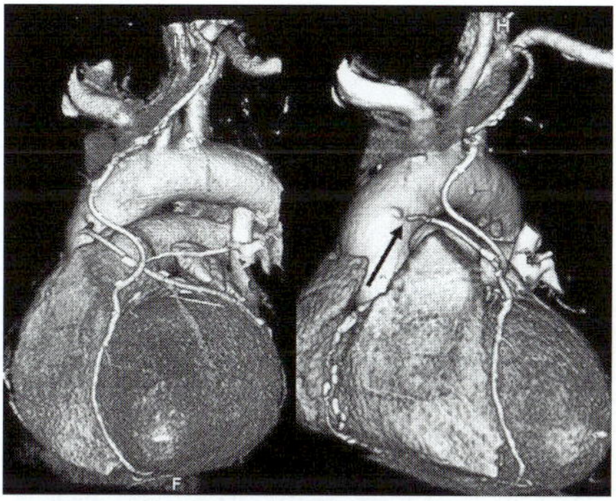

그림 7-20. 상행대동맥에서 기시하는 이식편에 협착(화살표)이 있으나 좌전하행지에 연결된 이식편(left internal thoracic artery graft)은 정상이다.

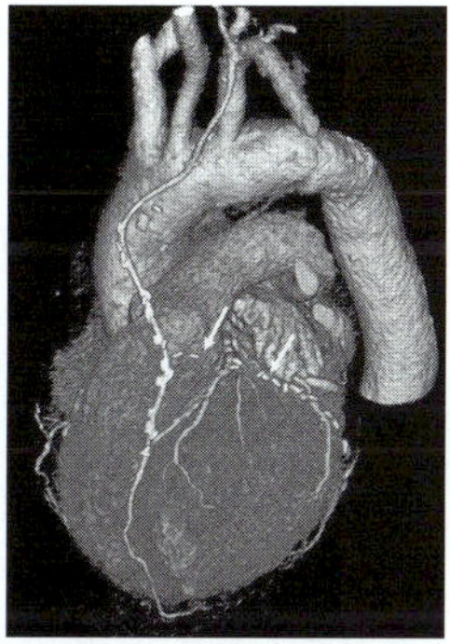

그림 7-21. 좌전하행지와 대각분지, 둔각변연분지에 연결된 Y graft.
좌전하행지에 연결된 left internal thoracic artery graft 혈류가 양호하나 대각분지, 둔각변연분지에 연결된 right internal thoracic artery graft 혈류가 보이지 않으며 (화살표) 좌회선지의 협착이 심하지 않았기 때문에 autoregulation으로 graft 혈류가 감소하였다.

XIV. 제한성 심근병증과 constrictive pericarditis(교착성 심낭염)의 CT 및 MRI 소견의 차이를 설명한다.

심낭염에는 심낭막이 4 mm이상으로 두꺼워져 있고, 교착성 심낭염의 40%에 흉부 단순촬영 영상에 석회가 보인다. 석회는 전반적인 분포를 보이거나 우심실 부위와 방실구(atrioventricular groove)에 국한되어 나타난다. 상대정맥과 기정맥이 확장되며 좌측 방실구의 협착이 있으면 좌심방 확대와 폐정맥 고혈압 징후가 동반된다. 늑막 삼출, 복수가 동반될 수 있다. 심낭막 질환의 진단에 있어 MRI나 CT는은 두꺼워진 심낭막(3 mm 이상)과 심낭 삼출을 진단하는 데 매우 유용하며 특히 관상 또는 시상 단면을 통해 질환 범위를 파악할 수 있는 것이 심초음파나 CT에 대한 장점이다. 석회화는 MRI에 잘 보이지 않으므로 교착성 심낭염에는 CT가 더 좋다.

제한성 심근병증에는 심벽 두께가 증가하고 심내강의 확장이 없다. 교착성 심낭염과의 감별에 MRI가 유용하며 영화 MRI에 심실 충만이 지연되는 것이 관찰된다. 제한성 심근병증에는 승모판 또는 삼첨판 역류가 흔히 동반된다. 아밀로이드증(amyloidosis)에는 심근과 방실 판막 두께가 증가하고 조영제 주입후 지연 영상에 특징적인 전반적인 내막하 조영 증강 소견을 보인다. 비후성 심근병증과의 감별점으로 비후성 심근병증은 심실구혈률이 정상이거나 증가하나 아밀로이드증에는 감소 소견을 보인다. 우심방벽, 우심실 벽이 비후되는 것도 아밀로이드증이 비후성 심근병증과 다른 점이다.

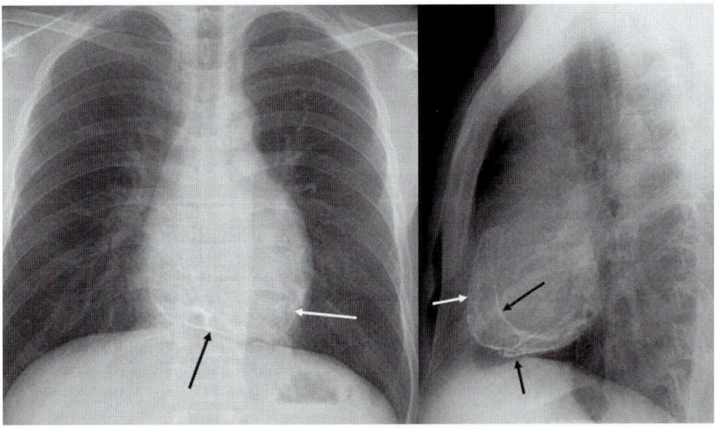

그림 7-22. 교착성 심낭염의 단순흉부촬영 소견.

심낭막 석회화(화살표)가 보인다.

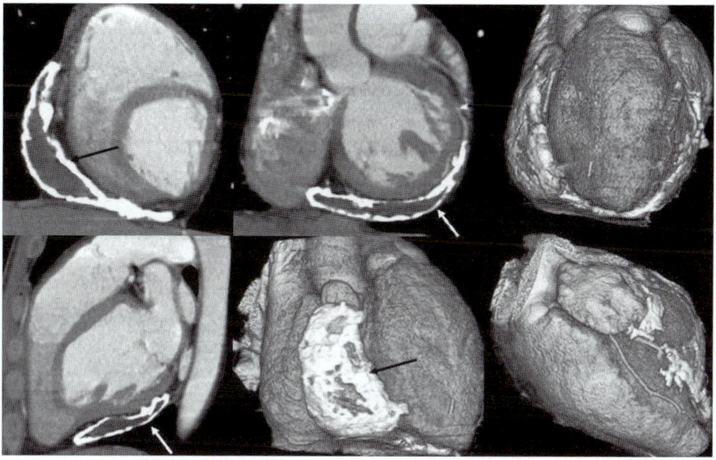

그림 7-23. 교착성 심낭염의 CT 소견.

심낭막 석회화(화살표)가 좌심실을 약간 누르고 있다.

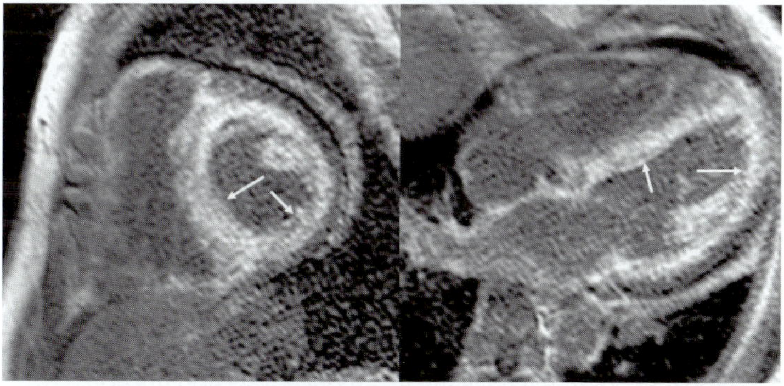

그림 7-24. 아밀로이드증(amyloidosis)의 MRI소견.

60세 여자의 조영제 주입 후 지연영상에 전반적인 내막하 조영증강(화살표)이 보이며 아밀로이드증의 특징적인 소견이다.

XV. 비후성 심근병증과 확장성 심근병증의 MRI 소견

1. 비후성 심근병증(hypertrophic cardiomyopathy)

비후성 심근병증은 건강한 젊은 환자에서 돌연사의 가장 흔한 원인이 되는 심질환이다. 비후성 심근병증은 폐쇄성 유형(left ventricular obstruction)과 비폐쇄성 유형으로 나누며, 비대칭형(asymmetric septal hypertrophy: ASH), 대칭형, 심첨형(apical hypertrophy), 종괴형(mass-like)으로 분류할 수 있다. 비후성 심근병증의 MR 소견은 비대칭적 좌심실 비대로 기저심실중격(basal spetal) 침범이 가장 흔하다. 이완장애가 보이며 이완기에서 심근 두께가 13mm이상으로 측정된다. 지연조영증강 영상(delayed enhancement study)에 심근 섬유화(fibrosis)로 인한 pathcy multifocal mid-wall enhancement가 특징적인데 이는 심근의 myofibrillar disarray 및 abnormal intramural coronary artery를 보이는 조직학적 소견에 부합한다. 이러한 심근 섬유화 정도는 부정맥으로 인한 돌연사와 연관이 있다.

2. 확장성 심근병증 (dilated cardiomyopathy)

확장성 심근병증은 abnormal loading이나 허혈성 심질환이 없는 상태에서 좌심실 또는 양심실의 수축력 저하와 확장을 보이는 질환을 말한다. 따라서 확장성 심근병증의 MRI 소견은 다음과 같다.

- dilation of all cardiac chambers
- increased left ventricular mass
- global hypokinesia resulting in a reduced ejection fraction

그리고 delayed enhancement study에서는 관상동맥 구역과 일치하지 않는 심근의 mid-wall enhancement를 보일 수 있는데 이는 관상동맥 구역의 심근에 지연성 subendocardial 또는 transmural hyperenhancement를 보이는 관상동맥질환과의 감별에 도움을 준다.

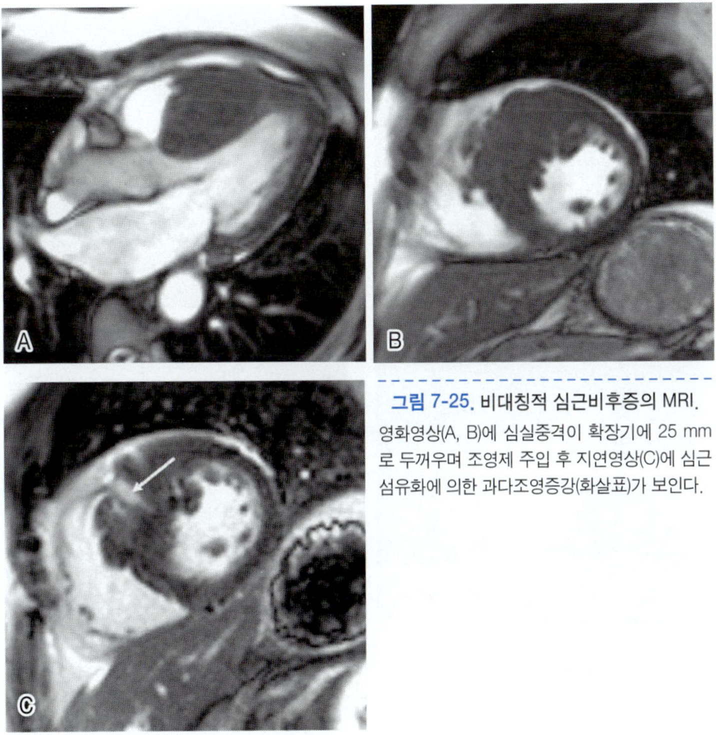

그림 7-25. 비대칭적 심근비후증의 MRI.
영화영상(A, B)에 심실중격이 확장기에 25 mm로 두꺼우며 조영제 주입 후 지연영상(C)에 심근섬유화에 의한 과다조영증강(화살표)가 보인다.

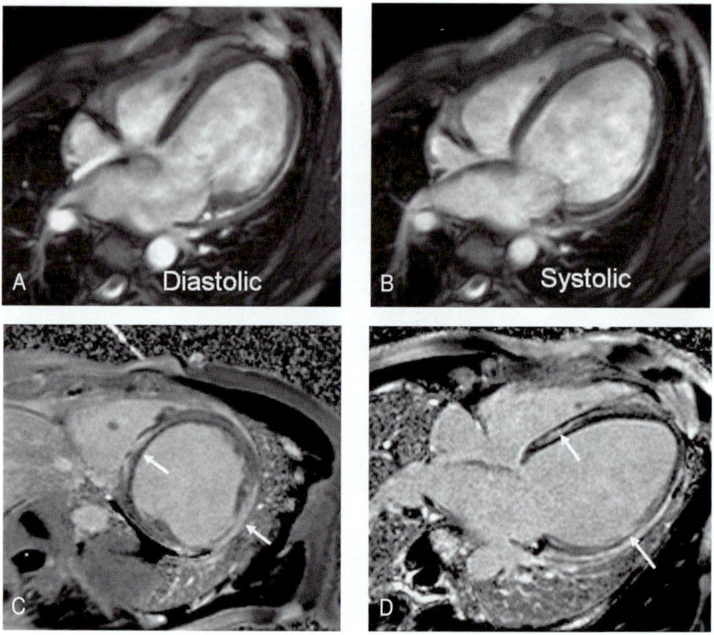

그림 7-26. 확장성 심근병증(34세 남자)의 영화 MRI(A, B)에 심실 구혈률이 18%로 매우 감소되어 있었으며, 지연조영증강 MRI(C, D)에 심벽 중간부분의 과다조영증강이 보인다. 이것은 심근 섬유화를 의미하며 예후에 부정적 영향을 미친다.

XVI. 부정맥발생 우심실형성이상(arrhythmogenic right ventricular dysplasia; ARVD)의 MR소견을 설명한다.

ARVD의 특징은 다음과 같다.

- Fibrofatty infiltration of myocardium
- Ventricular tachyarrhythmia
- Sudden death/syncope
- Heart failure

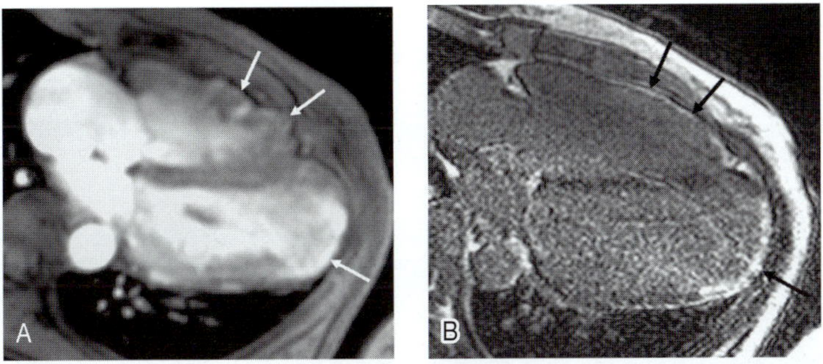

그림 7-27. 부정맥 발생 우심실 형성이상(ARVD)의 MRI(33세 여자).
수축기 영화영상(A)에 우심실과 좌심실의 dyskinesia(화살표)와 좌심실 심첨부의 벽 두께 감소가 심한 것(화살표)이 관찰된다. 지연조영증강 영상에 같은 부위의 과다조영증강(화살표)이 보이며 섬유화를 의미한다.

MRI, CT가 우심실의 형태와 기능을 평가하는 역할을 담당한다.

우심실의 확장과 전체 또는 국소적 기능 이상, 우심실벽의 섬유화 또는 지방침윤, 우심실벽의 aneurysmal change, 우툴두툴한 모습(scalloping) 등을 관찰함으로써 진단한다.

XVII. 심장 점액종의 호발 부위와 영상 특성, 임상적 특징을 열거한다.

양성 종양 중 점액종이 가장 흔하며 75%가 좌심방에, 20%가 우심방에 발생한다. 점액종은 심방 중격에서 기시하여 육경이 있어 움직이며 승모판 기능 장애를 일으키고 흐물흐물한 조직이 35%에서 흐물흐물한 조직이 전신성 색전을 일으키기도 한다. 점액종은 CT에 불균일한 종괴로 보이며 출혈, 괴사, 낭성 변화, 섬유화, 석회화가 원인이다. MRI에는 T2강조 영상에 밝게 보이고 조영증강후 강한 조영증강을 보인다.

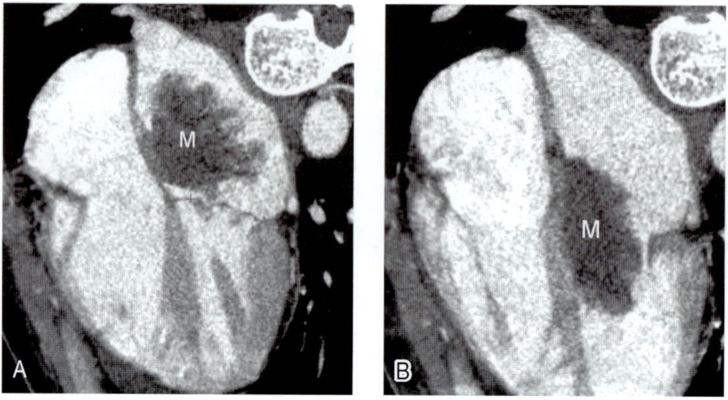

그림 7-28. 심장 점액종의 CT.
점액종(M)이 심방중격에 육경으로 붙어 있으며(A) 확장기 영상(B)에 승모판 협착을 초래한다.

XVIII. CT와 MR에서 혈전과 종양을 구분할 수 있다.

심장 내 혈전은 주로 좌심방이 또는 좌심방의 후벽에 위치한다. 혈전의 MRI 신호강도는 혈전의 경과시간에 따라 다르며 급성 혈전은 T1-, T2-강조영상에 밝게 보인다. 아급성 혈전에는 methemglobin이 T2 이완시간을 짧게 하여 신호강도가 감소되어 보인다. 만성 혈전에는 T1-, T2-강조영상에 신호강도가 감소한다. 조영제 주입 후 종양은 신호강도가 증가하나 혈전은 조영증강을 보이지 않으며 만성 기질화 혈전은 표면의 조영증강이 보일 수 있다.

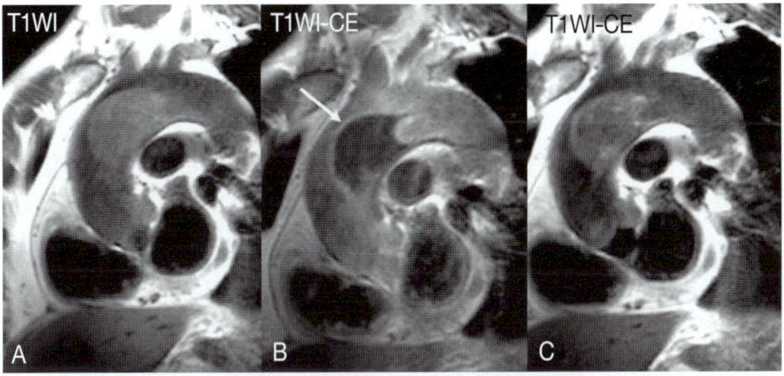

그림 7-29. 상행 대동맥의 진구성 혈전의 MRI.
T1-, T2-강조 영상에 신호강도가 약간 증가되거나 이질성 양상을 보이며 조영증강 영상에 종괴의 대부분이 조영되지 않고 표면의 조영증강(화살표)이 관찰된다.

XIX. 심낭막 낭종의 단순흉부촬영, CT 및 MRI 소견을 설명한다.

선천성 심낭막 낭종은 대개 우측 심장-횡격막 각부(cardiophrenic angle)에 발생한다. CT에 물과 같은 밀도를 보이며 MRI T2-강조영상에 밝게 보인다.

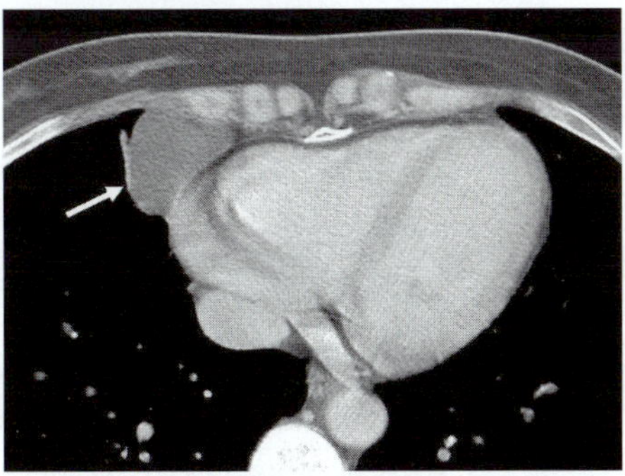

그림 7-30. 심낭막 낭종의 CT.
조영제 주입 후 조영되지 않는 낭성 종괴(화살표)가 관찰된다.

XX. 심낭막의 부분 및 완전 결손의 단순흉부촬영, CT 및 MR소견을 설명한다.

심낭막의 선천성 결손이 있을 때는 폐동맥이나 심방이(auricle)가 결손 부위를 통해 탈출할 수 있다. 완전 결손은 매우 드물며 부분결손이 대부분이다. 30%에서 심장이나 폐의 이상을 동반한다. 부분결손의 86%가 좌측에 발생하며 좌심방이, 관상동맥, 심실 등을 눌러 증상을 일으킬 수 있다.

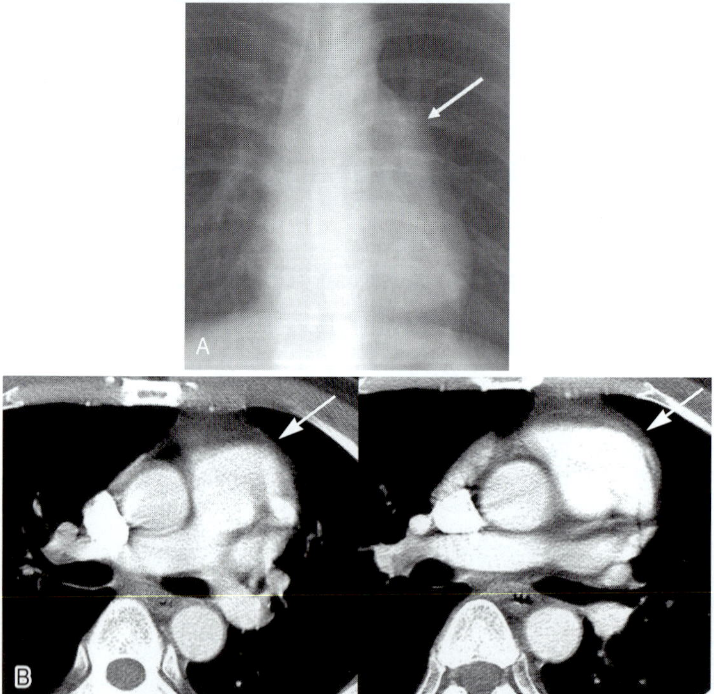

그림 7-31. 선천성 심낭막 결손(43세 무증상 남자).

흉부 단순촬영상(A)에 좌측 폐문부의 팽창(화살표)이 의심된다. CT(B)에 심낭막 결손을 통해 탈출한 폐동맥과 우심 유출로(화살표)가 폐문 종괴의 원인임을 알 수 있다.

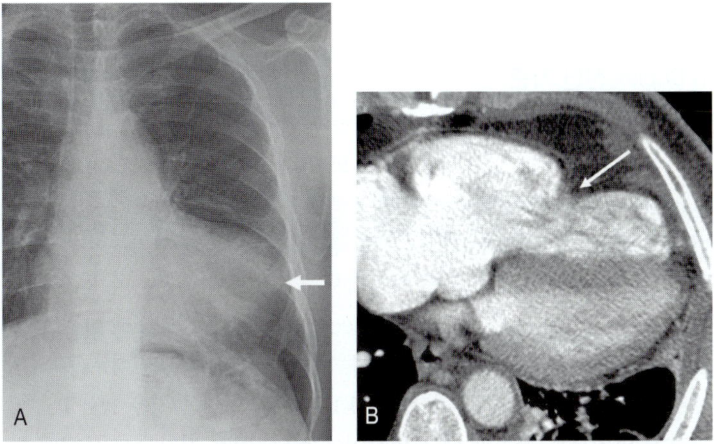

그림 7-32. 외상성 심낭막 결손.

단순 흉부촬영(A)에 심첨부의 비정상 모양(화살표)과 심비대가 의심된다. CT(B)에 심낭막 결손을 통해 탈출한 우심실의 변형(화살표)이 보인다.

후천적 심낭막 결손은 외상과 연관되며 심장 손상, 심장 파열, 심낭막 압전과 연관되어 사망률이 50%이상이다. 흉부단순촬영상에 심장의 회전과 좌측 변위(rotation and leftward displacement), CT, MRI에 대동맥과 주폐동맥 사이에 폐(tongue of lung)가 끼어 있는 것을 발견하면 심낭막 결손 진단의 단서가 된다.

XXI. 죽상동맥경화증에 의한 경동맥협착의 도플러 초음파 진단기준.

초음파 검사에 정상 내막-중막 두께(intimomedial thickness: IMT)는 총경동맥에서 0.8 mm, 총경동맥 분지부에서 1.2mm를 넘지 않으며, 정상범위는 약 1 mm를 기준으로 판단한다.

1. 경동맥 협착의 진단 기준

1) Duplex 진단 기준

여러 가지의 다양한 duplex criteria가 있으나 내경동맥(ICA)의 최대 수축기혈속(peak systolic velocity: PSV)와 ICA의 확장기말 혈속(end diastolic velocity), 내경동맥/총경동맥(ICA/CCA)의 최대 수축기 혈속비(peak systolic velocity ratio) 등이 흔히 사용되는 진단기준이다. 이러한 duplex 기준은 50%이하의 협착에서는 적용하기 어려우며 90-95%이상의 협착이 있으면 PSV가 25 cm/sec이하일 때가 있으므로 아주 낮은 PSV는 오히려 심한 협착을 의미한다. 혈압이 높거나 낮은 경우, 원위부 ICA의 심한 협착이 있는 경우, 반대측 ICA 협착이 있는 경우 등에 PSV에 영향을 미치므로 판독할 때 유의하여야 한다. 여러 저자들이 문헌에 발표한 범주들이 매우 범위가 넓고 여러 가지 변수가 있다(표 7-1). ICA/CCA의 최대 수축기 혈속 비는 70% 이상 직경협착을 기준으로 할 때 문헌에 2.8-4.3으로 범위가 넓다.

2) 형태학적 평가

The North American Symptomatic Carotid Endarterectomy Trial (NASCET) criteria는 ICA의 percentage stenosis를 혈관조영술 영상에서 협착부위 상방의 ICA 직경(d2)에서 협착부위 직경(ds)을 측정하고

〈표 7-1〉 Doppler Criteria for Diagnosis of ICA Stenosis

DiameterStenosis (%)	PSV(cm/sec)	EDV(cm/sec)	ICA/CCA PSV Ratio
Normal	〈125	〈40	〈2.0
〈50	〈125	〈40	〈2.0
50-69	125-230	40-100	2.0-4.0
≥70%	〉230	〉100	〉4.0

*Adapted from Grant EG

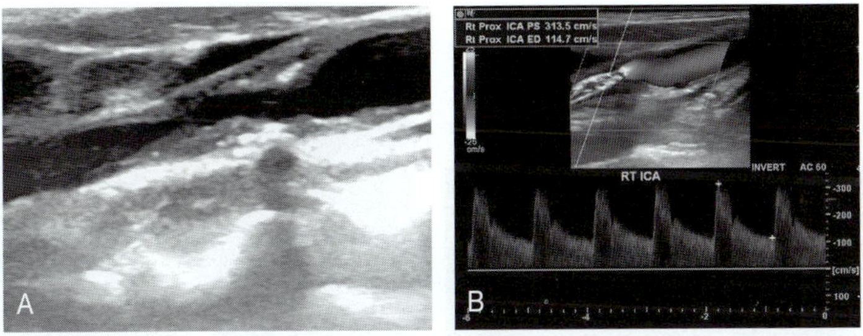

그림 7-33. 경동맥 초음파에 우측 경동맥 분지부의 분절상 경화판이 관찰된다(A). 도플러 분음 분석에 최대수축기 혈류속도가 313cm/sec로 증가되어 있다(B).

(d2-ds)/d2×100으로 계산한다. 초음파 검사에서도 distal ICA의 직경을 측정하여 위의 기준과 유사하게 협착정도를 계산할 수도 있으나 distal ICA를 잘 관찰할 수 없는 경우 또는 편이성에 의해 협착 부위의 원래 직경(d1)과 협착 부위 내경(ds)를 구하여 (d1-ds)/d1×100으로 계산한다. 이러한 방법은 European Carotid Surgery Trial의 혈관조영술 영상에서 협착 정도를 평가하는 것과 동일하다.

XXII. 수술 적응이 되는 대동맥류의 크기, 성장 속도를 열거한다.

대부분의 대동맥류는 퇴행성 동맥경화성 병변이다. 그러나 감염성, 외상성, 염증성 등의 다른 원인이 있으며 이들 원인에 따라 치료방침도 달라진다. 동맥경화성 대동맥류는 흔히 fusiform aneurysm이지만, 감염성 대동맥류는 saccular type이 대부분이다. CT를 통해 동맥류의 장축에 직각인 단면(orthogonal plane)에서 동맥류의 크기를 정확하게 측정해야 한다. 5 cm 이상의 최대 직경을 가진 복부 대동맥류, 6개월에 5 mm 이상 성장하는 대동맥류는 파열 위험이 높다. 그러나 작은 대동맥류도 파열될 수 있으므로 동맥벽이 스트레스에 약한 부분이 있는지 주의깊게 관찰한다.

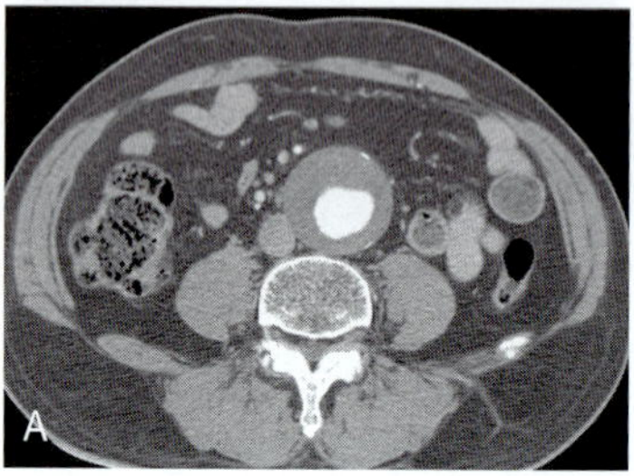

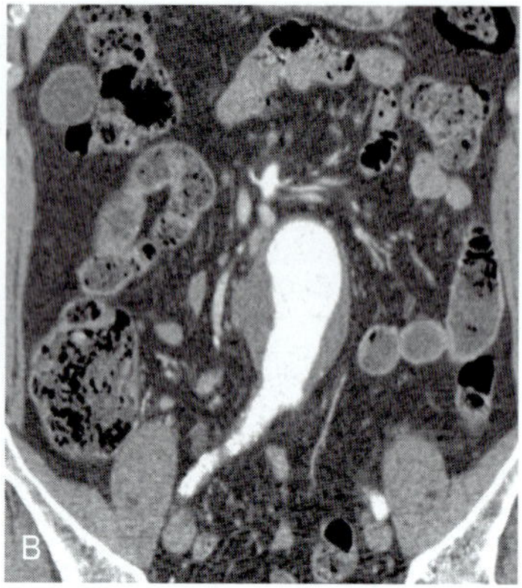

그림 7-34. 복부대동맥의 직경 54mm 동맥류의 CT (A, B).

XXIII. 대동맥 박리의 단순흉부촬영, CT 및 MR소견을 설명한다.

흉부 대동맥류는 대동맥 음영의 부분적 팽대, 파형 윤곽으로 나타난다. CT 연구에 의하면 대동맥궁 직하방의 정상 대동맥 직경은 1.9-4.7 cm (평균 3.5 cm)이며 상행/하행대동맥 관상 직경비는 1.5:1 이다.

박리성 대동맥류의 단순 촬영 소견은 상종격동의 확장, 대동맥의 전반적인 확장과 불규칙한 윤곽, 대동맥궁의 이중 음영, 좌측 척추주변선(paraspinal line)의 좌측 변위, 기관의 우측 변위, 대동맥 주위 종괴이며 하행대동맥의 내막 석회가 4-10 mm 이상 변위(calcification sign)되기도 한다.

대동맥 박리증이 의심되는 환자의 응급 검사로 CTA가 유용하다. CT를 통해 내막파열 부위, 재진입 부위(reentry site), 박리의 범위, 분지 침범 유무가 밝혀져야 한다. 특히 진성 내강의 함몰로 인한 장기의 허혈성 변화에 대한 정보를 제공한다.

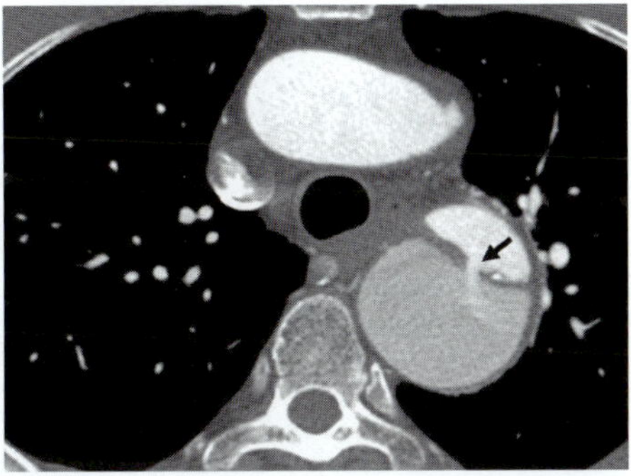

그림 7-35. 하행대동맥의 박리.
CT에 내막 파열(화살표)이 관찰된다.

XXIV. 대동맥 벽내혈종(aortic intramural hematoma)의 CT 및 MR소견을 설명한다.

대동맥 벽내혈종은 대동맥 박리(dissection)의 한 형태이며 vasa vasorum의 파열이 원인으로 간주되나 실제로는 내막의 파열이 동반되는 경우가 대부분이며, 침윤성 대동맥 궤양(penetrating aortic ulcer)과 동반되거나 외상 후에도 발견된다. 조영제 주입전 CT에 동심원상(concentric) 또는 편심적인(eccentric) 고밀도 부분이 보인다. 또한 내막의 석회가 내강 쪽으로 변위되어 내막 박리를 시사한다. 조영제 주입 후 비교적 광범위한 병변을 관찰할 수 있으며 국소적으로 내막 결손도 보일 수 있다. 전형적인 이중내강 박리(double-lumen dissection)도 동반될 수 있다. 상행대동맥 수술 후 하행대동맥의 벽내혈종이 흡수되어 벽 두께가 감소되는 것도 관찰할 수 있다. 대동맥류에 혈전이 있는 경우나 동맥경화판과 구별함에 있어서 내막 석회의 위치와 동맥류의 크기, 침범 범위, 내강쪽 표면이 매끄러운 정도가 도움이 될 수 있다. 32%에서 전형적인 이중내강 대동맥 박리 또는 파열로 진행한다.

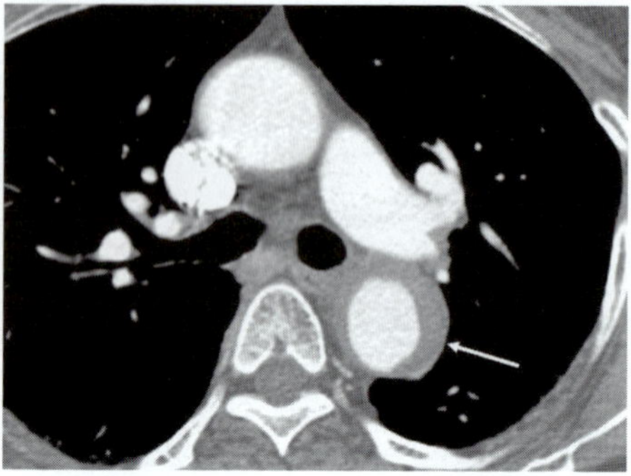

그림 7-36. Stanford B 형 대동맥 벽내 혈종.
대동맥벽이 혈종(화살표)으로 인하여 두꺼워져 있다.

XXV. Marfan 증후군의 CT 소견

Marfan 증후군은 결체조직 질환으로서 gene mutation(FBN1)이 원인이다. 진단 기준인 Ghent nosology를 충족시키는지 CT 소견을 점검하면 진단에 도움이 된다.

CT 소견으로 annuloaortic ectasia, aortic aneurysm, dissection, scoliosis, dural ectasia, lung의 bulla가 있다.

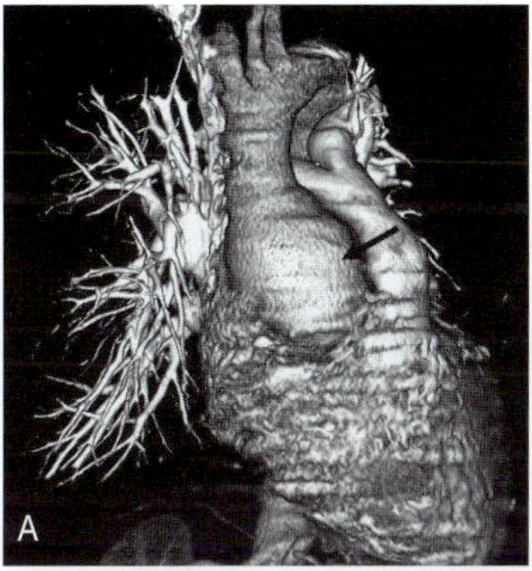

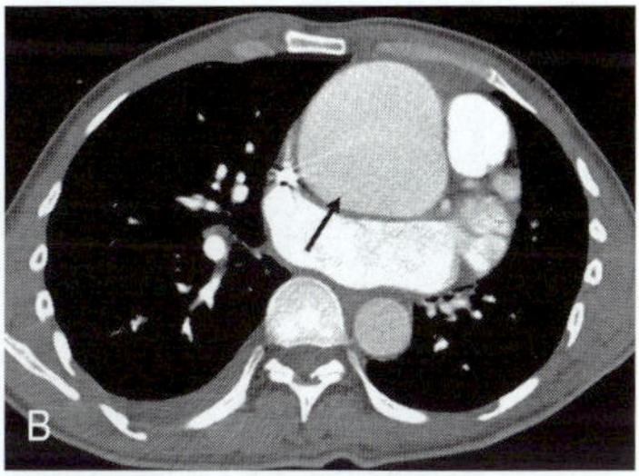

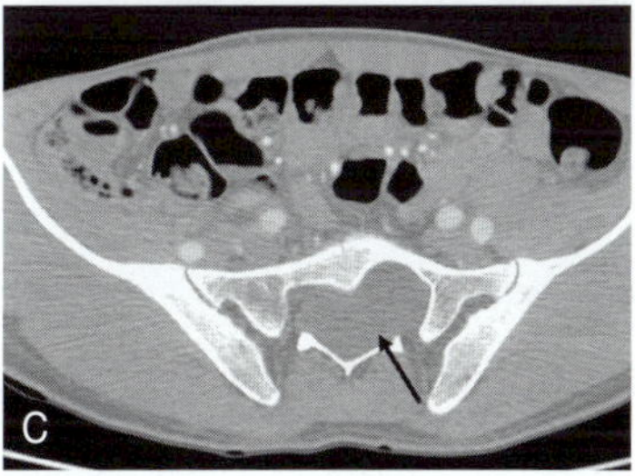

그림 7-37. Marfan 증후군(38세 남자).
Volume-rendered image(A), axial CT(B, C)에 상행대동맥과 대동맥동의 확장(화살표), dural ectasia(화살표)가 보인다.

XXVI. 대동맥 축착증(aortic coarctation)의 단순흉부촬영, CT 및 MR소견.

단순촬영상에 3자 모양(figure 3 sign)을 관찰할 수 있다. 늑골의 패임(rib notching)은 부측 순환의 발달에 의해 발생하며 6세 이전에는 드물다. 조영제 주입 후 CT와 MR 혈관조영술에 협착 부위, 부측 순환의 발달 정도, 동반된 동맥관 개존증을 확인할 수 있다. Bicuspid aortic valve가 25-50%에서 동반될 수 있으므로 영화 MRI나 CT 재합성 영상으로 대동맥 판막을 관찰한다. 협착 부위에서 위상대조 영화 MRI로 최대혈속과 혈압경사를 측정할 수 있다.

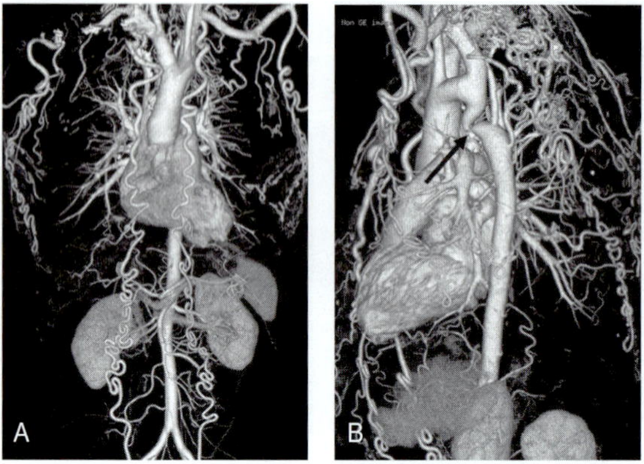

그림 7-38. 대동맥 축착증의 CT(40세 남자).
Volume-rendered image(A, B)에 부측순환이 잘 발달되어 있고 하행대동맥 근위부의 국소적 협착(화살표)이 있다.

XXVII. 대동맥 가성 축착증(pseudocoarctation)의 단순흉부촬영, CT 및 MR소견

하행흉부대동맥 근위부의 elongation, kinking, tortuosity, aneurysm, calcification이 있으나 혈압경사가 심하지 않거나 의미없는 경우이다. 동맥관에 의해 고정됨으로 인해 늘어난 대동맥의 꼬임이 발생하며 병변의 확장이 심한 경우에 석회화와 함께 단순흉부촬영상에 종격동 종괴로 보일 수 있다. 한편 전반적인 양상은 가성 축착증의 모양이나 실제로 혈압경사가 심한 경우도 있다.

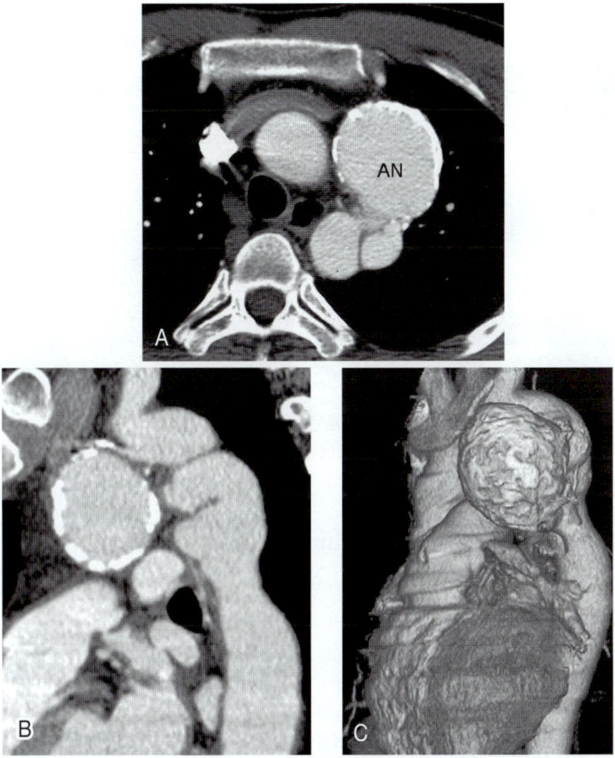

그림 7-39. 대동맥 가성 축착증의 CT(37세 남자).
축상 CT 영상에 대동맥류(AN) 벽에 석회가 관찰되며(A), 시상 단면(B)과 volume-rendered image(C)에 사행성 경로가 보인다.

XXVIII. 대동맥 손상(trauma)의 호발 부위 및 CT소견을 설명한다.

심장과 대동맥의 외상으로 생존하는 경우에 대동맥 가성동맥류가 발생한다. 사망한 사례에서는 상행대동맥의 파열이 발생한다.

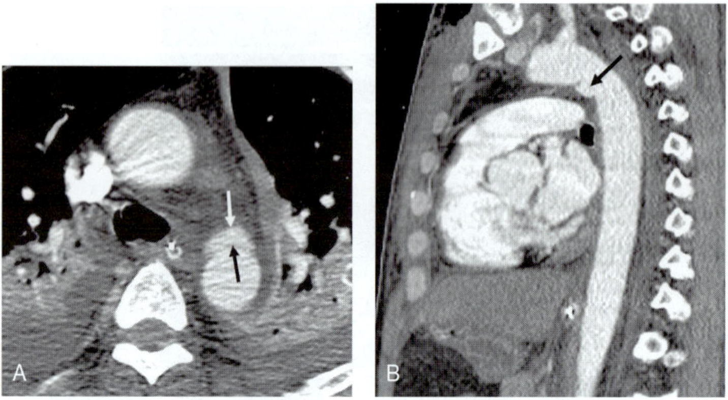

그림 7-40. 흉부대동맥 손상의 CT.
축상(A), 시상(B) 영상에 늑막 출혈과 함께 대동맥류(화살표)가 보인다. Ligamentum arteriosum이 부착되는 isthmus가 대동맥류의 호발 부위이다.

가성 대동맥류가 대동맥 isthmus에 90% 이상 발생한다. 형태는 saccular 또는 fusiform이다. 10%에서는 경부 혈관 기시부에 동맥류를 동반한다.

XXIX. 타카야스 동맥염(Takayasu arteritis)의 초음파, CT 및 MR 소견과 호발 부위를 설명한다.

경부 동맥, 대동맥, 신동맥, 장간막동맥, 폐동맥, 하지 동맥 등에 협착 또는 폐쇄를 보이는 원인미상의 염증성 질환이다. 10대 소녀가 전형적인 호발 연령의 환자이며(남녀비 = 1:8) 급성기에는 발열 등 전신적 증상을 호소한다. 초기에는 초음파 검사에 경동맥과 쇄골하동맥의 동심원상 비후가 특징적으로 관찰되며 대동맥의 동심원상 비후 또는 조영제 주입 후 CT, MRI에 조영증강되는 양상은 질병의 활성도를 시사한다. 만성기에는 대동맥벽의 전반적인 석회화가 관찰된다.

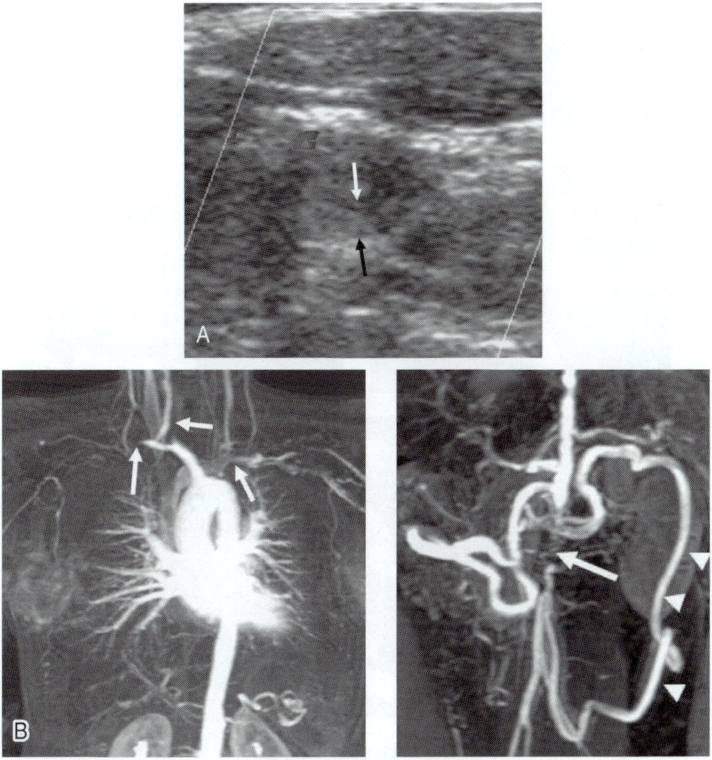

그림 7-41. 타카야스 동맥염의 경동맥 초음파검사에 동심원상 벽 비후가 관찰된다(A). 다른 환자의 조영제주입 MR 혈관조영술에 양측 쇄골하동맥, 우측 경동맥 폐쇄가 관찰된다(B). 또 다른 환자의 조영제주입 MR 혈관조영술에 복부대동맥이 전반적으로 매우 가늘고 상장간막동맥과 하장간막동맥 사이에서 폐쇄(화살표)가 있으며 잘 발달한 측부 순환동맥(화살촉, Riolan' s arc)이 두 혈관을 연결하는 역할을 한다.

XXX. 베체트병(Behçet's disease)의 CT, MR 소견과 호발 부위를 설명한다.

여러 장기를 침범하는 질환으로서, 점막, 피부, 눈, 심혈관계, 소화기계, 호흡기계, 비뇨기계, 뇌신경계, 관절, 혈관 등을 포함한다. 혈관계 침

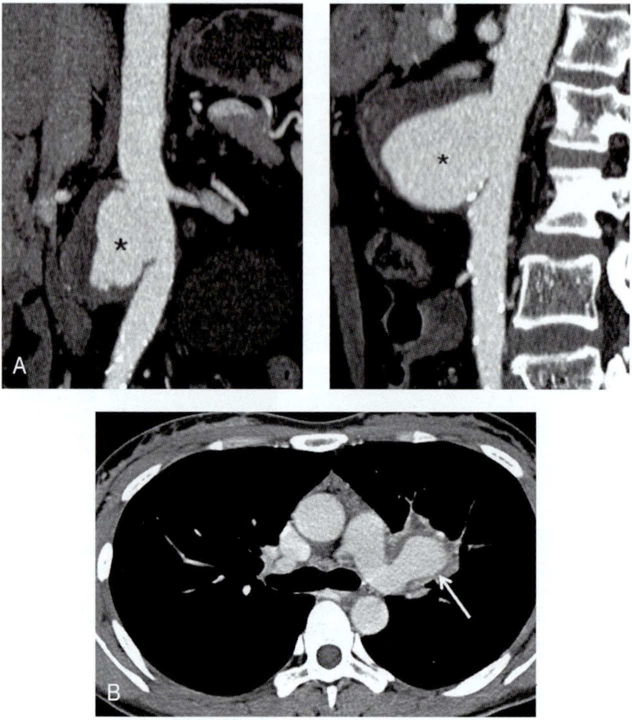

그림 7-42. 베체트 병의 CT.
A. 복부 대동맥류(별표), B. 폐동맥류(화살표).

범은 7~29%에 발생하며, 대부분 남성(M:F = 4:1)에 발생한다. 정맥 혈전증, 가성 동맥류, 동맥의 폐쇄 등이 혈관계 침범 양상이다. 동맥과 정맥을 함께 침범한 경우가 대부분이며(68%), 정맥만 침범한 경우(25%)나 동맥만 침범한 경우(7%) 보다 많다. 정맥계 혈전증은 상대정맥, 하대정맥, 심부 대퇴정맥(deep femoral vein), 쇄골하정맥(subclavian vein)에 발생하며, 동맥류는 복부 대동맥, 대퇴동맥, 흉부 동맥(폐동맥)에 호발한다.

XXXI. 대동맥 stent-graft 시술후 합병증을 CT에서 설명한다.

Endovascular aortic aneurysm repair(EVAR)후 대동맥류 내에 혈류 누출(endoleak)의 합병증이 발생할 수 있다.

Type 1: attachment site endoleak 으로 중재시술을 필요로 한다.

Type 2: lumbar 또는 inferior mesenteric artery로 부터의 부측순환으로 인한 것이며 가장 흔한 형태이다. 저절로 해소되나 동맥류(sac)의 크기가 증가하면 시술이 필요하다.

Type 3: structural stent-graft failure (fracture or junctional separation). 치료가 필요하다.

Type 4: caused by porosity of stent-graft. 치료가 대개 필요없다.

Type 5: endotension (increased size with/without leak)

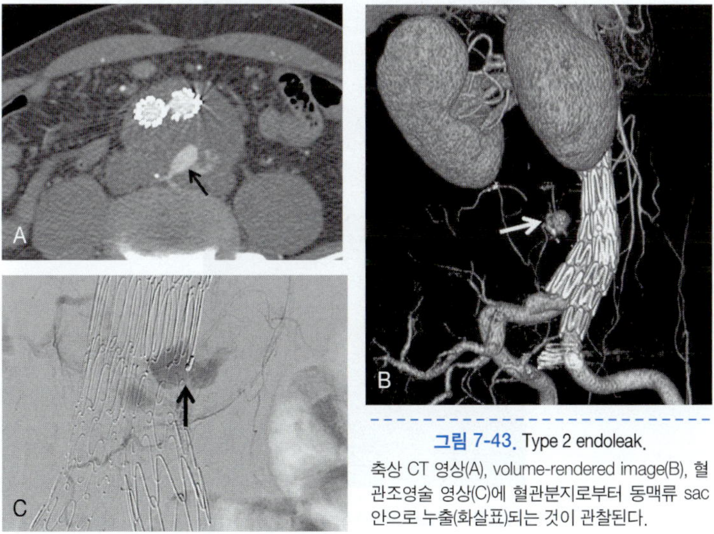

그림 7-43. Type 2 endoleak.
축상 CT 영상(A), volume-rendered image(B), 혈관조영술 영상(C)에 혈관분지로부터 동맥류 sac 안으로 누출(화살표)되는 것이 관찰된다.

XXXII .Buerger' s disease의 영상 소견을 설명한다.

Small-to-medium-sized artery, vein을 침범하는 non-necrotizing vasculitis이며 젊은 남자 흡연자에게 발생한다. 임상적인 소견은 흡연자, 45세 이하, 남자, distal ischemic ulcer/gangrene, 휴식기 통증, 이주성 표재 혈전정맥염(migratory superficial thrombophlebitis), 상지 침범, Raynaud' s phenomenon등이 있다.

전형적인 혈관조영술 또는 CT 소견은 다음과 같다.

1) multiple arterial occlusions (skip lesioin) with normal, smooth nonaffected arteries
2) abrupt arterial occlusion
3) corkscrew collaterals

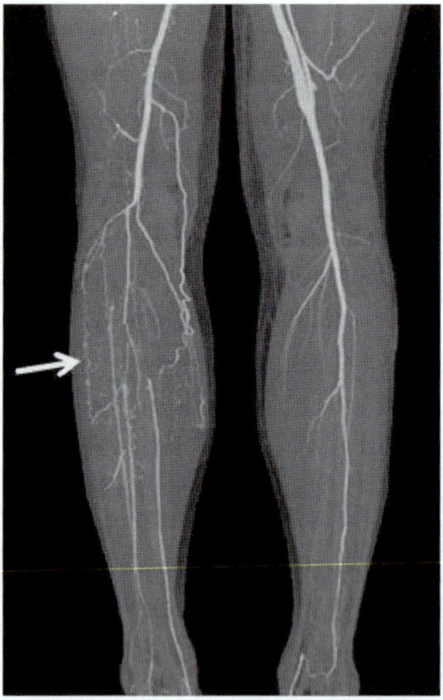

그림 7-44. Buerger' s disease의 CT 혈관조영술. 종아리 혈관들에 모두 폐쇄가 있으며, 부측 순환에 의해 원위부 혈관에 조영제가 도달한다. 화살표 = corkscrew collateral.

XXXIII. 슬와동맥 포획증후군(popliteal artery entrapment syndrome, PAES)을 영상 진단하기 위한 stress 자세를 설명한다.

발의 dorsiflexion 상태에서 검사하면 PAES를 진단할 수 있다. 원인으로는 medial head of gastrocnemius muscle, fibrous band, popliteus

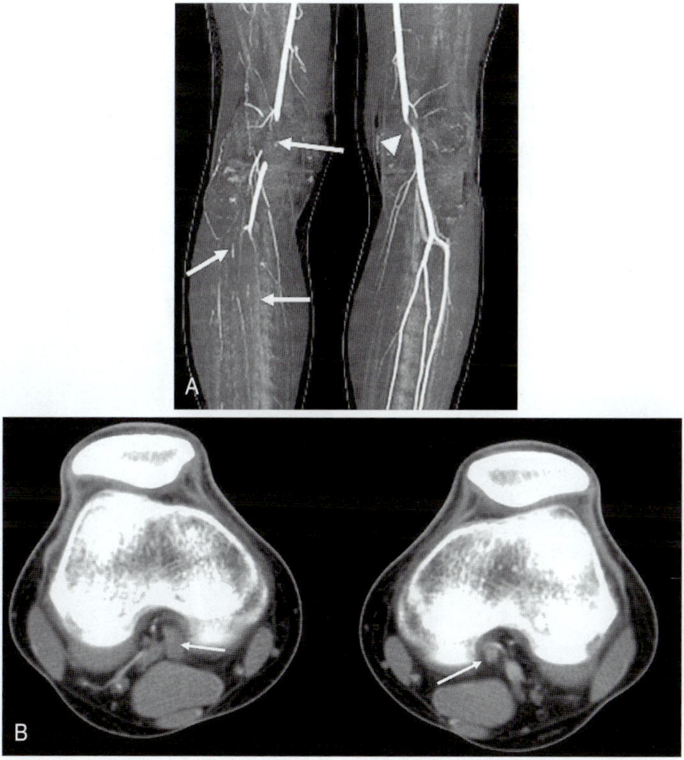

그림 7-45. 슬와동맥 포획증후군에 의한 슬와동맥 폐쇄(14세 남자).
스트레스 상태(dorsiflexion of foot)에서 촬영한 CT 혈관조영술 maximum intensity projection 영상(A)에 우측 슬와동맥, 종아리 혈관의 폐쇄(화살표), 좌측 슬와동맥의 협착(화살촉)이 관찰된다. 축상 영상(B)에 gastrocnemius muscle의 medial head(화살표)가 비정상 위치에서 슬와동맥을 누르는 것이 보인다.

muscle 등이 슬와동맥을 누르기 때문이다. 남녀비는 9:1이며 22-67%에 양측에 발병한다. 정상적인 해부학적 관계를 가지더라도 gastrocnemius muscle의 비후가 있으면 기능적 PAES를 일으킬 수 있다.

XXXIV. Cystic adventitial disease의 영상소견을 설명한다.

동맥과 정맥에 발생하는 드문 질환이며 초음파검사에 저에코 병변으로 보인다. CT 혈관조영술 이나 카테터 혈관조영술에 smooth tapering pattern의 협착이 특징적이다. 대개 40-50세의 남성에, 주로 슬와동맥을 침범하며 대퇴동맥, 장골동맥 또는 큰 관절에 인접한 혈관에 발생한다. 중막 바깥 부분이나 외막에 한 개 또는 여러 개의 점액성 낭포가 발생하며 슬관절과 연결되기도 한다. MRI T2강조 영상에 고신호강도로 보인다.

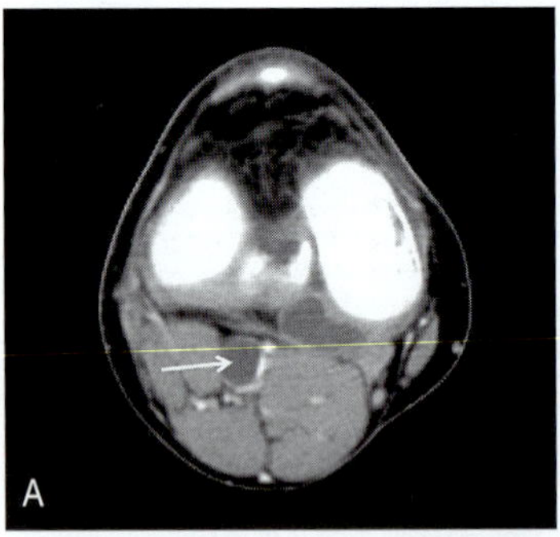

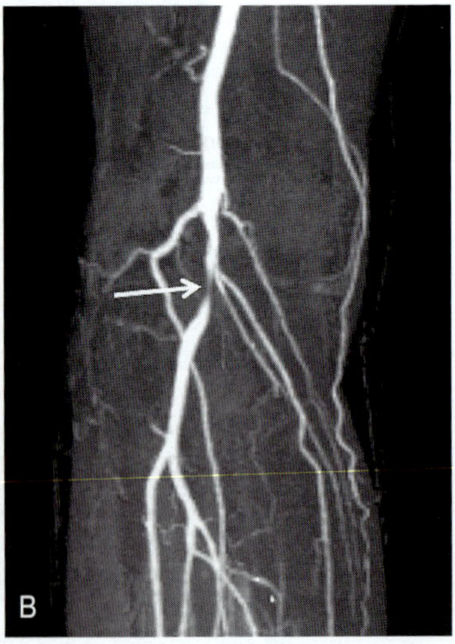

그림 7-46. Cystic adventitial disease의 축상 CT 영상(A)에 낮은 밀도의 낭성 병변(화살표)이 슬와동맥을 압박하는 것이 보인다. CT 혈관조영술 maximum intensity projection 영상(B)에 smooth tapering pattern의 심한 협착(화살표)이 보이며 동맥경화성 또는 색전성 협착과 구별된다.

XXXV. 급성 및 만성 심부 정맥 혈전증의 영상소견을 설명한다.

대부분의 혈전증은 종아리 정맥에서 기시하며 10-20%에서 근위부로 범위가 진행한다. 초음파 검사는 45도 reverse Trendelenberg position 또는 semi-Fowler position에서 시행한다. Popliteal, calf vein을 보기 위해서는 다리를 구부리거나 lateral decubitus 자세에서 검사한다.

1. Acute Thrombosis

수 일-2 주 이내의 혈전이 있을 때를 의미한다. low-echogenic intraluminal material에 의해 혈류 결손이 나타나며 수 시간에서 2-3일의 급성혈전은 에코가 없을 수 있다. 급성혈전시에는 정맥이 커지며 진구성 혈전과의 감별점이다. Compressibility의 소실을 볼 수 있으며 동맥을 누를 정도의 압력을 가하여도 정맥 내강의 소실이 없으면 혈전증을 진단할 수 있다. Free-floating thrombus를 볼 수도 있으며 폐색전의 가능성이 있으므로 혈전을 이탈시키지 않도록 주의하여야 한다. 혈전의 끝부분이 벽에 붙으면 혈전 용해제 치료를 중단하고 환자의 활동을 증가시키는 시점으로 판단할 수 있다.

2. Subacute Thrombosis

수 주 지난 혈전을 의미한다. 혈전은 점차 에코가 증가하고 진행되는 혈전이 없을 경우 크기가 감소한다. 정맥의 크기는 정상으로 회복되며 부유중이던 혈전은 벽에 붙는다.

3. Chronic Thrombosis

수 개월- 수 년이 지난 혈전을 의미하며 fibroblast의 침습으로 organization, fibrosis가 이루어 지며 영구히 지속되는 혈전이다. 혈전의 완전 용해는 20%의 환자에만 기대할 수 있다. Echogenic intraluminal material, wall

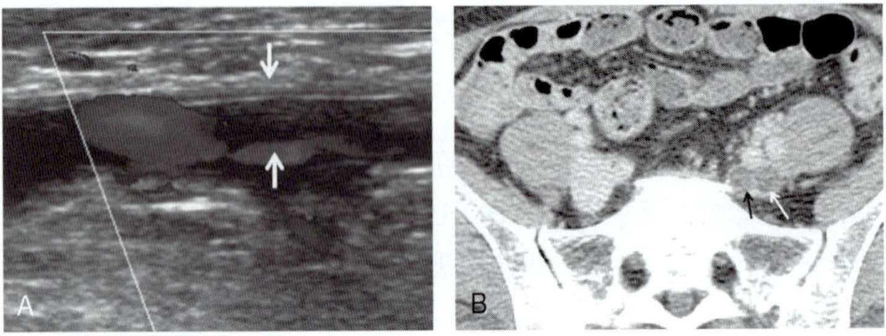

그림 7-47. 급성 혈전의 초음파검사(A)와 CT(B).
초음파 검사에 부분 폐쇄를 초래하는 저에코 혈전(화살표)이 보이며 조영제 주입 후 3분 지연 CT에 장골정맥의 혈전(화살표)이 관찰된다.

irregularity, valve abnormality, flow abnormality 등의 소견을 볼 수 있다. 혈전의 에코는 중등도 이상으로 증가되며 B-mode상 wall irregularity가 관찰된다. 한편 작은 정맥의 wall irregularity의 해석에는 주의를 요한다. 정맥혈전은 판막 주위에 생기므로 혈전이 완전히 용해되지 않은 경우 판막의 섬유화가 따른다. 판막은 두꺼워지고 정맥벽에 붙거나 cusp motion이 제한되고 coaptation(cusp이 잘 닫히는 것)의 장애가 온다. 판막의 역류는 Valsalva maneuver나 distal compresssion을 시행할 때 Doppler spectral analysis로 평가할 수 있다.

XXXVI. May-Thurner syndrome을 설명한다.

May-Thurner syndrome은 좌측 장골정맥이 우측 장골동맥과 척추체 사이에서 압박되면서 발생한다. 대개의 경우 무증상이지만 left iliac vein의 급성 정맥 혈전증과 연관된 증상을 보일 수 있다. 정맥 조영술 소견에 left iliac vein이 좁아져 있거나 막혀있고 측부순환이 발달되어 있다. 혈전 용해술과 혈관 성형술, 혈관 stent 삽입등을 통해 치료하면 95%의 성공률을 보인다.

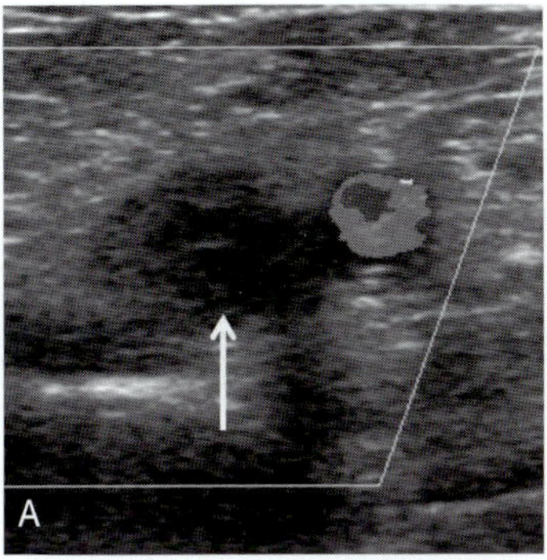

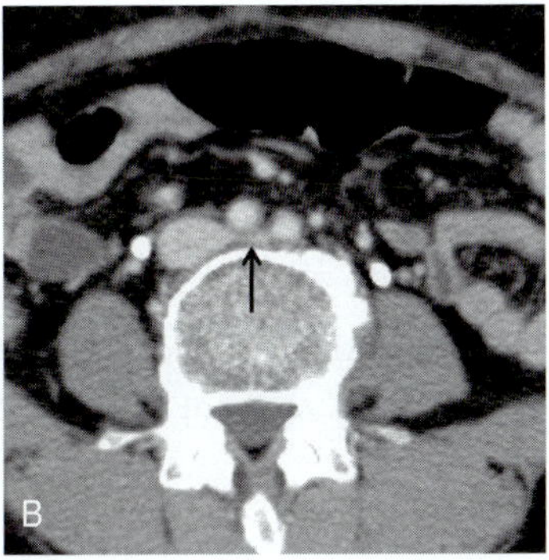

그림 7-48. May-Thurner syndrome.

초음파 검사(A)에 대퇴정맥의 급성 혈전증이 있으며(화살표), 조영제 주입 3분후 지연CT(B)에 좌측 장골 정맥이 눌려있는 것(화살표)이 관찰된다.

XXXVII. 심장질환에 연관된 금속성 물질이나 심박동조율기에 대한 MRI의 금기증 여부를 판별한다.

심장 질환자는 금속 클립과 인공 판막, 박동 조율기 등의 자성 물질을 체내에 갖고 있으며 이들 자성체는 자장 내에서 움직이거나 열을 낼 수 있다. MRI 검사를 시행하기 전에 환자가 가지고 있는 금속 물질이 무엇인지 확실히 알아야 하며 알려진 연구 결과를 토대로 MRI 검사를 시행해도 안전한지 결정해야 한다. 많은 동맥류 클립과 모든 지혈 클립이 강자성 물질이 아닌 것으로 판명되었다. 대부분의 인공 심장 판막이 자장 중에 측정 가능한 움직이는 힘을 나타냈으나 심장의 박동에 의한 힘보다는 상대적으로 미약하다. 특히 개심수술 후 6-8주가 지나면 인공 심장 판막이 안정되므로 그 이후에 검사하는 것이 바람직하다.

1.5-T 장비로 검사한 관동맥 스텐트들은 열이나 움직임이 거의 없어 안전한 것으로 판단되었다. 스텐트의 질량이 큰 경우에는 철자기력(ferromagnetic force)가 증가한 것이 관찰되었는데 1.5 T에서는 무시할 정도의 힘으로 스텐트의 이동을 초래할 정도는 아니었다. 임상적인 검사

에서도 MRI를 시행한 군과 대조군이 관동맥 재협착율에 있어 차이가 없었다.

심박동조율기(cardiac pacemaker)를 가진 환자에 대해 0.5T 장비로 검사하였을 때 환자가 안전하게 검사를 마쳤다는 보고가 있으며, 환자를 잘 선택하고 조율기를 asynchronous mode로 하고 적절하게 검사하며 라디오파(radiofrequency wave)에 노출을 최소화하면 안전하다고 한다. 꼭 MRI를 시행해야 하는 환자라면 주의하면서 시행해 볼 수 있겠다.

참고문헌

1. Higgins CB, de Roos A, eds. MRI and CT of the cardiovascular system. 2nd Edition, Philadelphia: Lippincott Williams & Wilkins, 2006.
2. Miller SW, Boxt LM, Abbara S, eds. The requisites: cardiac imaging. 3rd Edition, Philadelphia: Mosby Inc.-Elsevier, 2009.
3. Rubin GD, Rofsky NM, eds. CT and MR angiography. Comprehensive vascular assessment. Philadelphia: Lippincott Williams & Wilkins, 2009

Handbook of Radiology

제8장 복부

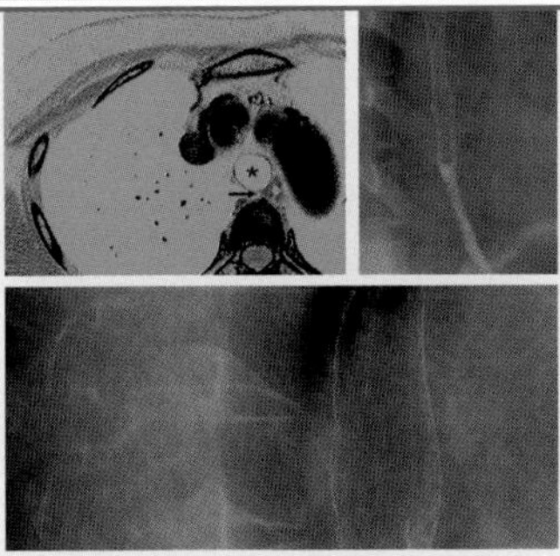

❶ 식도
❷ 위 · 십이지장
❸ 소장 · 대장
❹ 간
❺ 담관
❻ 췌장
❼ 비장
❽ 복강 및 기타

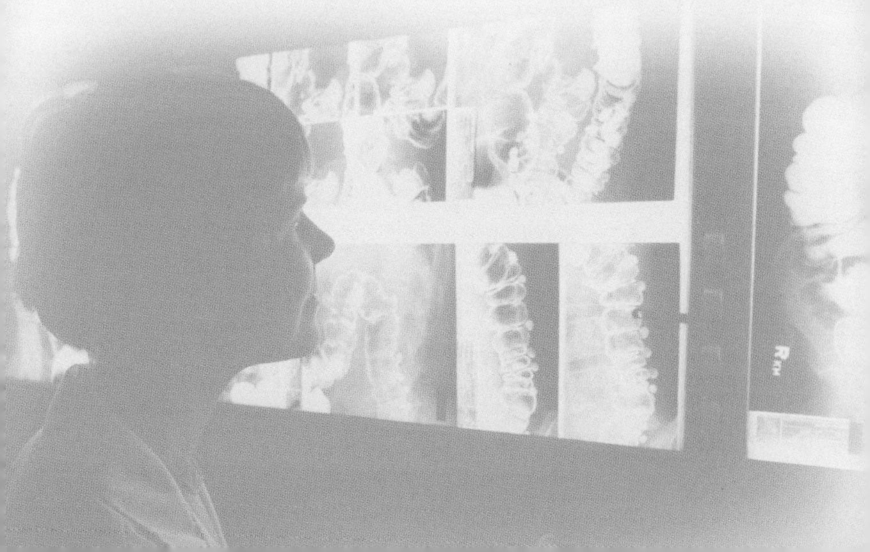

식 도

I. 정상해부학 및 검사방법

1. 정상해부학

인두 끝에서 장에 이르는 기관으로 좌측 주기관지 뒤쪽에서 약간 왼쪽에 위치함. 근육층은 상부 1/3은 골격근, 하부 1/3은 평활근, 중간부 1/3은 두가지가 함께 존재하며 내환층과 외종층으로 구성되어 있음. 다른 위장관과 달리 식도는 장막으로 둘러싸여 있지 않고 식도 외벽을 느슨한 결합조직이 둘러싸고 있다.

2. 영상소견

1) 투시

환자에게 바륨을 삼키게 하면서 식도를 확장시켜 섭취, 삼킴, 그리고 식도 연동운동의 이상 확인한다. 식도 점막 병변은 바륨과 공기로 이중조영검사로 확인한다. 완전히 확장된 식도의 정상적인 이중조영 검사에서 민무늬의 긴 튜브모양의 식도가 보인다 (그림 8-1).

2) CT

횡단면에서 식도의 두께는 5mm를 넘지 않으며 내부는 공기나 경구 조영제에 의해, 외부는 식도주위 지방과 기도에 의해 식도의 윤곽이 파

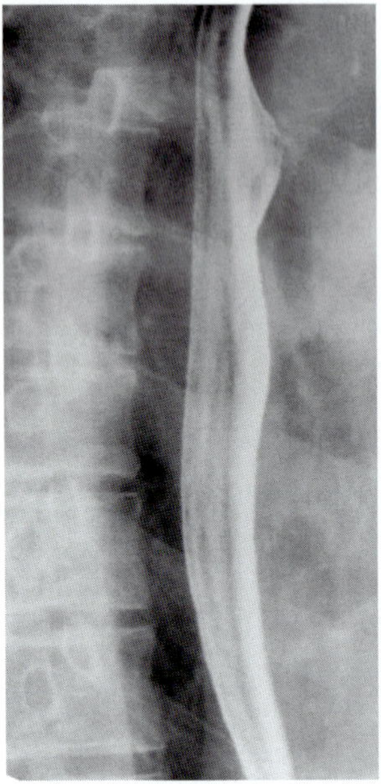

그림 8-1. 완전히 확장된 식도의 이중검사소견으로 20-30 cm의 민무늬 모양의 긴 튜브 모양의 식도가 보인다.

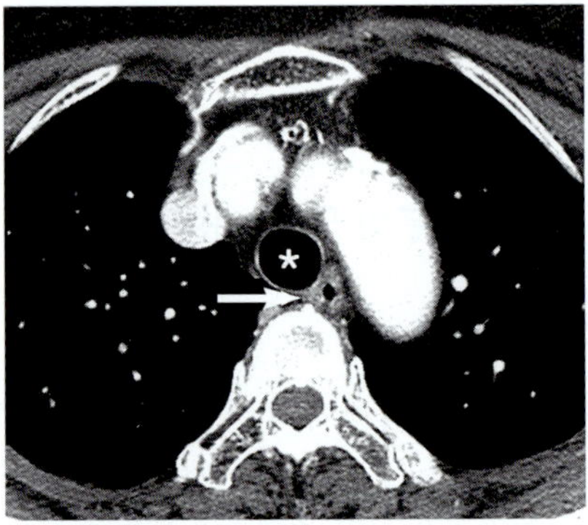

그림 8-2. 흉부 CT 에서 내부에 공기가 차 있는 식도(화살표)가 보이고 기관(별표)과 닿아있다. 기관과 식도 사이의 지방조직은 보이지 않는다.

악된다. 그러나 기관의 후벽과 식도 사이의 지방조직이 안 보이는 경우가 많다 (그림 8-2).

II. 운동장애

1. 무이완증 (Achalasia)

1) 정의

무연동운동 (Aperistalsis)와 하부식도괄약근장애(lower esophageal sphincter dysfunction)가 특징인 원발성 식도운동 장애

2) 병리

신경절세포 ganglionic cell의 감소되어 있으나, 무신경절 분절은 없다.

3) 영상소견

식도조영술상 평활한 대칭, 부리 모양의 하부식도 협착이 특징이고 삼킬 때 일차 연동운동이 없고 병이 진행됨에 따라 식도가 점점 확장되어 S자 결장 모양이 된다 (그림 8-3).

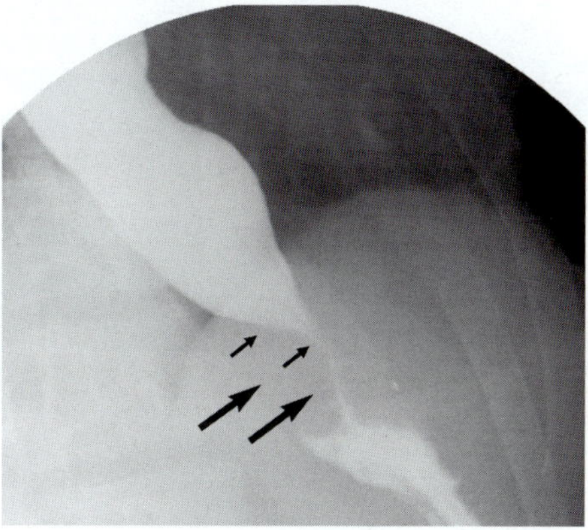

그림 8-3. 식도 조영검사상 평활하고 대칭적이며 부리 모양의 하부식도 협착 (화살표)이 보이고 상부식도는 매우 늘어나 있다.

III. 염증

1. 역류성 식도염 (Reflux esophagitis)

1) 정의

위식도 역류의 억제를 담당하는 하부식도 괄약근의 압력이 낮거나 없어져서 생기는 식도의 염증성 질환

2) 영상소견

비정상적 연동운동, 점막 결절(mucosal nodularity), 궤양, 두꺼워진 점막주름 (thickened mucosal fold), 반흔과 협착(scarring and stricture)이 보인다 (그림 8-4).

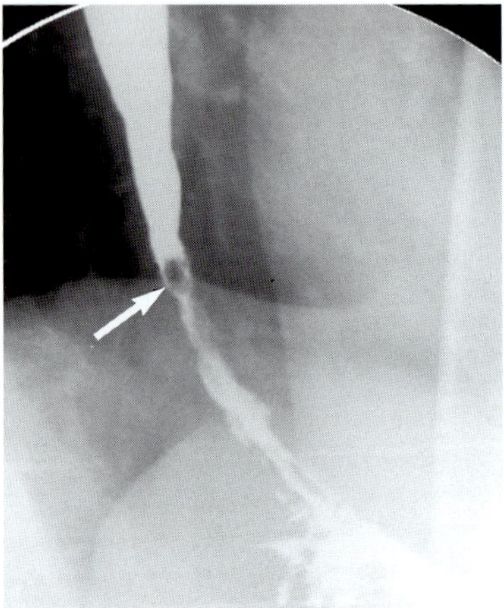

그림 8-4. 식도 조영술에서 하부식도의 점막의 결절 (화살표)이 있고 대칭적이며 점진적인 협착이 있다.

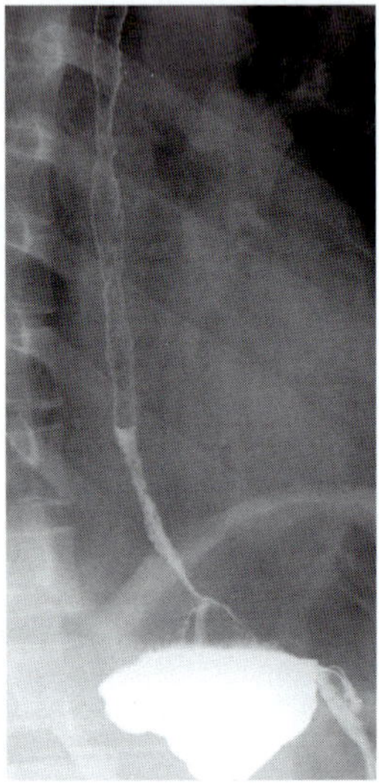

그림 8-5. 염산을 마셨던 환자의 식도조영술에서 식도 전장에 걸쳐 불규칙한 협착이 있다.

2. 부식성 식도염 (Corrosive esophagitis)

1) 정의

자살 목적으로 부식성 약물을 마셔서 생기는 식도염

2) 영상소견

병변의 정도는 약물의 종류, 농도, 양에 따라 다르다. 알카리성 약물은 액화성 괴사로 인해 손상 정도가 더 크며, 산성 약물은 응고성 괴사로 보호성 괴사 딱지를 만들어 손상정도가 약하다. 급성 부식성 식도염은 불규칙한 궤양, 부종, 윤곽이 불규칙한 협착을 보인다. 손상의 1-3개월 뒤에는 협착이 형성되어 심한 연하곤란을 호소한다 (그림 8-5).

Ⅳ. 양성종양

1. 평활근종 (Leiomyoma)

1) 개요

식도의 양성 종양은 전체 식도종양의 20% 정도를 차지하고 대부분 작고 증상이 없다. 이중 가장 흔한 양성 식도 종양이 평활근종이다.

2) 영상소견

CT: 균일한 연부 조직의 종괴 (그림 8-6)

식도 조영술: 경계가 분명한 점막하 종괴 (그림 8-7)

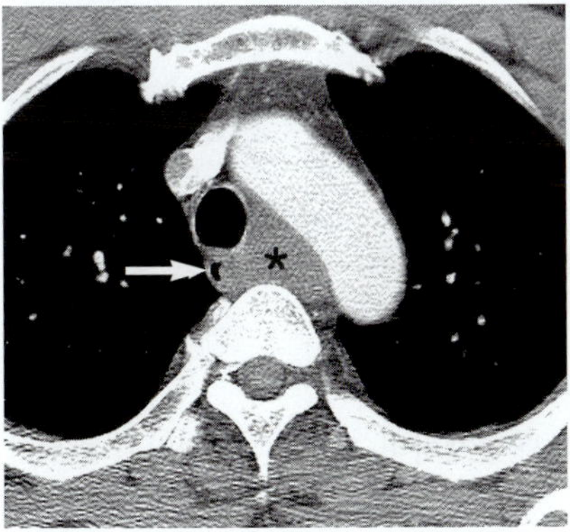

그림 8-6. 평활근종의 CT에서 균일한 연부 조직의 식도 점막하 종괴(별표)가 있고 인접한 식도(화살표)가 우측으로 전위되어 있다.

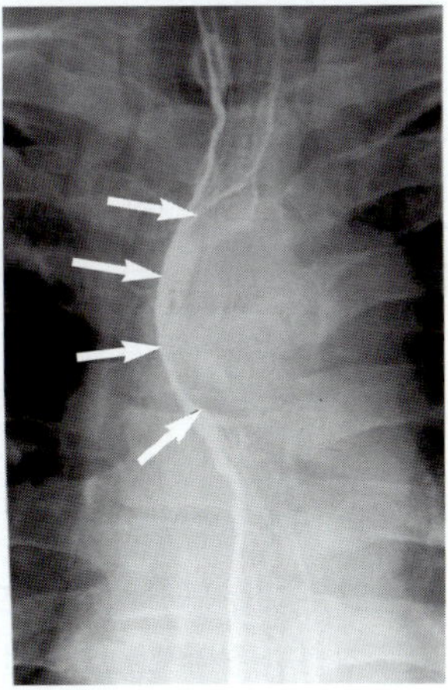

그림 8-7. 평활근종의 투시에서 매끈한 경계를 갖는 점막하 종괴 (화살표)에 의한 filling defect가 보인다.

V. 악성종양

1. 식도암 (Esophageal cancer)

음주나 흡연이 위험 요인이고 편평세포암은 흉부식도의 상부 1/3에서 자주 발생하며 선암은 하부 1/3에서 잘 생긴다.

1) 편평세포암 (Squamous cell carcinoma)

침윤성 병변 (infiltrative form), 용종성 병변 (polypoid form), 궤양성 병변 (ulcerative form), 정맥류형 병변 (varicoid form)이 있다 (그림 8-8, 9).

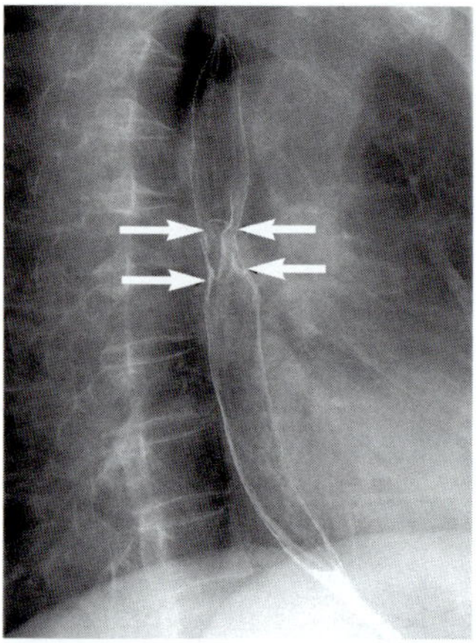

그림 8-8. 침윤성 식도암의 식도 조영술

Mid-esophagus에 국소 협착을 초래하는 병변 (화살표)으로 보인다.

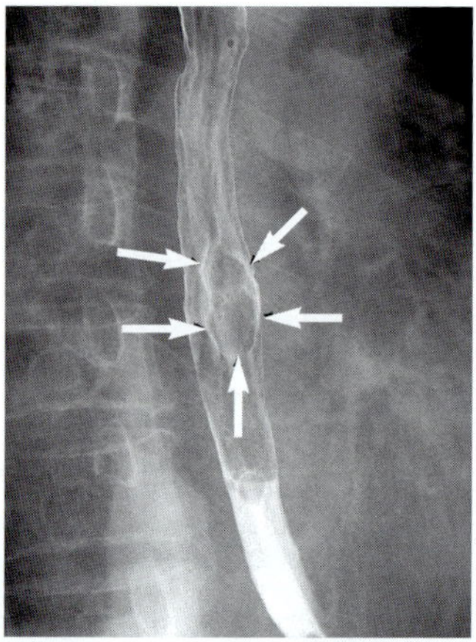

그림 8-9. 용종성 식도암

Mid-esophagus에 경계가 좋은 용종성 병변 (화살표) 으로 보인다.

2) 선암 (Adenocarcinoma)

선암은 대부분 Barrett 식도에서 발생하며, 많은 식도 선암이 하부식도를 침범한 위암으로 오진된다.

3) 병기 (Staging)

식도암의 중요한 예후인자는 종양의 침습 깊이와 림프절 전이이다.

특이 식도암의 나쁜 예후는 식도가 장막층을 갖고 있지 않아 외측으로 확산되거나 종격동을 침범하기 쉽기 때문이다.

(1) T staging

원발 병소(T)	침윤의 깊이와 정도
T1	종양이 고유층이나 점막하층까지 침범
T2	종양이 고유근까지 침범
T3	종양이 외막까지 침범
T4	종양이 주변장기까지 침범

(2) N staging

주변 림르절의 분류는 다음과 같이 원발 종양의 위치에 따라 결정된다.

식도암 병기의 TNM 체계에서 주변 림프절과 원격림프절의 정의는 다음 표와 같고 원격 림프절로의 전이는 원격 전이(M1)에 해당한다.

	주변 림프절	원격 림프절
경부식도	경부 및 쇄골위 림프절	종격동 및 상복부
상부 및 중간부위 흉부식도	종격동	경부 및 쇄골위 상복부
하부 식도	종격동 및 상복부	복강 celiac

(3) M staging

가장 흔한 전이 부위는 간, 폐, 흉막과 신장이다.

VI. 기타

1. 식도외상/천공 (Esophageal trauma/perforation)

1) Mallory-Weiss 증후군

갑작스런 식도 내부 압력이 증가하면서 식도의 점막층이 찢어지고, 이로 인해 출혈이 발생한다. 내시경으로 진단되며, 식도 조영술에서 식도-

위 이행부위와 가까운 원위부 식도에 종축방향으로 1-4cm으로 가늘게 집적된 바륨이 보인다.

2) 식도 혈종

구역질 또는 구토와 같은 갑작스런 식도 내의 압력증가, 외상, 지혈 장애에 의해 발생한다. 출혈에 의해 점막하 박리가 발생하고 식도벽에 혈종이 형성된다. CT에서는 식도의 종축을 따라 경계가 좋은 eccentric mass로 보이고, 급성 또는 아급성인 경우 고음영으로 나타날 수 있다.

3) 식도 천공

내시경 검사나 확장 시술, 외상 또는 이물, 구토, 부식성 약물, 또는 종양등에 의해 발생한다. CT에서 식도벽의 비후와 결손, 식도 주위 액체 집적, 종격동의 공기 음영, 흉막 삼출, 심낭 삼출 등이 나타나며, 인접한 종격동의 공기 음영은 식도 천공을 강력히 시사한다 (그림 8-10). 식도 조영술은 천공여부와 위치를 확인할 수 있다.가스트로그라핀과 같은 수용성 조영제로 검사한 다음, 천공이 보이지 않을 때 바륨으로 검사한다 (그림 8-11).

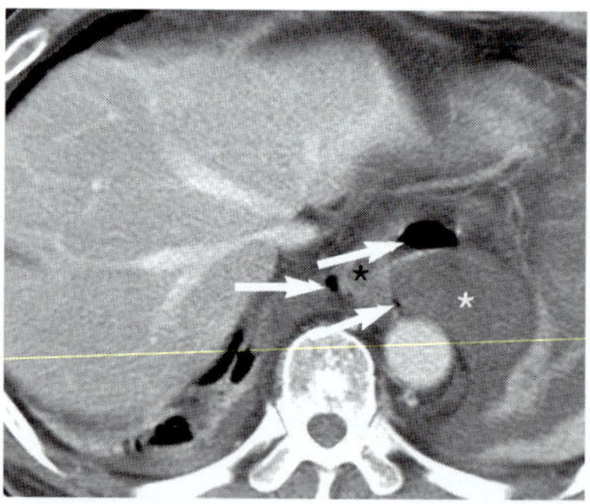

그림 8-10. 구토후 발생한 식도 천공이 있었던 환자의 CT에서 식도(검은 별표) 주변의 공기 음영(화살표)과 액체 집적(흰 별표)를 확인할 수 있다.

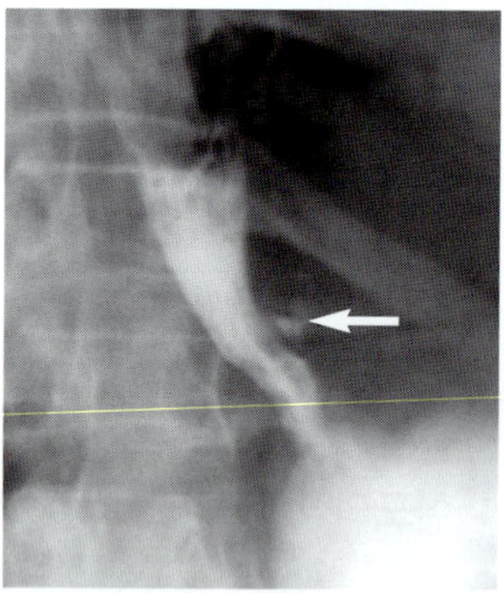

그림 8-11. 식도 천공 환자의 식도 조영술에서 조영제의 spillage(화살표)가 보인다.

2. 식도게실 (Esophageal diverticulum)

1) 내압형 (Pulsion type)

식도의 상단 (Zenker's diverticulum)과 하단 (epiphrenic diverticulum)에 호발하며 벽에 근육층은 포함하지 않는다 (그림 8-12). 식도조영술에서 바륨으로 찬 식도윤곽의 돌출로서 나타나며, 궤양에 비해 크기가 크고 입구가 길고 넓은 것이 특징이다.

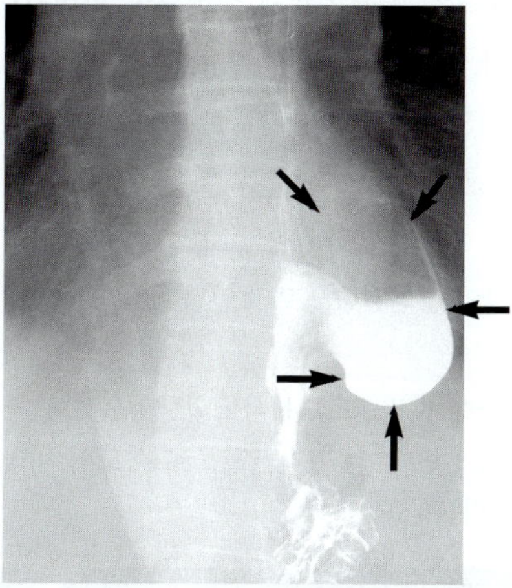

그림 8-12. 식도하단에 발생한 epiphrenic diverticulum의 예. 식도조영술에서 broad neck을 갖는 contrast filling을 갖는 outpouching structure (화살표)가 있다.

2) 견인형 (Traction type)

subcarinar or perihilar LN의 육아종성 질환으로 반흔과 퇴축 retraction이 발생한다. 따라서 폐문 근처 식도의 중간부위에 호발하고 벽에 근육층을 비롯한 식도의 전층을 포함한다. 식도조영술에서 삼각형 또는 텐트 모양으로 나타난다.

3. 식도정맥류 (Esophageal varix)

1) 정의

식도점막에 있는 식도 정맥의 확장으로 인해 발생한다. 대부분 간경변증, 혈전성 또는 문맥폐쇄 등에 의해서 문맥혈류가 막혀 주로 식도의 하부에 발생하는데 이를 uphill varices라고 한다. 상대정맥이나 기정맥 azygous vein의 폐쇄가 있는 경우에는 폐쇄에 가까운 상부식도의 압력에 가장 높아서 주로 상부식도에 정맥류가 저명한데 이를 downhill varices라고 한다.

2) 영상소견

(1) 투시

경증일 때에는 점막주름이 비후되어 보이나, 병변이 진행하면 뱀같이 구불구불한 선상의 충만결손으로 보인다.

(2) CT

정맥류의 경중에 따라 다르나 식도내강쪽으로 불룩 튀어나온 혈관과 비슷한 정도로 조영증강이 되는 구조물로 식도의 내벽을 따라 위아래로 연결이 된다 (그림 8-13).

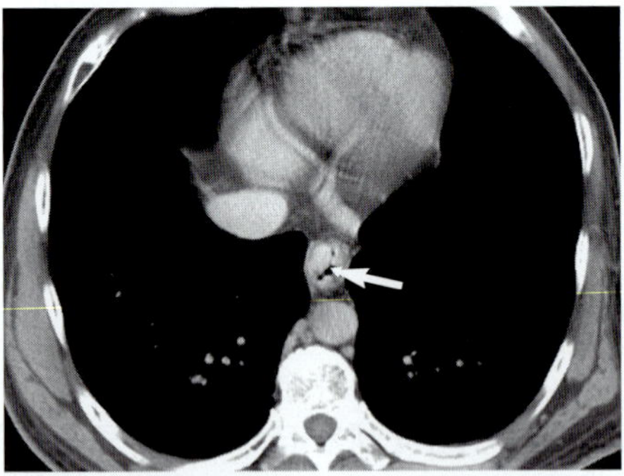

그림 8-13. 간경화가 있었던 환자의 CT에서 하부 식도내강으로 돌출하고 있는 혈관가 비슷한 정도로 조영 증강을 보이는 식도정맥류(화살표)가 보인다.

위, 십이지장

I. 정상 해부학 및 검사방법

1. 정상해부학

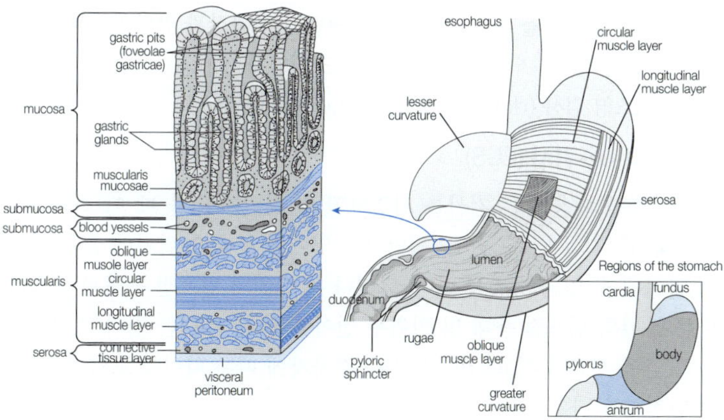

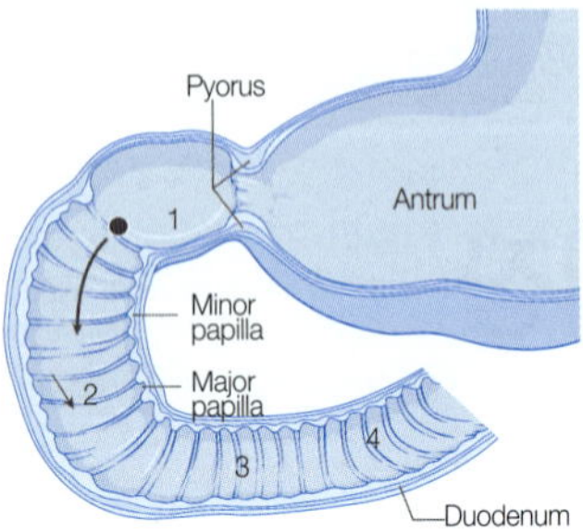

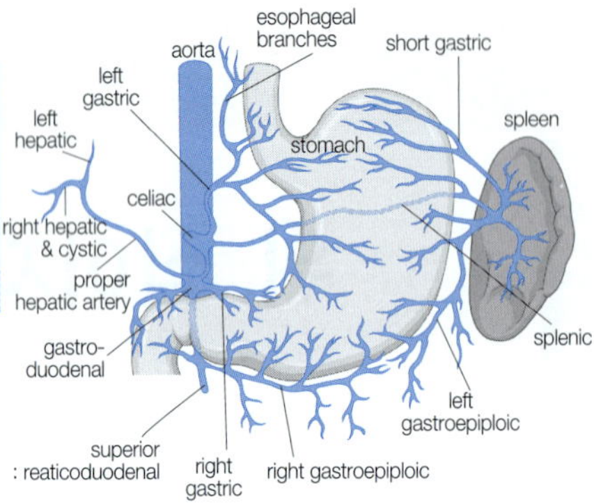

2. 검사 방법

1) 위장관 조영술

위장관 조영술은 비침습적이고, 병변의 위치를 정확히 알 수 있어 수술 전 검사로 도움을 준다. 또 점막하 병변이나 위장관 밖의 병변에 의한 이차 변형을 잘 볼 수 있다. 크게 단일 조영검사 (single contrast study)와 이중 조영 검사 (double contrast study)로 나뉜다.

2) 내시경 US 검사 (EUS)

내시경을 이용한 US검사를 시행하면 위 병변이 있을 때 어느 층까지 침범하였는지를 알 수 있고, 점막하 종양에서 종괴가 위치한 층을 정확히 알아낼 수 있는 장점이 있다. 그러나 위 주위의 림프절 종대를 제외한 다른 부위의 림프절 종대 및 원위부 전이를 알 수 없다는 점과 내시경을 통한 검사 시간이 길고, 침습적이며, 검사자에 따른 차이를 보일 수 있다는 단점이 있다.

3) CT

상부 위장관 질환에서 CT는 종양의 병기 결정, 치료 효과의 판정, 치료 후 재발 여부, 그리고 위장관 조영술이나 내시경 검사에서 의심된 점막하 병변이나 외인성 병변의 진단에 이용된다. 또한 최근에는 MDCT를 이용하여 빠른 시간에 CT 스캔을 할 수 있어 호흡이나 심장운동, 장관의 연동운동에 의한 영향을 최소화함으로써 보다 좋은 질의 영상을 얻게 되었고, 종양의 파급 정도를 보다 더 잘 평가할 수 있게 되었다. MDCT를 통해 기존의 CT에서 문제가 되어 왔던 환자의 종축 방향으로의 해상도를 획기적으로 향상 시킬 수 있어, 위장관 질환의 진단에 3차원 입체 영상과 가상 내시경 검사가 가능해 졌다.

4) MRI

MRI는 여러 면의 영상을 얻을 수 있고 장막 외 침윤이나 인접한 장기로의 침윤을 진단하는데 도움을 줄 수 있다는 장점이 있으나, 아직까지 CT처럼 널리 이용되고 있지는 않으며, 그 이유로 효과적인 경구 조영제가 없는 점, 종양자체와 작은 림프절을 평가하기 어려운 점, 스캔 시간이 길어 장 운동이나 호흡에 의한 인공물로 좋은 영상을 얻기 어려운 점을 들 수 있다.

II. 염증

1. 위염, 십이지장염 (Gastritis, duodenitis)

1) 표재성 위염, 전정 위염

(1) 원인

Helicobacter pylori (m/c), NSAID, 술

(2) 영상소견: 바륨조영검사

위점막 주름의 비후나 비정상적인 변형, 염증성 소결절, 크고 거친 위소구 (area gastricae), 미란 (erosion)

2) 미란성 위염

(1) 정의

위벽의 점막근육판 (muscularis mucosae)을 관통하지 않는 상피의 소실

(2) 원인

약물, 술, 스테로이드, 스트레스, 외상, 감염, 아스피린이나 NSAID (m/c)

(3) 영상소견: 바륨조영검사

마마모양 (varioliform)의 미란이 점상, 작은 세극형 모양의 barium collection 주변에 부종을 동반한 융기된 점막이 윤륜 (halo)형태의 방사선 부과성 병변

3) 위축성 위염

(1) 원인

① A형: 재생불량성 빈혈과 관련, 항체에 의해 위벽세포가 면역학적 손상, 비타민 B_{12}의 결핍과 관련, 위암 발생 증가한다.

② B형: 술, 담즙

(2) 영상소견: 바륨조영검사

① A형: 체부와 기저부에 점막 주름 소실, 전정부는 보존

② B형: A형에 비해 전정부 위축이 더 흔하다.

③ Linitis plastica형태의 위암과 감별진단: 위염에서 위벽이 더 매끈하고 점막주름이 없다.

4) 비후성 위염

(1) 원인

위선의 증식에 의해 위산의 분비가 증가한다.

(2) 영상소견: 바륨조영검사

① 기저부와 체부에 두꺼워진 점막주름, 점막에 바륨이 잘 묻지 않고 fliud-fluid level을 형성한다.

5) 감염성 위염

가장 흔한 원인인 Helicobacter pylori 위염, 전신성 결핵과 동반되는 결핵성 위염, AIDS와 같은 면역 결핍증 환자에서 거대세포바이러스 위염이나 진균감염 등이 있다.

6) 부식성 위염

(1) 원인: 알칼리성 약물은 식도를 주로 손상 시키나 염산, 질산, 아세트산등의 강산성 약물은 위, 십이지장을 손상시킨다.

(2) 급성기: 조직의 괴사, 약물 섭취후 5일 이내

(3) 아급성기: 궤양 및 육아조직 형성, 2-4주

(4) 만성기: 반흔형성, 4주이후

7) 십이지장염 (Duodenitis)

(1) 위염과 잘 동반, 방사선학적으로 유사한 소견

(2) 영상소견: 바륨조영검사(그림 8-14)
점막주름 비후, 미란이나 십이지장 구부의 변형

8) 기타 위십이지장염

Crohn 병, sarcoidosis, 호산구성 위염, 기종성 위염

2. 소화성 궤양 (Peptic ulcer)

1) 원인

Helicobacter pylori, NSAID, 스테로이드, 담배, 술, 커피, 담즙의 역류, 지연된 위배출, 유전적 요인

2) 영상소견

(1) 바륨조영검사(그림 8-14, 15)

① 후벽의 궤양은 매끈한 원형 및 난원형의 barium collection, 전벽의 궤양은 바륨이 빠져 나와 궤양의 가장자리에만 묻어 환형으로 보인다.

② 궤양의 크기와 주위부종에 따라 Hampton line, ulcer collar, ulcer mound

③ 경계가 분명한 궤양과 마차 혹은 자전거바퀴모양의 방사상 주름

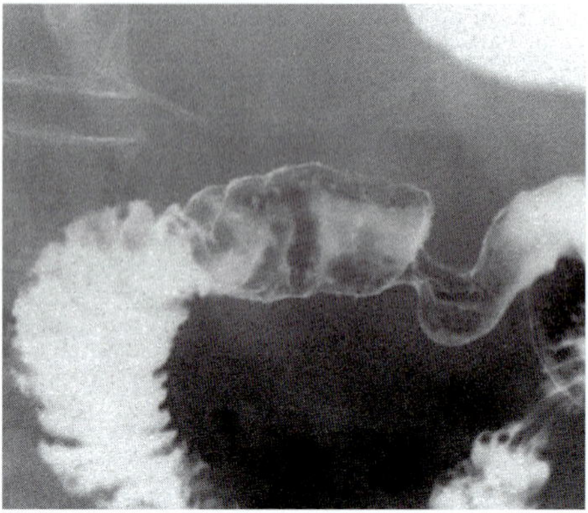

그림 8-14. 십이지장구부에 여러 개의 미란이 있다.

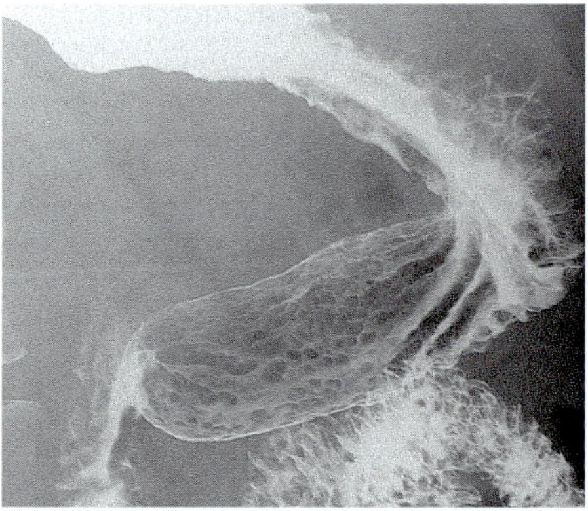

그림 8-15. 위 전정부에 작은 결절들이 있다.

(2) CT

① 대부분 발견하기 어려우나 궤양과 주위에 비후된 위벽의 점막하층에서 조영증강되지 않는 부종이 도움이 된다.

② 천공시 국소적 장벽 비후와 주위의 염증변화, 복강내 유리 가스

3) 위치

(1) 위궤양: 90%이상에서 체부나 전정부의 소만, 후벽
(2) 십이지장 궤양: 95%에서 구부에서 발생한다.

4) 합병증

(1) 출혈: 궤양내 clot이 바륨의 충만 결손
(2) 폐쇄: 위전정부, 유문관, 십이지장궤양은 부종, 경련, 반흔에 의한 섬유화에 의해 생긴다.
(3) 천공: 위전벽, 십이지장궤양의 천공은 free air를 만드는 반면, 후벽에 위치한 궤양 천공은 기복증을 일으키지 않고 췌장 주위에 둘러 싸이거나 국한된다.

〈표 8-1〉 바륨조영상에서 위의 양성궤양과 악성궤양의 감별

	양성	악성
발생부위	위 동부와 체부에 호발 분문부와 상부 대만(드물다)	모든 부위
궤양의 위치 및 모양	위윤곽 밖으로 돌출, 원형 혹은 타원형	위윤곽 내, 불규칙
궤양주위 융기 (Ulcer mound)	정상 부위로 점차적 이행 궤양이 중심부에 위치	정상부위로 급격한 이행 궤양이 중심부를 벗어남
궤양주위 점막주름	궤양의 변연부까지 모여듬 방사상, 규칙적, 대칭적 (cartwheel appearance)	불규칙, 결절형 (abrupt termination, tapering, interruption, clubbing, fusion)
햄프턴 선 (Hampton line)	+	-
Carman' s meniscus sign (카르만 초승달 징후)	-+	
대만의 절흔형성	+	-
연동운동	+	-
치유	+	-

(4) 누공형성: 드물게 소망, transverse mesocolon, 간, 비장, 담도와 누공을 형성하다.

5) 치유와 반흔

(1) 원형 혹은 난원형에서 선상으로 모양 변화, 궤양이 치유되는데 6-8주 걸리고, 환자의 90%에서 반흔이 남는다.

(2) 영상소견

① 활동성 궤양과 달리 부드럽게 이행, 궤양의 가장자리가 절단되지 않고 끌어당겨지는 방사상의 점막 주름을 보인다.

② 부드럽게 비대칭적으로 좁아지면서 소만과 대만이 편평하다.

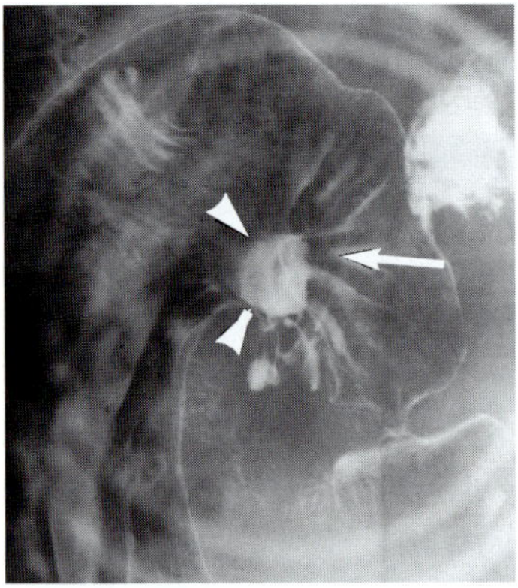

그림 8-16. 위장관검사에서 위후벽에 궤양(화살촉)이 있고 가장자리의 방사상 주름(화살표)이 보인다.

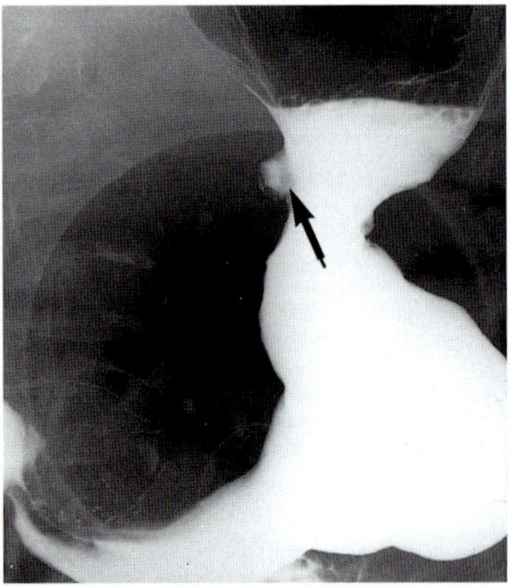

그림 8-17. 위장관검사에서 위소만에 궤양이 있고 점막층 밑으로 부종으로 인해 띠(화살표)를 보인다.

III. 악성종양

1. 위암 (Gastric cancer)

1) 병리

거의 대부분 adenocarcinoma이며, papillary, tubular, mucinous, signet-ring cell type으로 세분류하고 있다.

2) 분류

진행성 위암은 Borrmann에 의한 육안적 분류를 주로 많이 사용하는데 (그림 8-18), 제1형은 polypoid-fungating, 제2형은 ulcerated, 제3형은 infiltrative-ulcerated, 제4형은 infiltrative으로 분류하며 한가지 이상의 혼합형이 흔히 존재한다. 쉽게 기억하려면 1형이 튀어나온 종양이고 4형은 옆으로 퍼진 종양이고, 중간의 2, 3형은 약간 튀어나온 종양, 약간 퍼진 종양이다. 조기위암은 점막 또는 점막하까지만 침습한 위암으로 정의하며 세가지로 분류한다 (그림 8-19). Type I은 융기형으로 내강쪽으로 5 mm이상 돌출하는 결정성 종괴이며 그 크기가 작은 것이 일반적이다. Type II는 표면형으로 표면융기형(IIa), 표면평편형(IIb), 표면 함몰형(IIc, 가장 흔함)으로 분류하며 표면융기형은 높이가 5mm이하인 경우

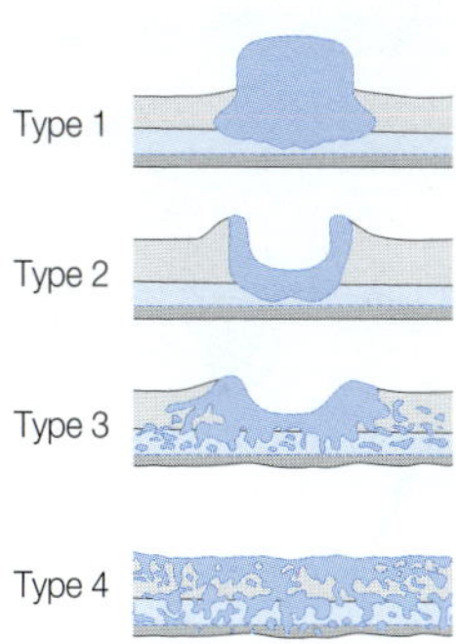

그림 8-18. 진행성 위암의 육안적 분류

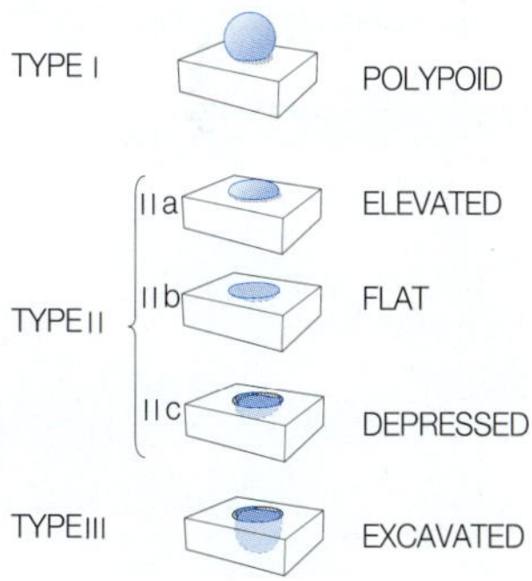

그림 8-19. 조기위암의 육안적 분류

로 정의한다. Type III은 함몰형으로 점막근층까지 침범하는 궤양성 종양이다. 이들이 혼합되어 나타나는 경우도 흔하며 이 경우 주요 병변을 앞에 부병변을 뒤에 표시한다 (IIb+IIc).

3) 영상소견

(1) UGI

진행성 위암 중 Borrmann 제1형은 single-contrast barium study compression image에서 위장윤곽 내부로 돌출하는 filling defect로 나타나며 double-contrast barium study에서는 점막의 매끈한 윤곽을 갖는 국소 융기로 보인다 (그림 8-20). Borrmann 제2형은 1형에 국소 궤양을 동반하는 것이 다른 점이며 compression image에서 종괴윤곽의 중앙 부위에 국소적으로 바륨이 고여있는 궤양 소견을 볼 수 있다 (그림 8-21). 궤양은 위 윤곽 내부에 위치하며 융기된 종괴와 궤양에 의해 전형적인 소견인 Carman' s meniscus sign를 보인다. Borrmann 제3형은 위장윤곽 내부로 돌출하는 불규칙한 filling defect 또는 double-contrast barium study에서 불규칙한 점막의 국소융기로 나타난다. 위암과 정상

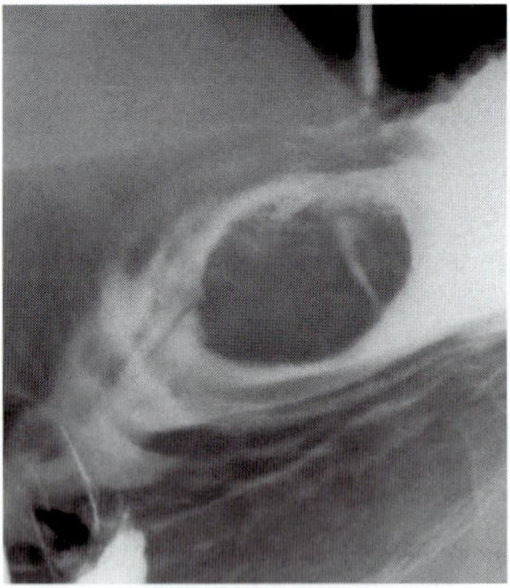

그림 8-20. Borrmann type 1 AGC

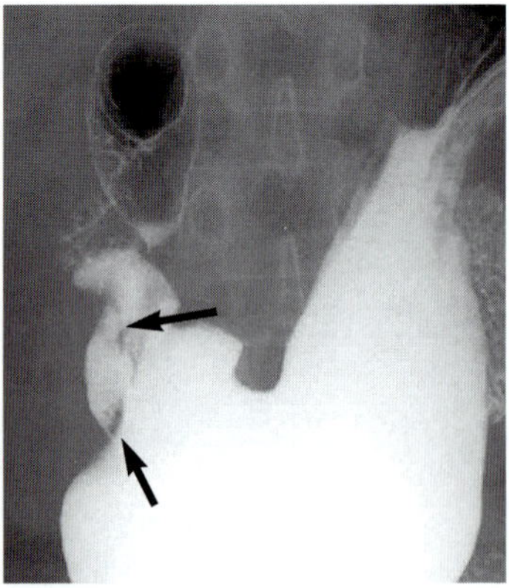

그림 8-21. Borrmann type 2 AGC

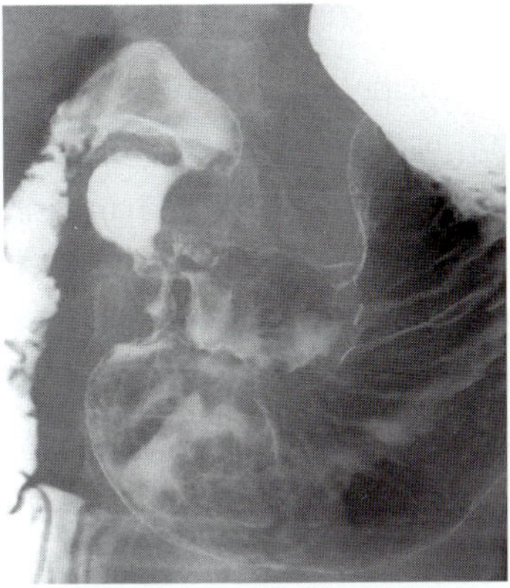

그림 8-22. Borrmann type 3 AGC

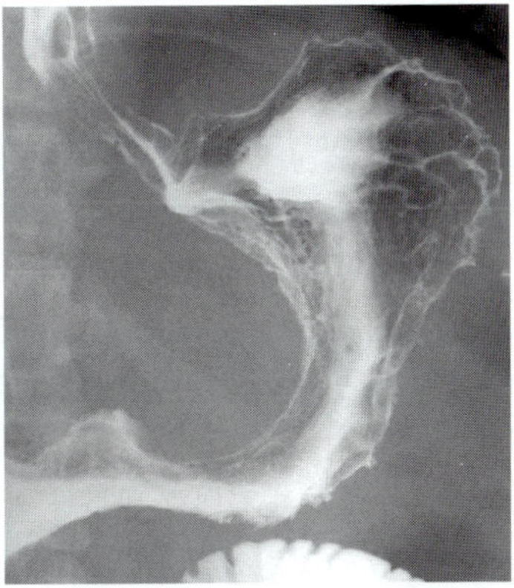

그림 8-23. Borrmann type 4 AGC

위벽과의 경계가 불분명하고 그 이행부위는 둔각을 이루는 것이 보통이다 (그림 8-22). Borrmann 제4형은 desmoplasia가 왕성하여 위벽이 마치 반흔변화를 일으킨 것처럼 경화되고 비후된다. 위장이 가죽주머니(leather bottle) 모양으로 좁아지고 단축되어 보이며 연동운동이 없다

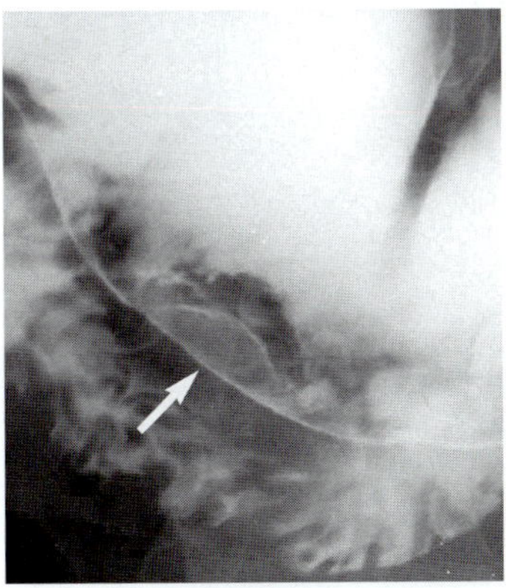

그림 8-24. 융기형 EGC (type I)

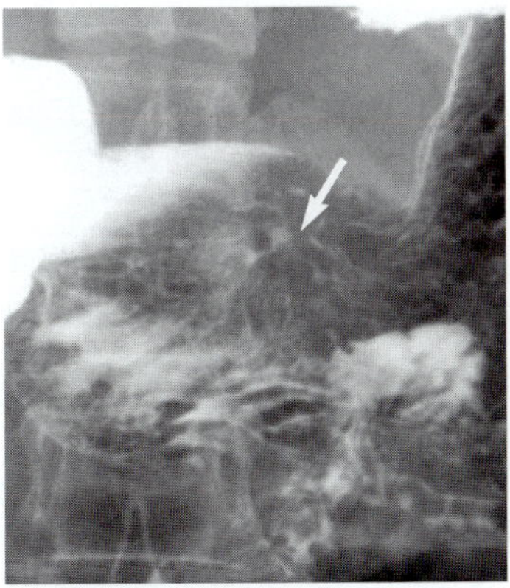

그림 8-25. 표면함몰형 EGC (type IIc)

(그림 8-23). 점막이 소실되어 있으며 종괴에 의한 거치른 윤곽을 보이고 궤양이 다발성으로 관찰될 수 있으나 Borrmann 2형 혹은 3형처럼 분명한 궤양이 형성되지 않는 것이 보통이다. 바륨 검사에서 type I 조기 위암은 양성 폴립의 소견과 비슷하여 감별하기 어려우나 크기가 1cm 이상이고 윤곽이 거칠며 목이 없는 무경 폴립 모양일 경우 융기형 조기위암일 가능성이 많다 (그림 8-24). 표면형 조기위암(type II)은 매우 경미한 융기형 또는 함몰형 암성 변화가 점막층에 국한되어 있는 것을 말하여 위 두가지 변화 중 한가지만 나타나기도 하나 흔히 같이 나타난다. 바륨 검사에서 이러한 경미한 변화를 잘 묘출해내기 위해서는 적절한 압박이 필수적이다 (그림 8-25). Double-contrast barium study시 바륨의 도포가 잘되어 있어야 하며 때로는 체위를 조금씩 변화시켜 가면서 의심스런 부위에 바륨이 얇게 흐르도록하여 경미한 점막 변화를 보이도록 하여야 한다 (flow technique). 이렇게 하여 만족스럽게 얻은 영상의 병변 부위를 보면 불규칙한 모양의 작은 filling defect 또는 경미한 궤양을 나타내는 작은 바륨 집합상들이 나타나며 이들이 여러 개 혼재되어 보이는 것이 보통이다. 이들 주위로 변형된 점막 주름들이 수레바퀴살 모양으로

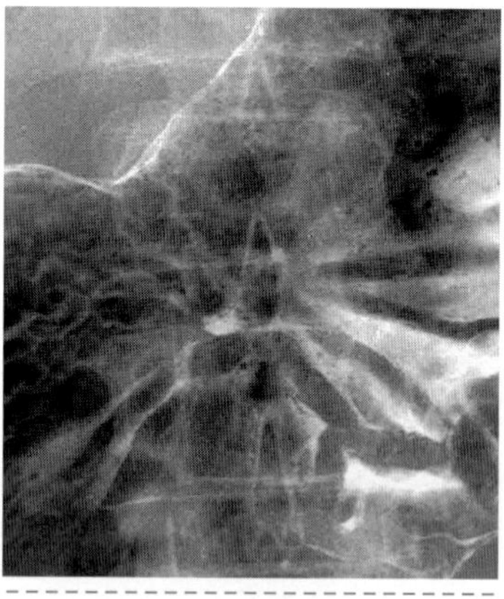

그림 8-26. 함몰형 EGC (type III)

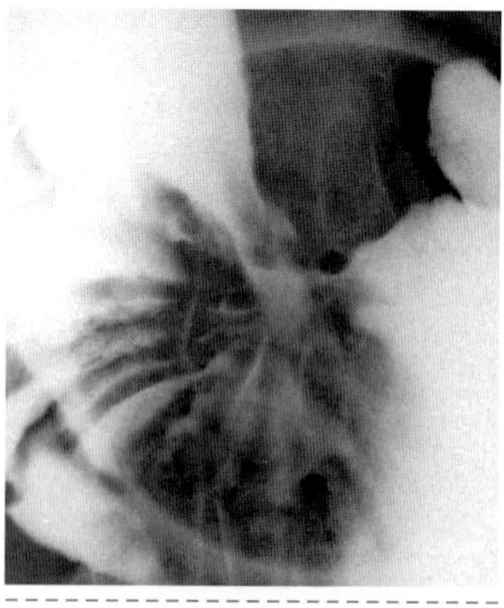

그림 8-27. PM cancer with dam formation

모여들며 이들의 끝은 진행성 위암에서와 같이 뭉툭해지고 단절되거나 융합되는 소견을 보이며 주위 점막의 결절상들을 보일수 있다. 함몰형 조기위암(type III)은 점막층의 결손이 두드러져 얕은 궤양이 주 소견으로 보이며 궤양주변으로 암성변화가 나타난다 (그림 8-26). 병변이 작더라도 주변 점막 주름의 급격한 단절 및 융기, 융합, 곤봉화가 현저할 때, 특히 dam formation 소견은 근육층까지 침윤된 진행성 위암 (소위 PM cancer)을 나타내는 소견이다 (그림 8-27).

(2) CT

음성 경구조영제인 공기, 물 등 여러가지 경구 조영제를 사용하여 위장을 팽창시킨 후 촬영한다. Coronal 또는 sagittal MPR image를 얻으면 주변 장기로의 침범 여부를 잘 볼 수 있다. 점막층은 조영증강이 잘되어 보이는 내층으로 나타나고 조영증강이 잘 안되어 보이는 중간층은 점막하층에 해당되며 조영증강을 보이는 바깥 층은 근육층 및 serosa 에 해당된다.

① **T병기**

위벽의 침윤 정도를 나타내는 T병기는 T1에서 T4으로 분류한다. T1

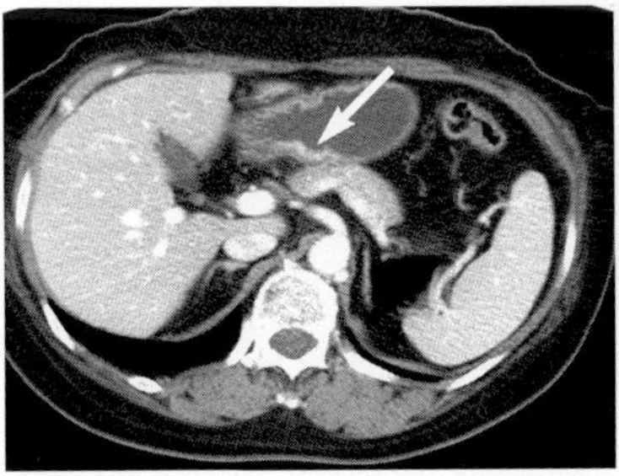

그림 8-28. T1 EGC

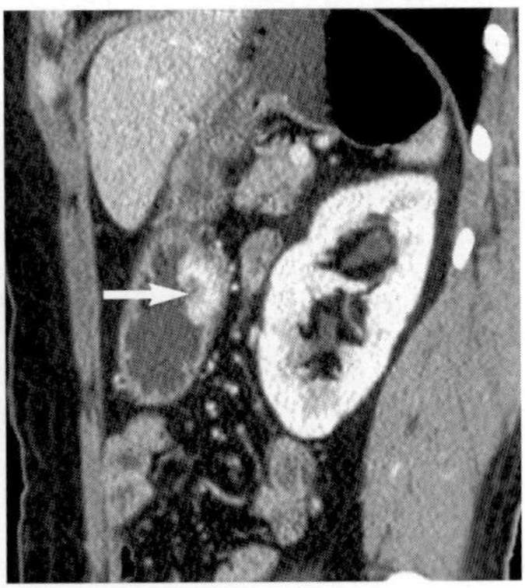

그림 8-29. T2 AGC (sagittal MPR image)

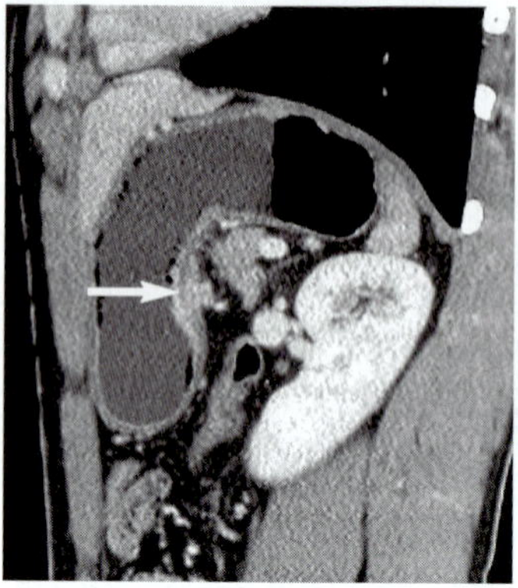

그림 8-30. T3 AGC (sagittal MPR image)

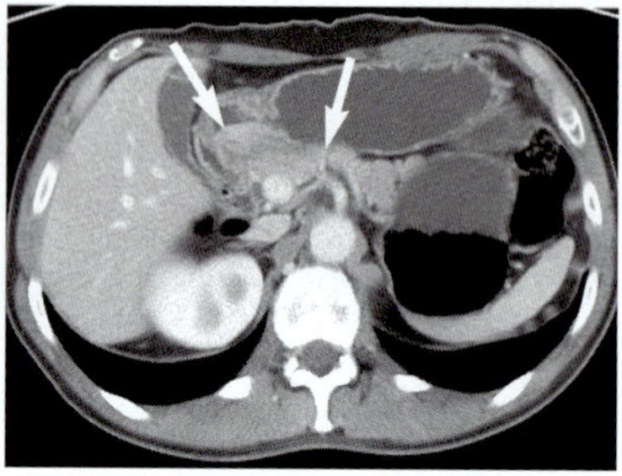

그림 8-31. T4 AGC, 췌장침범

은 위암 종괴가 점막과 점막하층에 국한되어 있을 때를 말하며 이 경우 위암이 매우 작거나 융기 또는 함몰이 현저하지 않은 때는 CT스캔에서 보이지 않을 수 있으며 점막하층을 의미하는 저음영의 층이 종괴아래에서 관찰되면 T1으로 분류한다 (그림 8-28). T2는 위암이 근육층을 침범하며 장막 내에 국한되어 있을 때를 말하며 위암 종괴가 전층에서 보이나 바깥 위벽이 매끈하고 주변으로의 침습 소견이 없을 때 CT 스캔에서 T2로 진단한다 (그림 8-29). T3는 위암에 의해 serosa 침습이 있으나 주변 장기로의 침습은 없을 때를 말하며 위암 종괴가 위치한 위벽의 바깥 변연이 불규칙하거나 omentum 등 주변 지방층에 nodular and irregular infiltration 이 관찰될 때 CT 스캔상 T3로 진단한다(그림 8-30). 이때 주변장기로의 침습 소견은 없어야 한다. T4는 위암이 주변장기로의 침습이 있을 때로 정의한다 (그림 8-31).

② **N병기**

림프절 병기분류는 해부학적 위치에 관계없이 국소림프절 (과거 1-11번 림프절군)에 전이된 림프절 수에 따라 N0에서 N3까지 분류하며 N1은 림프절 전이가 없을 때, N1은 전이된 국소 림프절의 수가 6개 이하 일

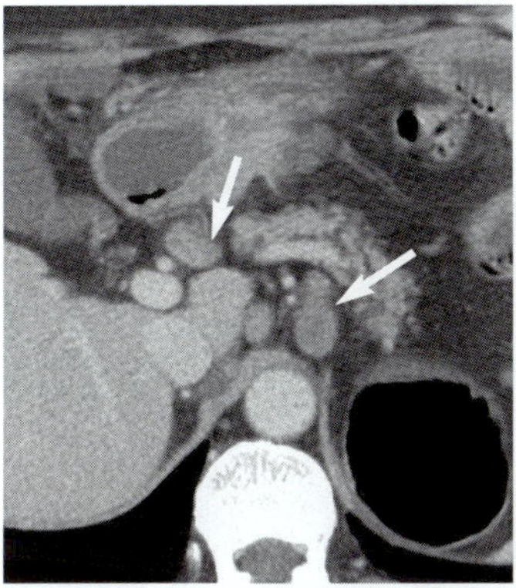

그림 8-32. 진행성 위암의 전이 림프절

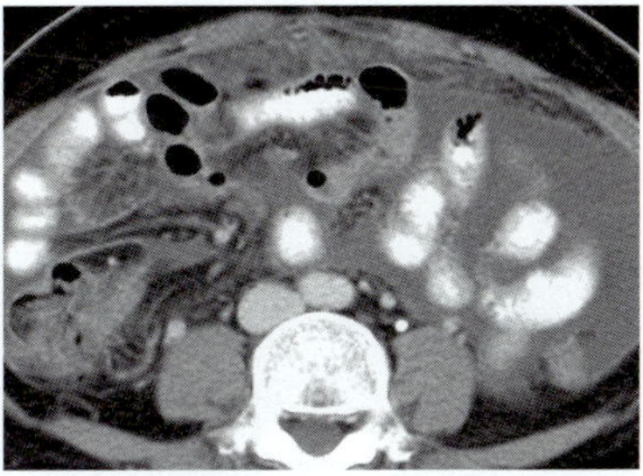

그림 8-33. Omental cake

때, N2는 전이된 국소 림프절의 수가 7개 이상 15개 이하일 때, N3는 전이된 국소 림프절의 수가 16개 이상 일 때로 분류하였다. 정상 림프절 크기의 상한치는 림프절의 의치에 따라 7-15mm로 매우 다양하게 적용하고 있으나, 실제 상황에서 대부분의 영상의학과 의사들은 8mm를 넘는 모든 림프절을 전이 림프절로 판독한다 (그림 8-32).

③ **Metastasis**

위암은 hematogenous, lymphatic metastasis 및 direct invasion으로 peritoneal seeding를 한다. hematogenous metastasis 는 위장혈관이 간문맥으로 유출되기 때문에 간 전이가 가장 흔하며 그 외 폐, 부신, 신장, 뼈와 뇌로 전이될 수 있다. 간 전이는 한 개 또는 여러 개의 저음영 결절로 나타나며, 그 윤곽이 불분명하고 그 내부는 불균질할 수 있다. 조영증강은 잘 되지 않으나 결절의 변연부에 불명확한 조영증강을 흔히 보인다. peritoneal seeding은 대부분 복수와 함께 parietal peritoneum, omentum, mesentery에 nodular, reticular, plaque 또는 strand모양의 침윤을 보이며 더 진행되면 omental cake을 형성한다 (그림 8-33). Rectovesical space으로 전이되면 rectal shelf 라고 하며 (그림 8-34), 양

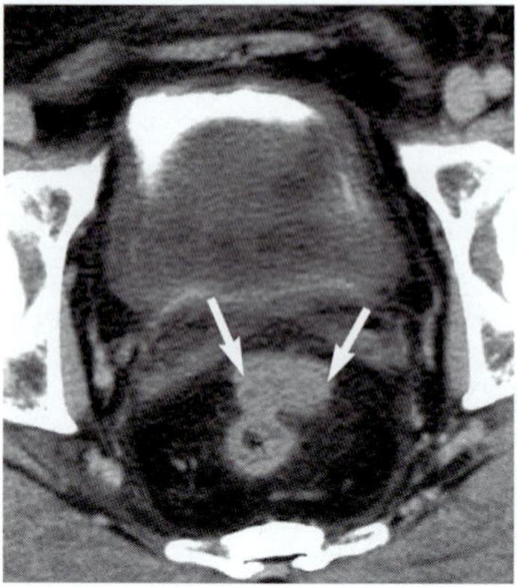

그림 8-34. Rectal shelf

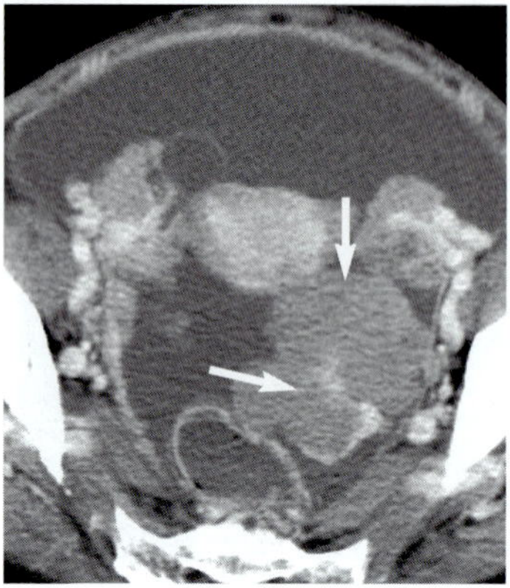

그림 8-35. Krukenburg tumor

측 또는 한쪽 난소에 전이된 경우 Krukenburg tumor 라고 한다 (그림 8-35). 그러나 복수를 동반하지 않고 military seeding이 있을 경우 CT 스캔에서 진단하기 어렵다.

(3) MRI

영상 획득 시간이 길기 때문에 호흡, 장운동 및 혈관 박동들에 의한 인공음영이 유발되어 좋은 영상을 얻는 데 한계가 있어서 위장관질환의 진단에 잘 이용되지 못하고 있다.

2. 간질 종양 (Gastrointestinal stromal tumor; GIST)

1) 병리

점막하층에 존재하는 모든 조직학적 구조물인 근육, 림프조직, 신경, 섬유조직, 혈관, 림프관 등에서 유래된 종양을 mesenchymal tumor라고 한다. 이중 종양발생 부위가 명확하지 않고 조직학적으로도 조직기원이 불명확한 경우를 간질종양(stromal tumor)으로 분류하며 위장관에서 주로 발생한다. GIST는 면역조직화학적으로 KIT (CD117) 면역 염색에 양성인 위장관의 원발성 stromal tumor로 정의하며 과거 leiomyoma 및

leiomyosarcoma 로 진단된 상당수의 종양이 GIST로 재분류하고 있다. 환자의 예후를 예측하는 변수 중 mitotic rate 외에 종괴의 크기가 중요한데, 2 cm, 5 cm, 10 cm 이 악성 위험성 그룹을 정하는 기준이 된다.

2) 영상소견

(1) UGI

단일 종괴로 생기며 주변과의 경계가 명확하다. 성장 방향에 따라 endoenteric, exoenteric, dumbbell type을 취하며 대부분은 endoenteric type으로 자란다. Barium study에서 경계가 좋고 평활한 표면을 지니며 위벽과 수직 또는 약간의 둔각을 이루고 위를 덮고 있는 정상 점막의 areae gastricae가 보이거나 정상적인 점막 주름이 지나가는 소견을 보일 수 있다 (그림 8-36). 종양의 크기가 2 cm 이상이면 빈번하게 궤양을 동반하게 되며 전형적인 bull' s eye 또는 target lesion으로 보인다.

(2) CT

위 내벽에 둥글고 경계가 좋은 매끈한 종괴로 크기가 작을 경우 대개 균일하게 조영증강되며 근육과 같거나 약간 강한 조영증강을 보인다. 역

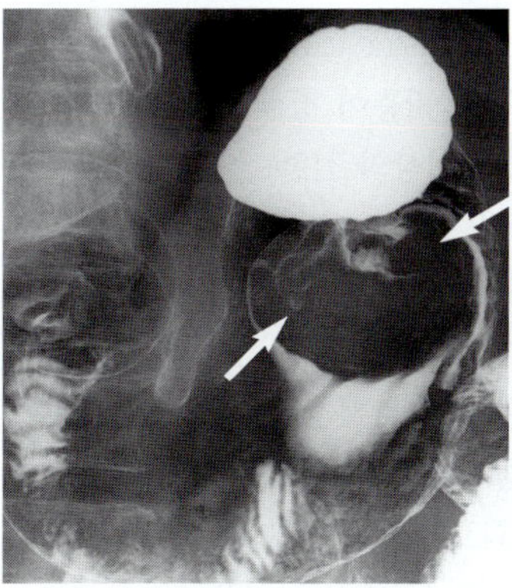

그림 8-36. GIST

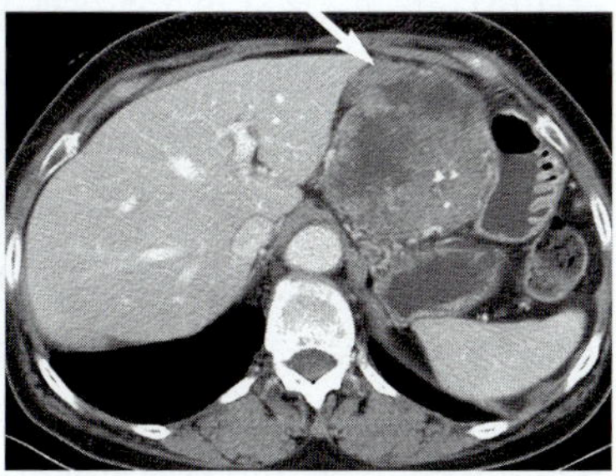

그림 8-37. Malignant GIST

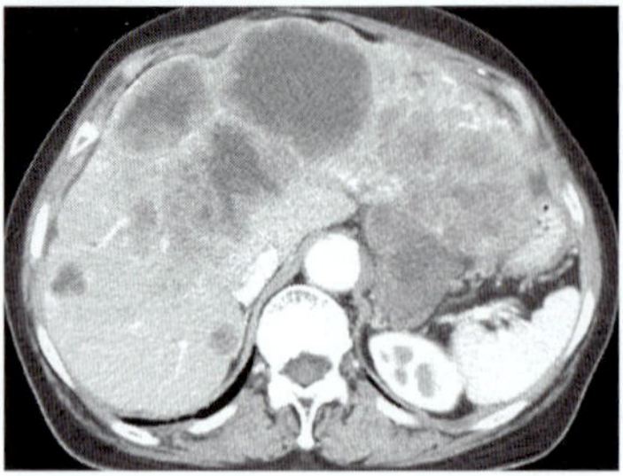

그림 8-38. GIST 간전이암 치료 전

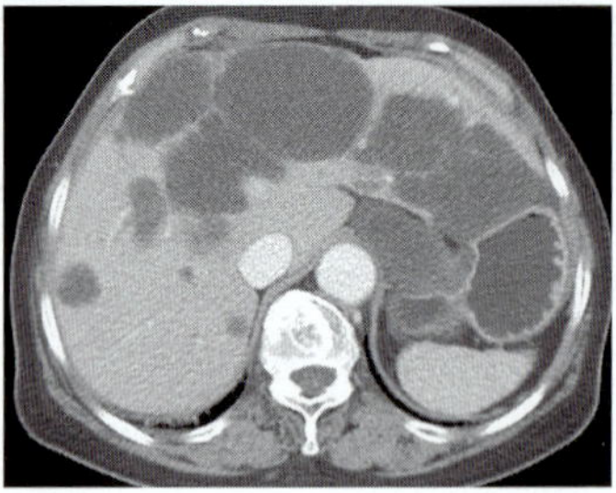

그림 8-39. GIST 간전이암 치료 후 (낭성변화)

동적 조영증강 CT에서 점막하 종양을 시사하는 종괴를 덮는 점막층의 현저한 조영증강과 점막층에 비해 낮은 종괴의 균질한 조영증강을 볼 수 있다. 드물게 불규칙한 석회화가 동반될 수 있다. 종괴의 크기가 클수록 출혈과 괴사에 의한 큰 낭성 공동과 궤양을 자주 동반한다 (그림 8-37). CT 소견상 커다란 exoenteric tumor로 보이는 경우 인접 장기인 췌장, 간, 비장에서 생긴 종양과의 감별이 어려운 반면, 심한 궤양을 동반한 endoenteric 혹은dumbbell type tumor 인 경우에는 위선암이나 림프종과의 감별이 어려울 수 있다. 근접한 위장관에 일부분이 붙어있고 그 부위에서 종괴를 덮는 점막층의 정상적인 조영증강이 있으면 위장관 점막하 종양임을 시사한다. 이에 반해 exoenteric gastric cancer는 종괴 주변 위벽의 불규칙한 비후가 있고 종괴를 덮는 점막층이 정상적으로 조영증강되지 않는다. 림프종의 경우엔 대개 2 cm 이상의 심한 장관벽 비후와 균질하기는 하나 현저하지 않은 조영증강을 보이는 경우가 많다. 위벽 밖으로 자랄 경우 췌장, 대장, 횡격막 등 주변 장기를 침범할 수 있으며 복강내 전이, 간, 폐, 골격으로의 혈행성 전이가 가능하나 주변 림프절로의 전이는 드물다. 간에 혈행성 전이를 일으킨 경우에 원발종양이 괴사를 잘 일으키는 것처럼 때로는 괴사에 의한 낭성종괴를 보이기도 한다. Gleevec 이라는 특효 항암제 치료 후에는 크기 변화보다는 낭성변화를 먼저 보이고 조영증강되는 고형 부분이 완전히 없어진다 (그림 8-38, 39).

3. 림프종 (Lymphoma)

1) 병리

위장관 림프종은 90% 이상이 B-cell 기원의 NHL으로 이중 가장 호발하는 부위는 위장이다. 위 림프종은 전체 위장관 림프종의 50%, 위 악성종양의 3-5%를 차지한다. MALT lymphoma 환자의 80-100%에서 헬리코박터 세균에 감염되어 있으며, 세균에 의한 만성 염증성 반응으로 gastric wall 의 lamina propria에서 생기는 MALT (mucosa associated lymphoid tissue)에서 종양이 발생한다. MALT lymphoma는 원발성 위 림프종의 50-72%로 보고되고 있고, 10년 생존율이 80%에 이를 정도로 예후가 좋으며, 70-80%는 헬리코박터 세균에 대한 항생제만으로도 치료되는 특징을 가지고 있다.

2) 영상소견

(1) UGI

위 림프종의 90-95%가 바륨 검사에서 발견되지만 훨씬 빈도가 흔한 위암과 매우 유사한 소견을 보이며, 간혹 hypertrophic gastritis, Menetrier' s disease, 양성 위궤양 등 양성 염증성 병변들로 오인되기도 한다 (그림 8-40). 대부분의 위 림프종은 아무리 심한 림프종성 비후라 하더라도 내강 확장성이 남아 위 내강의 심각한 협착을 초래하지는 않는다. 반면 Hodgkin's lymphoma은 종종 심한 desmoplastic response을 일으켜 원발성 scirrhous cancer와 구별되지 않는 linitis plastica 형태를 취한다. 침윤형, 궤양형, 융기형, 및 결절형으로 구분하지만 실제로는 침윤형, 궤양형 및 융기형이 서로 혼재된 양상인 혼합형이 많다. 바륨 검사에서 MALT lymphoma는 조기 위암과도 감별이 어려울 정도의 보다 광범위한 영상 소견을 보인다. 점막 결절상 및 다양한 크기, 깊이 및 숫자의 얕은 궤양성 병변들은 MALT lymphoma에서 흔히 볼 수 있는 소견들로 조기 위암과 매우 유사한 소견을 보인다. 그러나 조기 위암과는 달리 궤양의 경계가 보다 모호하고 궤양이나 결절성 병변 주위의 점막 주름 비

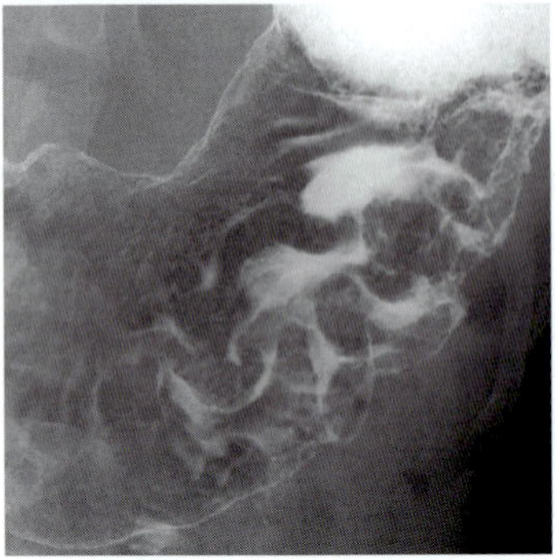

그림 8-40. Lymphoma mimicking hyper trophic gastritis

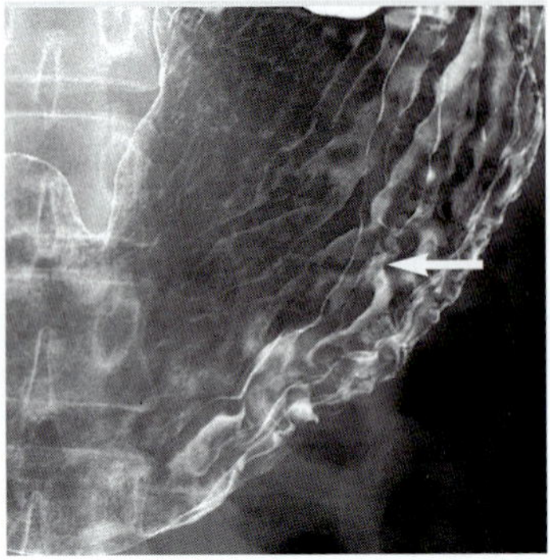

그림 8-41. MALT lymphoma mimicking EGC

후의 결집 방향성이 병변 중심부를 향하지 않고 서로 어긋나는 경향을 보이며 다발성 병변이 많다는 점이 감별점이다 (그림 8-41).

(2) CT

복부 림프종의 치료전 평가에 주된 역할을 하는 영상 검사이다. 점막 주름의 형태가 보존되어 있으면서 균질한 위벽 비후 소견을 보이면 위 림프종을 시사한다. 대부분의 림프종은 조영증강 CT에서 위암에 비해 병변 부위가 더 균질하고 조영증강이 잘 안되며 비교적 매끄러운 위외벽 경계

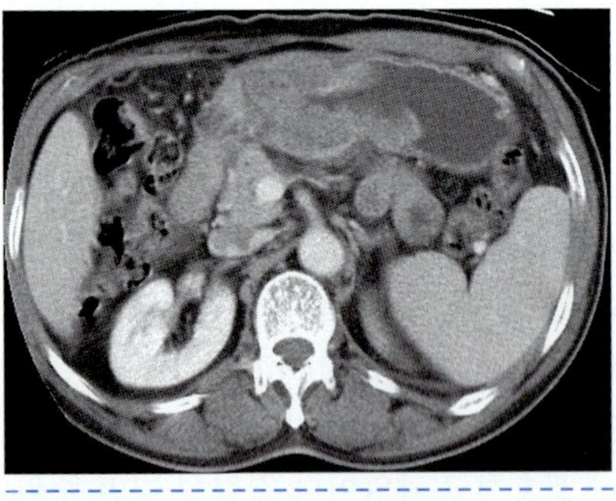

그림 8-42. Lymphoma

를 보이고 위벽 비후의 두께도 위암의 2-3 cm에 평균 5 cm으로 훨씬 두껍다 (그림 8-42). 또한 대부분 lymphadenopathy를 동반하는데 위암보다는 훨씬 덩어리 양상을 보이며 후복막강 침범이 흔하고 renal hilum 하방까지 침범하는 경우가 흔하다. 대부분의 MALT lymphoma는 CT상 위벽 비후 없이 정상 소견을 보이며 드물게 위 주변 lymphadenopathy를 동반한다.

Ⅳ 그외 드문 종양

1. 전이암

위에서 생기는 전이암은 발생빈도가 2% 이하로 비교적 드물며 혈행성, 림프성, 직접 침윤의 3가지 형태로 발생하며 대부분 점막하 종양 형태를 보인다. 혈행성 전이암은 주로 악성 흑색종, 유방암에서 전이되고 폐암, 갑상선암, 고환암에서도 전이될 수 있다. 혈류 공급이 종괴 성장에 미달하는 경우 중심부 궤사와 궤양이 생겨 황소 눈 양상을 보일 수 있으

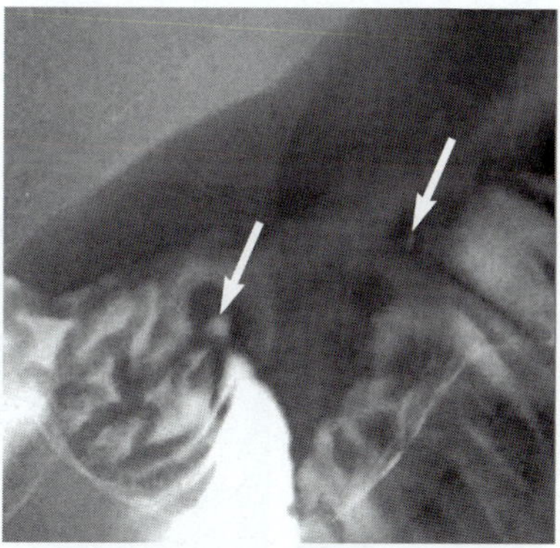

그림 8-43. 위 전이암 (폐암에서 비롯)

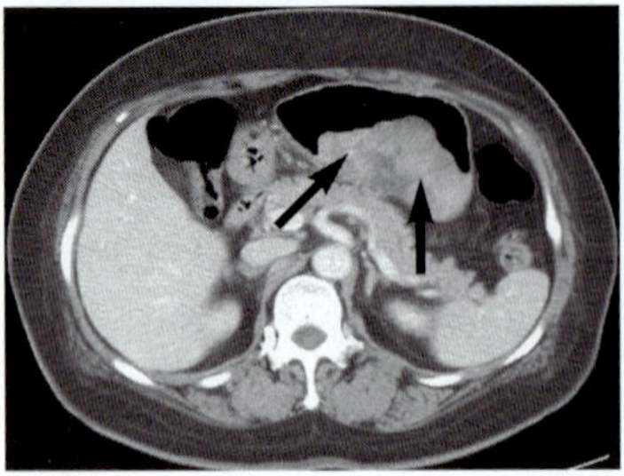

그림 8-44. Gastric neurilemoma (schwannoma)

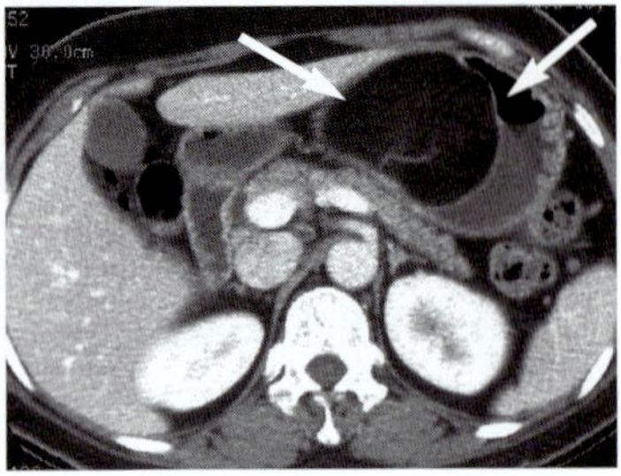

그림 8-45. Gastric lipoma

며 melanoma 전이의 특징적인 소견으로 알려져 있으나, 기타 폐암, 췌장암 및 대장암 전이에서도 나타날 수 있다 (그림 8-43). 한편 유방암의 경우 linitis plastica 형태로 나타나기도 한다.

2. 신경종 (neural tumor)

양성 위종양의 5-10%를 차지하며 대부분이 nerve sheath tumor으로 Schwann cell로 구성되며 neurilemoma, schwannoma, neuroma 등으로 불리우기도 한다. 거의 대부분의 양성이지만 일부에서 육종화를 보일 수 있다. Pedunculation을 종종 동반하기도 하지만 영상의학적으로는 다른 간질종양과 구별되지 않는다 (그림 8-44).

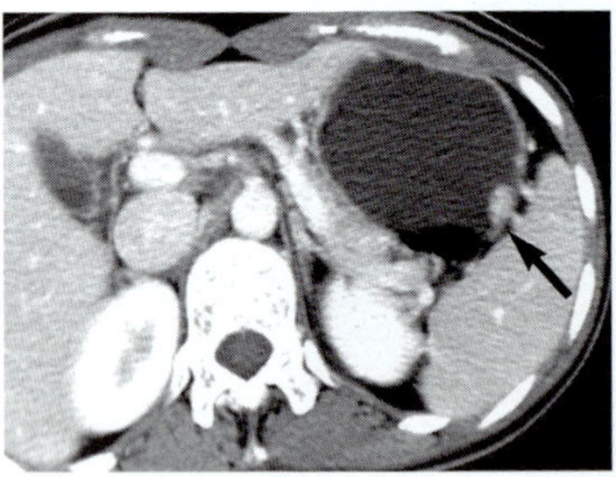

그림 8-46. Gastric carcinoid

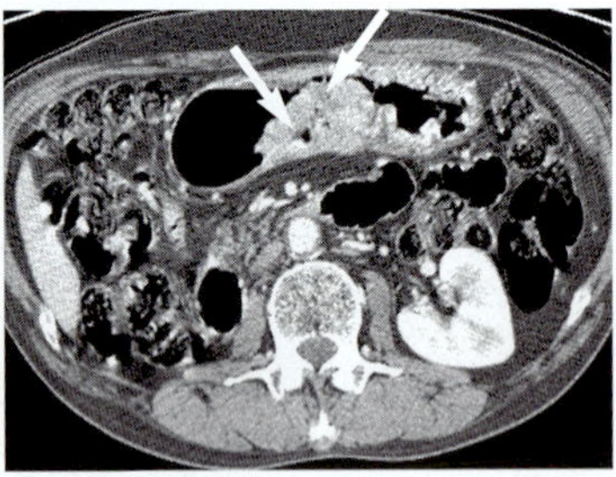

그림 8-47. Malignant carcinoid

3. 지방종 (lipoma)

대부분 작은, 무증상의 종괴로 부검시 우연히 발견되는 경우가 많다. 섬유성 피막으로 둘러싸인 지방세포로 구성된 단일 종괴로 위 전정부에 호발하며 거의 대부분 위장관 안쪽으로 자란다. Barium study에서 다른 점막하 종양과 같은 소견을 보이나 연한 경도로 인하여 투시검사시 장연동운동이나 manual palpation시 종괴의 크기와 형태가 변화하는 특징적인 소견을 보인다 (그림 8-45). 지방종은 CT로 확진이 가능하며 -100 HU정도의 균질한 지방음영을 보이는 경계가 뚜렷한 종괴로 보인다.

4. Carcinoid tumor

위장관 어디에서든지 발생할 수 있는 내분비종양으로 충수돌기와 소장에 호발하며 약 2%만이 위에서 발생한다. Barium study에서 1-4 cm 크기의 1개 또는 그 이상의 점막하 종양으로서 중심부 궤양으로 인해 bull' s eye 모양을 보이기도 한다. 진행된 경우 위선암과 감별이 되지 않을 수 있다 (그림 8-46, 47).

5. Glomus tumor (사구종양)

사구체 (glomus body)에서 발생되는 드문 양성 종양으로서 대부분 2-4cm 크기이며 괴사와 궤양을 잘 유발하고 때로 작은 반점형의 석회화를 동반한다. Barium study에서 다른 위점막하 종양과 구별되지 않으나, 과혈관성 종괴이므로 조영증강 CT에서 강한 조영증강을 보인다.

V. 기타 질환

1. 위석 (Gastric bezoar)

위석은 섭취된 음식물 혹은 이물질이 위를 지나가지 못하고 축적되는 경우로 크기가 큰 섭취물, 위출구 폐쇄, 위운동성이 감소, 위장 수술 후, 저작 장애 등이 원인이 된다. 특히, 위운동성이 감소는 당뇨, 각종 결체조직 질환, 근긴장형 기능장애(myotonic dystrophy), 저갑상선증(hypothyroidism) 등의 질환에서 동반된다. 환자는 복통 혹은 쉽게 포만감을 느끼며, 장관폐쇄 증상이 있을 수 있다. 위석은 형성하는 물질에 따라 식물 위석, 모발 위석등으로 분류하며, 바륨 위장관검사상 위석의 틈새에 바륨이 침착되어 특징적인 얼룩진 모양(mottled appearance)을 보인다 (그림 8-48).

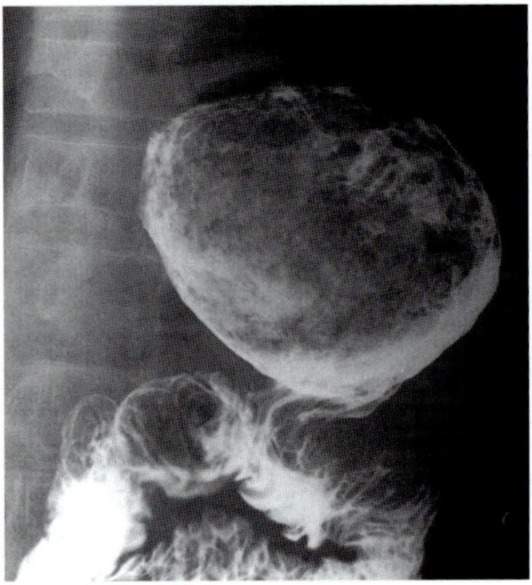

그림 8-48. 위석 (gastric bezoar)

2. 이소성췌장 (Heterotopic pancreas)

1) 정의

발생과정에서 위장관으로 분화하는 조직속에 췌장으로 분화할 조직의 일부가 심어져 생긴다.

2) 위치

위에서는 전정부의 대만부 (80%), 십이지장, 근위부 공장

3) 영상소견

(1) 바륨조영술

점막하 종괴, 이소성 췌장의 중심부로 개구하는 원시 췌관내로 바륨이 차들어가는 중앙 배꼽소견 (central imbilication)

(2) CT

췌장과 유사한 조영증강을 보일 수도 낭성변화를 보일 수 있다(그림 8-49).

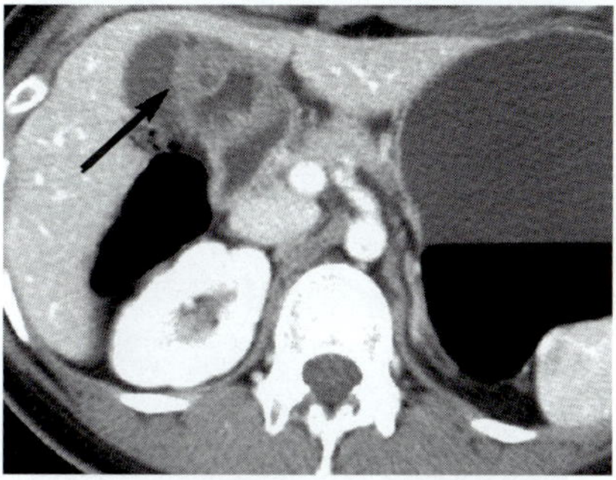

그림 8-49. 이소성 췌장CT에서 위 전정부의 전벽에 고형성과 낭성의 혼합병변이 있다.

3. 상장간막동맥 증후군 (Superior mesenteric artery syndrome)

1) 정의

십이지장의 3번째 부위가 SMA에 의해 압박되어 생긴다.

2) 원인

마른 체형 (m/c), lordosis가 심한 경우, 침대에 누워있는 상태가 오래 지속되는 경우, 다산으로 인한 복벽 근육의 약화 , 만성 소모성 질환으로 후복막 지방층이 감소한 경우

3) 증상

복통과 반복적 구토

4) 영상소견

바륨조영검사에서 십이지장 첫번째와 두번째 부위의 확장, 세번째 부위의 수직 띠 모양의 음영 결손을 보인다 (그림 8-50, 51).

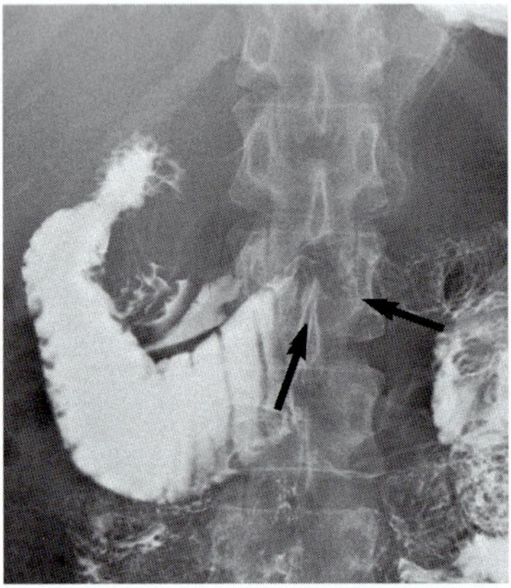

그림 8-50. 위장관검사에서 십이지장의 세번째 부위에 음영결손과 첫번째 두번째 부위의 확장을 보인다.

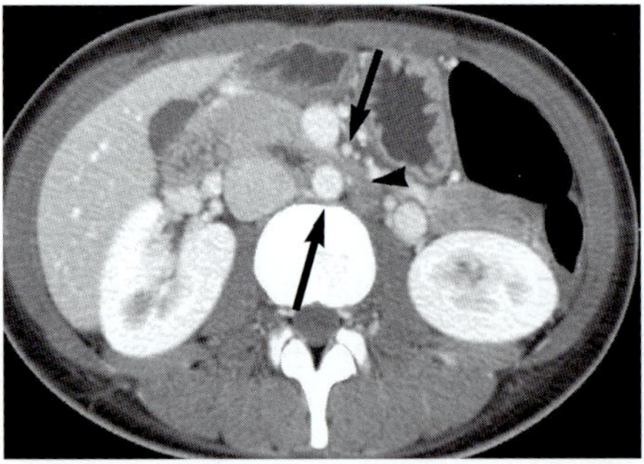

그림 8-51. CT에서 SMA (화살표)와 대동맥사이(화살표)에 십이지장의 세번째 부위(화살촉)가 눌려 있다.

소장, 대장

I. 정상해부학 및 검사방법

1. 소장

1) 정상 해부학

(1) 소장의 길이와 분포

총 길이 약 5-8m

복강의 결장간막 하부공간(inframesocolic space)과 골반강에 위치함

공장 (jejunum): 상부 2/5, 좌상부와 중간부 위치

회장 (ileum) : 하부 3/5 우중부와 하부복강에 위치

(2) 소장벽

4개 층으로 구성

점막층(mucosa) - 소화, 흡수, 면역기능

점막하층(submucosa) - 주로 혈관, 림프관, 신경총 (nerve plexus) 위치

근육(muscle) - 바깥종근층(outer longitudinal layer)과 안쪽윤근층(inner circular layer) 구성. 이 사이에 auerbach 자율신경총이 위치

장막(serosa) - 장을 싸는 가장 밖에 있는 결합조직

(3) 점막주름 (Valvulae conniventus)

소장의 antimesenteric aspect에 위치한 반월형의 띠로 장간막경계 부위에서 융합.

공장이 회장보다 주름이 더 넓고 길고 촘촘함.

2) 검사방법

(1) Barium study

① **경구소장바륨조영술(small bowel series)**

검사전일 오후8시부터 금식, transit time이 길어지는 것을 방지하기위해 하제 사용.

20~25%W/V의 바륨을 500ml 경구투여 한 후 바륨이 말단부 회장을 지나 대장으로 들어갈 때까지 계속 투여 함.

overhead film: 환자를 엎드린 상태에서 얻음.

압박검사: 점막주름을 보기 위한 검사. 소장의 가동성과 유연성을 확인.

② **소장고위관장법 (small bowel enteroclysis)**

12F catheter를 직접 상부공장에 넣고 바륨을 넣어 검사하는 방법으로 small bowel series보다는 검사시간이 짧고 소장의 팽창 정도를 검사 할 수 있으며, 장관 팽대 및 투과도 증가에 의한 이중 조영효과로 점막주름에 대한 형태학적이상에 검사 할 수 있음.

(2) US

3.5~5MHz (일반), 7.5~13MHz(장벽비후),

소장벽 - 5층(고-저-고-저-고), 3mm이하

(3) CT, MRI

2. 대장 · 직장

1) 정상 해부학

(1) 대장의 길이와 분포

총 길이 약 1.1-1.5 m, 직경 3~8 cm (맹장이 제일 넓음)
맹장, 상행결장, 횡행결장, 하행결장, S자 결장으로 구성
충수돌기- 정상적으로 내부에 air density를 포함
상행결장, 하행결장: 후복벽에 직접 고정, 대개 mesocolon 없음
횡행결장: 매우 다양한 길이의 mesocolon에 의해 결장간막에 고정
hepatic flexure, splenic flexure (phrenicocolic ligament)
S자 결장: 긴 결장간막, 모양이 다양

(2) 직장의 위치 및 분포
S3의 정중선에서 시작하여 천추 곡선을 따라 위치
천추체 앞면으로부터 1.5cm을 넘지 않음
직장상부 1/3 복막에 의해 앞쪽과 양측면이 덮힘
직장중간 1/3 복막에 의해 앞쪽만 덮힘
직장하부 1/3 복막 반전 하방에 위치

(3) 대장의 주요 동맥
상장간막동맥(SMA) - 회결장동맥, 우결장동맥, 중결장동맥
하장간막동맥(IMA) - 좌결장동맥, S자결장동맥, 상치질동맥

(4) 대장벽
4개 층으로 구성 (장막, 고유근층, 점막하층, 점막층)

(5) 결장띠 (Taeniae coli)
결장에 종축방향으로 있는 3개의 띠로 직장으로 합류 시 각각 퍼져 직장은 빈틈 없이 longitudinal muscle layer에 둘러싸이게 됨. 일정한 간격의 종축방향의 indentation 생김.

(6) 팽대주름(Haustral fold)
고유근층의 2~3 cm 간격의 강직성 수축으로 발생.

2) 검사방법

(1) Plain Radiography
기본검사, 60~75kVp

(2) Barium Study (single/ double contrast barium enema)

전처치 - 검사 전 24시간 또는 48시간 동안 유동식 섭취

검사 전날 오후와 저녁에 1~2회 하제투여

검사 당일 아침에 세척관장이나 경구세정으로 잔변 제거

· 전처치를 하지 않는 경우: 급성대장폐색, 급성 게실염, 소아 CMC의심, 단순 해부학적위치 확인, extra-luminal air 여부 확인

· 금기증 - 장천공, 복막염, 심한 급성염증, 독성 거대결장, 최근 광범위한 생검

· 합병증 - 천공(1/5000, 직장 m/c)

(3) US

대장벽 - 5층(고-저-고-저-고), 3~5mm 이하. 쉽게 눌림

(4) CT, MR

II. 염증

1. 급성 충수돌기염 (Acute appendicitis)

1) 정의

충수돌기의 급성 염증으로 우하복부의 통증이 주 증상이다.

2) 병리

급성 충수돌기염의 염증은 그 입구가 막히고 염증이 진행되어 생긴다. 막히는 원인은 lymphoid follicles의 증식, fecalith, foreign body, stricture등이다. 충수돌기 내강이 막히면 mucus가 고이게 되고 bacteria가 증식하면서 mucus가 pus로 바뀌고 충수돌기 벽에 염증이 진행한다.

3) 영상소견

(1) Plain radiography

① appendicolith in RLQ

② paralytic ileus of small intestine in RLQ

③ scoliosis of lumbar spine

(2) US (그림 8-52)

① 6mm 이상의 충수돌기의 직경

② US 탐촉자로 눌러도 눌러지지 않는 관상 구조물

③ appendicolith과 충수돌기 주변에 고인 액체

(3) CT (그림 8-53)

① 충수돌기 벽이 두꺼워지며, 조영증강 된다.

② 그 직경은 7mm-2cm에 이른다.

③ 충수돌기 내강에 appendicolith를 볼 수 있다.

④ 충수돌기 주변의 염증에 의해 주변 지방조직에 염증성 침윤과 농양이 생긴다.

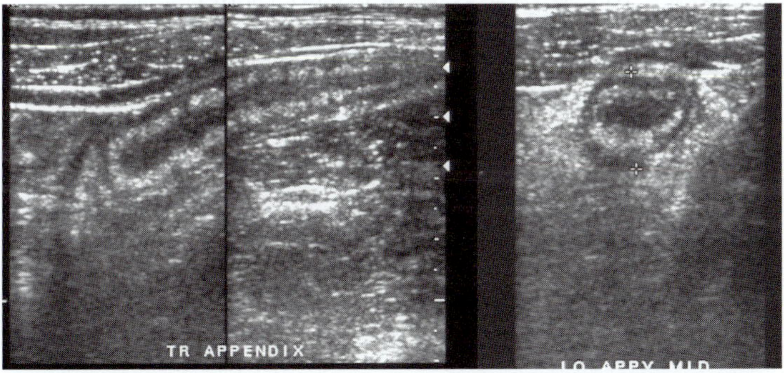

그림 8-52. US검사에서 충수돌기의 장축 및 단축 영상에서 충수돌기는 두꺼운 벽을 갖고 있고 내강은 1.45 cm로 확장되어 있다.

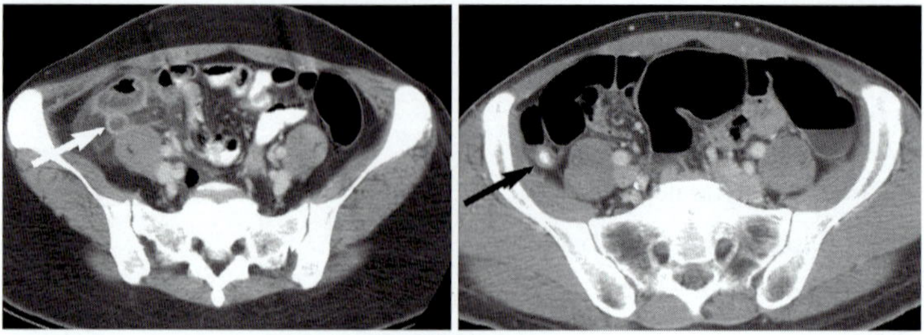

그림 8-53. CT에서 우하복부에 내강이 확장된 충수돌기 (흰 화살표)가 보이고 주위 염증소견 (지방침윤)이 보인다. 충수돌기내 결석(검은 화살표)이 보인다.

2. 결핵성장염(Tuberculous enterocolitis)

1) 정의

음식물이나 가래를 삼켜 들어온 결핵균에 감염되어 발생하는 질환이다.

2) 병리

림프관이 풍부한 말단회장과 맹장부위에 주로 발생하며, 대장과 소장을 침범한다. 점막 궤양으로 시작하며 림프염도 생긴다.

3) 영상소견

(1) Barium Study (그림 8-54)

① 점막 궤양이 생기고 횡측궤양(transverse ulcer)가 특징적이다.

② 급성기에 말단회장과 맹장에 바륨이 차지 않는다(Stierlin sign).

③ 만성기에는 회맹판이 비후되어 말단회장과 상행결장이 직각을 이룬다 (Fleischner' s sign)

(2) CT (그림 8-55)

① 말단회장과 맹장을 주로 침범하는 환형 비후와 점막 조영증강이 보인다.

② 림프절이 커지며 내부 괴사와 얇은 테두리가 보인다.

③ 복막염이 동반 되면 복수가 고일 수 있다.

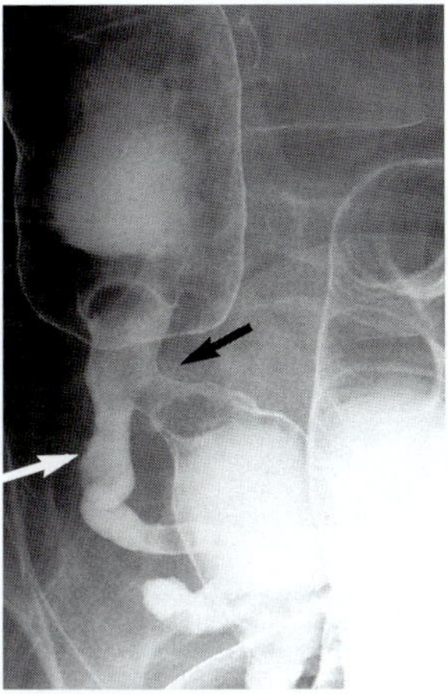

그림 8-54. 대장 이중조영 바륨검사에서 맹장 (흰 화살표)과 근위부 상행대장에contraction이 있고, 말단 회장과 IC valve의 변형 (검은화살표)이 보인다.

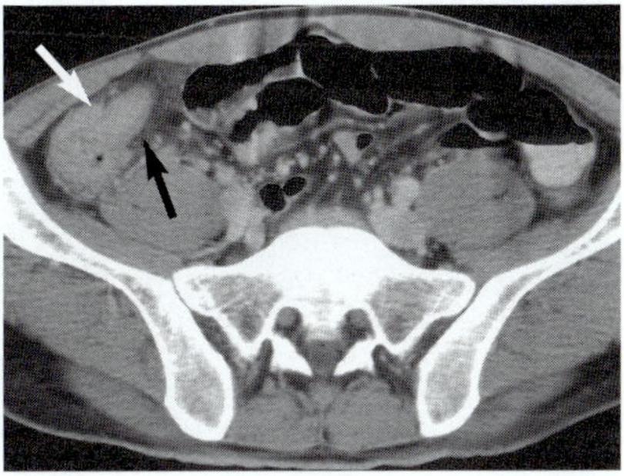

그림 8-55. CT에서 우 하복부의 말단회장 (검은 화살표), IC valve 및 맹장 (흰 화살표)의 벽이 두껍다.

3. 크론병(Crohn' s disease)

1) 정의

원인이 분명하지 않은 염증성 장질환으로, 소장과 대장을 침범하는 non-caseating granulomatous disease이다.

2) 병리

점막에서 작은 궤양으로 시작하여 장벽 전체를 침범하고, 장 주변 지방 조직과 장간막을 침범한다. 다발성으로 생기고 skip lesion이 특징이다.

3) 영상소견

(1) Barium Study

① 초기에는 작은 아프타성 궤양이 보인다 (그림 8-56).

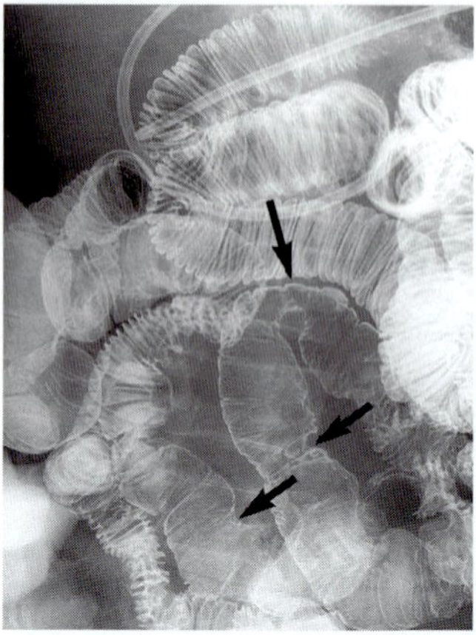

그림 8-56. 소장 enteroclysis에서 소장의 mesenteric border를 따라 여러 개의 작은 궤양(화살표)이 보인다.

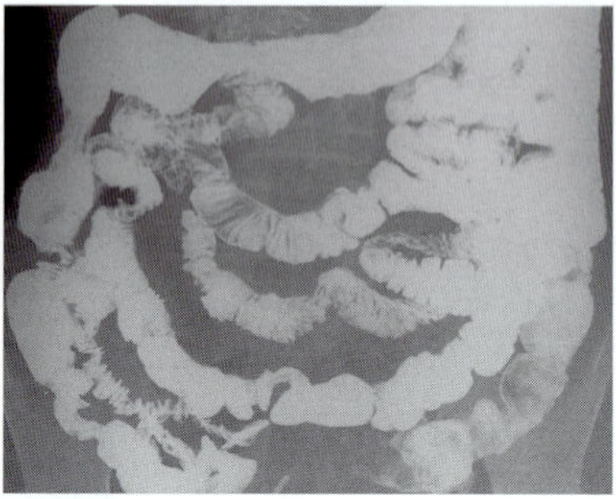

그림 8-57. 소장 조영검사에서 크론병의 만성기 소견으로 mesenteric border의 shortening, stiffness 및 antimesenteric border의 pseudosacculation을 보인다.

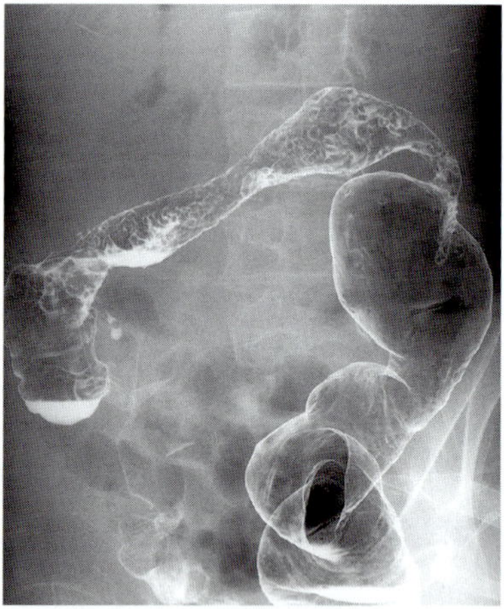

그림 8-58. 대장의 이중조영 바륨검사에서 상행 및 횡행결장의 narrowing 및 shortening이 있고 다발성 post-inflammatory polyp (pseudopolyps)이 보인다.

② 진행되면 깊은 궤양을 형성하는데 종적궤양이 특징적이다(그림 8-57).
③ 만성기에는 장협착이 특징적이고 섬유화에 의한 변형이 생긴다(그림 8-58).

(2) CT (그림 8-59)

① 침범된 장벽이 두꺼워지며 각층은 유지된다. 급성기에는 점막에 조영증강이되며, 만성기에는 장 층 수가 감소하고 점막조영도 감소한다.
② 장간막에 커진 림프절이 보인다.
③ 장간막과 주변 장기와 누공이 생기고 농양이 생긴다.

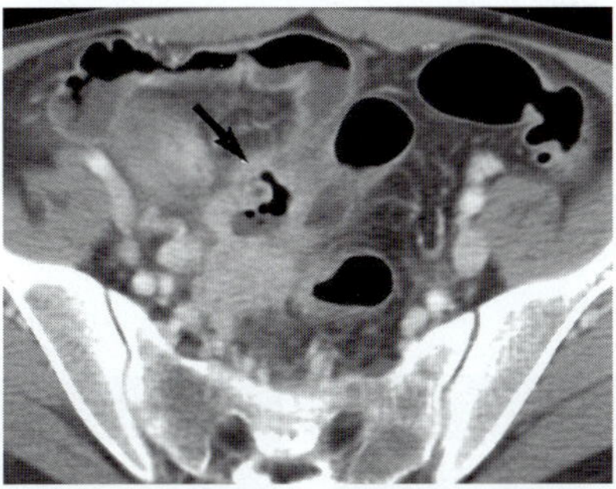

그림 8-59. 조영증강 CT에서 소장의 염증과 주위 장간막에 abscess (화살표)가 보인다.

4. 궤양성대장염(Ulcerative colitis)

1) 정의

직장과 결장의 점막을 침범하는 원인이 밝혀지지 않은 염증성 장질환이다.

2) 병리

직장과 S자 결장에서 시작하며 근위부 결장으로 연속적으로 침범하고, 점막에 주로 염증을 일으킨다. 림프절이나 장간막 침범은 없다.

3) 영상소견

(1) Barium Study (그림 8-60, 61)

① 초기에는 점막에 아주 작은 과립상이 보이며, 진행되면 작은 궤양이 생긴다.

② 궤양이 조금 더 깊어지면 칼라단추 (Collar button ulcer)모양의 궤양이 된다.

③ 만성기에는 결장 주름이 소실되고, 내강이 좁아지며 점막 표면은 과립상이 된다.

(2) CT (그림 8-62)

① 직장과 결장 벽의 비후가 보이고 점막하층이 지방 침착에 의해 낮은 음영으로 보인다. (target or ring sign)

② 직장, 결장 주변의 지방조직 증식으로 천골 앞쪽 지방층이 넓어지는 것이 특징이다.

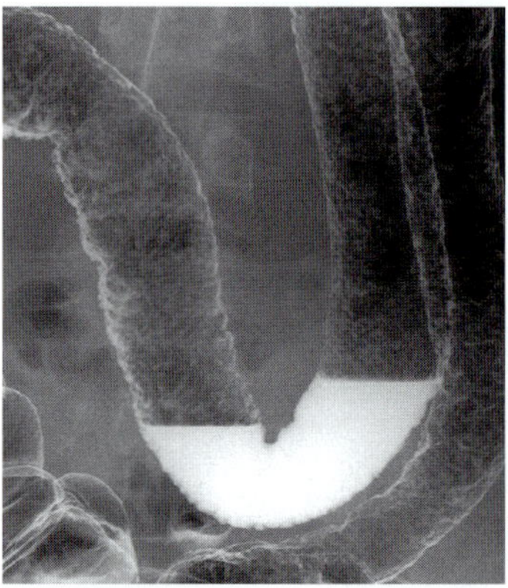

그림 8-60. 대장 이중조영 바륨검사에서 횡행 및 하행 결장에 fine granularity 및 작은 궤양들이 보인다.

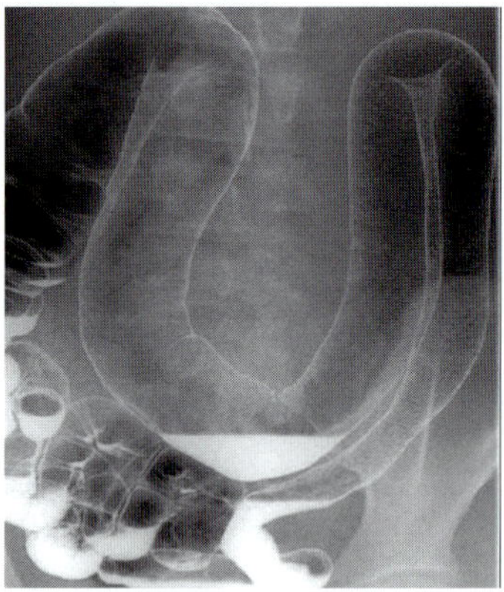

그림 8-61. 대장 이중조영 바륨검사에서 대장의 haustra소실, shortening 및 narrowing이 보인다.

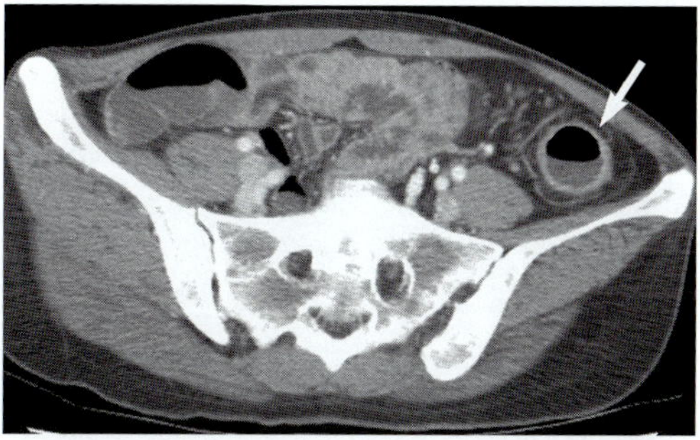

그림 8-62. 조영증강 CT에서 하행결장 (화살표)의 벽이 두껍고 주위 지방조직이 증가되어있다.

5. 감염성장염(Infectious enteritis)

1) 정의

박테리아, 곰팡이균과 바이러스균등의 감염으로 생기는 장염으로, Salmonella, Actinomycosis, cytomegalovirus 등이 있다.

2) 병리

염증성 장질환과 유사한 소견을 보인다. Salmonella, Shigella등은 우측에 국한되고, cytomegalovirus는 광범위하게 침범한다.

3) 영상소견

일반적으로 임상적으로 진단이 가능하며, 원인균을 증명하는 것이 중요하다.

(1) CT (그림 8-63)

① 장벽이 두꺼워 지며, layering pattern은 유지되어 있고, 점막하층과 근층은 저음영으로 보인다.

② 장 주변에 염증성 침윤과 복수가 보인다.

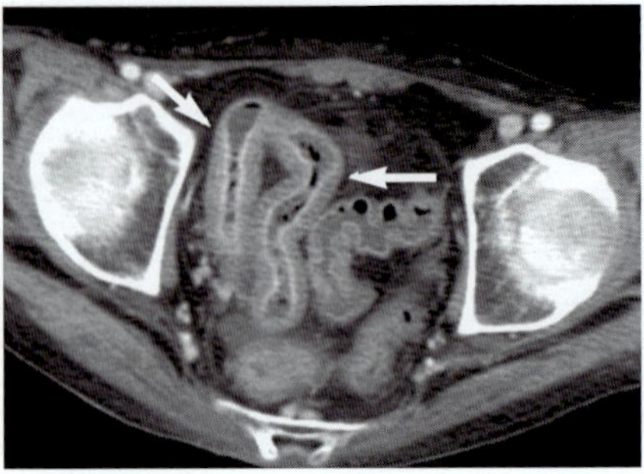

그림 8-63. 조영증강 CT에서 하복부의 소장 벽이 두껍고 점막의 조영증강 및 점막하층의 부종 (화살표)을 보인다.

6. 대장게실염 (Diverticulitis of colon)

1) 정의

게실의 점막에서 시작하는 염증으로 근층으로 진행되고 결국에는 천공되면 전형적인 게실염이 된다. 맹장이나, 상행결장 그리고 S자 결장에 많이 생긴다.

2) 임상소견

염증이 있는 부위에 통증, 압통, 발열, 호산구증

3) 영상소견

(1) Barium study (그림 8-64)

① 대장 벽에서 밖으로 조영제가 차는 낭이 보이고, 염증이 있는 낭은 변연이 불규칙하고, 드물게 조영제가 새어나가는 모습을 보기도 한다.

② 인접한 대장의 벽이 두꺼워져 내강이 잘 펴지지 않고 주름이 두꺼워진다.

(2) CT (그림 8-65)

① 대장벽의 비후는 심하지 않으며 주변 지방조직의 염증성 침윤이 심한 것이 특징이다.

② 염증을 일으킨 대장게실을 관찰할 수 있다.

③ 염증이 있는 대장게실이 터지면 주변에 농양을 형성한다.

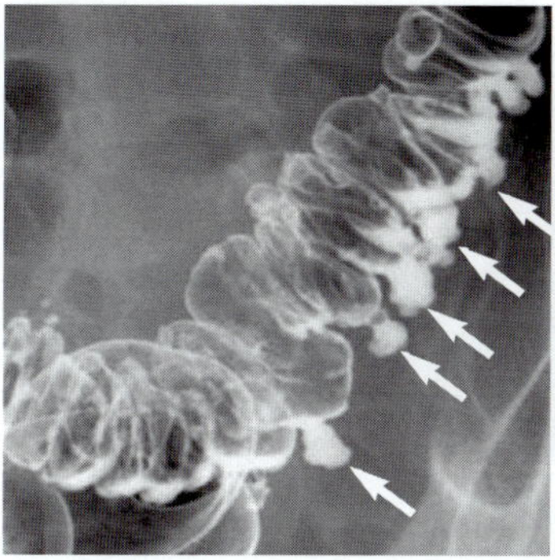

그림 8-64. 대장의 이중조영 바륨검사에서 S자 결장에 다발성 게실 (화살표)이 보이고 근층의 hypertrophy가 있다.

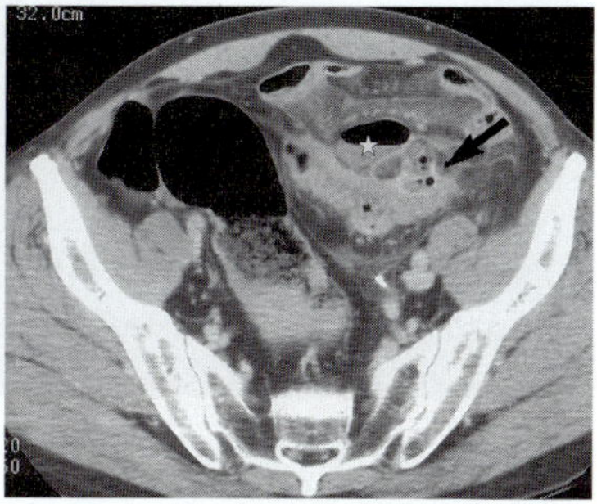

그림 8-65. 조영증강 CT에서 S자결장 대장의 벽이 두껍고 공기가 차있는 게실 (화살표)이 있고 주위 지방침윤과 농양 (별표)을 동반한다.

7. 맹장염 (Typhlitis)

1) 정의

맹장, 상행결장과 말단부 회장의 부종과 염증을 일으키며 심하면 괴사와 천공을 일으킨다.

2) 병리

항암치료, aplastic anemia, 림프종 환자에서 백혈구가 감소한 환자에서 생기며, 감염이나, 허혈, 점막출혈등에 의해 생기는 것으로 생각한다.

3) 영상소견

내시경검사나 대장조영술은 장천공의 위험이 있어 금기사항이다.

(1) CT (그림 8-66)

① 병변이 있는 G-I tract의 저음영의 비후

② 특징적인 위치가 맹장, 상행결장, 말단부 회장이나, 다른 부위에도 생길 수 있다.

③ 장간막에 염증성 침윤이 생긴다.

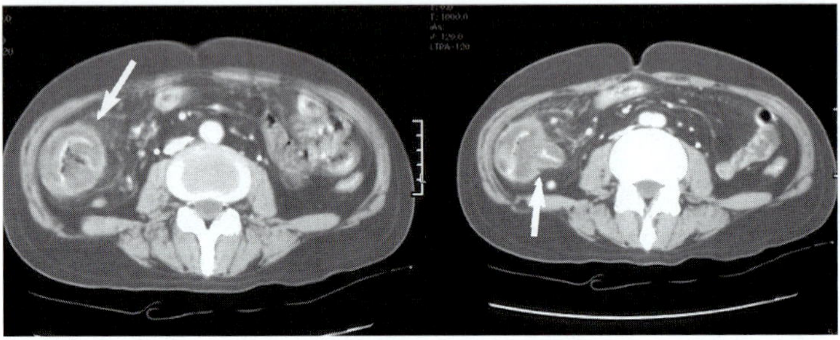

그림 8-66. CT에서 맹장, IC valve, 및 상행대장의 벽이 대칭적으로 두꺼워져 있고 (화살표) 점막하층의 부종 (벽 내 저음영 부위)이 보인다.

III. 양성종양

1. 용종 (Polyp)

1) 개요

폴립은 장내에 국소적으로 튀어나온 병변을 말하며 매우 흔하고 보통 증세를 나타내지 않는다. 나이가 들면서 급속하게 증가하여 50-60대에 가장 많이 발견된다.

2) 조직 병리

용종은 조직학적으로 종양성과 비종양성으로 나눈다. 종양성 용종은 장벽 구성요소로 형성된 진성 종양으로 선종adenoma을 의미하며 전암 병변이다. 비종양성 용종은 과형성용종hyperplastic polyp과 과오종성용종hamartomatous polyp이 있는데 비 전암 병변이나 소수에서 악성으로 변할 수 있다. 선종은 관상 tubular, 융모상 villous, 관상융모상 tubulovillous로 분류한다.

3) 악성변화

크기가 클수록 악성 변화가 많으며 폴립에서 악성을 시사하는 소견은 다음과 같다. a) 크기: 5mm이하는 거의 악성이 없고 5-10mm는 1%, 1-2cm은 10%, 2cm 이상에서는 50%에서 악성의 가능성이 있다. b) 성장속도: 추적검사에서 성장의 증거가 보이면 악성의 가능성이 크다. c)경 pedicle: 악성일 경우에는 경이 짧고 두껍다. d) 두부표면: 표면이 불규칙하고 엽상인 경우 악성의 가능성이 크다. e) 기저부 함몰이 있는 경우 악성의 가능성이 크다.

4) 영상소견

용종은 방사선 투과성의 충만 결손이나 원형으로 보인다 (그림 8-67). 유경성 용종인 경우 다양한 크기의 용종 줄기stalk를 볼 수 있다. 선종이 커지면 융모변화도 증가하여 점막표면이 세망성이나 과립성으로 보인다 (그림 8-68).

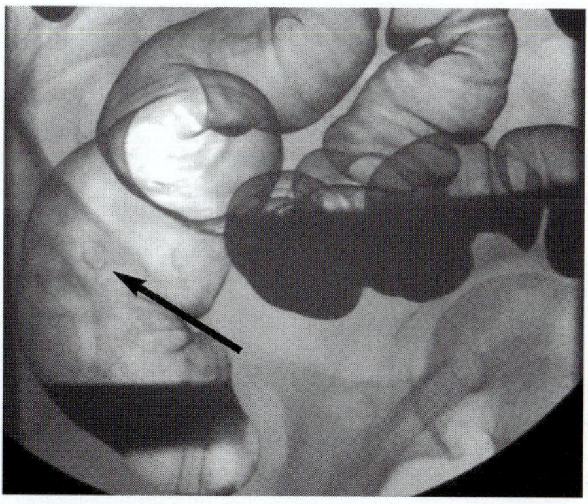

그림 8-67. 직장 용종, 방사성 투과성의 계란형 충만 결손(화살표).

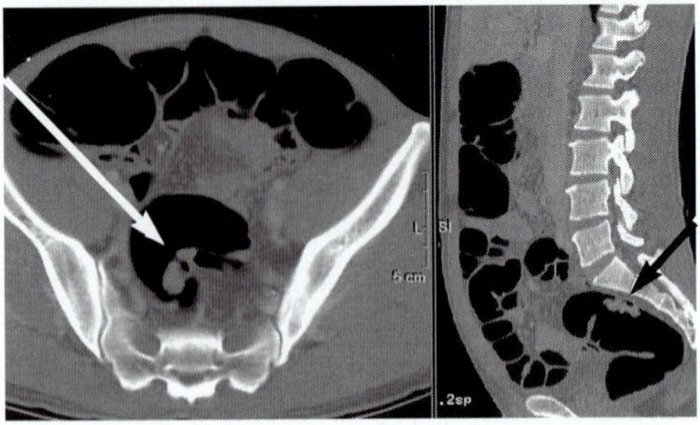

그림 8-68. Villous, pedunculated polyp with stalk at rectum.

IV. 악성종양

1. 소장선암 (Adenocarcinoma of small intestine)

1) 정의

상피종양으로서 악성변화를 한 것.

2) 빈도, 위치

소장은 전 소화관 길이의 75%, 점막 표면의 90%를 차지하나 상대적으로 원발성 악성종양의 발병율은 낮아서 전 위장관 악성 종양의 3%이하이다. 십이지장까지 포함하면 원발성 선암은 소장에서 가장 흔한 원발성 악성종양이며 십이지장에서 가장 빈도가 높다(50%). 선암은 대부분 회장보다는 공장에서 더 많이 발생하며 대부분의 공장의 종양은 Treiz 인대 30cm 이내에서 발견된다.

3) 전암병변

성인 세리악병(celiac disease), Peutz-Jegher 증후군, 신경섬유종증, 비뇨기계와의 누공, 회장 조루술, Crohn병 등.

4) 영상소견

(1) US

다른 소장 질병과 유사한 장관벽 비후를 보인다

(2) CT

단일 연부조직 종괴이며 장관강을 좁히고 폐쇄를 일으킨다. 장관벽 비후는 동심원일 수도 있고 편측성일 수도 있다. 내부 음영은 불균일하며 조영제 주입 후 어느 정도 조영증강된다. 국소 림프절, 복막강, 난소 등을 이차적으로 잘 침범한다. 선암의 림프절 침범으로 인한 림프절 비대는 림프종에서 보다 크기가 작다 (그림 8-69).

(3) MRI

조영전 영상에서는 정상 소장벽과 비슷한 불균일한 신호강도들 보이고, 조영증강후에는 약간의 불균일한 조영증강을 보인다

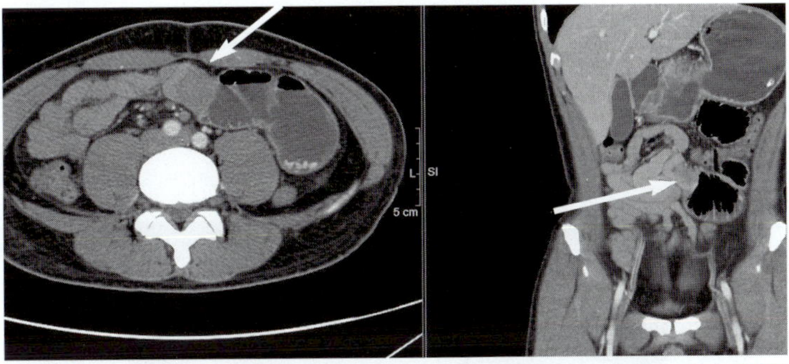

그림 8-69. 공장에 조영증강이 약하게 되는 단일 연부종괴로 그 상부 소장의 폐쇄를 유발했다.

2. 대장암 (Colon cancer)

1) 개론

대장암은 우리나라에서 암으로 인한 사망원인의 4번째를 차지한다.

대장암은 장관암 중 가장 흔하고 예후가 가장 좋아 5년 생존율을 50%이다. 대장암중 약 50%는 직장과 S자결장에서 발견된다.

2) 조직 병리

대장암은 대장의 점막내 상피조직에서 발생하며 대부분 양성 선종에서 출발하여 이들이 악성으로 변하여 발생한다. 대장암의 전이는 1) 암이 진행되면 인접한 장기나 구조물들을 직접 침범할 수 있다. 2) 암이 점막근층을 관통하게 되면 암세포들은 점막하층 근육내층 장막하층의 림프조직을 통해 확산되는데, 대장벽에 있는 림프절, 직장 S자결장옆의 림프절이 보통 처음 침범된다. 3) 대장암이 고유층의 풍부한 모세혈관망을 침범하기만 하면 혈행성 전이를 하며 비교적 흔하게 간, 폐로 전이한다. 드물게 부신, 골, 신장, 췌장, 비장, 중추신경계 등으로도 전이한다. 4) 대장이 장막을 파괴하게 되면 종양세포들이 복막강으로 퍼져나가 소위 복막파종 (peritoneal seeding)이 된다

3) 영상소견

(1) Barium study

대장암은 육안적으로 폴립형과 윤상협착형으로 크게 나눌 수 있고 그

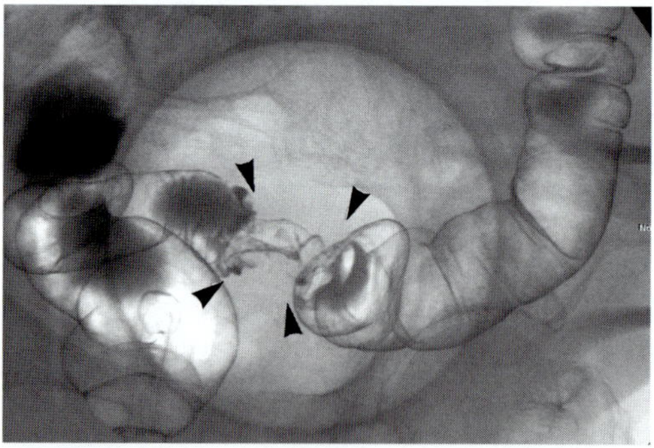

그림 8-70. Sigmoid colon cancer, Apple core appearance 정상 조직과 비정상 조직의 경계가 급하게 변한다.

외 평탄형과 경성형태가 있다. 폴립형은 표면이 불규칙하고 궤양이 있으며 점막파괴가 분명하다. 종괴가 장관 내부로 돌출하거나 장관밖으로 자랄 수도 있다. 윤상협착형은 근육 고유층을 침범하여 안쪽의 환상 근육층을 따라 주행하는 림프선을 침범한 형태로 암침윤이 장관을 둘러싸며 내강을 좁혀서 장폐쇄를 일으킨다. 정상부위와 암부위는 급격히 이행하며 전형적인 사과속병변 (apple core)을 보이며 폴립형보다 장막 침범과 림프절 전이를 잘한다 (그림 8-70).

(2) CT

① 대장의 비대칭적 점막비후- 6mm이상, halo sign 혹은 target sign 소실 (그림 8-71).

② Pericolonic fat infiltration- 장벽을 넘은 종양의 침범은 장막 표면부터 주위 지방내로의 파급된 연부조직가닥들(soft tissue strand)과 동반되면 의심 할 수 있다 (그림 8-72).

③ Fat plane 소실 - 종양 확산은 대장과 주변 근육들과 tissue fat plance이 소실 되었을 때 의심할 수 있다.

④ 종양내의 저밀도는 괴사를 의미하고 종양내의 석회화는 점액성 선암을 시사한다.

⑤ 전반적으로 직장이나 S자결장암은 장골동맥과 대동맥 주위를 따라 림프절로 전이하며, 하부 직장이나 항문종양은 서혜부 림프절로 전이한다.

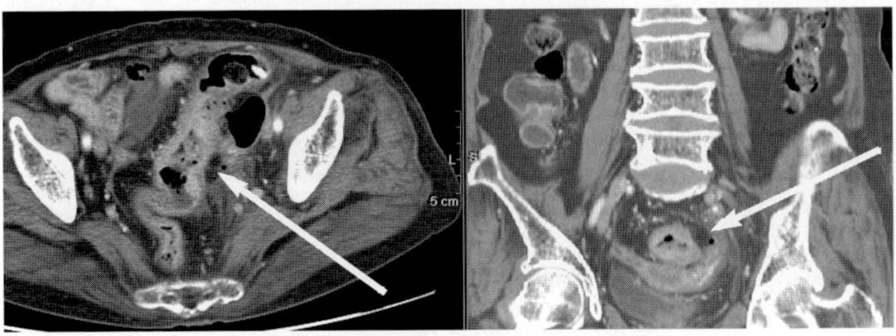

그림 8-71. 같은 환자 irregular enhancing wall thickening.

⑥ 간전이는 조영전 영상에서 저밀도로 보이고 석회화는 전이된 점액성 선암에서 보일 수 있다. 조영제 주입후 에 동맥기에서 초기 변연 증강이나 부분적 고밀도를 보이다가 저밀도로 변한다.

⑦ 복막전이- 장간막에 연조직 결절 또는 불규칙한 연조직 종괴, 복막은 선상 또는 결절성으로 조영증강되어 보인다.

⑧ 수술이나 방사선 치료후에는 재발된 종양과 유사한 골반내 구조에 울혈이나 출혈이 생길 수 있다. 또한 만성 방사선 변화는 CT유도하 생검 없이는 종양과 감별이 어려운 경우가 있다.

(3) MRI

종양에 의한 벽 비후는 T1강조영상에서 근육과 같거나 약간 고신호강도를 보이고 T2강조영상에서 근육보다 고신호강도로 보이나 종양과 직장주위 지방과의 대조는 감소한다. 림프절은 T1강조영상에서 잘 보이며 T2강조 영상에서 신호강도가 증가한다 (그림 8-73).

(4) 경직장 US검사(Transrectal ultrasonography)

직장과 항문강의 정상벽의 층구조를 서로 다른 에코로 구분해서 보여주며 직장 주변조직을 볼 수 있어 직장암 병기 결정에 많이 이용된다. 종양은 저에코로 보인다 (그림 8-74).

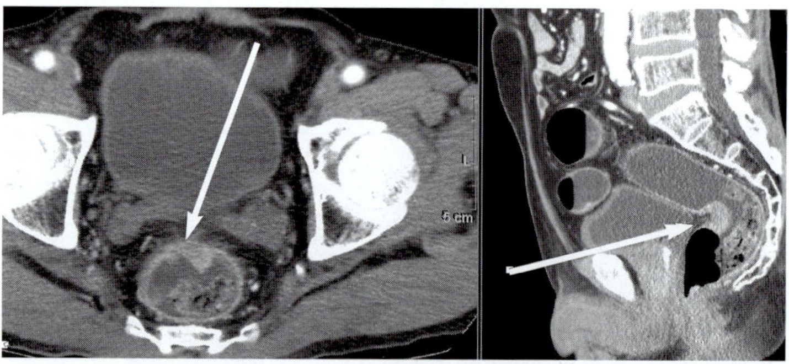

그림 8-72. rectal cancer, perirectal fat infilatation.

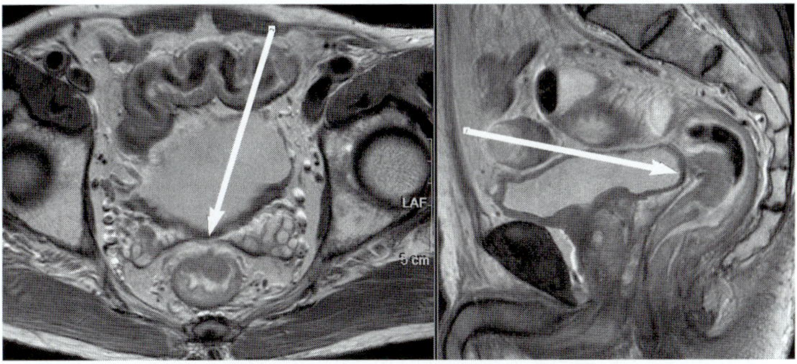

그림 8-73. 같은 환자 MRI. 주변 장기와의 대조도가 CT보다 선명하다.

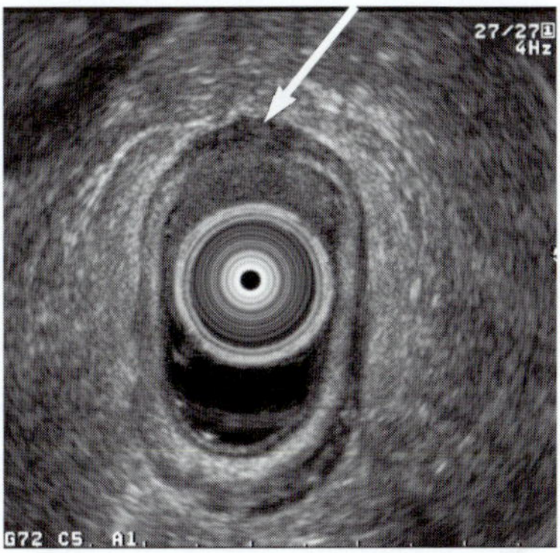

그림 8-74. 같은 환자 경직장 US 검사.
12시 방향 저에코 종괴가 근육층을 침범했으나 근육층 바깥 테두리는 유지된다.

3. 림프암 (lymphoma)

1) 소대장 림프암의 특징

소장 림프암은 원발성 소장암의 20-30%를 차지하고 대장은 더욱 드물어 원발 대장암중 1%이다. 대부분 B-cell type non-Hodkin림프종이다. 선암과 달리 다발성인 경우가 많고 크기에 비해 장 폐쇄를 일으키는 빈도가 낮다. 그 외 호지킨스 림프종, Burkitt 림프종, 카포시육종, T-cell 림프종, MALT 림프종 등이 있다 (그림 8-75).

2) 병리

고유판(laminar propria) 림프조직에서 발생하여 점막하층을 따라 퍼지거나 장관내로 돌출된 종괴를 형성하기도 한다.

3) 영상소견

(1) 바륨 조영술

① 침윤형(infiltrating form with multiple nodular defects) ② 동맥류 확장형(aneurysmal dilatation) ③ 용종형(a polypoid form) ④ 함요를 동반한 장관내외 성장형(endoexophytic form with excavation) ⑤ 결절형 (nodular form) ⑥ 장간막형(mesenteric invasive form with extraluminal mass)로 나눌 수있는데 이중 infiltrating form이 가장 흔하며 , cavitary form이 다음으로 흔하다.

(2) CT

Circumferential, homogeneous low attenuating wall thickening으로 보여 sausage-shaped mass처럼 보이고 조영증강은 minimal 하다. Nodular 패턴인 경우는 주로 submucosal location이며 두가지 type으로 나타날 수있는데 ① 2cm이상의 종괴로 내부에 궤양을 동반하면서 bull' s eye 혹은 target모양으로 보이며 ② lymphomnatous polyposis로 다양한 크기의 polypoid 병변으로 보인다. Predominant mescenteric invasive form with extraluminal masses인 경우 소장이 주변 장간막 림프절 비대에 의해 눌리고 displace되며 나중에는 소장 내강을 좁혀 폐색을 일으킬 수 있다. 장간막 림프절 비대는 특징적인 sandwich sign을 보일수 있다 (그림 8-76).

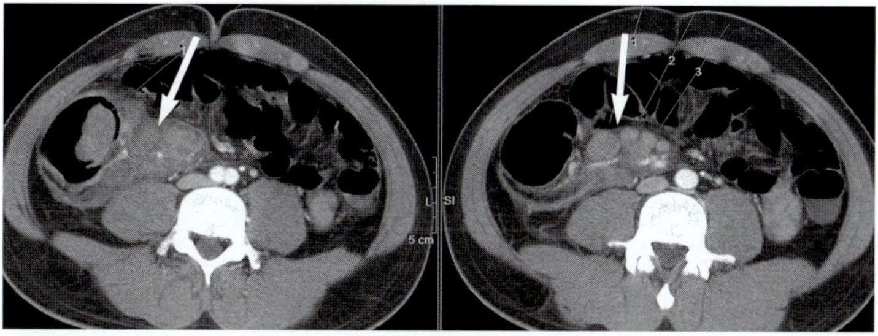

그림 8-75. 맹장과 말단 회장에 연조직 종괴보이고 장간막 혈관 주변으로 커진 림피절이 보임. 조직 검사에서 Burkitt 림파종으로 확진됨.

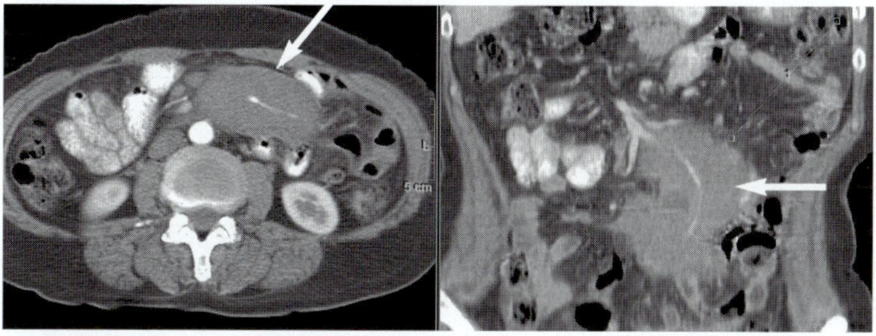

그림 8-76. 장간막 혈관 주변을 에워싸는 저음영 연조직 종괴 보이고 주변에 커진 림파절 동반됨. 장간막형 림파종. Sandwich sign.

4. 악성위장관 간질종양 (Malignant GastroIntestinal Stromal Tumor: GIST)

1) 소대장 간질종양의 특징

Malignant GIST는 소장의 원발성 악성종양의 약 9%를 차지하며 반수에서는 회장에, 1/3은 공장에 발생한다. 소장에서 발생하는 GIST는 다른 곳에서보다 더 침습적이다. Stomach와 비교할 때 subserosal exophytic growth를 보이는 경우가 더 흔하다. 림파절 전이는 드물다. 대장에서는 더욱 드물며 대개 직장에서 생긴다. 대체로 2cm 이상이며 고유근층에서 생기고 조직학적 분화와는 관계없이 국소 재발율이 높으며 예후가 나쁘다.

2) 영상소견

(1) Barium study

submucosal GIST의 경우는 주변 소장을 displace시키는 종괴 양상으로 나타날 수 있다. 석회화가 동반 될 수 있으며 주변 소장의 loop들은 종괴와 유착되어 tethering을 보일 수 있다.

(2) CT

대개 경계가 좋은 균질 혹은 불균질 종괴로 보이며 대개 exoenteric한 성장을 보이며 석회화 될수 있고 장간막의 지방 침윤은 드물다. 강한 조영증강을 보일 수 있다 (그림 8-77).

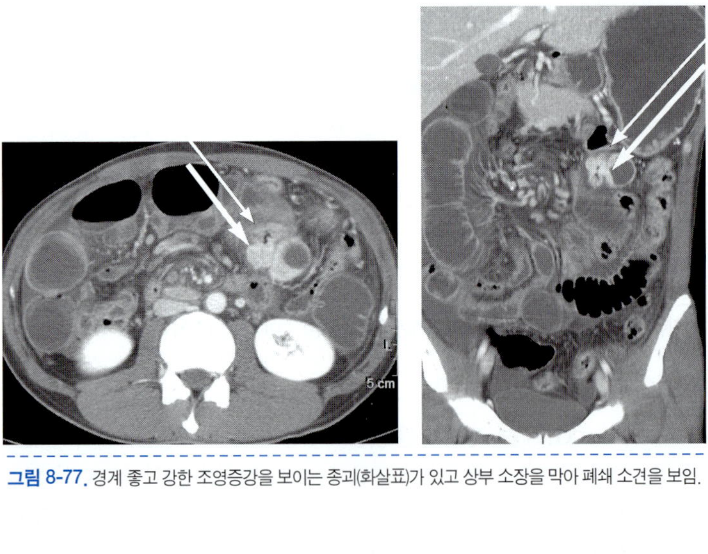

그림 8-77. 경계 좋고 강한 조영증강을 보이는 종괴(화살표)가 있고 상부 소장을 막아 폐쇄 소견을 보임.

5. 유암종 (Carcinoid tumor)

1) 정의

유암종은 분화가 좋은 신경내분비 종양이다.

2) 위치

소장은 carcinoid가 가장 흔하게 침범하는 장기로 회장 특히 원위부 2 feet에 잘 생긴다. 대장에서 가장 흔한 부위는 직장과 맹장이다. 직장의 유암종은 악성도가 낮으나 나머지 부위의 유암종은 예후가 나쁘다.

3) 조직 병리

Carcinoid 종양은 4th germ layer인 neural crest의 ectodermal component에서 기원하는 세포에서 생기므로 위장관 뿐만 아니라 췌장, 담도, 호흡기, 비뇨생식기 및 thymus에서도 생길수 있다. 모든 carcinoid는 potentially 악성이다. 회장의 carcinoid 종양은 serotonin과 bradykinin을 포함한 hormonally active substaqnce를 분비하며, serotonin은 간에서 5-hydroxyindoleaccetic acid (5-HIAA)로 대사되어 소변으로 제거된다. 종양이 근층을 침습히면 serotonin이 심한 desmoplastic reaction을 일으킨다. 문맥 혈관을 따라 간으로 전이되며, 이경우 vasoactive substqance는 바로 체순환계로 퍼져 carcinoid syndrome을 유발한다.

4) 영상소견

(1) CT

장간막을 따라 경계가 좋지 않은 종괴가 있고, 종괴 내부에 석회가 있을 수 있으며, 장간막 종괴에서부터 둘러싸는 장관에 까지 이르는 햇살모양으로 방사하는 장간막내의 선상음영이 보일 수 있다. 종양은 약하거나 증등도로 조영증강된다 (그림 8-78, 79).

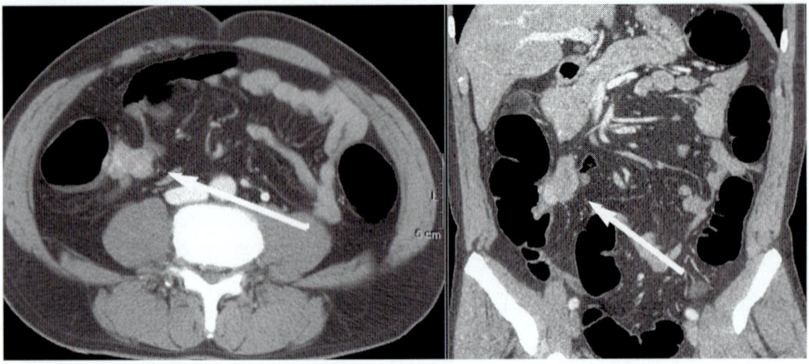

그림 8-78. Cecum medial aspect의 장간막에 약하게 조영증강되는 lobulating mass가 있다.

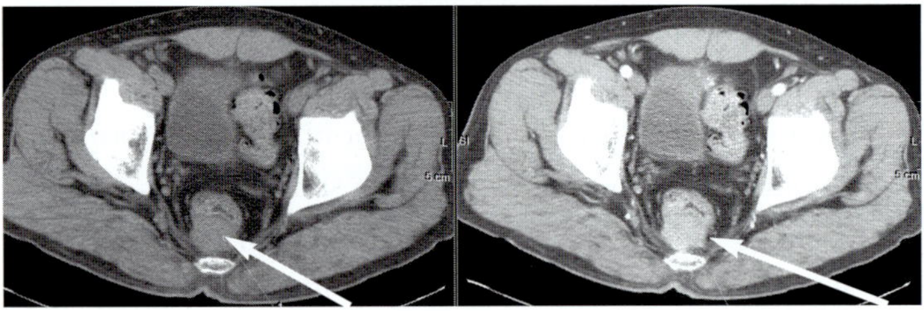

그림 8-79. rectal carcinoid: 조영증강이 잘되는 rectum의 submucosal mass로 보인다.

V. 기타

1. 충수돌기 점액류 (Appendiceal mucocele)

1) 정의

충수내강에 많은 양의 점액이 차서 확장된 상태

2) 조직학적 원인

점막 비후, mucinous cystadenoma, mucinous cystadenocarcinoma

3) 증상

우하복부 둔통, 무증상 (20%), 점액류 파열로 인한 pseudomyxoma peritonei, 꼬임으로 인한 괴사나 출혈

4) 영상소견

(1) 대장 조영술: 충수내에 바륨이 들어가지 않고 해당부위에 종괴효과
(2) CT: 액체가 든 비정상적 관상 구조물, 내부나 벽에 석회화
(3) MRI: T1, T2 강조영상에서 저, 고신호강도, 점액량이 많아지면 둘 다 고신호

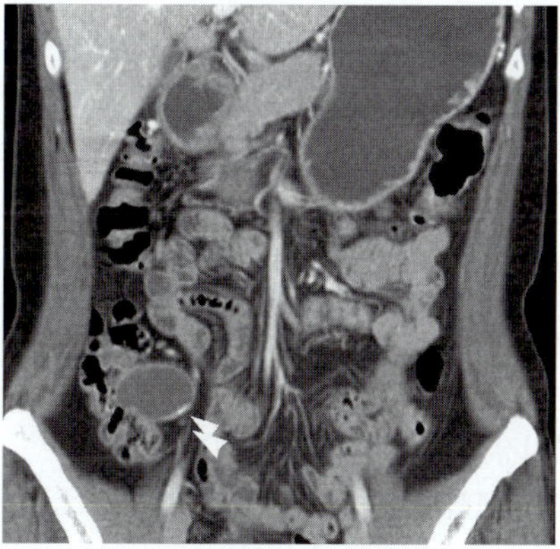

그림 8-80. CT에서 늘어난 충수돌기에 액체가 들어 있고 벽에 석회화(화살촉)가 있다.

2. 장관 폐색 (Intestinal obstruction): 원인에 따른 분류

1) 장유착증

유착성 띠는 얇은 섬유성 결체조직이어서 CT에서는 보이지 않으나 소장에서 갑작스러운 이행부를 보이고 (새부리모양의 협착) 소장루프가 뭉쳐있다.

2) 탈장 (Hernia)

(1) 감돈: Hernia ring을 통해 탈출된 장이 복강내로 복원되지 않는 상태
(2) 교액: 감돈상태가 지속시 탈장막과 내용물의 혈행장애 동반
(3) 영상소견: CT에서 소장루프가 비정상적 위치에 뭉쳐서 모여 있고 장간막 혈관의 주행이상을 보인다.

3) 위석 (Bezoar)

(1) 식물 위석(phytobezoar)은 소화가 잘 되지 않는 섬유소, 과일씨, 오렌지와 감등의 과육의 응고채로 위에서 생겨 소장으로 이동하여 소장폐쇄를 유발한다.
(2) 원인: 기저 소장 질환이 있는 경우, 위수술을 받은 경우, 부적절한 저작운동, 자율신경병증, 과도한 섬유소의 섭취가 있다.
(3) 영상소견: CT에서 폐쇄부에 반점 모양의 공기음영을 가진 둥글거나 계란형 또는 소시지 모양의 종괴를 보인다.

4) 담석 장폐쇄 (Gallstone ileus)

(1) 전체 담석증의 0.3-0.5 %에서 합병증으로 발생
(2) 담석이 위장관으로 빠져나와 기계적 장폐쇄를 유발
(3) 위치: 십이지장. Treitz 인대, 말단회장
(4) 영상소견: CT에서 담낭이나 담도내에 공기 음영, 늘어난 소장내 이소성 담석, 소장 폐쇄 등이 보인다.

5) 악성종양으로 개복수술 후 발생한 장폐쇄

(1) 원인: 장유착과 같은 양성 원인, 국소적 악성 암종 또는 복막 전이와 같은 악성 원인
(2) 수술후 기간이 3개월이내에 유착, 유착성 띠, 염전, 술 후 섬유화에 의한 협착 등 양성 원인이 흔하거나 대장이 폐쇄부위이면 악성에 의한 장폐쇄 일 경우가 흔하다.

(3) 영상소견: CT

① 악성 장폐쇄인 경우 폐쇄부위의 종괴 및 미만성 대망 침윤이나 대망 케이크

② 폐쇄부위가 가파른 이행부

③ 폐쇄부위의 장벽이 불규칙하게 두껍다.

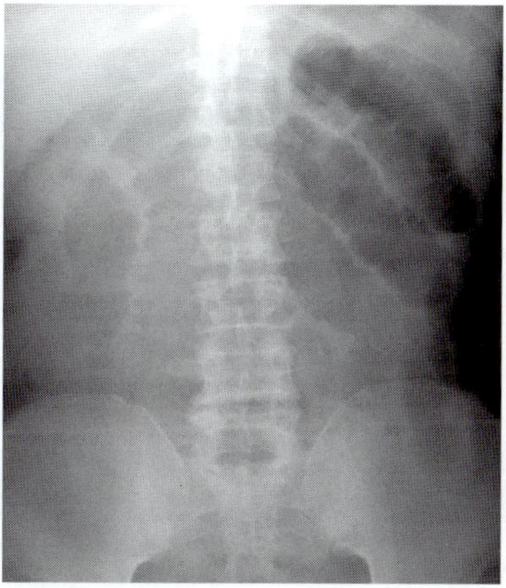

그림 8-81. 단순복부촬영에서 소장의 확장이 있다.

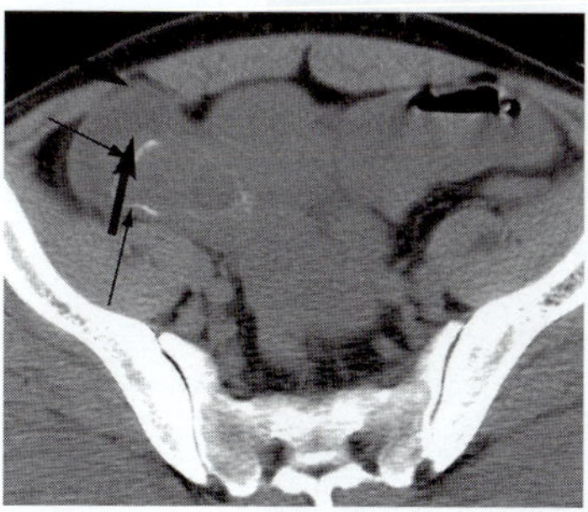

그림 8-82. CT에서 ileucecal valve에 담석(화살표)이 있다.

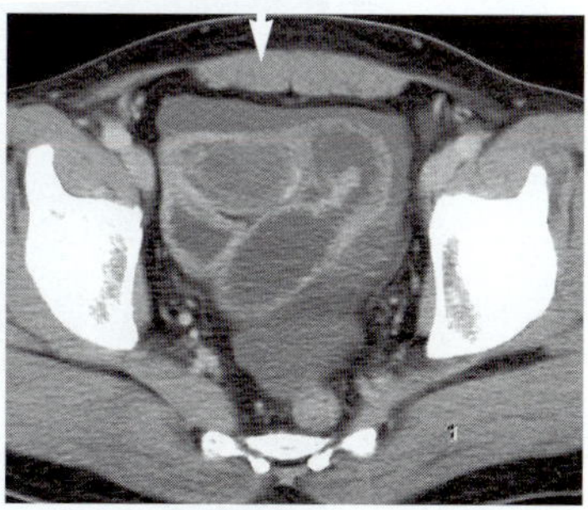

그림 8-83. 회장이 늘어나있고 두꺼워져있는 담석(화살표) 장폐쇄 (gallstone ileus) 소견이다.

3. 허혈성 장관염 (Ischemic enteritis)

1) 정의

동맥 혹은 정맥성 질환에 따른 동맥 혹은 정맥의 폐쇄와 비폐쇄성 혈관 질환과 관련된 관류 감소로 인한 장 운동성의 일과성 변화에서부터 장벽 전층에 이르는 출혈성 괴사를 유발한다.

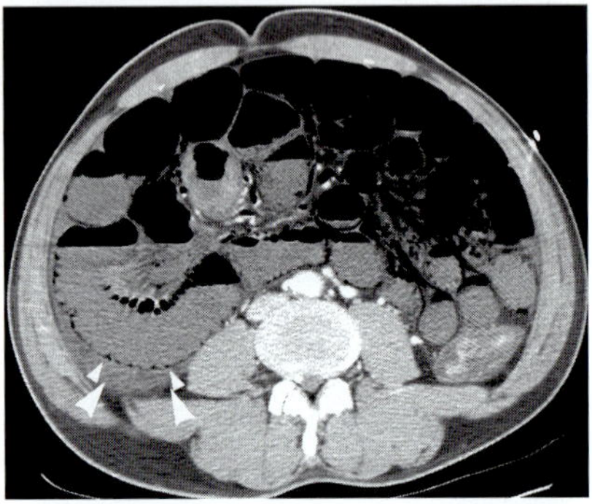

그림 8-84. CT에서 늘어난 소장의 벽이 조영증강되지 않고, 장근층에 공기(화살촉)가 보인다.

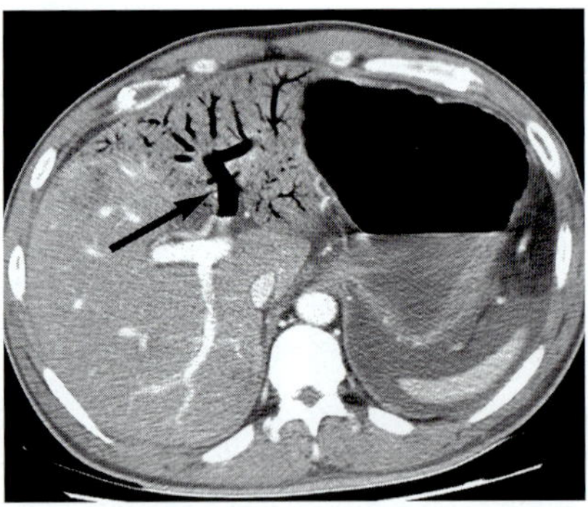

그림 8-85. 간문맥에도 공기(화살표)가 보여 장괴사를 의미한다.

2) 영상소견

(1) CT

혈관내의 혈전색전증, 장근층의 공기음영, 문맥내의 공기, 장관벽이 조영증강되지 않는 소견, 다른 장기의 허혈, 장확장, 장관벽 비후, 장폐쇄, 장간막 부종, 혈관충혈, 복수

(2) Barium study

엄지 자국 (thumbprinting), 가로능선, 연축

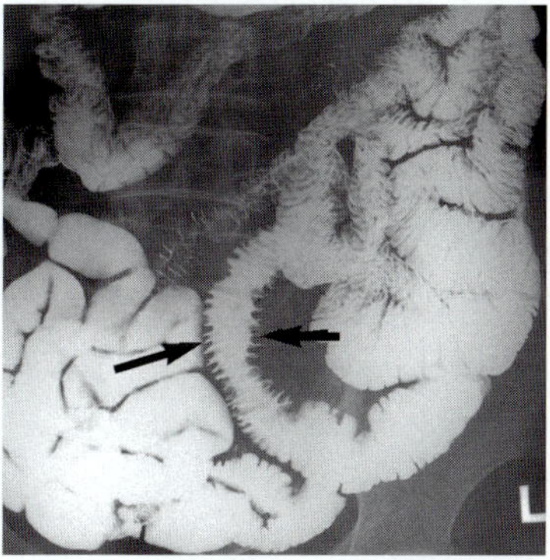

그림 8-86. 바륨검사에서 소장에 엄지 자국 (thumbprinting), 가로능선 (화살표)을 보인다.

4. 혈관염 (Vasculitis)

1) 정의

모든 크기의 혈관을 침범하여 염증과 괴사를 유발한다.

2) 종류

(1) 큰혈관: Takayasu 동맥염, 거대세포 동맥염 (giant arteritis)

(2) 중간혈관: 결절다발동맥염 (polyarteritis nodosa), Kawasaki 병

(3) 작은혈관: 현미경적 다발혈관염, Wegener 육아종증, Churg-

Strauss 증후군, Henoch-Schonlein 증후군, 전신홍반루푸스, 류마티스양혈관염, Bechet병

3) 침범빈도

위장관계를 침범하는 전신 혈관염은 드물고 결절다발동맥염의 위장관 침범률이 가장 높다 (50-70%).

4) 영상소견

CT: 다발성 장기침범, 젊은 환자에서 장간막의 허혈이 의심될 때, 위, 십이지장, 직장등이 소장과 함께 침범, 장벽이상이 소장과 대장에 모두 나타날 때 의심해 보아야 한다.

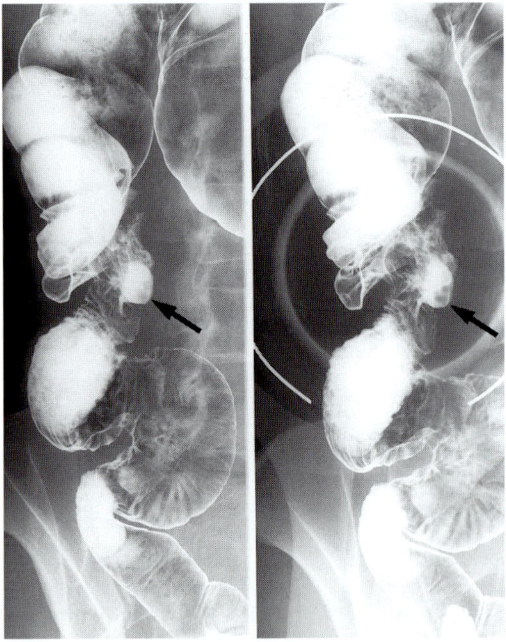

그림 8-87. Bechet병 환자로 바륨검사에서 말단회장에 특이적인 큰 궤양(화살표)을 보인다.

5. 용종증후군 (Polyposis syndrome)

1) 가족 선종 용종증 (Familial adenomatous polyposis coli; FAP)

염색체우성의 유전질환, 대장에 수많은 용종이 발생(선종성), 위와 십이지장의 발생빈도(68-92%)로 암으로 발전 할 수 있다.

2) Gardner 증후군 (Gardner syndrome)

염색체우성의 유전질환, 가족 선종 용종증과 유사하나 장의 용종 이외에 뼈종양(osteoma), desmoid 종양, 피지낭종, 유두 갑상선암을 유발한다. 장의 용종에서 암으로 발전 할 수 있다.

3) Peutz-Jegher 증후군 (Peutz-Jegher syndrome)

염색체우성의 유전질환, 점막피부 색소침착과 위장관 다발성 용종을 유발, 소장과 위장에서는 과오종성(harmatomatous) 용종으로 암으로 발전 하지 않으나 대장 용종은 선종성으로 암으로 발전 할 수 있다.

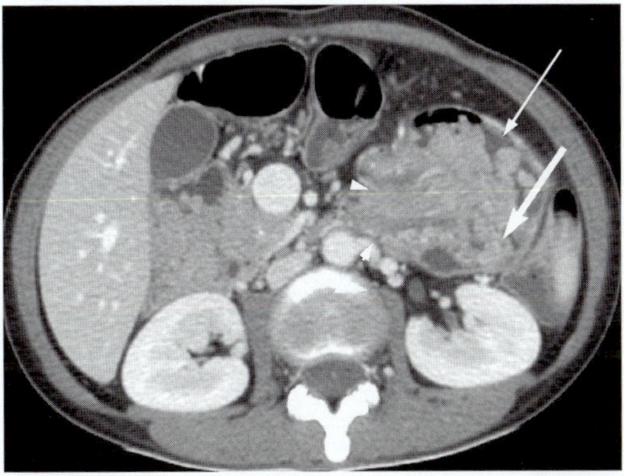

그림 8-88. Peutz-Jegher 증후군환자로 소장에 수많은 과오종성 용종(화살표)으로 장중첩증(화살촉)이 동반되었다.

4) Cronknite-Canada 증후군 (Cronknite-Canada syndrome)

탈모증, 손발톱이상증(onychodystrophy), 과다색소침착(hyper-pigmentation)의 triad와 위장관 다발성 용종으로 과오종성 용종으로 암으로 변하지 않는다. 가족력은 없다.

5) 연소성 용종증후군 (Juvenile polyposis)

소아에서 발생하는 것으로 과오종성 용종이 대장에 너덧개 존재한다.

6) Cowden병 (Cowden' s disease)

매우 드문 염색체우성의 유전질환, 골격기형, 피부, 유방, 갑상선, 위장관 종양을 만든다.

간

I. 정상 해부학 및 검사방법

1. 정상 해부학

1) 분절 해부학

간은 형태와 기능에 따라 엽과 분절을 나누며 여기에 이용하는 해부학 지표로 간외와 간내 지표가 있다.

(1) 간외지표 -열(fissure)과 인대(ligament)

① **원인대열(fissure for ligamentum teres)**
태생기의 제대정맥이 폐쇄된 후 남은 것으로 좌간을 내측분절과 외측분절로 나눔.

② **정맥인대열(fissure for ligamentum venosum)**
정맥인대열은 간위인대에 의해 형성되며 좌간과 미상엽을 나누는 지표.

③ **대열(major fissure)**
간 우엽과 좌엽을 생리학적으로 나누는 해부학지표. 담낭와에서 중간간정맥과 하대정맥을 잇는 추상적인 선.

④ **횡단면(transverse incissura)**

우문맥과 좌문맥을 잇는 횡단면. 미상엽을 제외한 각엽의 아분절을 상하로 나누기 위한 추상적인 가로면.

(2) 간내지표

① **문맥(portal vein)**

상장간정맥과 비정맥이 만나 형성. 아분절을 나누는 지표.

② **간정맥(hepatic vein)**

우간정맥, 중간간정맥, 좌간정맥등 3개의 간정맥을 가지며 분절간 경계가 됨.

(3) 간엽 및 분절

① **간엽**

우엽, 좌엽, 미상엽 등 3개 엽으로 나뉨.

② **분절**

간은 좌우엽에 각각 2개의 분절과 미상엽을 포함하여 5개의 분절로 나뉨. 간의 분절을 나누는 지표는 간정맥이고, 아분절을 나누는 지표는 문맥으로서 각 간정맥과 하대정맥을 잇는 3개의 추상적인 수직면과 좌우주간문맥을 잇는 1개의 추상적인 횡단면을 이용하여 분절을 구획.

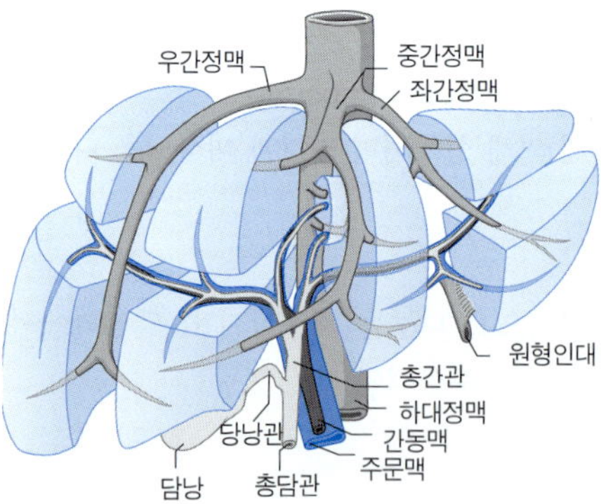

해부학 아분절	해부학 명칭
미상엽	I
좌외측상 아분절	II
좌외측하 아분절	III
좌내측상 아분절	IVa
좌내측하 아분절	IVb
우전하 아분절	V
우후하 아분절	VI
우후상 아분절	VII
우전상 아분절	VIII

2. 검사방법

(1) US

문맥축이나 간정맥을 따라 스캔. 간실질뿐만 아니라 간정맥이나 문맥의 분지형태를 살펴 정상 변이 여부를 살펴야 함.

(2) CT

① **조영증강법**

간실질과 종괴의 혈액순환의 차이점을 이용, 대조도 차를 크게 하여 병소를 발견하는 방법.

② **조영전 CT**

간내결석, 석회화, 리피오돌색전술 후 병소 발견등의 경우에 시행.

③ **CT 스캔방법**

현재 삼중시기 스캔을하며 동맥기와 문맥기, 지연기에서 영상을 얻음. 문맥기에 간실질조영이 최대치에 이르게 됨.

④ **MRI**

US검사나 CT에서 간종괴 발견 후 특성화가 미진하거나 CT 조영제의 부작용이 있는 환자들에게 적용.

i. T1강조영상

ii. T2강조영상

간의 국소병소를 발견하고 감별하는 데 중요한 기법.

iii. 조영증강영상

동맥기, 문맥기, 평행기 및 지연기에 검사하여 종괴의 혈관성을 진단하는 기법.

II. 염증

1. 간농양 (Liver abscess)

1) 정의: 간 실질의 파괴와 함께 국소적으로 pus가 고이는 질환.

2) 원인

(1) 화농성

① 담도 폐색이 주 원인, 그 외 문맥 경로(appendicitis, diverticulitis)

② 성인에서는 E.coli, 소아에서는 Staphylococcus가 흔한 균주.

③ 담도폐색(90%가 양측 lobe침범), 문맥경로(우엽65%, 좌엽12%, 양측23%)

④ 급성기(10일이내): 간세포 괴사와 액화

⑤ 아급성기(10-15일):중심부의 액화

⑥ 만성기: 두꺼운 섬유벽, 벽 석회화

⑦ Aspiration과 항생제치료: 경계가 좋고, 단발성, 5cm미만인 경우

⑧ Catheter draingage를 요하는 경우

- 경계가 불분명한 경우
- 다발성
- 5cm이상
- 장 또는 담도와 communication이 있는 경우

(2) 아메바성

① 원인균: Entamoeba histolytica

② Amebiasis의 가장 흔한 extraintestinal manifestation

③ Indirect hemagglutination test (+): 90%

④ 화농성에 비해 단발성, 우엽에 호발: 문맥경로로 전파되기 때문

⑤ 화농성에 비해 설사, 간비대가 흔하고 황달, 패혈증은 드물다

⑥ 약물치료(metronidazole)가 효과적: 90%이상(배액이 필요없음)

⑦ 배액치료를 요하는 경우

- 화농성과 감별을 요할 때
- 약물치료에 반응하지 않는 경우
- Bcterial superinfection이 의심되는 경우

- 임신중
- Rupture 위험이 높을 때

3) 영상소견

(1) US

① 화농성

- 원형, 타원형의 병변이고 벽 두께는 다양
- 불규칙한 저에코성의 벽을 가짐
- 무에코성(50%), 고에코성(25%), 저에코성(25%)
- 격막, fluid-fluid level, internal debri, 후방음영증강
- 초기에는 고에코성, 후에 경계가 좋은 저에코성 병변으로 변화

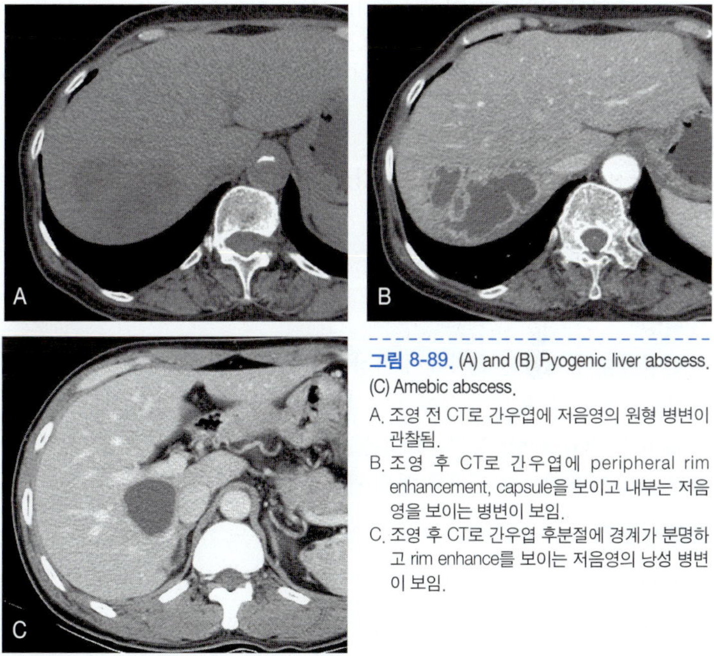

그림 8-89. (A) and (B) Pyogenic liver abscess. (C) Amebic abscess.

A. 조영 전 CT로 간우엽에 저음영의 원형 병변이 관찰됨.
B. 조영 후 CT로 간우엽에 peripheral rim enhancement, capsule을 보이고 내부는 저음영을 보이는 병변이 보임.
C. 조영 후 CT로 간우엽 후분절에 경계가 분명하고 rim enhance를 보이는 저음영의 낭성 병변이 보임.

② **아메바성**

- 원형이나 타원형의 경계가 좋은 저에코성 종괴
- 간피막과 접하는 경우가 많음
- Homogeneous, fine, low-level echo와 후방음영증강

(2) CT

① **화농성**

- Low attenuation의 원형병변
- 조영증강 후 모두 저음영, 조영증강되는 peripheral rim, capsule을 가짐

  Cluster sign: 작은 농양이 모여서 큰 농양으로 발달하는 형태

② **아메바성**

- 조영전 약한 고음영의 peripheral rim이 보임
- 조영후 rim enhancement가 잘됨

(3) MRI

① **화농성, 아메바성**

-T1: 저신호강도, T2: 고신호강도, 조영 후 rim enhancement

2. 칸디다증 (Candidiasis)

1) 정의

면역기능이 저하된 환자에서 가장 흔한 전신 진균 감염증. 혈액 배양 양성율이 50% 밖에 되지 않아서 임상적 진단이 어려워 영상의학적 검사가 중요한 역할을 함. 항진균요법은 상당한 부작용이 있으므로 치료 시작전 경피적 생검으로 근거를 얻을 필요가 있음.

2) 영상소견

(1) US

① Wheel within wheel pattern: 바깥 쪽의 바퀴는 섬유화로 구성된

저에코의 바퀴이고 안쪽의 바퀴는 고에코로 보이며 염증세포로 구성되며 중심부의 저에코 부위는 괴사된 부분임.

② Bull' s eye lesion: Hyperechoic center와 hypoechoic rim으로 구성

③ 저에코성 소형 결절: 가장 흔함

④ posterior acoustic shadowing을 동반하는 고에코성 결절: 치유과정임

(2) CT

① 다발성의 small low attenuation nodule

② Peripheral rim enhancement를 보임

(3) MRI

① T2강조영상: Microabscess는 고신호강도

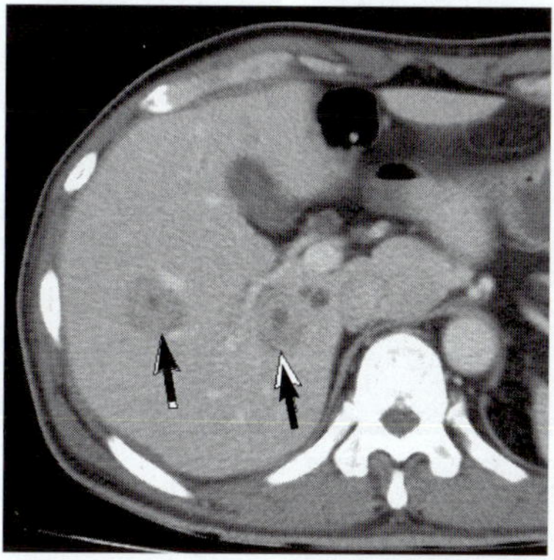

그림 8-90. 조영후 CT로 간우엽에 다발성의 low attenuation nodule이 보이고 중심부에 괴사된 부위가 보임

3. 호산구 침착증 (Eosinophilic abscess)

1) 정의

Eosinophilic abscess 또는 eosinophil-related necrosis라고도 불리며 환자의 말초혈액검사 소견에서 호산구 숫자가 증가하면서 간내 국소 병변이 나타나는 것을 특징으로 하는 질환.

2) 영상소견

(1) US: 경계가 불분명한 저에코

(2) CT: 조영증강 후 저음영병변으로 보이고 문맥기에서 가장 분명히 보임

(3) MRI

① T1강조영상: Iso- or slightly low signal intensity

② T2강조영상: High signal intensity

③ Dynamic: low on portal phase and iso on arterial and delayed phase

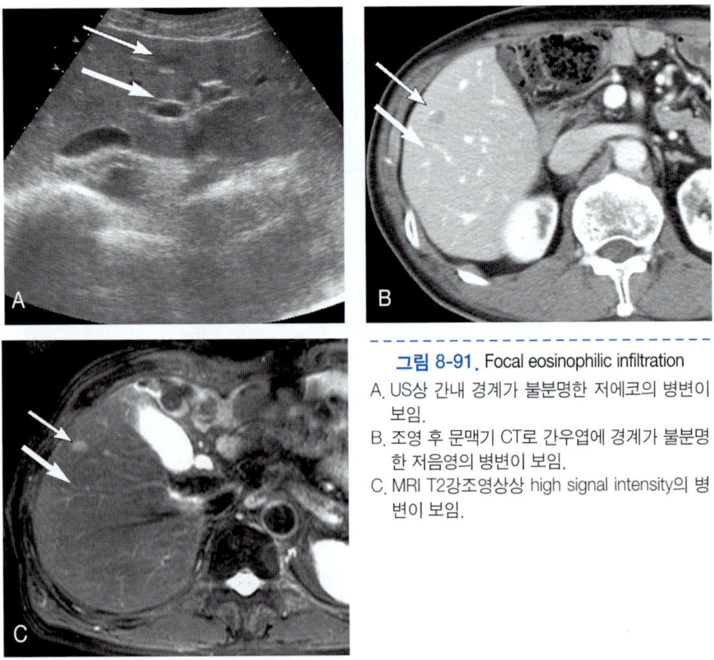

그림 8-91. Focal eosinophilic infiltration

A. US상 간내 경계가 불분명한 저에코의 병변이 보임.

B. 조영 후 문맥기 CT로 간우엽에 경계가 불분명한 저음영의 병변이 보임.

C. MRI T2강조영상상 high signal intensity의 병변이 보임.

III. 미만성 간질환

1. 지방간 (Fatty liver, hepatic steatosis)

1) 개요

지방산이 과다하게 증가하거나 간세포 손상으로 지방산 제거가 감소되는 경우 간세포 내 지방이 축적되는 질환. 고지혈증이나 당뇨와 연관된 non-alcoholic steatohepatitis는 잠재성 간경변증으로 이행되기도 한다.

2) 영상검사소견

(1) US

① **미만성 에코 증가**

i. 지방간의 정도와 생화학적 및 임상적 이상 정도와 상관성 있음.

ii. 주변 renal cortical echo와 비교해 에코 증가 여부를 평가 가능.

② **US 감쇄 (posterior acoustic attenuation)**

간 깊은 곳이 잘 안보이게 됨.

③ **지방간의 정도 평가**

i. mild - 간실질 에코가 경도로 증가, 횡격막(화살표)과 간내문맥의 경계가 명확 (그림 8-92)

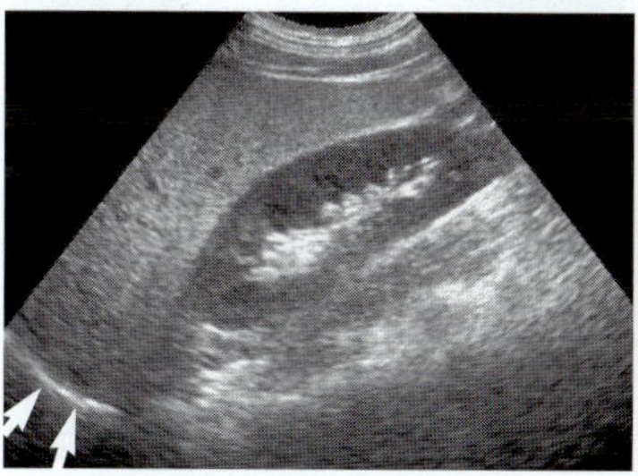

그림 8-92. 지방간의 US 소견.
경증 지방간으로 간실질 에코가 약간 증가되었고 횡격막(화살표)이 명확히 보임

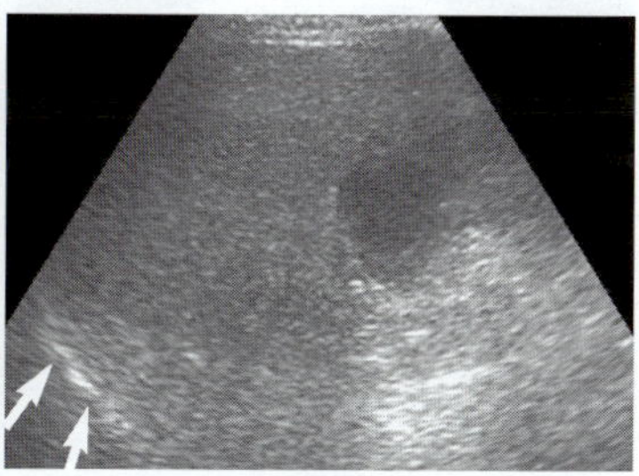

그림 8-93. 지방간의 US 소견.
중증 지방간으로 간실질 에코가 심하게 증가되며 초음파 감쇄가 심하고 횡격막(화살표)이 흐리게 보임

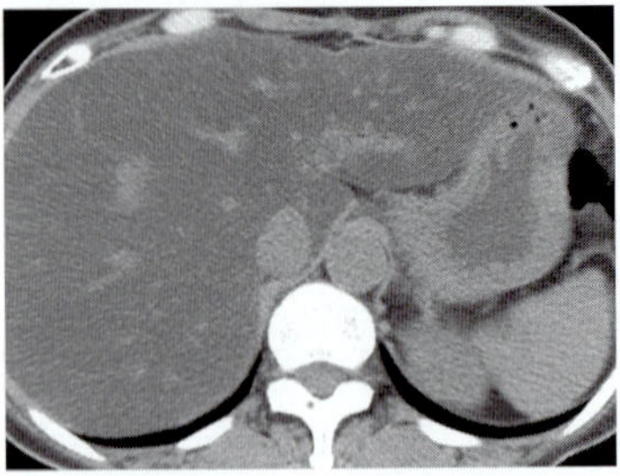

그림 8-94. 중증지방간의 CT 소견.
조영증강전 영상으로 간의 음영이 매우 심하게 낮아져 간내혈관보다 낮은 음영으로 나타남

ii. moderate - 간실질 에코가 중등도로 증가, 횡격막과 간내 문맥 경계가 약간 흐려짐

iii. severe - 간실질 에코가 심하게 증가, US감쇄로 깊은 곳 잘 안보임. 횡격막(화살표) 과 간내문맥 경계가 잘 안보임.

(2) CT

- 조영증강 전 스캔 (정상간은 50-75HU로서 비장보다 8-10HU정도 높음)

① mild - 비장의 음영과 비슷하거나 다소 낮아짐

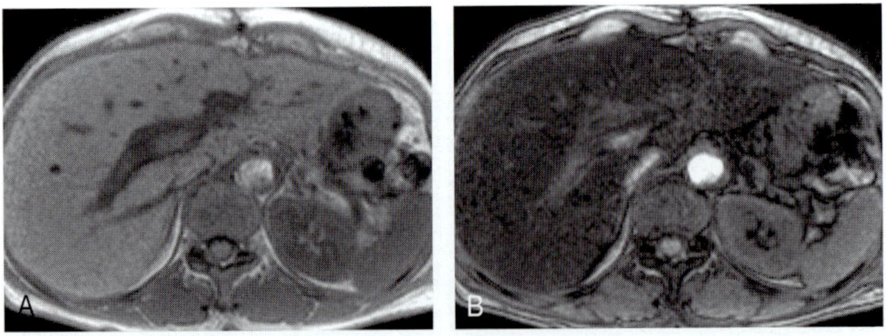

그림 8-95. 중증지방간의 MRI 소견.
In-phase T1강조영상(A)에서는 비장보다 높은 신호강도를 보이던 간실질이 out-of-phase T1강조영상(B)에서 매우 낮은 신호강도로 낮아져 심한 지방간에 합당한 소견.

② moderate - 간실질이 간내 혈관과 비슷한 음영
③ severe - 간실질이 간내 혈관보다 낮은 음영

3) MRI

- Chemical shift imaging 기법이 유용: 정상간은 in-phase, out-of-phase에서 모두 비장보다 신호강도가 높은데 지방간은 out-of-phase에서 in-phase보다 신호강도가 현저히 낮아져서 비장과 신호강도가 비슷하거나 낮아진다.

3) Focal fat sparing

- 미만성 지방간에서 지방 침윤이 상대적으로 작거나 없는 국소 부위로 매우 흔함.
- US상 저에코로, CT상 고음영으로 보여 간혹 종괴와 구별이 어려움.
- 감별점:
  (1) 특징적 위치에 주로 발생 - 담낭주위, Seg IV의 hilum근처, right main portal vein근처, hepatic subcapsular area
  (2) 결절형보다는 길쭉하거나 쐐기모양, 혹은 geographic margin을 지님.
  (3) 내부에 정상혈관이 관통

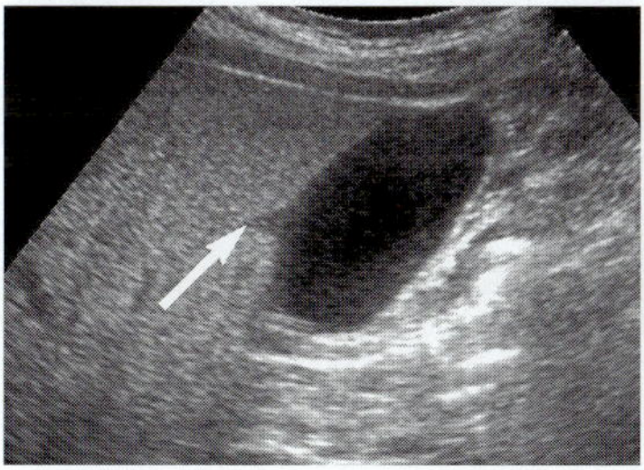

그림 8-96. Focal fat sparing의 US소견
담낭와 부위에 작은 쐐기모양의 저에코로 보임(화살표)

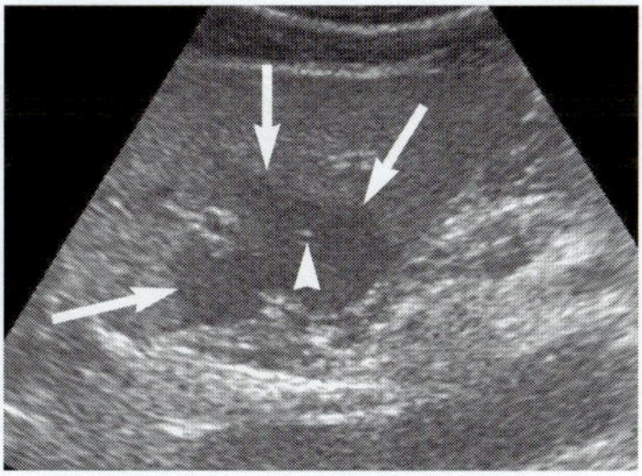

그림 8-97. Focal fat sparing의 US소견.
간좌엽 심부에 불규칙한 모양의 저에코 영역(화살표)이 보이며 내부에 정상 혈관(화살촉)이 지남.

2. 간염 (Hepatitis)

1) 개요

다양한 원인에 의해 발생하는 간의 급성 및 만성 염증을 통칭하나 흔히 바이러스성 혹은 알코올성 간염을 지칭함.

2) 바이러스성 간염

- 우리나라에서는 B형 간염이 가장 흔하나 일본이나 서구에서는 C형이 흔함.
- 급성 바이러스성 간염은 만성 간염을 거쳐 간경변까지 진행되고 결국 HCC의 가장 중요한 원인임.

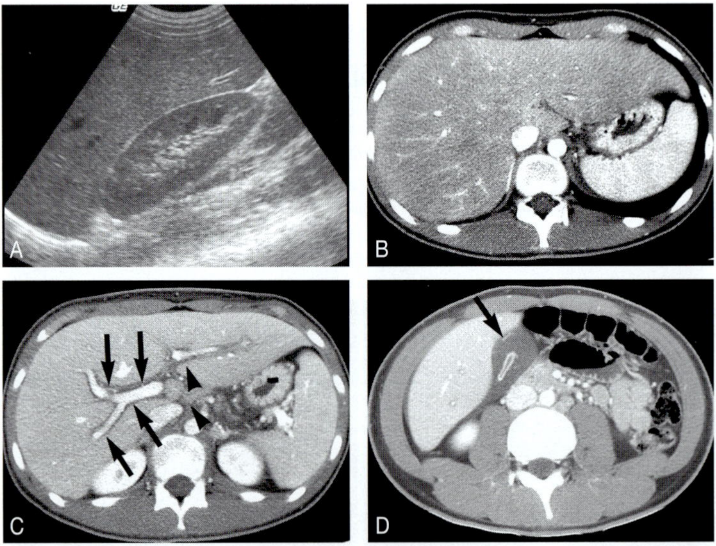

그림 8-98. 급성간염의 CT소견.

US 검사 (A)에서 간이 커져있다. 조영증강 동맥기 (B)에 간비대가 있고 간 실질의 불균질한 조영증강을 보인다. 조영증강 문맥기 (C)에 문맥 주위 부종 (화살표) 이 보이며 간문부 림프절이 커져있다 (화살촉). 담낭 (D) 은 벽 비후와 수축 (화살표)을 보인다.

- 영상검사소견
  (1) 급성 간염은 영상검사상 아무 이상을 보이지 않는 경우가 훨씬 흔하며 매우 심한 경우에만 이상 소견을 보임.
    ① US: 간 비대, 간실질 에코 감소, portal vein branch 에코 증가, 담낭의 layered wall thickening
    ② CT: 간 비대, periportal tracking (문맥주위 저음영), 담낭의 layered wall thickening
  (2) 만성 간염은 약한 정도의 간경변증 소견이라 생각하면 되며 간문부 주위 reactive lymphadenopathy가 흔함.

3) 알코올성 간염

- 폭음에 의한 급성 간세포 괴사가 원인
- 급성 알코올성 간염은 지방침착에 의한 영상소견들을 특징으로 함.
- 만성 알코올성 간염과 알코올성 간경변은 바이러스성 간염에 의한 것과 유사한 특징

3. 간경변증 (Liver cirrhosis)과 문맥고혈압 (Portal hypertension)

1) 개요

- 간손상의 최종 결과로, 간세포 괴사와 퇴행으로 인한 cirrhotic nodule과 비가역적인 섬유화로 인해 구조적인 변형이 유발되어 혈류 공급의 장애가 발생해 결국 문맥고혈압 유발.
- Regenerative nodule의 크기 3mm를 기준으로 micronodular type, macronodular type, mixed type으로 구분하며 알코올과 C형 간염이 micronodular type의, B형 간염이 macronodular type의 대표적 원인.
- Regenerative nodule (RN)은 low grade 및 high grade dysplastic nodule (DN)을 거쳐 HCC로 진행하므로 간경변증 환자의 검사 시 간세포암의 발생여부를 항상 염두에 두어야 함.

2) 영상검사소견

(1) US

① 간경변증

i. 간실질 에코가 거칠고 간내 혈관이 불분명. 간 표면이 불규칙해짐. 동반된 지방침착이 있는 경우 에코가 증가될 수도 있음.

ii. 간부피는 전반적으로 감소하나 우엽과 좌엽의 medial segment가 더 심하고 caudate lobe과 lateral segment는 보상적으로 비대.

iii. RN은 주로 고에코의 테두리를 지닌 저에코 결절로 나타나며 1-2mm에서 크게는 3cm까지 커질 수 있는데 큰 경우 US로는 HCC와 구별이 안됨.

iv. 복수를 동반할 수 있음.

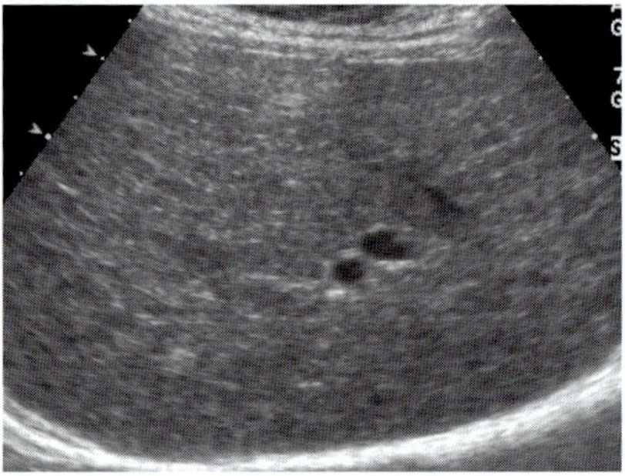

그림 8-99. 간경변증의 US 소견.
간실질에코가 거칠어 간경변증을 시사함

② 문맥고혈압

i. 주문맥의 직경 증가 (13mm이상이면 특이도 100%), paraumbilical collaterals를 포함한 다양한 collateral vessel의 확장, 비장의 울혈성 비대가 대표적 소견

ii. DOPPLER US: 간경변증이 진행될수록 다음의 소견들이 점차 심해짐.

㉠ 문맥의 혈류속도 감소(정상: 15cm/s 전후, 심하면 혈류방향 바뀜)

㉡ 간동맥의 resistive index 증가 (〉0.78)

㉢ 간정맥의 정상적인 triphasic waveform의 약화 및 소실

(2) CT

① **간경변증**

i. 초기 간경변증은 CT상 뚜렷한 소견을 보이지 않음.

ii. 진행됨에 따라 전술한 양상의 간부피감소, fissure의 확장, RN/DN, 섬유성 흉터, 복수 등의 소견

iii. 조영증강 영상에서 간실질은 정상보다 종영증강이 떨어지고 불균질.

iv. RN/DN

- 주로 간실질과 같은 조영증강 양상
- 자주 주변 실질보다 조영증강 정도가 떨어져 저음영으로 보임 (iso-iso[low]-low).

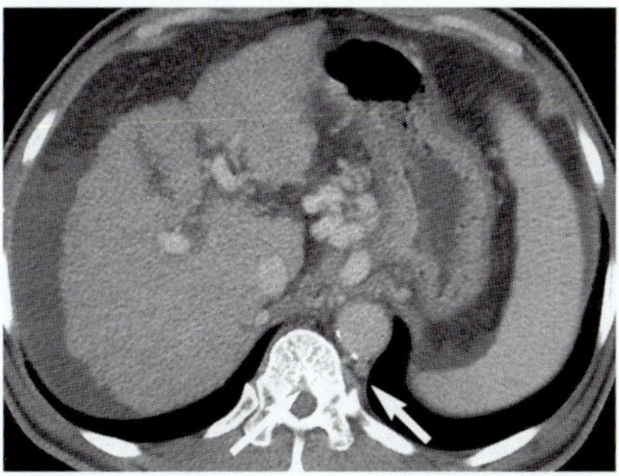

그림 8-100. 간경변증의 CT 소견.

간실질의 용적이 감소되며 간표면이 울퉁불퉁하게 변하였고 동반된 문맥고혈압에 의해 측부순환(화살표)과 복수가 형성되어있음.

- 간혹 철 또는 glycogen함량이 높은 DN이 조영 전 CT상 고음영으로 보임.
- 크고 저음영을 보이는 DN은 HCC (특히 저혈관성)와 감별이 어려운데 MRI, CTAP(CT arterioportogram), CTHA(CT hepatic arteriogram)가 감별에 도움됨.

v. Arterioportal (AP) shunt : 하나의 단어로 간주해 indexing.

② **문맥고혈압**

i. 위식도정맥류 (화살촉), 비장비대, 복수, collateral vessel (화살표)

ii. 간혹 문맥 내 혈류 정체로 인한 bland thrombus (HCC에 의한 tumor thrombus와 감별, 혈전의 조영 증강과 종괴 효과가 없음).

iii. Bowel edema (주로 jejunum과 colon), mesenteric haziness

(3) MRI

- 간경변증 환자의 일차적인 검사는 아니나 DN과 HCC의 감별을 위해 주로 시행
- 대부분 DN은 MRI상 뚜렷치 않으나 간혹 T1강조영상에서 고(저)신호, T2강조영상에서 저신호 강도

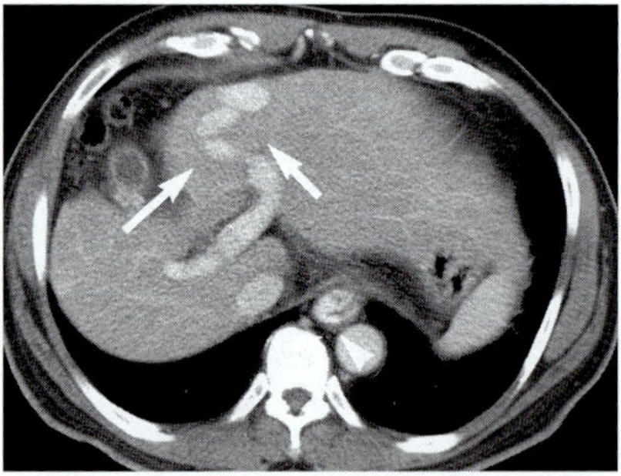

그림 8-101. 문맥고혈압의 CT 소견.
Paraumbilical vein의 재개통(화살표), 식도정맥류(화살촉)등이 관찰되며 이는 간경변으로 유발된 문맥고혈압의 소견.

Ⅳ. 양성종양

1. 단순 낭종 (Simple cyst)

1) 개요

columnar epithelium으로 lining되고 장액성 액체로 차있는 true cyst로 이상 담관의 폐쇄로 생긴다고 추정되는 매우 흔한 병변임.

2) 영상검사소견

(1) US

① 경계가 매우 좋은 무에코 종괴

② Posterior acoustic enhancement

③ 벽은 거의 인지할 수 없고 대부분 unilocular

④ 간혹 multilocular하거나 lobulating contour (biliary cystic neoplasm과 감별 필요)를 보일 수 있고 드물게 wall의 석회화나 비후.

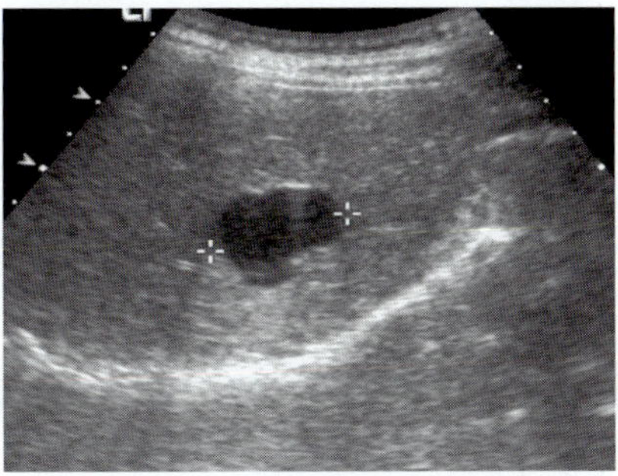

그림 8-102. 간낭종의 US 소견.
간우엽에 경계가 분명한 무에코 종괴가 있고 posterior acoustic enhancement가 동반됨.

(2) CT

① 조영증강전 영상에서 0~20HU의 저음영 종괴

② 전혀 조영증강되지 않으며 벽도 구별되지 않음.

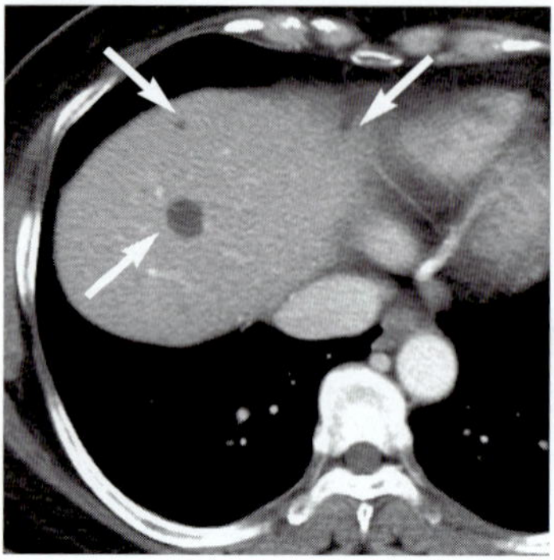

그림 8-103. 간낭종의 CT 소견.
CT상 조영증강되지 않는 저음영의 둥근 결절로 보임.

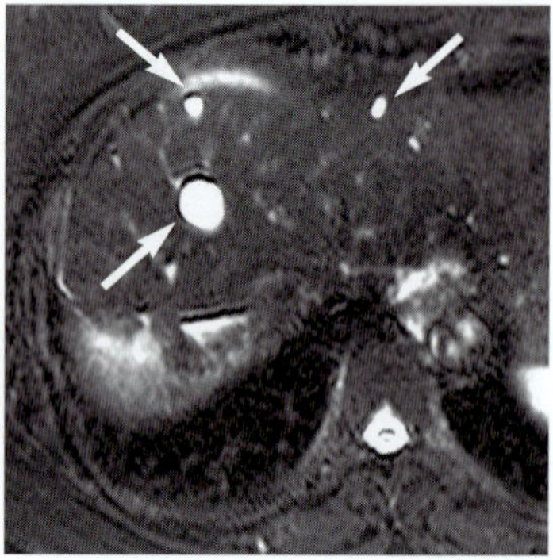

그림 8-104. 간낭종의 MRI 소견.
MR T2강조영상에서 light bulb sign (bright signal)을 보임.

③ 매우 작은 단순낭종은 CT상 고형종괴와 구별되지 않을 수도 있으며 US/MR이 도움됨.

(3) MRI

① T1강조영상 상 저신호강도, T2강조영상 상 bright Signal

② 전혀 조영증강되지 않으며 벽도 구별되지 않음.

2. 담관과오종 (Biliary hamartoma, von Meyenburg' s complex)

1) 정의

담도확장에 의해 형성된 0.1~5mm의 작고 많은 수의 낭종으로 나타나는 일종의 발생학적 이상

2) 영상검사소견

(1) US

① 대개는 매우 작아 거친 간실질에코로 나타나서 간경변증과 혼동되기도 함.

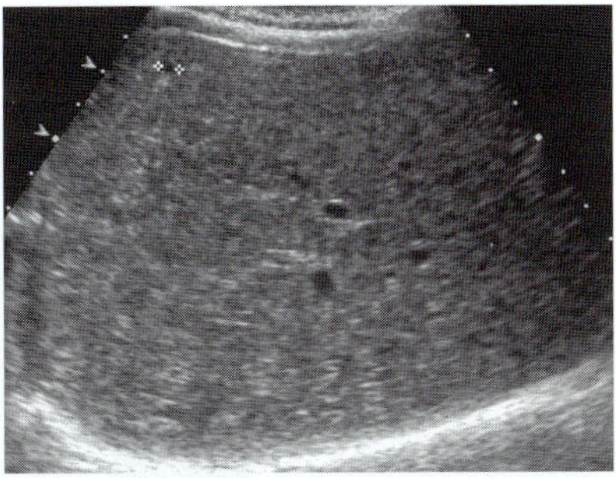

그림 8-105. 담관과오종의 US 소견.
매우 작은 크기의 낭종으로 인해 마치 간실질이 거친 것처럼 보여 간경변과 유사한 소견을 보임.

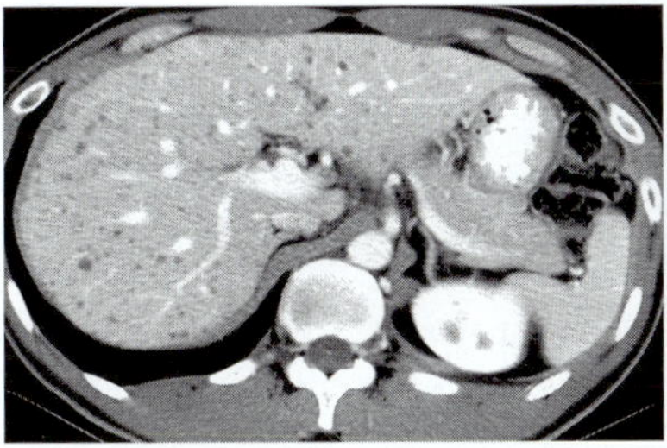

그림 8-106. 담관과오종의 CT 소견.
매우 작은 크기의 많은 수의 저음영 낭종이 미만성으로 관찰됨.

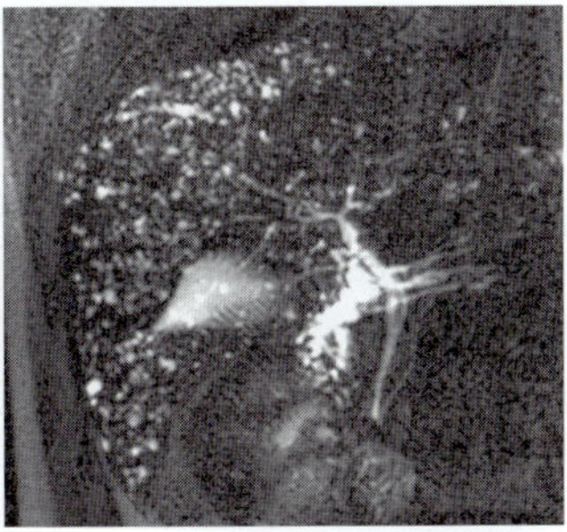

그림 8-107. 담관과오종의 MRCP 소견.
매우 작은 크기의 수많은 고신호강도 낭종이 미만성으로 보임 (starry sky sign).

② 때론 매우 작은 cyst로 인한 reverberation artifact가 동반되거나 개별 낭종으로 보이기도 함.

(2) CT, MR: 매우 많은 수의 작은 낭종의 특징을 보임(Starry sky sign).

3. 혈관종 (Hemangioma)

1) 개요

간 단순 낭종 다음으로 가장 흔한 양성종양으로 내피세포로 싸인 다양한 크기의 복잡한 vascular channel이 서로 연결된 종괴로 내부로 혈류가 서서히 흐름. 때로는 혈전이나 phlebolith가 생기거나 섬유화가 진행 (sclerosing hemangioma)되기도 함.

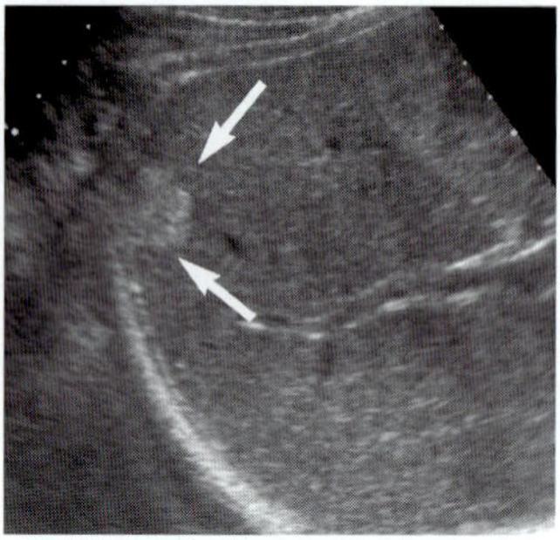

그림 8-108. 혈관종의 US소견
고에코의 경계가 명확한 종괴로 보임. 이 증례에서 posterior acoustic enhancement는 불명확함

2) 영상검사소견

(1) US

① **전형적 소견**

i. 경계가 분명한 균질성 고에코성 종괴

ii. Posterior acoustic enhancement

iii. 가끔 hyperechoic rim - 혈관종의 특징적 소견

② **비전형적 소견**

i. 주변 간실질의 에코증가 (지방간)시, 등에코나 저에코로 관찰되는데 이때 hyperechoic rim이 더욱 흔함.

ii. 변성이나 혈전이 생기면 혼합에코 또는 고에코, 저에코 등 다양.

(2) CT

세 종류의 조영증강 양상, 조영증강 부위는 주위 혈관과 같은 정도의 음영.

① 초기에 peripheral globular enhancement를 보이다 점점 안쪽으로 차들어가 지연기에는 homogeneous enhancement

② 세 시기 모두 homogeneous enhancement. 이 경우 대개 작고, AP shunt를 동반함.

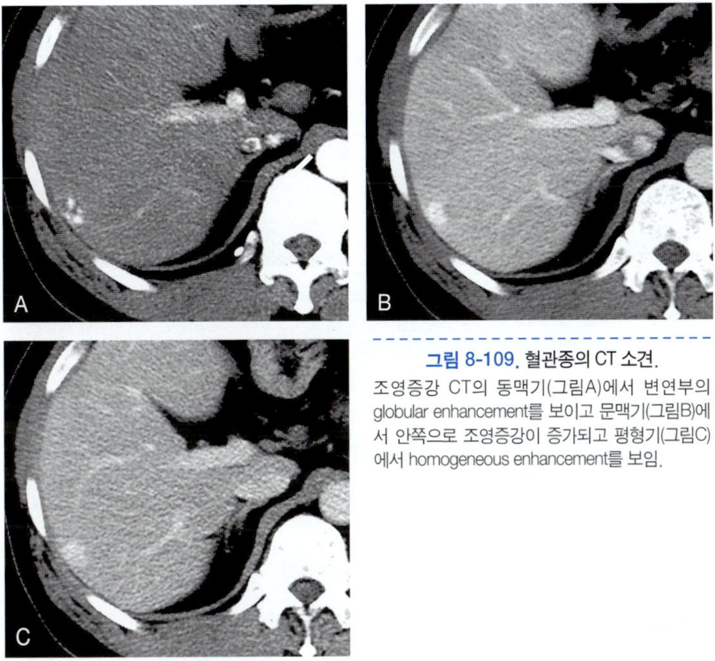

그림 8-109. 혈관종의 CT 소견.
조영증강 CT의 동맥기(그림A)에서 변연부의 globular enhancement를 보이고 문맥기(그림B)에서 안쪽으로 조영증강이 증가되고 평형기(그림C)에서 homogeneous enhancement를 보임.

③ 세 시기 모두 변연부에 몇 개의 nodular enhancement ('bright dot' sign).

(3) MRI

① T1강조영상상 저신호 강도, T2강조영상 상 낭종과 같은 정도의 bright signal ('light bulb' sign)

② CT의 조영증강 양상과 동일

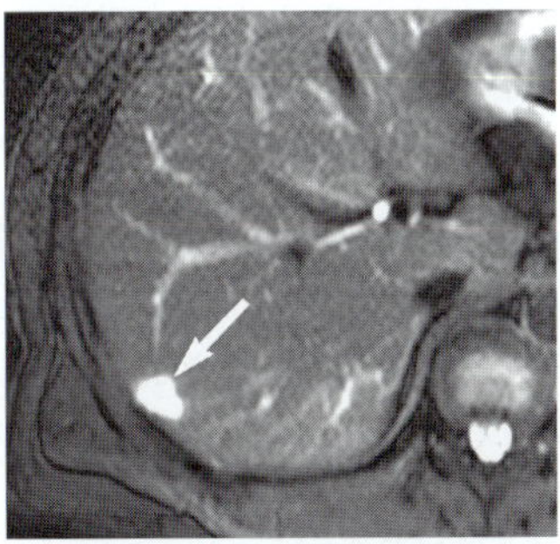

그림 8-110. 혈관종의 MRI 소견.
T2강조영상으로 매우 강한 고신호강도를 보임 (light bulb sign)

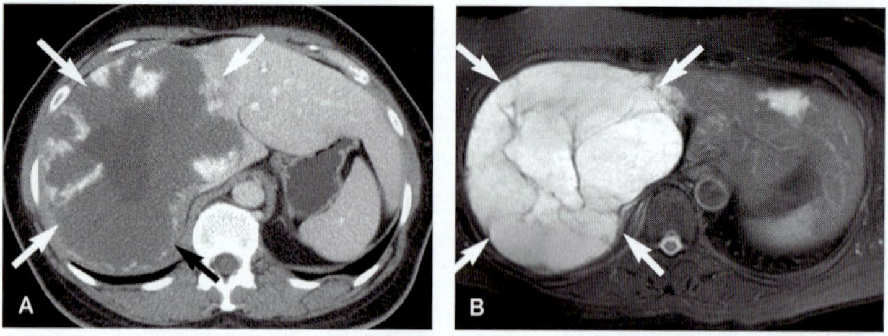

그림 8-111. Giant hemangioma의 CT, MRI 소견.
조영증강 CT문맥기 영상에서 변연부 조영증강(화살표)을 보이고 MRI T2강조영상에서 격막을 동반한 강한 고신호강도(화살표)를 보이는 커다란 종괴로 보임.

3) Giant hemangioma

일반적으로 10cm이상을 지칭하며 다양한 변성, 출혈, 섬유화, 석회화, 혈전 등이 동반되어 복잡한 에코, 복잡한 음영, 복잡한 신호강도를 보임.

4. 간세포선종 (Hepatocellular adenoma)

1) 개요

- Oral contraceptive, anabolic steroid, type I glycogen storage disease와 연관
- Hemorrhage나 rupture로 증상 발생, 드물게 malignant degeneration
- 수술적 제거가 원칙
- 병리소견

(1) Glycogen- or lipid-rich hepatocytes with dilated sinusoids

(2) Bile ductule (-), portal branch (-)

(3) Kupffer cell은 대개 있지만 정상 간에 비해 수와 기능이 감소

2) 영상검사소견

(1) US: 다양한 에코, hemorrhage, necrosis, lipid content등으로 인해 불균질에코가 흔함.

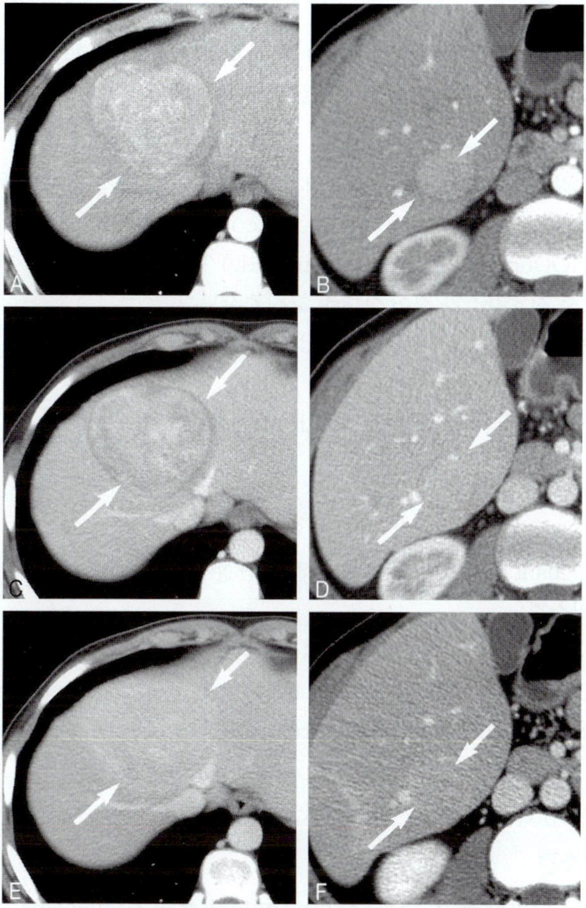

그림 8-112. Glycogen storage disease에서 발현한 다발성 간세포선종

조영증강 CT의 동맥기(A,B), 문맥기(C,D), 평형기(E,F) 영상에서 간의 8번 및 6번분절에 경계가 명확한 고혈관성 종괴가 관찰됨. 병변은 지연기로 갈수로 등음영으로 변화되어 전형적인 간세포선종의 조영증강양상을 보임.

(2) CT

① 경계가 좋으며 동맥기 조영증강, 문맥, 평형기에서 등-저음영을 보임.

② fat, 출혈, 괴사, 석회화가 혼재되어 불균질하게 보일 수도 있음.

(3) MR

① T1강조영상 heterogeneous high signal, T2강조영상에서는 heterogeneous signal나 homogeneous isosignal.

② SPIO(superparamagnetic iron oxide) T2강조영상 - 주변 간실질 보다 신호감소가 적어 상대적 고신호강도

③ Hepatobiliary agent - delayed phase에서 저신호강도

5. 국소결절성과증식 (Focal nodular hyperplasia; FNH)

1) 개요

- 젊은 연령, 여성에 호발, 간의 변연부에 호발
- Malignant change나 합병증이 없어 관찰이 원칙.
- 병리소견

(1) Normal appearing hepatocytes + 다양한 양의 Kupffer cell

(2) Central scar: fibrous connective tissue, bile duct proliferation, inflammatory infiltrations, malformed vessels

(3) Exclusive hepatic arterial supply: centrifugal flow

(4) 괴사, 출혈, 지방침착, 석회화는 거의 없다.

2) 영상소견

(1) US: 다양한 에코, 대개 균질하고 미약한 에코. Central scar는 고에코. 조영제US에서 central feeding artery with spoke wheel spread (centrifugal) 패턴을 확인하면 진단적

(2) CT: 동맥기에서 강하고 균일한 조영증강, 문맥, 지연기에서 등음영을 보이는 경우가 많고 central scar는 동,문맥기에서 저음영, 지연기 조영증강을 보임.

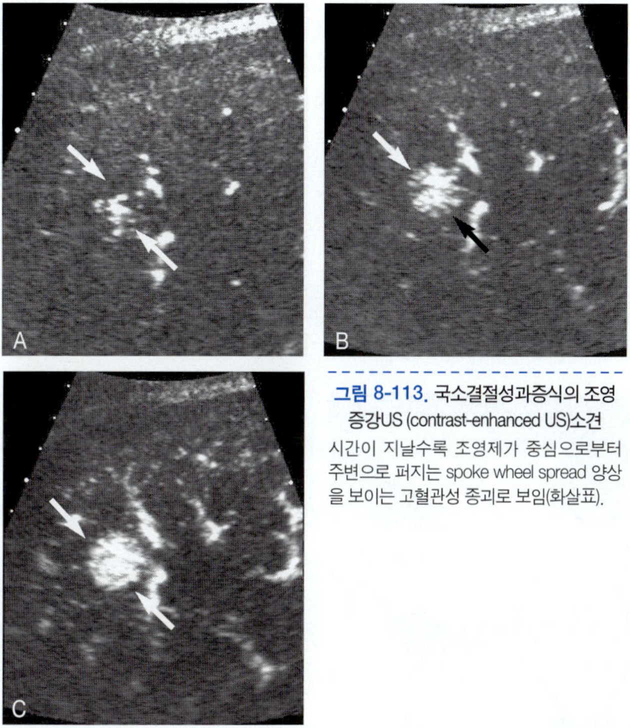

그림 8-113. 국소결절성과증식의 조영증강US (contrast-enhanced US)소견
시간이 지날수록 조영제가 중심으로부터 주변으로 퍼지는 spoke wheel spread 양상을 보이는 고혈관성 종괴로 보임(화살표).

(3) MR

- T1강조영상 iso-slightly low, T2강조영상 iso-slightly high signal. Central scar는 T2강조영상에서 고신호강도
- SPIO(superparamagnetic iron oxide) T2강조영상: iso to slightly high Signal, Central scar는 high Signal
- Hepatobiliary agent: delayed phase에서 prolonged enhancement 또는 isosignal

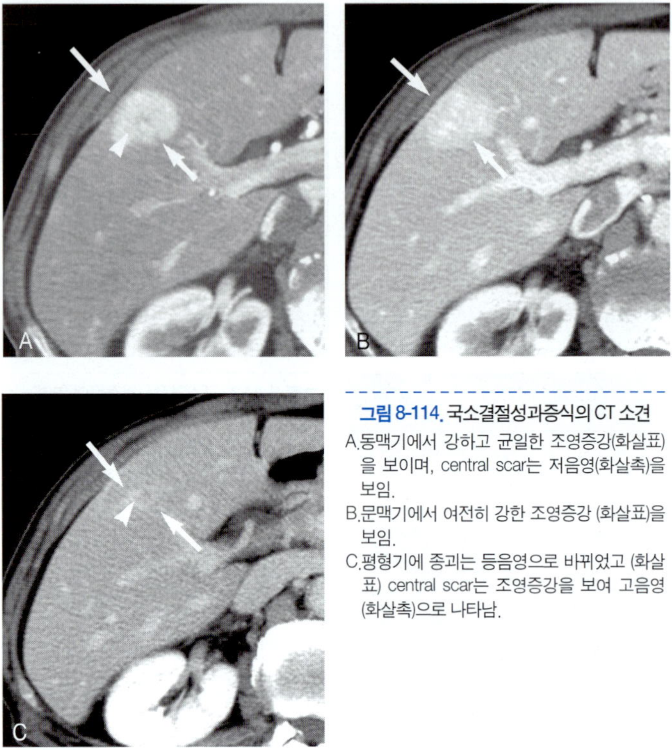

그림 8-114. 국소결절성과증식의 CT 소견
A.동맥기에서 강하고 균일한 조영증강(화살표)을 보이며, central scar는 저음영(화살촉)을 보임.
B.문맥기에서 여전히 강한 조영증강 (화살표)을 보임.
C.평형기에 종괴는 등음영으로 바뀌었고 (화살표) central scar는 조영증강을 보여 고음영(화살촉)으로 나타남.

6. 담관낭선종 (Biliary cystic neoplasm)

1) 개요

담관 낭선종 (biliary cystadenoma)의 원인은 잘 알려져 있지 않지만 이상 담관에서 생기는 선천성 질환으로 추측된다. 조직 소견은 입방 또는 원주상피세포로 다방성 낭성 종괴이며 내부에 점액성 액체가 차 있다. 여

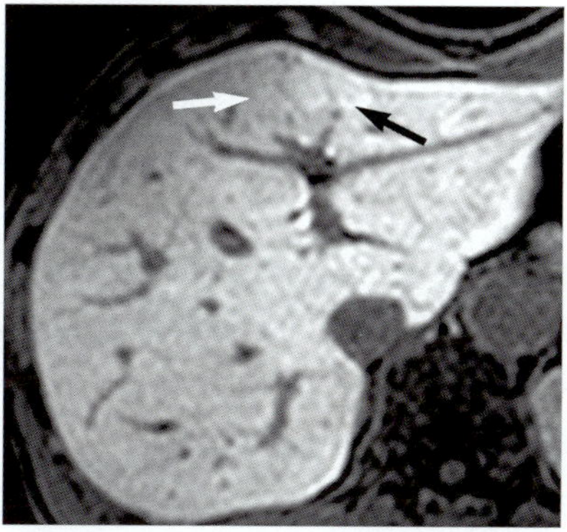

그림 8-115. 국소결절성과증식의 MRI 소견
Hepatobiliary agent를 이용한 조영증강 MR의 지연기 영상으로 isosignal(화살표)을 보임.

성에서 호발하고 대부분 30세 이상에서 발견된다. 양성 종양이지만 수술로 제거해도 재발할 수 있고 담도낭선암 (biliary cystadenocarcinoma)으로 악성 전환할 수 있다.

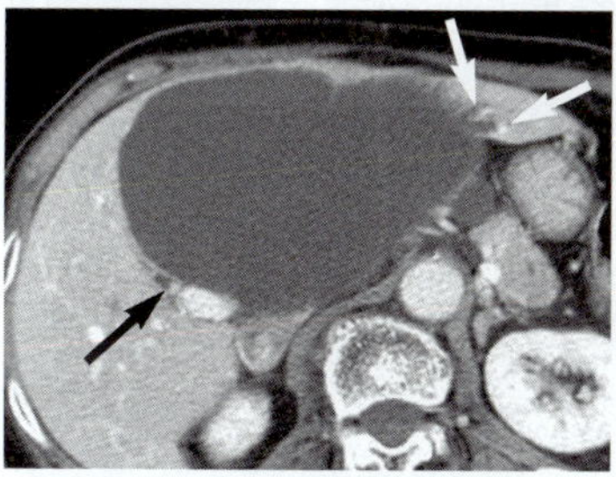

그림 8-116. biliary cystadenoma 환자로 간 좌엽에 lobulation과 septation을 갖는 낭성 종괴가 있고 인접한 담도(화살표)가 늘어나 있다.

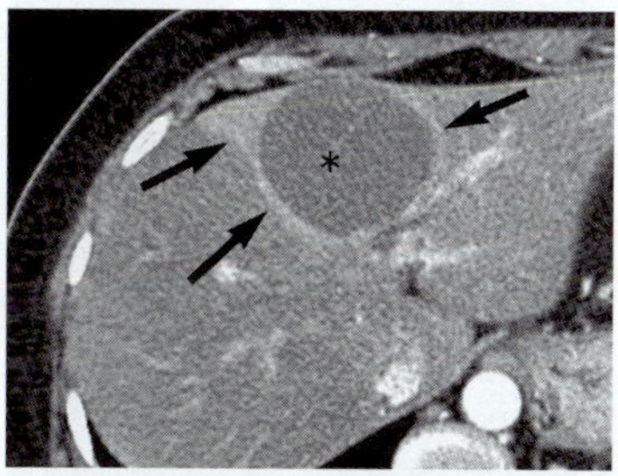

그림 8-117. biliary cystadenoma 환자로 간 좌엽에 격벽을 갖는 경계가 분명한 낭성 종괴가 있고 인접한 간실질에 transient hepatic attenuation difference가 있다.

2) 영상소견

단방성이나 격막이 있는 다방성의 낭성 종괴로 보이며, 다방성이면 단순 낭종과 감별하기가 더 쉽다. 낭종벽이나 격막에 고형성 결절이 동반될 수 있는데 이런 소견이 보이면 악성 가능성이 높다고 하나 양성에서도 흔히 볼 수 있는 소견이다. mass effect로 인한 인접한 담도의 확장, 주변 간의 transient hepatic attenuation difference, 그리고 세개 이하의 간내 낭종이 단순낭종과의 중요한 감별 point로 알려져 있다 .

V. 악성종양

1. 간세포암 (Hepatocellular carcinoma)

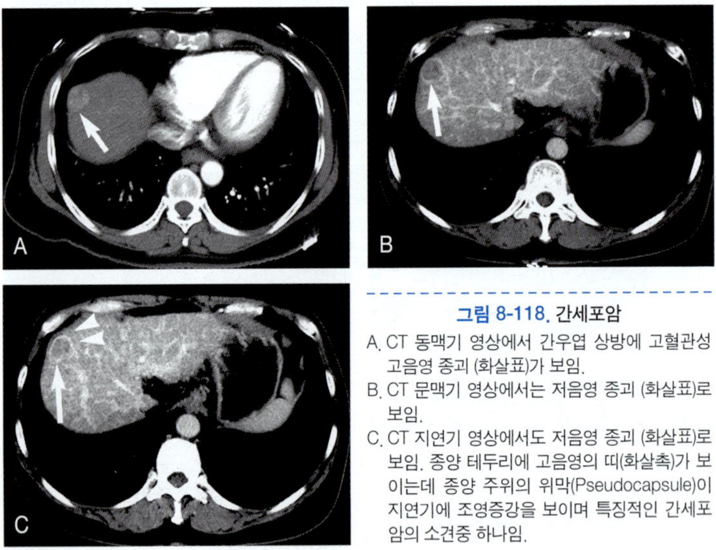

그림 8-118. 간세포암

A. CT 동맥기 영상에서 간우엽 상방에 고혈관성 고음영 종괴 (화살표)가 보임.

B. CT 문맥기 영상에서는 저음영 종괴 (화살표)로 보임.

C. CT 지연기 영상에서도 저음영 종괴 (화살표)로 보임. 종양 테두리에 고음영의 띠(화살촉)가 보이는데 종양 주위의 위막(Pseudocapsule)이 지연기에 조영증강을 보이며 특징적인 간세포암의 소견중 하나임.

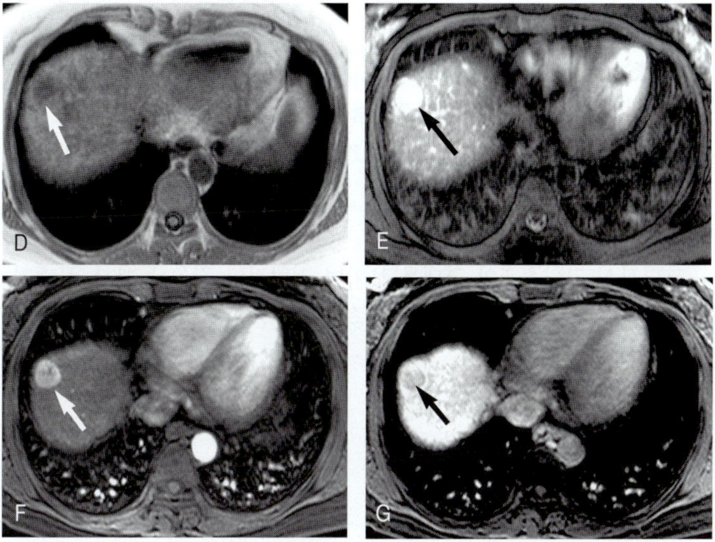

그림 8-118. 간세포암

D. MR T1 강조영상 저신호강도 종괴 (화살표)로 보임

E. MR T2 강조영상 고신호강도 종괴 (화살표)로 보임.

F. MR 역동성 검사 동맥기 영상에서 고혈관성에 의한 고신호강도 종괴 (화살표)로 보임

G. MR 역동성 검사 지연기 영상에서 저신호강도 종괴 (화살표)로 보임.

1) 정의

가장 흔한 일차성 간암으로 다단계 발암과정이나 새로운 발암과정에 따라 발생하며 예후가 나쁘다.

2) 병리

분화도에 따라 점차 고혈관성으로 변화하며, 고형성 종괴로 괴사를 잘 동반한다. 형태에 따라 단순결절형(single nodular), 괴상형(massive), 미만형(diffuse)로 나눈다.

3) 영상소견

(1) US

2cm 미만의 소간세포암은 후방음영증강을 동반하는 저에코의 병변으로 보이는 경향이 있지만, 크기가 커짐에 따라 괴사, 출혈 등에 의해 혼합성 에코를 보이는 경우가 많다.

(2) CT

고혈관성 고형종괴의 형태를 보이며 전형적인 경우 동맥기, 문맥기, 지연기에 각각 고, 등/저, 저음영의 종괴로 보인다.

(3) MRI

① T1강조영상: 다양한 신호강도

② T2강조영상: 고신호강도

③ 조영증강영상: 동맥기, 문맥기, 지연기에 각각 고, 등/저, 저신호강도의 종괴

2. 간내 담관암 (Intrahepatic Cholangiocarcinoma)

1) 정의

간내 담도 상피세포에서 발생하는 악성 종양으로 주변부 담관암과 간문부 담관암으로 구분되며 예후가 나쁘다.

2) 병리

대부분 선암이며, 종괴형성형, 담관주위 침윤형, 담관내 발육형으로 구분된다.

3) 영상소견

(1) US

내부 에코는 다양하며 고에코성을 보이는 경우가 많다. 근위부 간내담관의 확장을 동반하는 경우가 종종 있다.

(2) CT

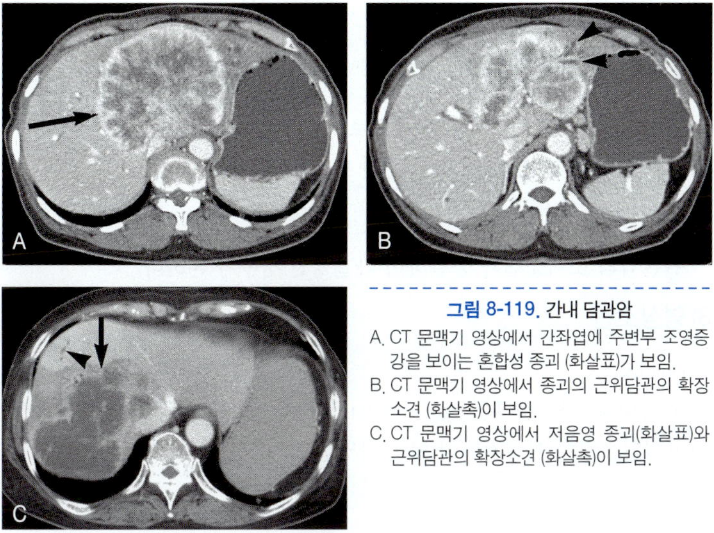

그림 8-119. 간내 담관암

A. CT 문맥기 영상에서 간좌엽에 주변부 조영증강을 보이는 혼합성 종괴 (화살표)가 보임.
B. CT 문맥기 영상에서 종괴의 근위담관의 확장소견 (화살촉)이 보임.
C. CT 문맥기 영상에서 저음영 종괴(화살표)와 근위담관의 확장소견 (화살촉)이 보임.

종양의 중앙부는 역동적 검사의 동맥, 문맥, 지연기 영상에서 모두 저음영을 보임. 하지만 지연기로 갈수록 저음영 면적이 줄고 중심부의 CT 수치가 증가되는 경향을 보이는데, 이는 풍부한 섬유성 간질조직과 넓은 간질공간 때문으로 생각된다. 그에 반해 종양의 주변부는 처음부터 중앙부에 비해 고음영을 유지하는 경우가 많다. 종괴 근위부의 담도 확장도 CT에서 잘 확인할 수 있으며 감별에 도움을 준다.

(3) MRI

① T1강조영상: 저신호강도

② T2강조영상: 고신호강도

③ 조영증강영상: 주변부부터 조영증강을 보이다가 지연기로 갈수록 중심부로 저영증강이 차들어가나 중심부 반흔 부위는 조영증강이 되지 않는 경우가 많다. 양성인 혈관종과 유사한 조영증강양상이나 혈관종의 조영증강정도가 훨씬 크다.

3. 간 전이암 (Metastatic tumors)

1) 정의

일차성 악성 종양으로부터 간으로 전이된 국소 병변을 말하며. 대장, 위, 췌장, 유방, 폐, 담낭암이 그 흔한 원인이다.

2) 병리

원발암의 조직소견과 동일하며 다발성인 경우가 흔하다.

3) 영상소견

(1) US

고에코성, 과녁징후(target appearance), 저에코성, 낭성, 석회화성, 미만성침윤형에 이르기까지 매우 다양한 US 소견을 보인다.

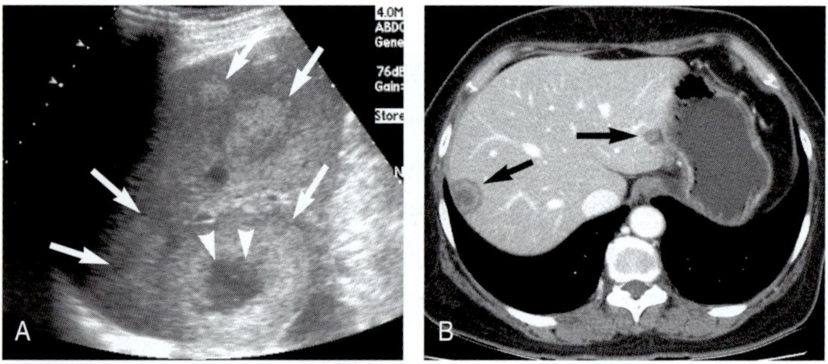

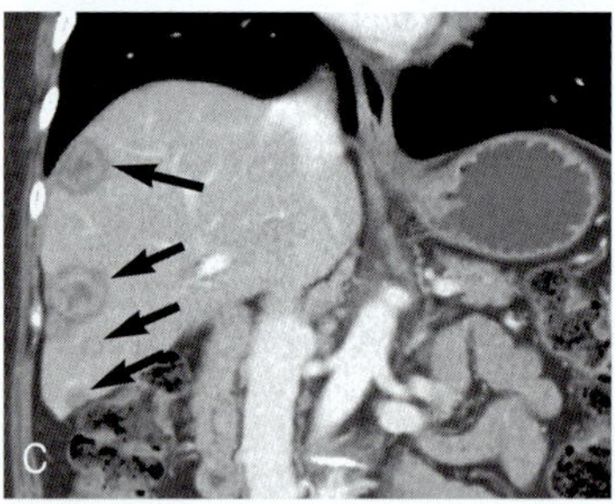

그림 8-120. 간전이암

A. 대장암 환자의 US 영상에서 간우엽에 산재한 다양한 소견의 고에코성 결절 (화살표)이 보임. 일부는 중앙부 괴사(화살촉)에 의한 전형적 Target sign (Bull' s eye appearance)를 보임.

B. S자형 대장암 환자의 CT 문맥기 영상 Axial view에서 간양엽에 전형적인 Target 모양의 저음영 결절들 (화살표)이 보임.

C. B와 동일한 환자의 CT 문맥기 영상 Coronal view에서 간 우엽에 다발성 간전이성 종괴 (화살표)가 보임

(2) CT

US처럼 매우 다양하나 일반적으로 저음영 결절로 보이며, 특징적인 target appearance를 보이거나 대장의 점액성암으로부터의 전이시 석회화 침착을 보이기도 한다.

(3) MRI

① T1강조영상: 저신호강도

② T2강조영상: 고신호강도/ 혼합성신호강도

③ 조영증강영상: 중앙의 괴사부의 정도에 따라 다양한 조합의 조영증강 소견을 보임. 주변부부터 약한 조영증강을 보이다가 문맥기에서 주변부에 조영증강되는 띠를 가지며 점차 안으로 조영증강이 진행됨.

VI. 기타

1. 동문맥단락 (Arterioportal shunt, APS)

1) 정의

간동맥분지와 간문맥계간의 organic 또는 functional communication으로 동맥혈류가 문맥혈류로 국소적인 재분포를 일으키는 것.

2) 경로

(1) Transsinusoidal route

① Hepatic venule의 높은 저항으로 인해 간동맥혈류가 간동양(hepatic sinusoid)로 흐르고 문맥으로 역류함.

② Liver cirrhosis, Bud-Chiari syndrome의 APS로 생각됨.

(2) Transvasal route

① 간문맥의 분지벽을 통과하는 간동맥분지인 vasa vasorum을 통하여 동맥혈류가 문맥으로 흐름.

② 종양의 간문맥 침범 시 APS로 생각됨.

(3) Transplexal or Peribiliary route

① 담도의 벽을 따라 간동맥으로부터 혈류를 받고 efferent venule을 통해 동양으로 배출되거나 문맥의 venule을 통해 간접적으로 동양으로 들어가는 혈관의 망을 peribiliary vascular plexus라고 부름.

② 문맥의 폐쇄 시 이 경로가 가장 주된 APS의 경로가 됨.

(4) Transtumoral route

간세포암, 간혈관종과 같은 고혈관성 종양에서 종양이 draining vein의 역할을 하는 경우

(5) Macroscopic APS

간의 외상성 손상이나 조직 검사 후에 생기는 직접적인 동문맥 단락

3) 영상소견

(1) CT

① 중심부 문맥이 조영되기 전 주변부 문맥의 조기 조영증강이 발생

② 일시적인 간실질의 감쇄차이(THAD: Transient hepatic attenuation difference)

(2) MRI

① CT와 동일한 소견

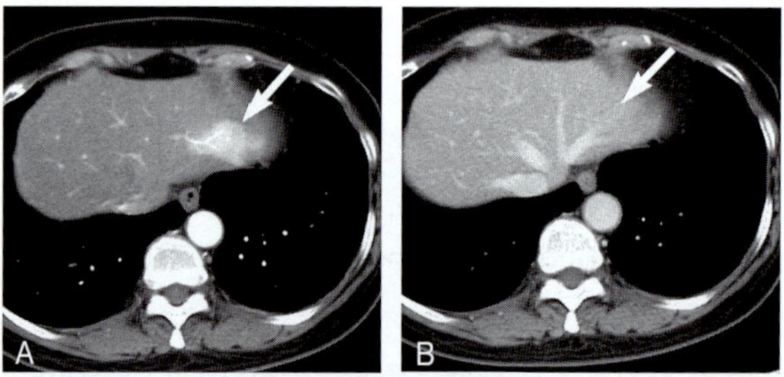

그림 8-121. 동문맥단락

A. 동맥기에서 문맥주변으로 강한 조영을 보이는 동문맥단락 소견이 보임.
B. 문맥기에서 동문맥단락 소견은 소실됨.

② 조영 전 T1과 T2 영상에서 특별한 신호강도 차이는 없음
③ 간혹 T2WI에서 고신호강도가 보이는 것은 간실질의 부종, 간세포의 감소 및 섬유화에 의한 T2 지연과 조영제의 지연배출이 원인

2. Budd-Chiari 증후군 (Budd-Chiari syndrome)

1) 정의

Large hepatic vein 부위나 하대정맥의 suprahepatic segment에서의 hepatic venous outflow obstruction과 관련된 다양한 질환을 포함하고 중요한 원인으로는 thrombosis of hepatic veins, venous-occlusive disease, thrombi or membrane in the IVC.

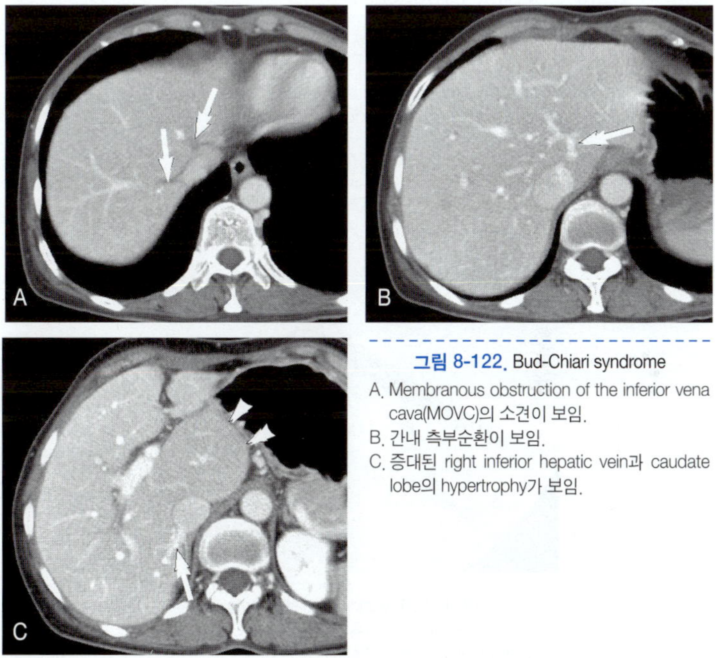

그림 8-122. Bud-Chiari syndrome

A. Membranous obstruction of the inferior vena cava(MOVC)의 소견이 보임.
B. 간내 측부순환이 보임.
C. 증대된 right inferior hepatic vein과 caudate lobe의 hypertrophy가 보임.

2) 영상소견

(1) US

① 간정맥 협착과 정맥벽의 비후와 에코증가, 정맥내 혈전, 간내 측부 순환 증대된 inferior RHV이 보임.

② 만성인 경우 간내정맥이 보이지 않고 하대정맥은 간종대에 의해 좁아짐

③ 복수, 간미부(caudate lobe), 간외형의 변화, 간우엽의 위축

④ Doppler US상 retrohepatic IVC의 reverse flow, intrahepatic venous collateral.

(2) CT

① 급성

- Diffuse hepatic hypodensity
- Global liver enlargement
- Ascites
- Flip-flop pattern on delayed phase

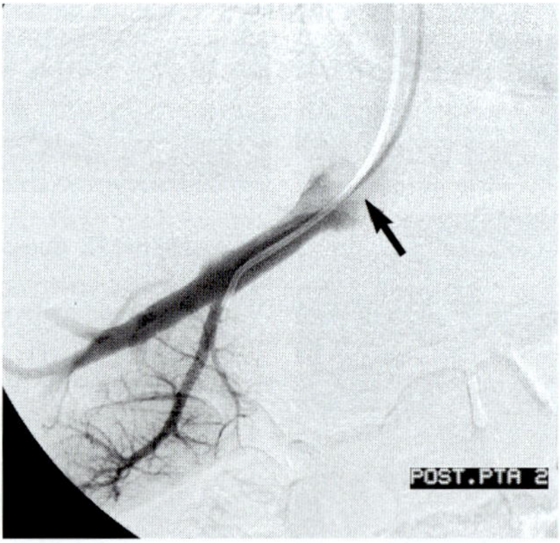

그림 8-123. Budd-Chiari syndrome
MOVC에 의해 hepatic vein을 통한 혈류의 IVC로의 drain이 막혀있음을 볼 수 있음(화살표)

② 만성
- 침범된 간분절의 문맥혈류의 감소에 따른 morphologic change

(3) Angiography
① Gold standard of diagnosis
② Arterioportography상 portal flow가 없거나 감소
③ Wedged hepatic venogram상 collateral intrahepatic vein에 의한 spider web이 pathognomonic finding

3. 간 조직검사 및 흡인술 (Liver biopsy and aspiration)

1) 적응증

수술적 혹은 비수술적 치료에 앞서 병소의 악성 여부를 확진하거나 치료를 위해 정확한 조직학적 진단이 필요할 때와 저류된 액체의 성질을 알고자 할 때

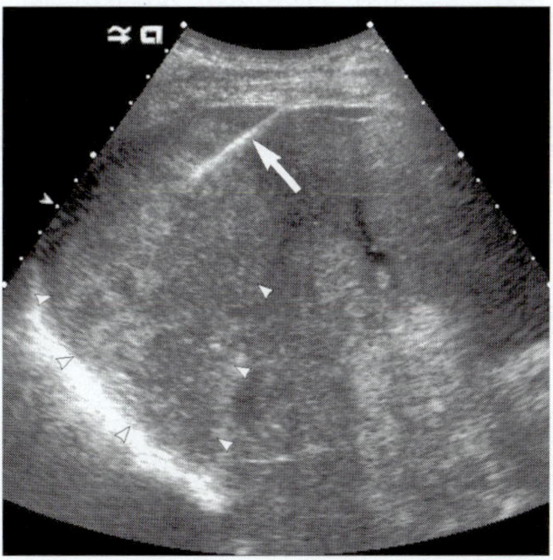

그림 8-124. US 유도하의 간조직검사
간우엽의 불균일한 에코를 보이는 종양(화살촉)에 조직검사용 바늘(화살표)을 넣고 조직검사하는 US 사진.

2) 금기

교정이 불가능한 출혈 성향이 있는 경우를 제외하고 절대적인 금기증은 없으나 다량의 출혈이 예상되거나 해부학적으로 위험한 구조물이 있는 경우, 영상유도가 어려워 시술이 실패하거나 합병증의 가능성이 높은 경우는 시술 전 충분히 고려하고 담당의사와 상의한다.

3) 기구 및 장비

US 유도하에 생검총 또는 바늘을 이용

4. 고주파 열치료 (Radiofrequency ablation)

1) 정의

간세포암의 비수술적 치료 방법중 하나로 종양내에 고주파 전극을 삽입후 열을 가하여 종양을 치료하는 국소치료법.

2) 적응증

수술이 불가능한 5 cm 이하, 3개 이하의 간세포암

3) 비적응증

간외 전이, 교정이 어려운 출혈소인, 유도영상에서 잘 보이지 않는 종양 등

4) 시술방법

(1) 대부분 경피적으로 접근하여 국소 및 정맥 마취하에 시술함.
(2) US 유도하에 종양에 고주파 전극을 삽입함.
(3) 10-15분간 고주파 에너지를 가하여 가온함.
(4) 종양의 크기에 따라 전극을 이동해 가며 반복 치료함.
(5) 시술후 CT나 MR로 치료효과 평가함.
(6) 3-4개월 주기의 정기적 CT/MR 검사로 재발여부 추적함.

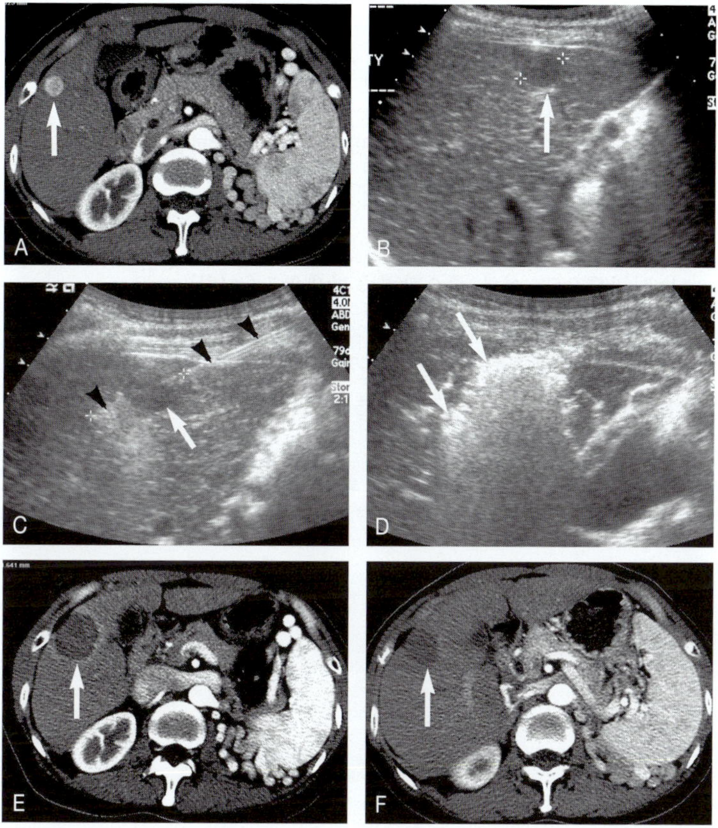

그림 8-125. 간세포암의 고주파 열치료

A. CT 동맥기 영상에서 간우엽 하방에 고혈관성 고음영 종괴로 간세포암이 (화살표)가 보임. 간기능저하와 고령으로 비수술적 치료법 중 고주파 열치료를 시행하기로 계획함.
B. US 검사상 경계가 분명한 저에코성 결절로 (화살표)로 보임.
C. US 유도하에 바늘형태의 고주파 전극 (화살촉)을 간세포암 종괴(화살표)의 중앙을 지나 삽입함.
D. 고주파 에너지를 가하여 종양내에 미세기포가 형성됨에 따라 치료부위가 US상 고에코성으로변함 (화살표). 기존 종양의 위치와 크기를 비교해가며 적정치료여부를 시술중 평가함.
E. 시술직후 시행한 CT 동맥기 영상에서 기존의 고음영 종괴를 완전히 포함하여 조영증강이 전혀되지 않는 치료부위 (화살표) 관찰됨.
F. 시술후 1년후 CT 동맥기 영상에서 치료부 (화살표)의 크기가 감소되어 있으며 주위에 조영증강을 보이는 국소재발의 소견은 없음.

5) 장점 및 단점

(1) 장점: 수술에 비해 비침습적, 재발시 반복치료용이, 소간암에서는 우수한 치료성적

(2) 단점: 큰(>3cm) 종양에서 재발율 높음, 종양파급 가능성, 시술중 통증

6) 치료성적

(1) 사망률 0.5% 이하, 주요합병증 발생율 5% 이하

(2) 국소종양치료율: 80-95%

(3) 1, 3, 5 년 생존율: 83-97%, 58-78%, 41-68%.

(4) 2cm 이상의 단일 종괴에서는 에타놀주입술 (PEI)보다 치료성적 우수.

(5) 2cm 이하의 단일 종괴에서는 외과적 절제술의 생존율에 근접.

담 관

I. 담도계 (Biliary system)

1. 정상 해부학 및 검사방법

1) 정상 해부학

담도계는 담관, 담낭 그리고 그와 연관된 구조물로 구성되며, 담즙의 생성과 수송에 관여한다.

(1) 간세포가 담즙을 분비하면 좌, 우 간담관 들을 통해 담즙들이 모인다.

(2) 좌, 우 간담관들은 총간담관 (Common hepatic duct, CHD)으로 합쳐진다.

(3) 총간담관은 담낭으로부터 나오는 담낭관 (cystic duct)과 합쳐져 총담관 (Common bile duct, CBD)을 형성한다. 담즙은 총담관을 통해 간으로부터 십이지장으로 흐르게 된다. 그러나 50%정도의 담즙은 담낭에 저장된다.

(4) 담낭 (Gallbladder, GB) - 서양배 모양의 근막성 주머니로, 간의 우엽과 좌엽의 경계면 아래에 위치한다. 정상 담낭벽의 두께는 2~3mm이다. 기저부, 체부, 경부로 구분되고 2~4cm 길이의 담낭관이 담낭과 총담관을 연결한다.

2) 검사방법

(1) US

대부분의 GB, CBD 병변에 대한 primary imaging modality이다. (담석, 담낭염, 담도폐쇄, 담낭암 etc.)

(2) CT

① 담석의 진단에는 US보다 덜 민감하다.

② Complicated cholecystitis를 정확히 진단할 수 있으며, 담낭암의 진단과 병기결정에 1차적 역할을 한다.

(3) Magnetic Resonance Cholangiopancreatography (MRCP)

① 담낭, 담도, 췌관을 전체적으로 보여줄 수 있는 비침습적 검사이다.

② 대개 치료목적의 ERCP가 필요한가를 결정하기 위해 ERCP이전에 시행한다. 즉, MRCP는 biliary imaging이 필요하지만 조영제로 인한 renal complication이나 allergy가 있는 경우에 좋은 대체방법이다.

(4) Endoscopic Retrograde Cholangiopancreatography (ERCP)

① ERCP는 내시경을 통해 역행적으로 접근하여 담도와 췌관에 관련된 영상을 얻는 검사이다.

② 진단과 치료목적으로 사용되며, 대개 다른 영상 검사 (US나 MRCP)로 불충분한 경우에 시행한다.

(5) Oral and Intravenous Cholecystography

담낭을 경구 혹은 정맥 조영제를 사용하여 시행하는 검사로, 담낭과 담낭관의 patency와 기능을 증명하기에 좋은 검사이다. 담낭관이나 간담관이 막힌 경우 담낭이 조영되지 않는다.

(6) Percutaneous Transhepatic Cholangiography (PTC)

담도를 직접 천자하여 시행하는 침습적 검사로, 폐쇄성 황달이 의심되는 환자에서 진단목적과 함께 늘어난 담도에 대한 치료목적으로 시행한다.

(7) Operative and T-tube Cholangiography

Cholecystectomy 시행중에 시행되는 검사이다. 수술중 residual

cholelith가 의심될 때 시행할 수 있다. 또한 담도와 hepatopancreatic ampulla의 patency를 증명할 수 있다. 그러나 ERCP와 다르게 치료목적의 검사는 아니다.

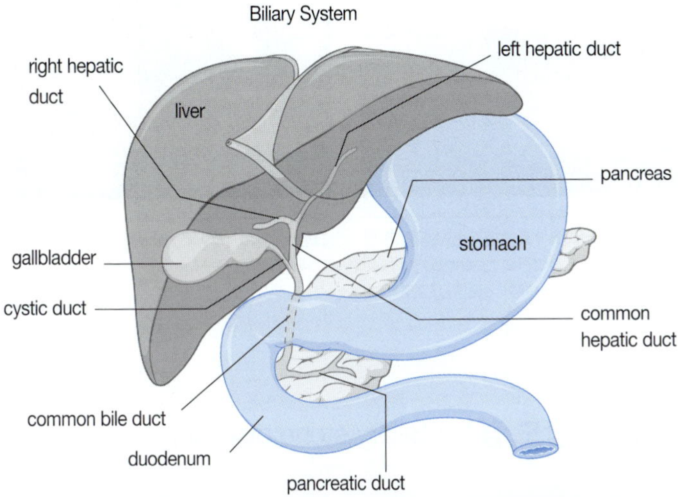

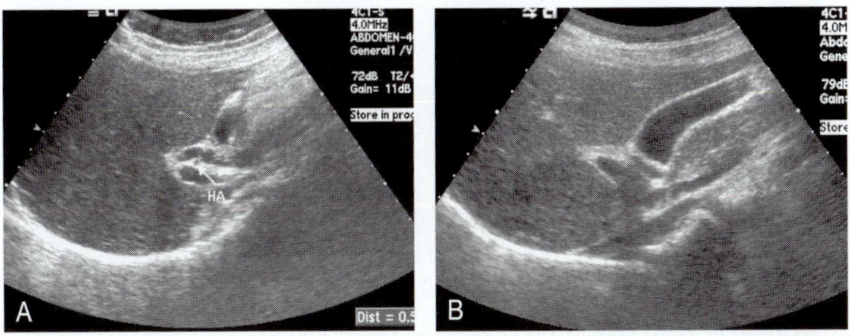

그림 8-126. US : (A) 정상직경의 총담관 (커서)/ (B) Decubitus position에서 정상 담낭. 정상 담낭 벽 두께는 3mm 미만.

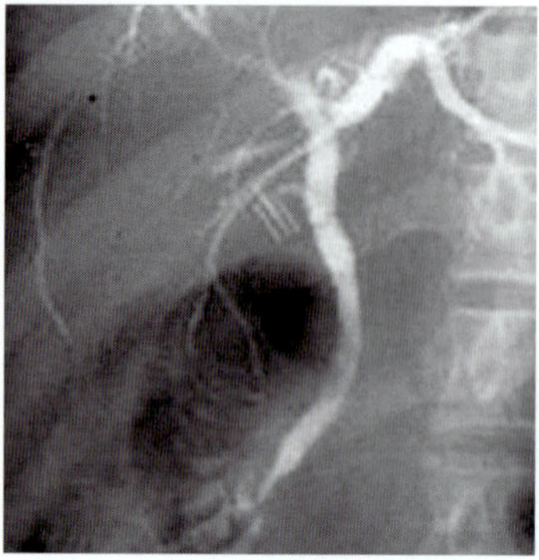

그림 8-127. ERCP : 조영제가 간내담관과 담도를 채우며, Oddi 괄약근의 patency와 ampulla of Vater가 보이며 조영제가 십이지장으로 넘어가고 있다.

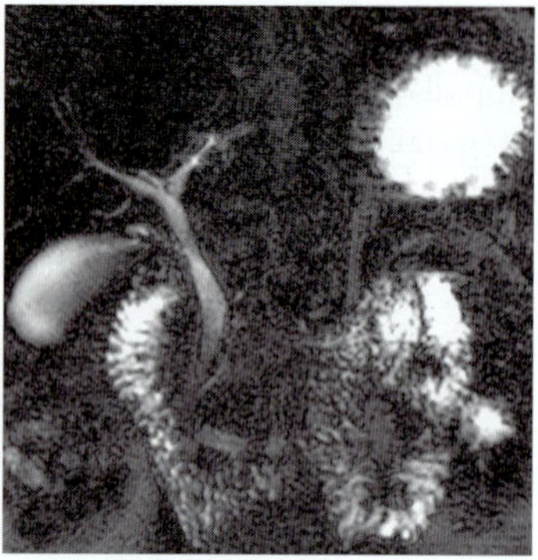

그림 8-128. MRCP : 담낭과 담낭관, 총담관 및 간내 담관들의 정상 소견

II. 담당 및 담도 결석 (Biliary stone disease)

1. 담낭결석 (Cholelithiasis)

위험인자: 비만, 급격한 체중감소, 장질환, 장절제술, 과영양, 고혈중 콜레스테롤

종류: 콜레스테롤 결석, 색소성 결석(calcium bilirubinate stone, 아시아에 흔함)

증상: 담석증 가진 환자 중 20%

1) US

가장 기본적 검사법, 진단율 95% 이상

가장 좋은 체위: 우전사위*right anterior oblique*

진단 기준: 에코 발생 병변, 후방 음영, 체위 변화에 따른 움직임

다양한 담석의 형태

- 단일 담석
- 담즙 모래
- 찌부러진 담낭 내에 담석: 이중호 징후*double arc appearance* (담낭벽-담석-후방음영*wall-echo-shadow complex*)
- 담즙 앙금*bile sludge*: 후방음영이나 체위 변화에 따른 움직임이 뚜렷하지 않음

2) 단순 X선 촬영

담석 중 15-20%만 비투과성 (담석 내 색소와 칼슘 성분이 관여)

3) CT

US에서 확인된 담석의 80%만 진단

2. 담도 결석 (Choledocholithiasis)

대부분 색소성 결석

담낭 결석과 동반되는 경우: 8-20%

1) US

진단 기준: 담도 확장, 담도 내에 후방 음영을 동반하는 에코 발생 병변

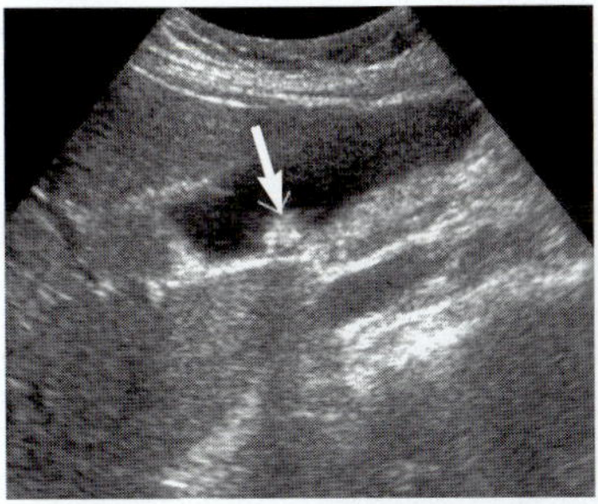

그림 8-129. US에서 보이는 단일 담석

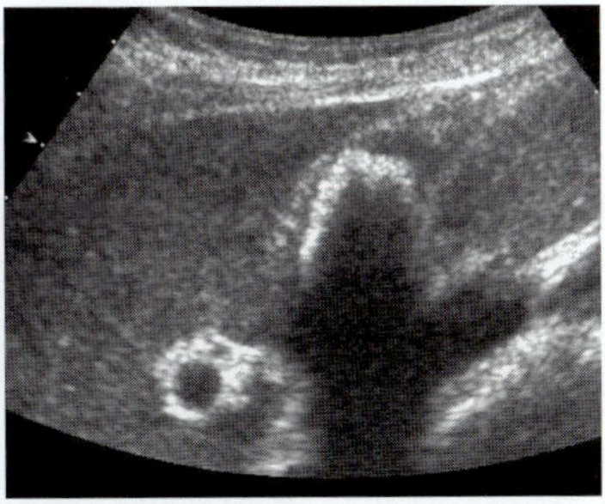

그림 8-130. US에서 보이는 찌부러진 담낭 내에 담석 (담낭벽-담석-후방음영wall-echo-shadow complex)

간내 담도 결석의 형태:

- 간내 담도 확장과 그 내부에 에코 발생 병변이 있는 경우
- 결석의 위치보다 말초부 담도는 늘어나 있으면서 그 중심부 담도에는 에코 발생 병변만 있는 경우
- 간내 담도의 확장 없이 불규칙한 형태를 갖는 에코 발생 병변이 있는 경우

간내 담도 결석과 감별해야 하는 병변: 간실질의 석회화, 석회화를 동반한 종양, 수술 후 clip, biliary stent, mucous plug, 간농양 등에 의한 가스 및 간내 담관 내 공기

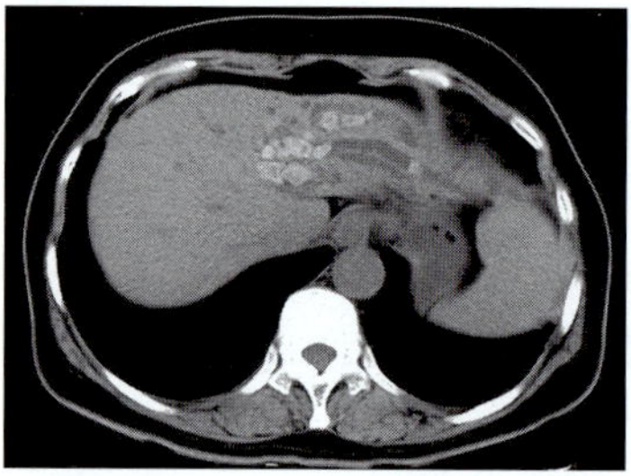

그림 8-131. CT에서 보이는 간내 담도 확장과 동반된 다수의 간내 담도 결석

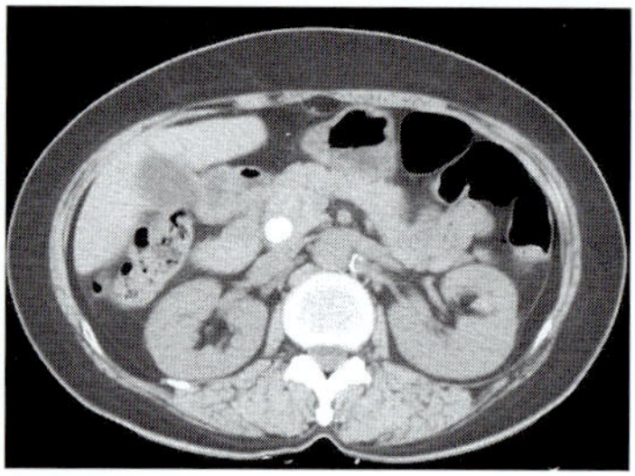

그림 8-132. CT에서 보이는 간외 담도 결석

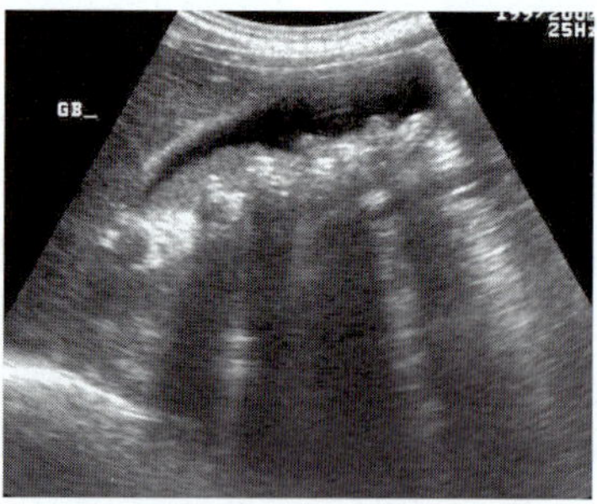

그림 8-133. US에서 보이는 다수의 작은 담석과 담즙 앙금

2) 조영 전 CT

US에서 확인된 결석의 60-80%만 진단

3) MRCP

민감도 97%

4) ERCP

민감도 59%

III. 염증

1. 담낭염 (Cholecystitis)

1) 정의: 담낭의 급성염증.

2) 원인

(1) Calculus: 95%

(2) Acalculus: 5% to ischemia, secondary inflammation/infection

1) 영상소견

(1) US

① Uncomplicated

- Gallstones
- Positive sonographic Murphy sign
- Gallstone impacted in neck of GB or cystic duct
- Thickend GB wall (〉4mm)

② Complicated

- Gallstones
- Pericholecystic fluid/abscess
- Gas in GB wall/lumen
- Sonographic Murphy sign negative in 1/3 patient

(2) CT

① Uncomplicated

- GB wall thickening
- Increased mural enhancement
- Pericholecystic fat stranding
- Cholesterol stones typically not visible

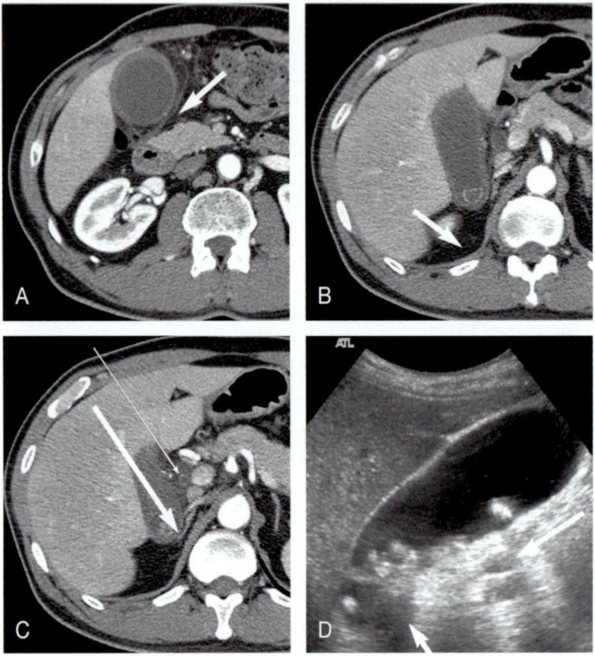

그림 8-134. 급성 담낭염.

A. CT 소견으로 GB wall thickening과 pericholecystic fat strands(화살표)이 관찰됨.
B. CT 소견으로 GB wall thickening과 내부에 stone(화살표)이 관찰됨.
C. CT 소견으로 cystic duct내 impaction된 stone(화살표) 관찰됨.
D. US 소견으로 GB wall thickening과 다수의 stone(화살표)이 관찰됨.

② Complicated

- Intramural or pericholecystic abscess leading to asymmetric GB wall thickening
- Gas in lumen/wall of gallbladder
- High attenuation gallbladder hemorrhage
- Focal interruption of GB wall due to necrosis
- Adherent omentum

(3) MRI

① T2WI

- Distended GB with stones
- High signal pericholecystic fat

② enhancement MRI

- Rim sign: Increased hepatic enhancement in patient with gangrenous cholecystitis
- Focal interruption of enhancement

2. 재발성 화농성 담관염 (Recurrent pyogenic cholangitis; RPC)

1) 발병기전

간흡충증 혹은 회충에 의한 담관 협착, 담즙 정체에 의한 결석 생성과 감염
불결한 식사 습관에 의한 문맥 패혈증 (대장균)

2) 임상 소견

남녀 발병이 비슷, 40대에 호발, 빈곤층에 호발
우상부 동통, 발열, 오한, 황달, 우상부 압통, 간비대, 패혈증

3) 영상소견

(1) US

간내/간외 담관의 결석 (85%) → 색소 결석

간내/간외 담관 확장 (결석의 위치와 상관없음), 담벽 비후와 고에코

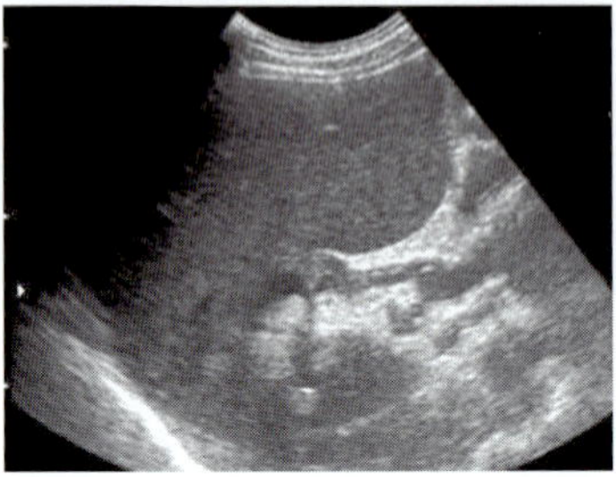

그림 8-135. Right hepatic lobe의 간내담관 결석의 US 소견.

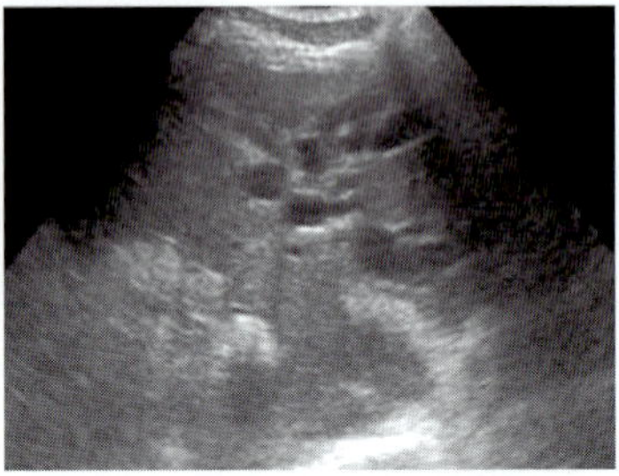

그림 8-136. Left hepatic lobe의 중심성 간내담관 확장의 US 소견.

(2) CT

간내/간외 담관 확장, 담관 결석 (m/c), 담관 협착, 분절위축(주로 좌외분절, 우후분절), 담관벽 비후, 간분절 조영증강, 담관기종, 농양

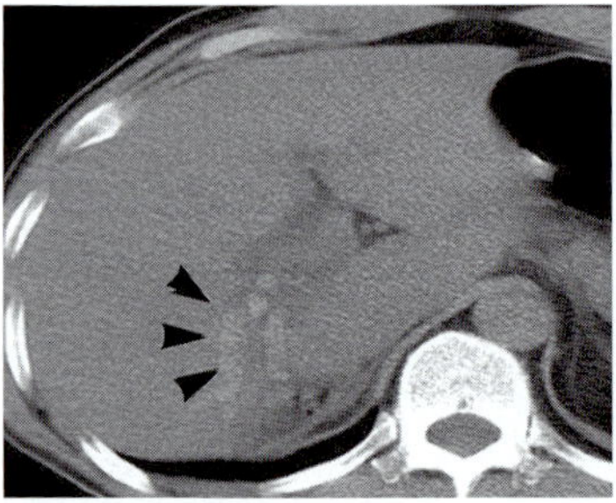

그림 8-137. Right posterior lobe의 간내 담관 결석의 CT 소견.

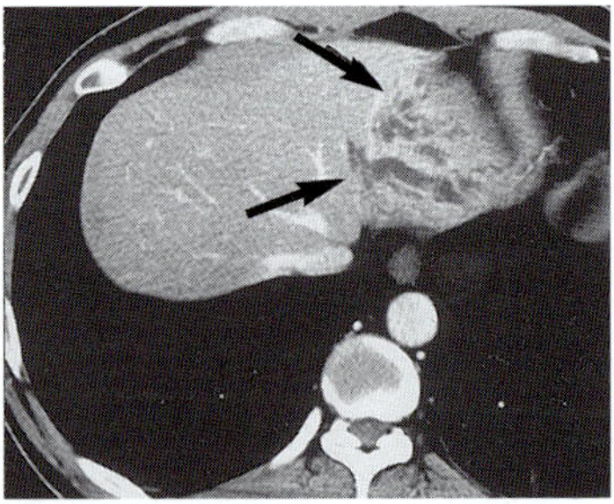

그림 8-138. Left lateral segment의 담관 확장과 분절 위축의 CT 소견.

(3) ERCP

중심부와 원위부 간내담관 확장, 담관 결석, 담관분지의 경직화와 직선화, 분지각 증가, 분지 수 감소, 말단부 담관의 급격한 내경 감소, 내경의 불규칙화, 협착

(4) MRCP

ERCP와 거의 같은 소견임, 조영제 사용 안함, 비침습적 임

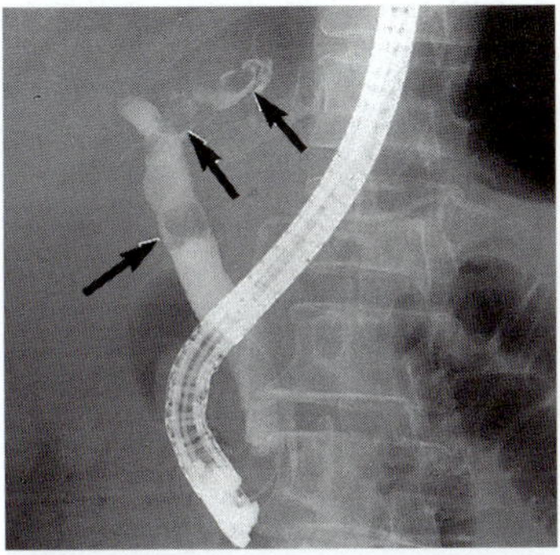

그림 8-139. 간외 담도의 결석(충만 결손), right IHD의 협착의 ERCP 소견.

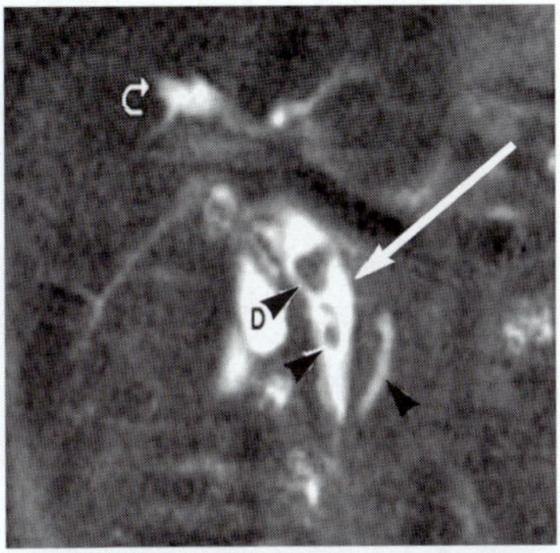

그림 8-140. 간외담도의 결석, 간외담도 확장, right hepatic lobe의 focal dilatation의 MRCP 소견.

3. 원발성 경화성 담도염 (Primary sclerosing cholangitis)

1) 정의

원인을 알 수 없는 만성 담즙전체성 간질환으로 남자에 주로 생긴다. 궤양성 대장염을 잘 동반한다.

2) 병리

담도에 섬유성 염증을 보이는 것이 특징이나, 염증세포가 많이 보이지 않고 섬유화가 비특이적이기 때문에 담도의 생검 조직만으로 진단이 어려운 경우가 많다.

3) 영상소견

(1) US

간내 나 간외 담도의 벽 비후나 확장 등의 소견이 활면 또는 불규칙한 모양으로 관찰된다. 간내 담도의 벽 비후는 두개의 평행한 고에코 선으로 보인다.

(2) CT

간내 나 간외 담도의 벽 비후나 확장 등의 소견이 활면 또는 불규칙한 모양으로 관찰된다. 특히 간외 담도가 반복적으로 확장과 협착이 될 수 있고 담도 벽의 조영증강을 볼 수 있다.

(3) Cholangiography

간내 및 간외 담도의 여러 곳에서 협착을 볼 수 있으며, 이런 협착이 반복될 때 염주 모양의 담도를 볼 수 있다. 원발성 경화성 담도염 진단에 가장 중요한 역할을 한다.

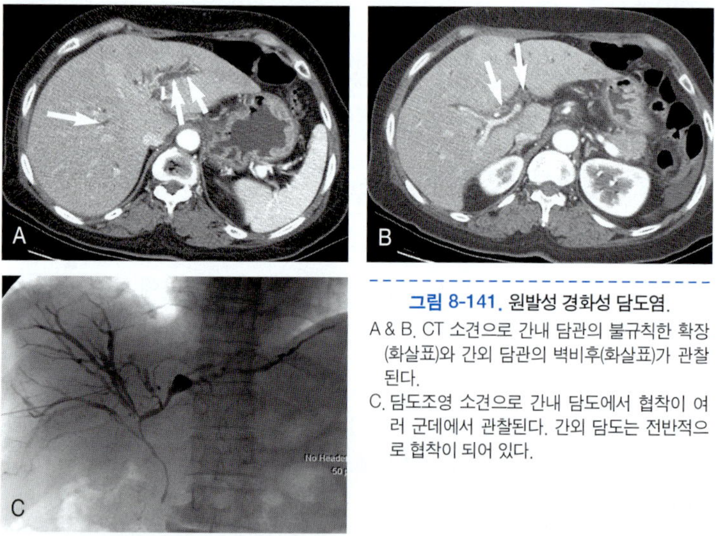

그림 8-141. 원발성 경화성 담도염.

A & B. CT 소견으로 간내 담관의 불규칙한 확장(화살표)와 간외 담관의 벽비후(화살표)가 관찰된다.

C. 담도조영 소견으로 간내 담도에서 협착이 여러 군데에서 관찰된다. 간외 담도는 전반적으로 협착이 되어 있다.

4. 간흡충증 (Clonorchiasis)

1) 정의

간흡충인 Clonorchis sinensis이 간내 담도에 기생하면서 일으키는 기생충 질환. 재발성 화농성 담도염이나 담도암 같은 합병증을 일으킨다.

2) 병리

간흡충이 간내 담도 내에서 기생하면서 담즙 흐름을 막고, 염증을 일으키다가, 후기로 가면서 담도주위 섬유화 및 담도 상피세포의 과증식 등을 일으키게 된다.

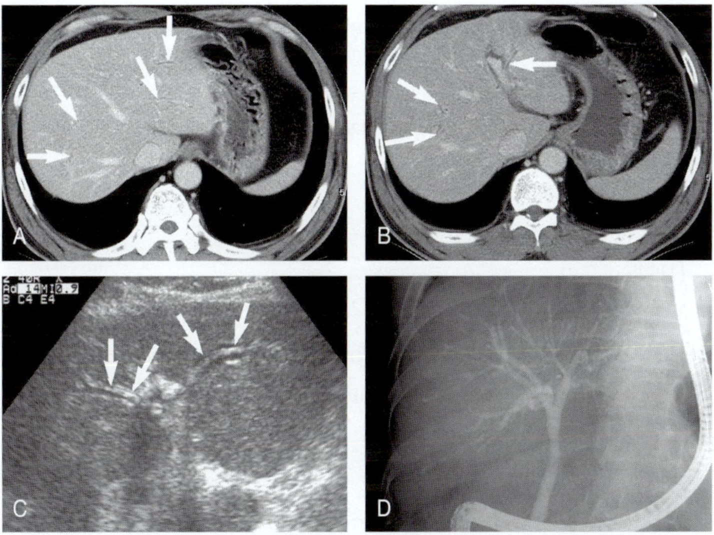

그림 8-142. 간흡충증.

A & B. CT 소견으로 간내 담도가 말초 부위까지 경도로 확장(화살표)되어 있다.

C. US 소견으로 간내 담도가 경도로 확장(화살표)되어 double channel의 소견을 보인다.

D. 담도조영 소견으로 간내 담도가 말초 부위까지 경도로 확장되어 있다.그러나 담도 확장을 일으키는 폐쇄 병변은 보이지 않는다.

3) 영상소견

(1) US, CT: 간외 담도의 확장 없이 간내 담도가 말초까지 경도로 확장된 소견이 특징적이다. 담도 벽이나 담도 주위 조직의 비후가 동반될 수 있다.

Ⅳ. 양성종양

1. 담낭 용종 (Gallbladder polyp)

1) 정의

담낭 벽에서 돌출한 모든 양성 병변을 모두 포함하는 일반적 용어.

2) 병리

과증식에서 선종 같은 양성 종양까지를 포함하며 cholesterol polyp이 가장 흔하다.

3) 영상소견

(1) US

담낭 벽에서 돌출된 단일 또는 복수의 후방음영이 없는 고에코 병변으로 보통 1 cm 이하이다. Cholesterol polyp의 경우 cholesterol crystal 때문에 V-shaped artifact나 comet-tail artifact같은 reverberation artifact를 가질 수 있다.

(2) CT

담낭 벽에서 돌출된 단일 또는 복수의 고음영 병변으로 보통 1 cm 이하이며 조영증강이 된다.

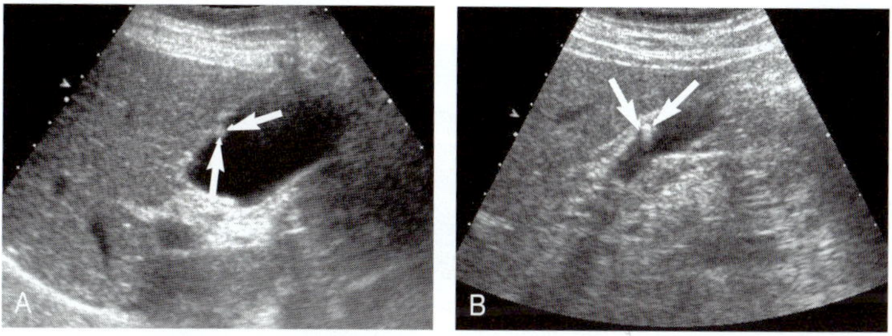

그림 8-143. 담낭 용종의 US 소견.

A. 담낭 전벽에 후방음영이 없는 작은 고에코성 병변(화살표)이 관찰된다.

B. 담낭 전벽의 작은 고에코성 병변(화살표) 내에 cholesterol crystal에 의한 V-shaped artifact가 관찰되어 cholesterol polyp임을 알 수 있다.

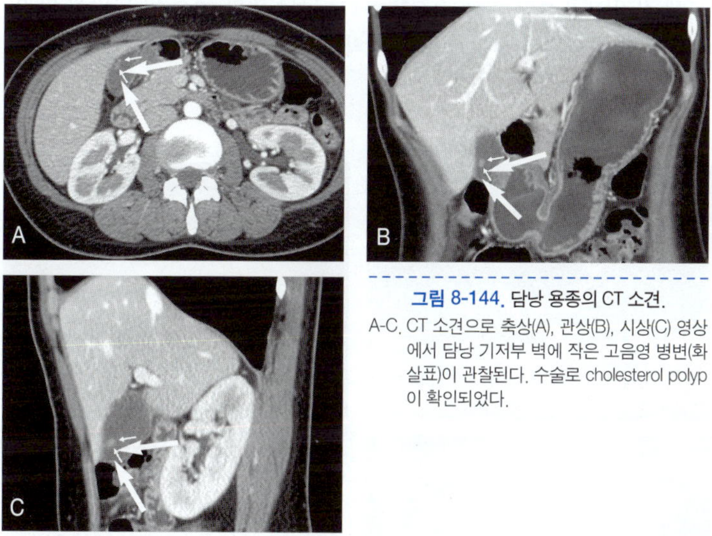

그림 8-144. 담낭 용종의 CT 소견.

A-C. CT 소견으로 축상(A), 관상(B), 시상(C) 영상에서 담낭 기저부 벽에 작은 고음영 병변(화살표)이 관찰된다. 수술로 cholesterol polyp이 확인되었다.

V. 악성종양

1. 담낭암 (Gallbladder cancer)

1) 정의

여성에서 더 흔하고 고령층에서 생기는 담낭의 악성 종양.

2) 병리

대부분이 adenocarcinoma이고, 육안적으로 infiltrating type과 fungating type으로 나눌 수 있다.

3) 영상소견

세 가지 대표적인 영상 소견으로 (1) 담낭 벽의 국소 및 미만성 벽 비후, (2) 담낭 벽에서 생긴 폴립 모양의 종괴, (3) 담낭을 대치하는 종괴가 있다.

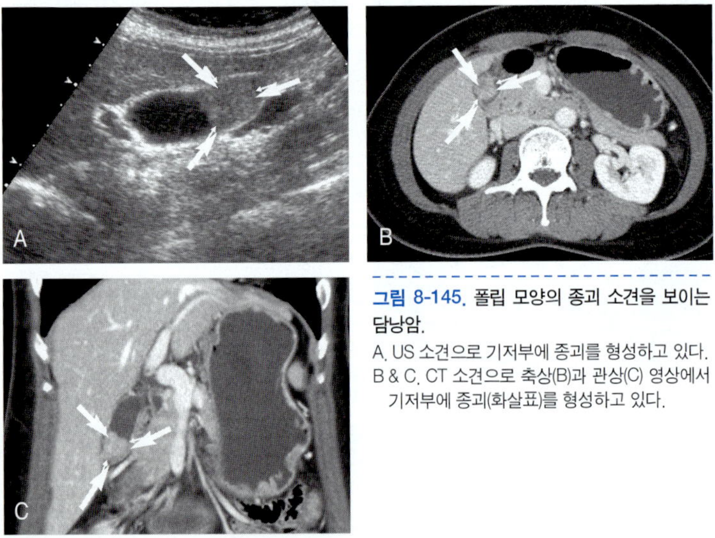

그림 8-145. 폴립 모양의 종괴 소견을 보이는 담낭암.

A. US 소견으로 기저부에 종괴를 형성하고 있다.
B & C. CT 소견으로 축상(B)과 관상(C) 영상에서 기저부에 종괴(화살표)를 형성하고 있다.

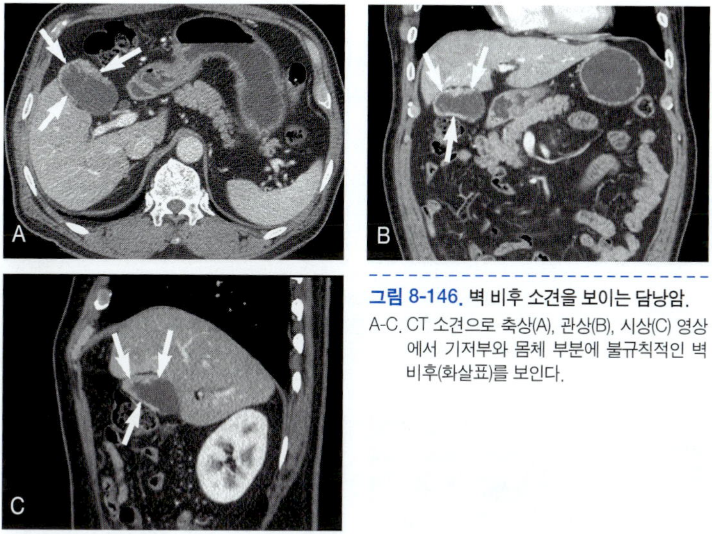

그림 8-146. 벽 비후 소견을 보이는 담낭암.
A-C. CT 소견으로 축상(A), 관상(B), 시상(C) 영상에서 기저부와 몸체 부분에 불규칙적인 벽 비후(화살표)를 보인다.

2. 간외 담도암 (Extrahepatic cholangiocarcinoma)

1) 정의

간문부 직하부에서 바터팽대부 전까지의 담관 상피세포에서 생긴 악성 종양.

2) 병리

주로 adenocarcinoma이며, 육안적으로 mass forming(nodular) type, periductal infiltrating(sclerosing) type, intraductal growth(papillary) type으로 구분한다.

3) 영상소견

(1) US

유형에 따라 담도 벽이 동심원 또는 비대칭성으로 비후되든지 결절성 종괴로 보인다. 종괴가 잘 그려지지 않을 수도 있으며 병변의 근위부 담도의 확장을 동반한다.

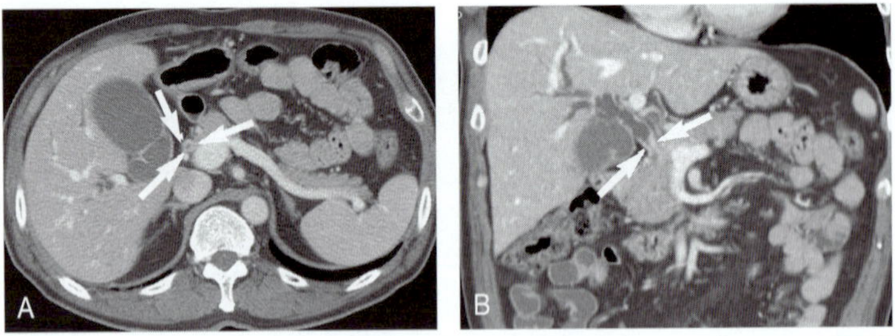

그림 8-147. Sclerosing type의 담도암.

A & B. CT 소견으로 축상(A) 및 관상(B) 영상에서 총담관의 중간 및 원위 부위에 벽 비후(화살표)가 보인다.

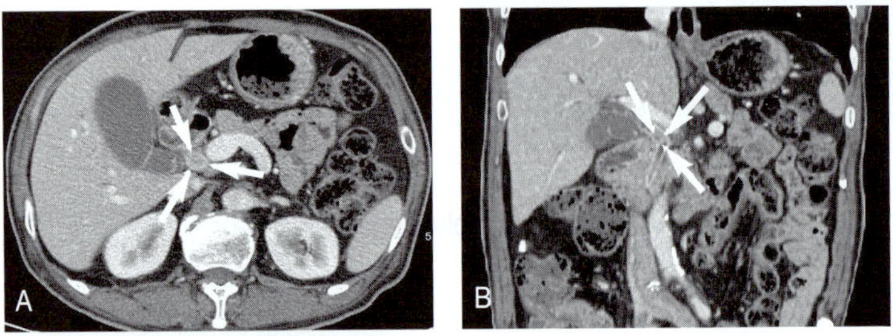

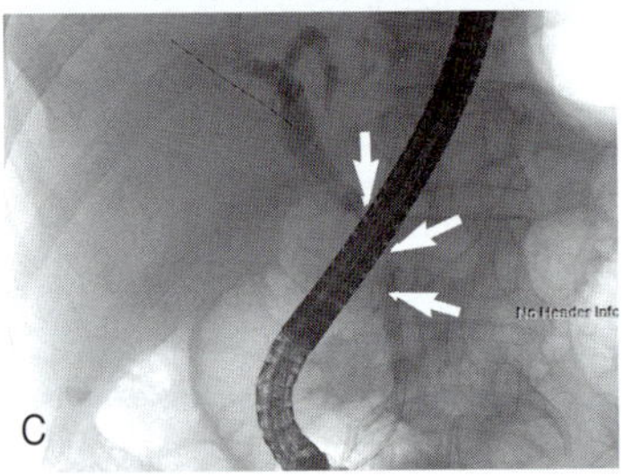

그림 8-148. Papillary type의 담도암.

A & B. CT 소견으로 축상 및 관상(B) 영상에서 총담관의 중간 부위에 유두 모양의 종괴(화살표)가 관찰된다.

C. 담도조영 소견으로 총담관의 중간 부위에 종괴에 의한 충만결손(화살표)가 관찰된다.

(2) CT

유형에 따라 담도 벽이 동심원 또는 비대칭성으로 비후되든지 결절성 종괴로 보인다. 병변 부위는 보통 조영증강을 보이고 그 근위부 담도의 확장을 동반한다.

(3) Cholangiography

병변 부위가 협착되거나 폴립 모양의 종괴에 의한 충만 결손의 소견을 보인다.

VI. 기타

1. 담낭 선근종증 (Gallbladder adenomyomatosis)

1) 정의

담당의 상피세포와 고유근이 과증식되는 병변.

2) 병리

과증식된 상피세포가 비후된 고유근 내로 함입되는 것을 특징으로 하며, 이 때 담낭벽 내로 함입된 상피세포가 게실을 형성하는데 이를 Rokitansky-Aschoff sinus라고 한다.

3) 분류

(1) Generalized(diffuse) form

선근종증이 담낭 전체를 점유하는 형태.

(2) Segmental(annular) form

선근종증이 담낭의 일부를 circumferential하게 점유하는 형태. 담낭을 hourglass 모양의 두 부분으로 나뉘게 함.

(3) Focal form

주로 기저부에 생기며 결절을 형성하는 형태. Adenomyoma라고도 함.

4) 영상소견

(1) US

형태에 따라 diffuse 또는 segmental하게 담낭 벽의 비후를 보이거나, 기저부에 결절 형태로 보인다. 담낭 벽에서 V-shaped artifact나 comet-

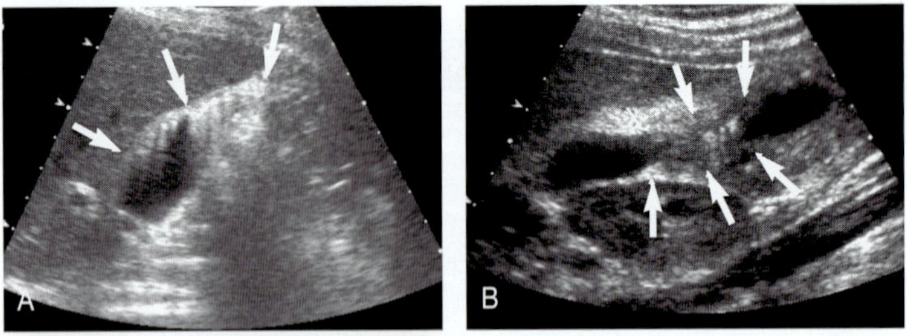

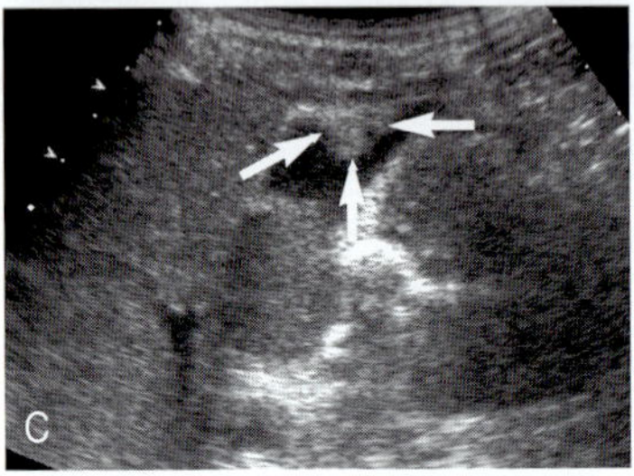

그림 8-149. 담낭 선근종증의 US 소견.

A. Generalized form으로 담낭 벽 전체를 따라 V-shaped artifact나 comet-tail artifact 등의 reverberation artifact가 관찰되는데(화살표), 그 이유를 Rokitasly-Aschoff sinus 내의 cholesterol crystal 때문으로 설명한다.
B. Segmental form으로 담낭 체부에서 벽의 일부가 비후되어 있고(화살표) reverberation artifact들이 동반되어 있다.
C. Focal form으로 담낭 기저부가 국소적으로 비후되어 결절(화살표)을 형성하고 있다.

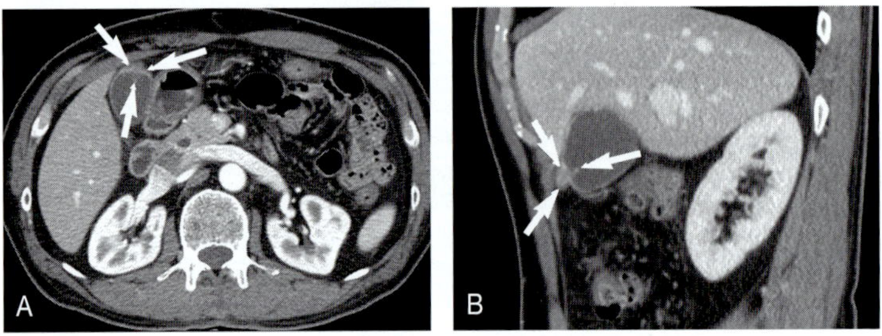

그림 8-150. 담낭 선근종증의 CT 소견.

A-C. Focal form의 선근종증으로 축상(A), 시상(B) 영상 모두에서 기저부에 폴립모양의 결절(화살표)로 보인다.

tail artifact를 볼 수 있는데 이는 Rokitansky-Aschoff sinus 내의 cholesterol crystal 때문에 생긴 reverberation artifact이다.

(2) CT

US 소견과 비슷하게 형태에 따라 diffuse 또는 segmental하게 담낭벽의 비후를 보이거나, 기저부에 결절 형태로 보인다.

(3) MRI

T2강조영상에서 Rokitansky-Aschoff sinus가 고신호강도의 focus로 관찰되는 string of pearls sign을 보이면 특징적이다.

2. 총담관낭 (Choledochal cyst)

1) 정의

간외 담도가 선천성으로 낭성 확장을 한 경우를 말하며, anomalous pancreaticobiliary ductal union(APBDU)가 있을 경우에 생기는 것으로 알려져 있다.

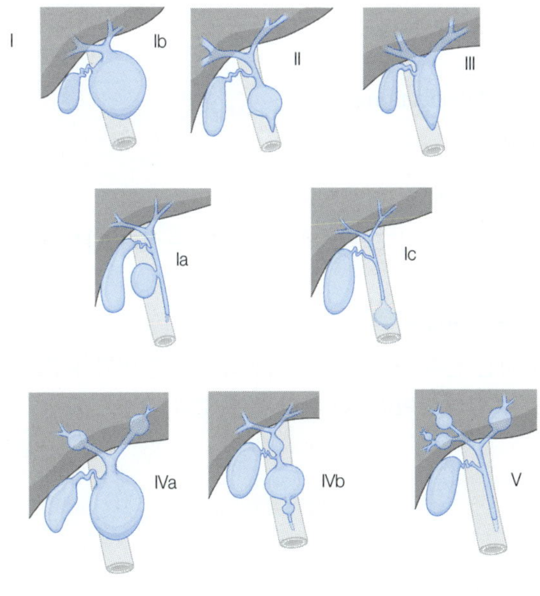

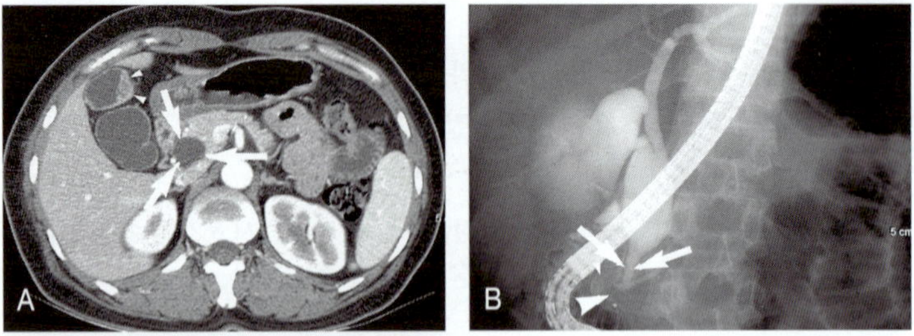

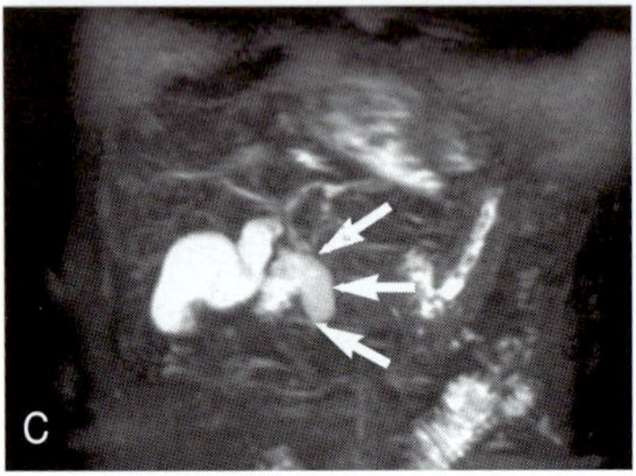

그림 8-151. Type 1a의 총담관낭.

A. CT 소견으로 총담관이 확장되어 있다(화살표). 담낭에 담낭암에 의한 벽 비후(화살촉)가 관찰된다.

B. 담도조영 소견으로 총담관이 확장되어 있다. 총담관이 췌담관에 수직(화살표)으로 연결되고 common channel(화살촉)이 길게 관찰되어 APBDU의 소견을 보인다.

C. MR담도조영 소견으로 총담관의 확장(화살표)이 관찰되나 APBDU는 뚜렷하지 않다.

2) 분류

Todani' s classification

3) 영상소견

(1) US, CT, MRI

유형에 따른 간외 담도의 낭성 확장을 볼 수 있다. 담도암 같은 합병증을 볼 수 있다.

(2) Cholangiography

유형에 따른 간외 담도의 낭성 확장의 정확한 범위와 담도암 같은 합병증을 알 수 있다. APBDU를 확인 할 수 있다.

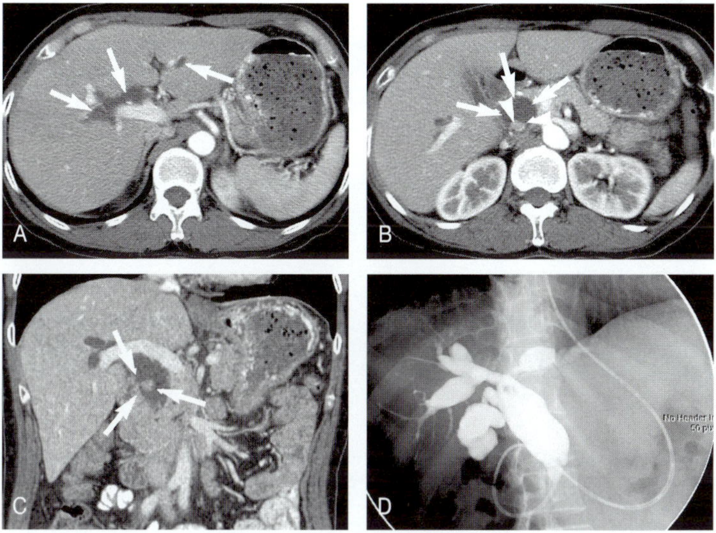

그림 8-152. Type IVa의 총담관낭.

A-C. CT 소견으로 축상(A & B) 및 관상 (C) 영상에서 간내 담관과 총담관의 확장(화살표)이 관찰된다. 총담관 내에 담석(화살촉)이 동반되어 있다.

D. 담도조영 소견으로 간내 담관과 총담관의 확장이 관찰된다. APBDU의 유무는 카테터 때문에 알 수 없다.

췌 장

I. 정상해부학 및 검사방법

1. 정상해부학

1) 후복막강에 있으며 약간 상방으로 향함.

(1) 두부

십이지장의 c-loop내측에 위치

구상돌기: 두부로부터 후내측에 돌출. 문맥이 비장정맥과 만나는 부위에서 하대정맥 중간을 연결한 선 좌측에 위치

(2) 경부

비장정맥과 상장간막정맥이 만나는 부위 바로 앞. 위유문부 뒤

(3) 체부

척추를 횡단하여 앞쪽 바깥쪽으로 활 모양으로 휘어져 있음.

(4) 미부

비장 문까지 뻗어있음.

2) 췌관

(1) Duct of Wirsung

주췌관은 수평경로를 취하여 ampulla of Vater를 형성하는 총담관 아래쪽 면과 만남.

(2) Accessary duct of Santorini

부체관은 췌장 두부의 전상면에서 부유두부 또는 주췌관에 개구함.

3) 동맥 공급

(1) 두부

celiac trunk → gastrodudenal a → ant, post sup pancreaticoduodenal a

SMA → ant, post inf pancreaticoduodenal a

(2) 체부, 미부

Splenic a, dorsal pancreatic a (pancreatica magna)

4) 정맥

비장정맥, 문맥, 상장간정맥의 지맥들로 구성. 배출은 일정. 동맥과 평행하게 주행.

2. 검사방법

1) Plain radiography

위치는 두부는 L 1~2, 체부는 L 1을 횡단함. 췌장질환이 의심되는 환자에서 장폐색이나 십이지장궤양 천공 같은 질환 감별을 위해 사용.

2) US

(1) 장내 공기와 음식을 줄이기 위해 12시간 정도 금식한 상태에서 시행. 환자에게 앙와위를 취하게 한 후 coronal, sagittal view로 시행.

(2) US로 췌장을 관찰하기 어려울 때는 환자에게 물을 마시게 하거나 (체부, 미부 관찰) right post oblique position취하게 함(두부 관찰).

(3) 간의 에코보다 약간 높으며 에코 결은 균질하지 않음. 나이가 듦에 따라 점차 지방으로 대치되어 에코가 증가.

(4) 췌장의 체부는 췌장의 가장 얇은 부위이고, 구상돌기의 모양이 둥글어지거나 크기가 커지면 질환을 의미. 췌장의 크기는 나이가 듦에 따라 감소.

(5) 주췌관의 최대직경은 2mm이하임.

3) CT

(1) 이중시기 검사법

조영제 주사 후 조기, 후기 영상 얻기. islet cell ca 잘 관찰

(2) 삼중시기 검사법

조영제 주사 전, 동맥기 (25~30초), 췌장기 (40~70초)

(3) 젊은 환자에서 췌장의 모양은 부드럽고 attenuation은 비장 및 근육과 유사하고 간보다 낮다. 췌장의 크기는 췌장비대를 진단하는 절대적인 수치는 없음.

4) MRI

지방억제영상은 연부조직 대비가 뚜렷해 해부 구조 관찰용이, 종괴, 췌장염 발견에 유리. T2강조영상은 액체저류 조직이나 main pancreatic duct 관찰에 용이.

5) Cholangiography

ERCP를 대신하여 시술이 불가능한 술 후 환자 진단에 유용. Heavily T2 강조영상 사용 하여 액체가 찬 관들이 주위 저신호강도의 조직과 대비되어 뚜렷하게 관찰.

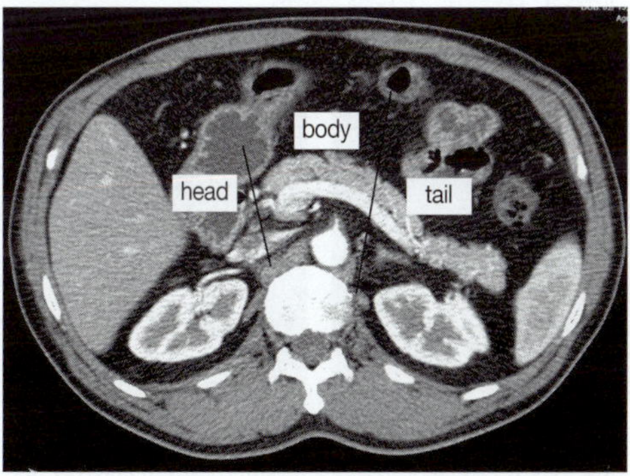

그림 8-153. 정상 췌장의 CT 소견.

II. 염증

1. 급성 췌장염 (Acute pancreatitis)

1) 정의

췌장 및 췌장 주위 조직의 급성염증으로 담관결석과 음주가 원인의 90%이상을 차지한다.

2) 병리

경증 급성 췌장염은 조직학적으로 간질의 부종이 주 소견이고 괴사부위는 매우 적다. 췌장 내부 및 주위의 지방조직괴사가 흔하다. 중증 급성 췌장염은 췌장조직의 괴사, 췌장 주위의 심한 지방괴사, 복강 내 출혈, 혼탁한 액체저류가 보인다.

3) 영상소견

(1) Plain radiography

colon cutoff sign (췌장염의 파급으로 대장의 splenic flexure 부위의 기능적 연축으로 이 이하 부위의 대장공기가 보이지 않는 현상).

(2) US

전반적인 에코의 감소와 미만성 확대.

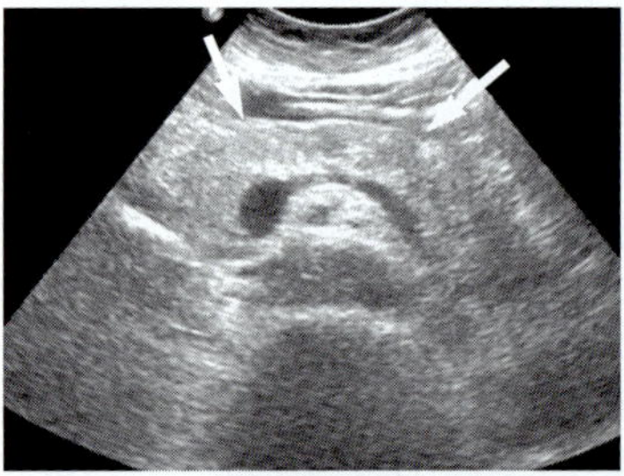

그림 8-154. 급성경증췌장염의 US소견.
췌장(화살표)의 미만성 증대 및 전반적인 에코감소를 보인다.

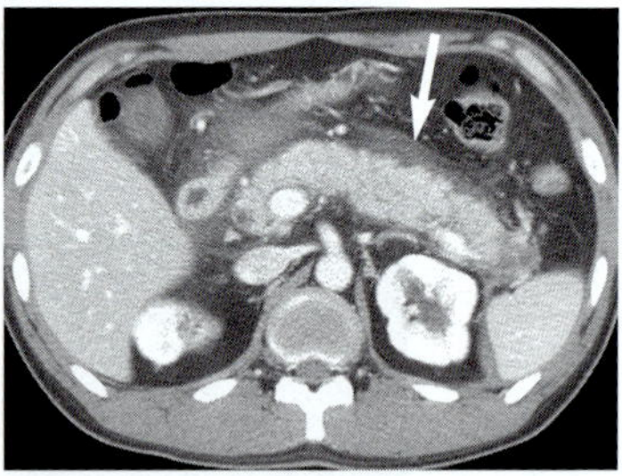

그림 8-155. 급성경증췌장염의 CT소견.
췌장이 커져있고 췌장주위 염증침윤과 액체저류(화살표)가 있다.

(3) CT

① 가장 뛰어난 진단법.

② 경증: 정상일 수 있고, 췌장의 미만성 증대, 췌장주위지방조직의 음영증가.

③ 중증 급성췌장염: 췌장 내부에 조영증강 안되는 괴사부위, 췌장 주위 많은 양의 불균질한 액체 저류와 복수.

(4) MRI

T1강조영상에서 췌장 실질이 저신호강도로 보이며, 췌장의 부종, 췌장주위 액체저류 및 염증성 침윤의 변화는 US 및 CT와 같다.

4) 합병증

액체저류, 가성낭종 (4-6주 후 섬유조직으로 둘러싸인 액체저류), 괴사부위 감염, 농양. 출혈 및 혈관 합병증 (가성동맥류: 비장동맥에 흔함), 담관 침범 및 확장.

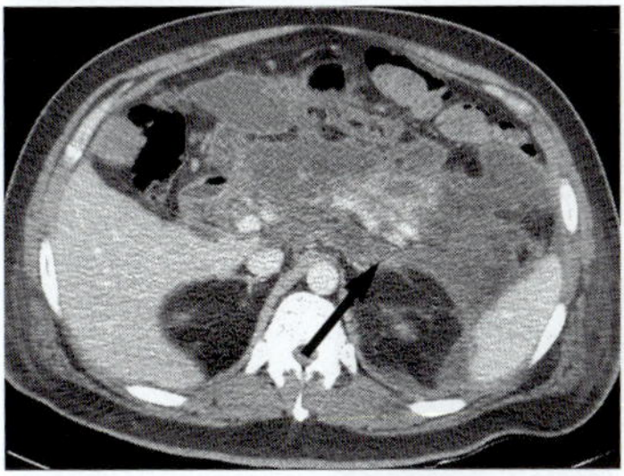

그림 8-156. 급성중증췌장염의 CT소견.
췌장의 일부만이 비균질한 조영증강(화살표)을 보이고 그 주위에 다량의 혼탁한 액체저류가 보인다.

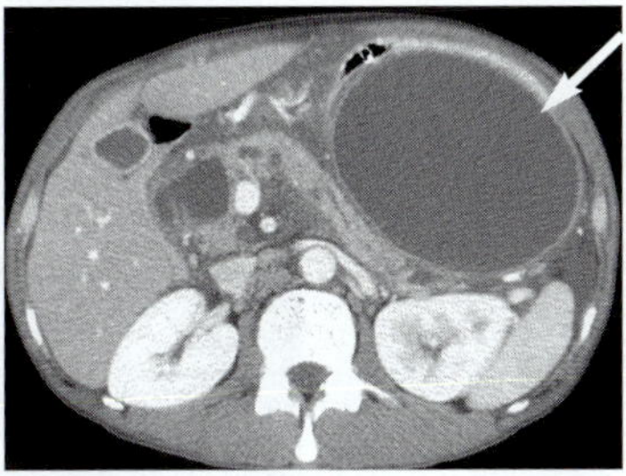

그림 8-157. 췌장염과 동반된 가성낭종.
췌장 앞에 피막으로 둘러싸인 낭종성 병변(화살표)이 보인다.

2. 만성 췌장염 (Chronic pancreatitis)

1) 정의

췌장의 만성 진행성 염증으로 인한 내/외분비 기능 및 형태의 비가역적 변화가 일어난 상태로 음주가 가장 흔한 원인이다.

2) 영상소견

(1) Plain radiography

췌장의 석회화 (40-60%)

(2) US

췌장의 전반적 혹은 국소적 위축, 불규칙한 외연, 비균질한 에코, 췌관의 확장, 췌장의 석회화, 췌관의 결석.

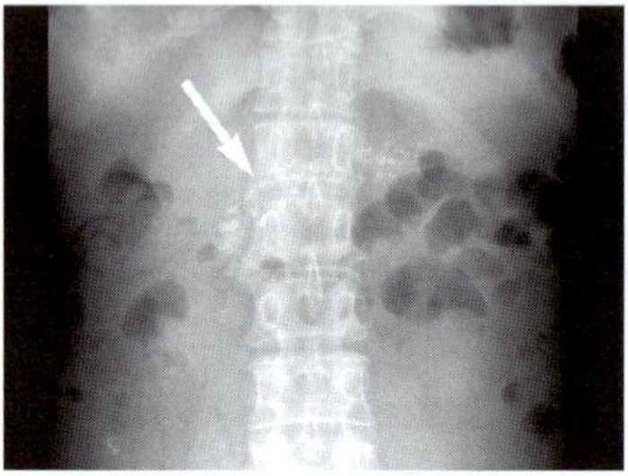

그림 8-158. 만성췌장염 환자의 석회화 병변.
단순촬영에서 췌장에 작고 많은 석회화(화살표)가 보인다.

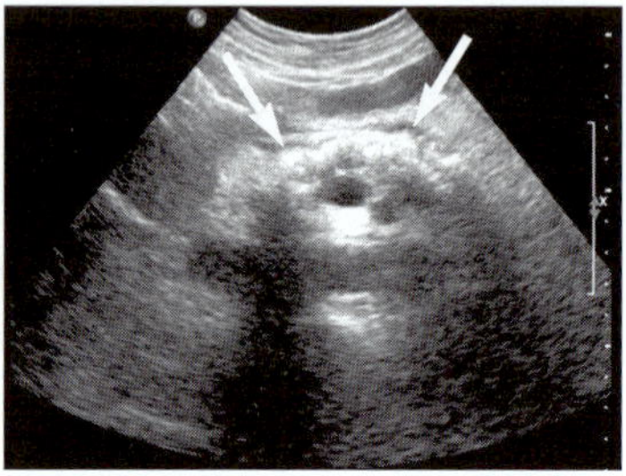

그림 8-159. 만성췌장염의 US 소견.
횡단US에서 췌장이 위축되어 있고 췌장 내에 고에코의 석회화(화살표)와 이로 인한 후방음영감소를 보인다.

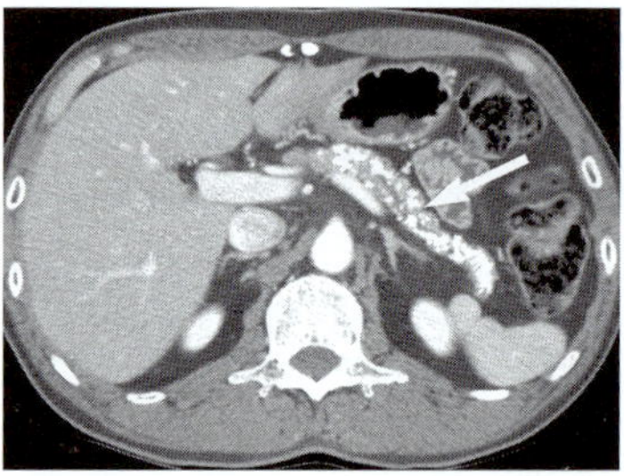

그림 8-160. 만성췌장염의 CT 소견.
CT에서 췌장의 위축과 석회화(화살표)가 보인다.

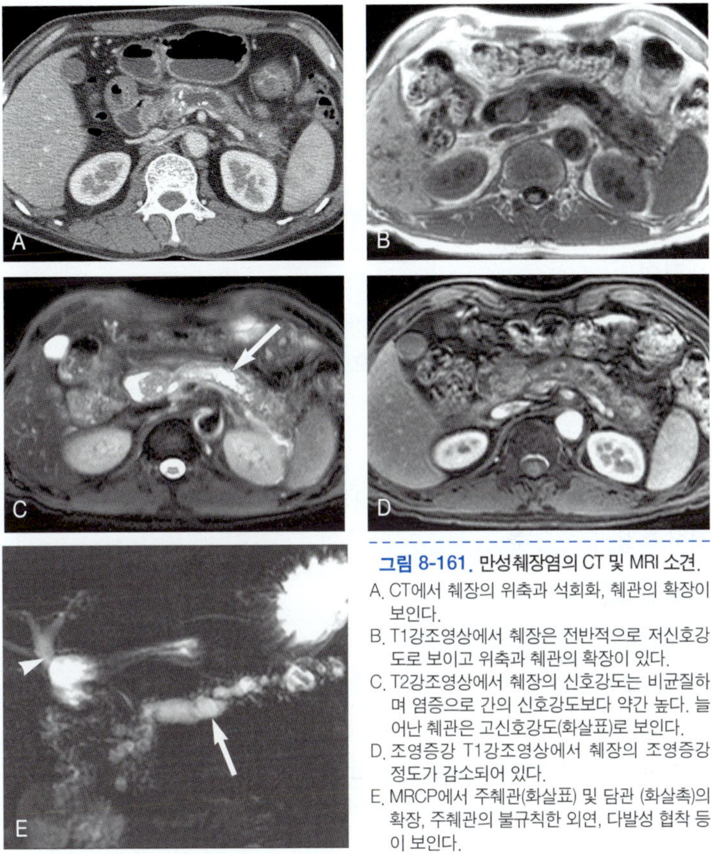

그림 8-161. 만성췌장염의 CT 및 MRI 소견.

A. CT에서 췌장의 위축과 석회화, 췌관의 확장이 보인다.
B. T1강조영상에서 췌장은 전반적으로 저신호강도로 보이고 위축과 췌관의 확장이 있다.
C. T2강조영상에서 췌장의 신호강도는 비균질하며 염증으로 간의 신호강도보다 약간 높다. 늘어난 췌관은 고신호강도(화살표)로 보인다.
D. 조영증강 T1강조영상에서 췌장의 조영증강 정도가 감소되어 있다.
E. MRCP에서 주췌관(화살표) 및 담관 (화살촉)의 확장, 주췌관의 불규칙한 외연, 다발성 협착 등이 보인다.

(3) CT

경증은 정상일 수 있으며, 췌장의 위축, 췌관의 확장, 췌장 석회화, 췌관의 결석, 가성낭종 등이 주된 소견.

(4) ERCP

주췌관의 불규칙한 변연 및 다발성 협착 혹은 확장, 췌관의 결석, 췌장 내 총담관의 협착 및 근위부 확장.

(5) MRI

① T1강조영상: 염증에 의해 췌장은 저신호강도로 보임.

② T2강조영상: 액체저류, 가성낭종은 고신호강도로 보임.

③ MRCP: ERCP와 같은 소견임.

3. 자가면역성 췌장염 (Autoimmune pancreatitis)

1) 정의

췌장의 심한 섬유화 및 lymphoplasmacyte의 침윤 등의 자가면역성 염증을 특징으로 하는 만성 췌장염으로 스테로이드 치료에 반응을 잘 하는 가역성 질환.

2) 병리

lymphocyte 및 plasma cell의 췌관주위 침윤과 myofibroblast의 증식이 특징.

3) 영상소견

(1) US

저에코의 미만성 혹은 국소성 췌장 증대.

(2) CT

소시지모양의 미만성 혹은 국소성 췌장 증대, 췌장주위 저음영의 띠, 미만성 혹은 국소성 주췌관의 협착, 췌장 내 총담관의 협착 등.

(3) MRI

T1강조영상에서 염증에 의해 췌장은 저신호 강도를 보이며, 췌장주위 저신호강도의 띠가 조영증강되며, 주췌관 및 췌장 내 총담관 협착 등은 CT와 같다.

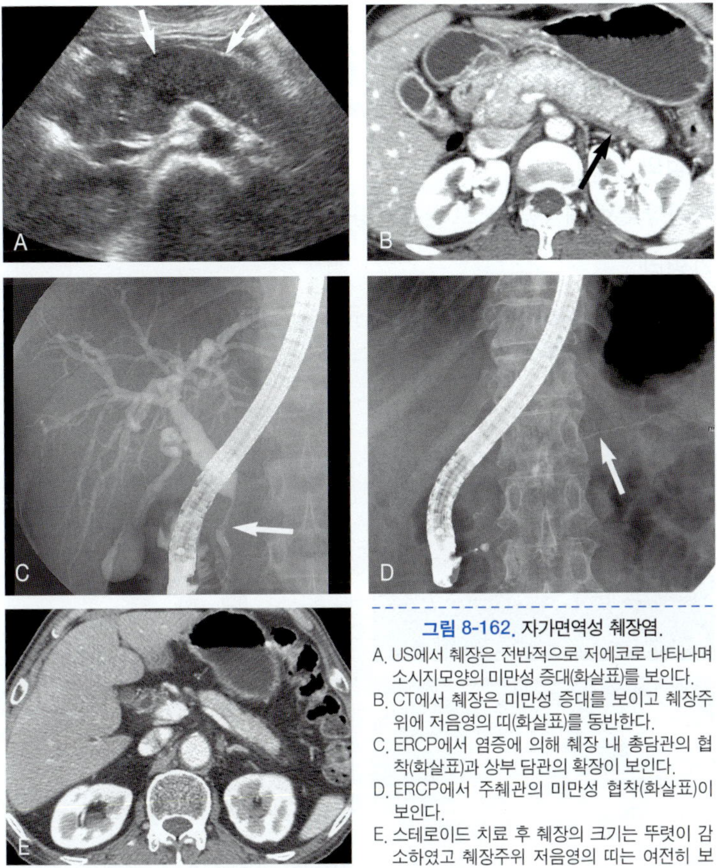

그림 8-162. 자가면역성 췌장염.

A. US에서 췌장은 전반적으로 저에코로 나타나며 소시지모양의 미만성 증대(화살표)를 보인다.
B. CT에서 췌장은 미만성 증대를 보이고 췌장주위에 저음영의 띠(화살표)를 동반한다.
C. ERCP에서 염증에 의해 췌장 내 총담관의 협착(화살표)과 상부 담관의 확장이 보인다.
D. ERCP에서 주췌관의 미만성 협착(화살표)이 보인다.
E. 스테로이드 치료 후 췌장의 크기는 뚜렷이 감소하였고 췌장주위 저음영의 띠는 여전히 보인다.

III. 종양

1. 췌장 선암 (Pancreatic adenocarcinoma)

1) 정의

가장 흔한 췌장종양으로 전체 종양의 75%를 차지하며 예후가 나쁘다.

2) 병리

저혈관성 고형성 종괴로 심한 섬유화를 동반하고 괴사, 출혈, 석회화는 드물다.

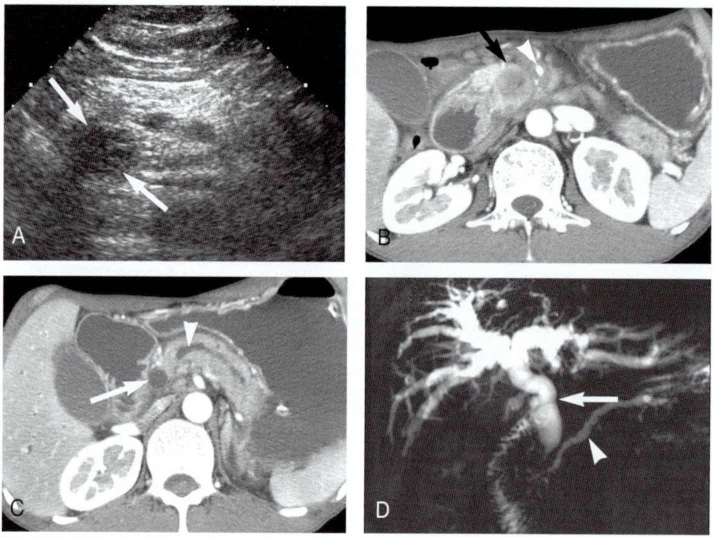

그림 8-163. 췌장두부선암.

A. US에서 췌장두부에 저에코의 종괴 (화살표)가 보인다.

B. CT에서 췌장두부에 저혈관성 저음영 종괴 (화살표)가 보이고 췌장 주변의 상장간막동맥 (화살촉)은 침윤성 종양으로 둘러싸여 있어 수술이 불가능하였다.

C. 췌장두부선암에 의한 침윤으로 상부 총담관 (화살표)과 주췌관 (화살촉)이 늘어나 있다 (double duct sign).

D. MRCP에서 CT와 마찬가지로 상부 총담관 (화살표)과 주췌관 (화살촉)이 늘어나 있다 (double duct sign).

3) 영상소견

(1) US

종양은 약 95%가 저에코, 3%가 고에코, 2%가 동등에코로 보인다.

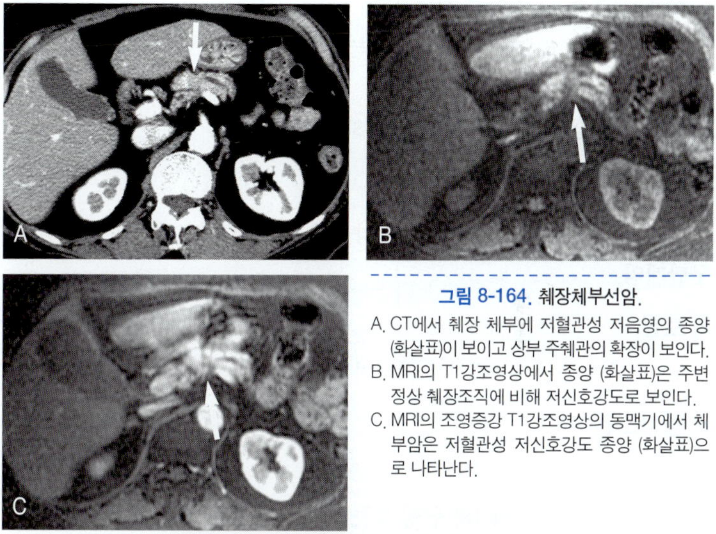

그림 8-164. 췌장체부선암.

A. CT에서 췌장 체부에 저혈관성 저음영의 종양 (화살표)이 보이고 상부 주췌관의 확장이 보인다.
B. MRI의 T1강조영상에서 종양 (화살표)은 주변 정상 췌장조직에 비해 저신호강도로 보인다.
C. MRI의 조영증강 T1강조영상의 동맥기에서 체부암은 저혈관성 저신호강도 종양 (화살표)으로 나타난다.

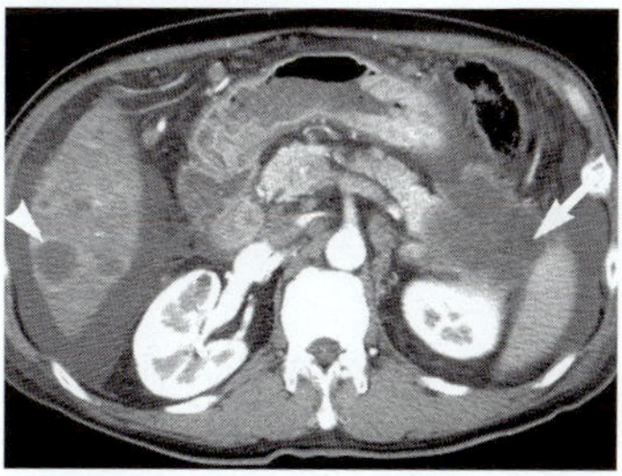

그림 8-165. 췌장미부선암.

CT에서 췌장 미부에 저음영의 종괴 (화살표)가 보이고 간전이(화살촉)와 복막파종 (peritoneal seeding)을 동반한다.

(2) CT

저혈관성 국소종괴가 가장 흔함.

(3) MRI

① T1강조영상: 저신호강도

② T2강조영상: 다양한 신호강도

③ 조영증강: 조영증강이 잘 안되는 저혈관성 저신호강도의 종양

2. 점액성낭성종양 (Mucinous cystic neoplasm)

1) 정의

췌장 낭성 종양 중 가장 흔하며 양성과 악성이 있고 양성은 악성의 전구단계임.

2) 호발

40-60세의 중년여성에서 호발하며 약 85%에서 체부와 미부에 생긴다.

3) 영상소견

(1) US

대낭성 (macrocystic)의 원형 또는 난원형의 단방성 또는 다방성 낭성 종괴

(2) CT

낭종의 벽과 격막은 장액성 낭종보다 두껍고, 석회화를 동반할 수 있다. 내부 성상에 따라 서로 다른 음영을 보일 수 있다.

(3) MRI

① T1강조영상: 낭종내부 성분에 따라 저신호 또는 고신호로 보일 수 있다.

② T2강조영상: 고신호로 보이나 낭종 내 성분에 따라 비균질할 수 있고 저신호의 격막이 보인다.

③ 조영증강: 낭종의 벽과 격막이 조영증강된다.

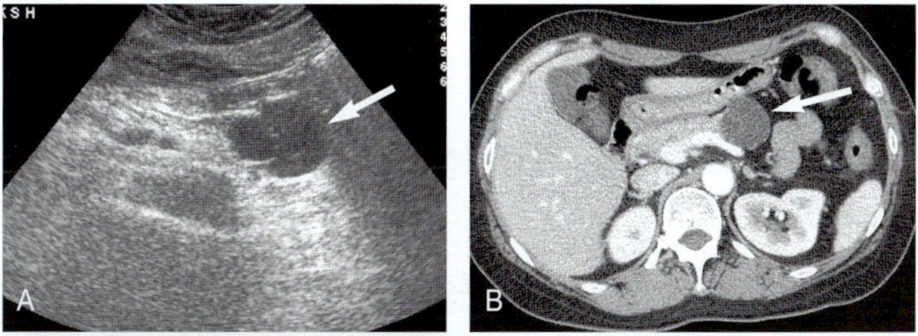

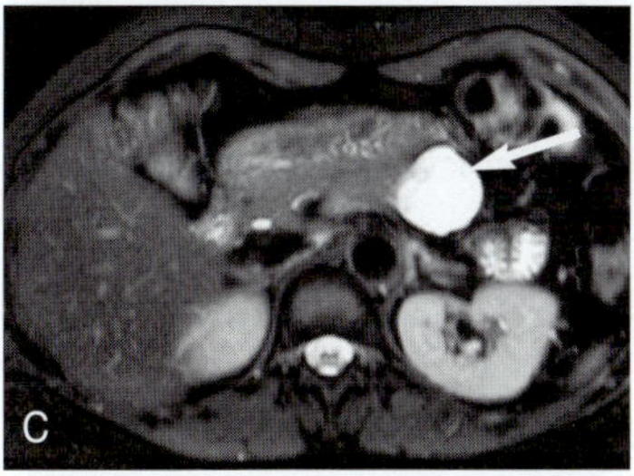

그림 8-166. 점액성 낭선종.

A. US에서 췌장 체/미부 경계에 대낭성, 다방성 종양(화살표)이 있으며 후방음영증강을 보인다.
B. CT에서 같은 부위에 낭성 종양(화살표)이 있고 내부에 격막이 보인다.
C. MRI의 T2강조영상에서 고신호강도의 낭성 종양(화살표)내부에 저신호강도의 딸낭종(daughter cyst)이 있다.

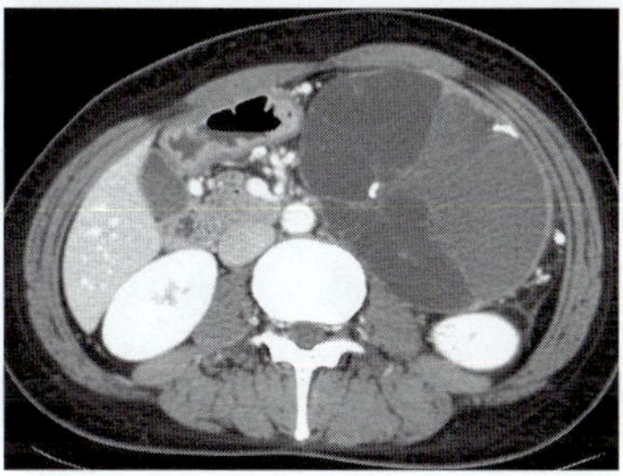

그림 8-167. 점액성 낭선암.

CT에서 췌장 미부에 큰 낭성종양이 있고 내부 음영은 불균질하며 벽과 격막이 두껍고 불규칙하다. 격막과 벽에 석회화가 보인다.

3. 장액성낭종 (Serous cystadenoma)

1) 정의

췌장의 낭종 중 두 번째로 흔한 양성 낭성 종양.

2) 호발

60대 여성에서 주로 발견되고 췌장 내에 호발부위가 없이 균등하게 생김.

3) 형태

polycystic (70%), honeycomb (20%), oligocystic (10%)

4) 영상소견

(1) US

형태에 따라 다양한데 대개 다발성의 작은 낭종들로 보인다.

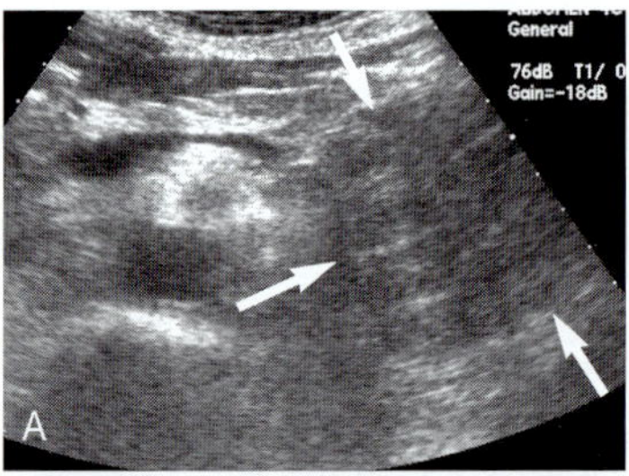

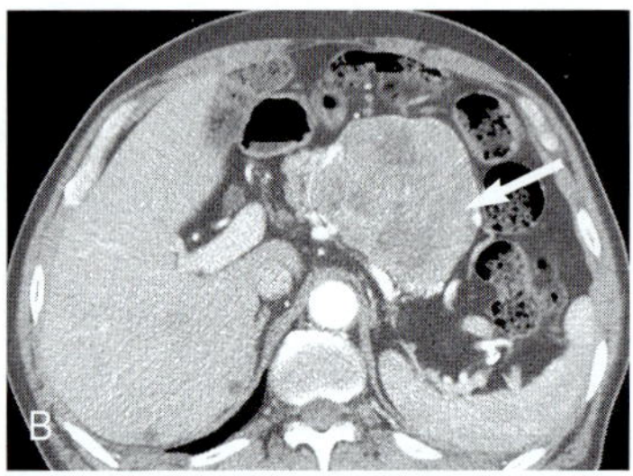

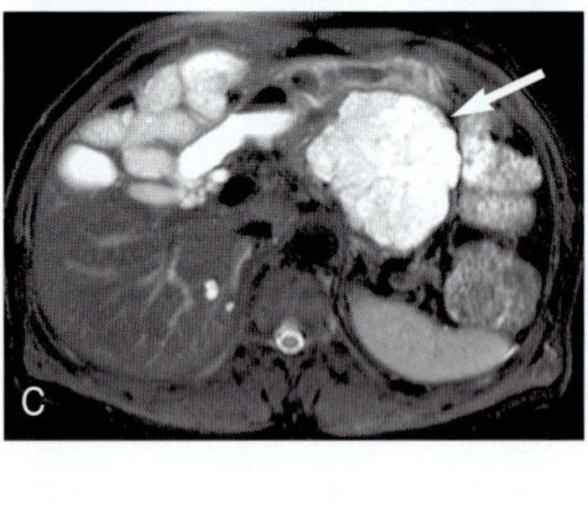

그림 8-168. 장액성 낭종 (벌집모양).

A. US에서 췌장에 저에코의 큰 종양 (화살표)이 있으며 후방음영증강이 보인다.

B. CT에서 췌장에 약간 조영증강을 보이는 저음영의 큰 종괴(화살표)가 있다.

C. MRI의 T2강조영상에서 작은 낭종과 내부에 격막이 많은 분엽성의 고신호강도 종양(화살표)으로 보인다.

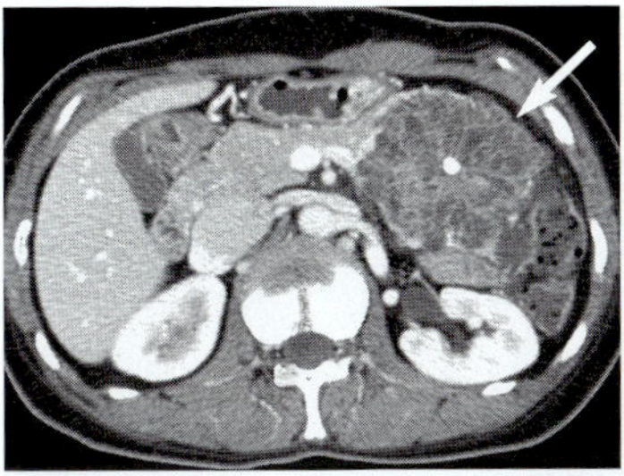

그림 8-169. CT에서 췌장 미부에 벌집모양의 장액성 낭종(화살표)이 있으며 중심부 반흔에 석회화가 보인다.

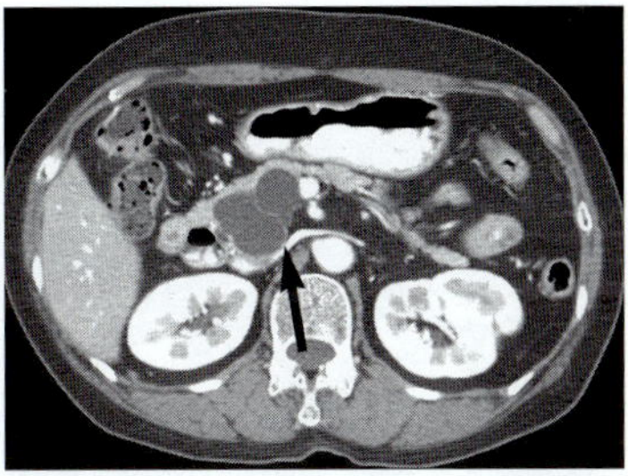

그림 8-170. CT에서 췌장 두부에 oligocystic type의 분엽상 (lobulated)의 장액성 낭종(화살표)이 얇은 벽과 격막을 갖고 있다.

honeycomb pattern은 구성하는 cyst가 너무 작아 고형성 종괴로 보일 수 있고, 낭종이 크면 무에코성 종괴로 보인다.

(2) CT

저음영의 분엽상의 (lobulated), 다방성 낭성 종양으로 보인다. 약 1/3에서 중심에 반흔과 함께 석회화가 보일 수 있다.

(3) MRI

T2강조영상에서 고신호강도의 다방성 낭성종양으로 보인다.

4. 관내유두상점액성종양(Intraductal papillary mucinous neoplasm)

1) 정의

60, 70대 남자에서 췌장 두부에 흔하며 점액 (mucin)분비로 인한 췌관의 확장으로 주췌관 확장 또는 낭성 종양으로 보일 수 있다.

2) 병리

췌관 상피세포에서 유래하여 유두상으로 성장하며 과증식, 이형성, 선종, 선암 등의 형태를 취하며 점액 (mucin) 분비로 인한 췌관의 확장을 특징으로 한다.

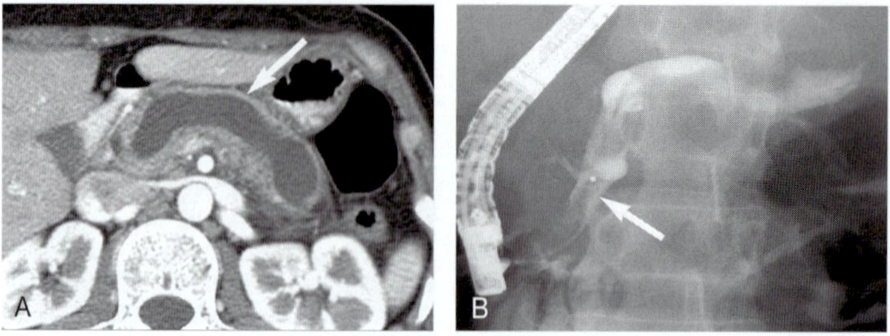

그림 8-171. Main duct type IPMN.

A. CT에서 주췌관이 미만성 확장(화살표)을 보인다.
B. ERCP에서 늘어난 주췌관 내부에 점액에 의한 길쭉한 모양의 충만결손(화살표)이 보인다.

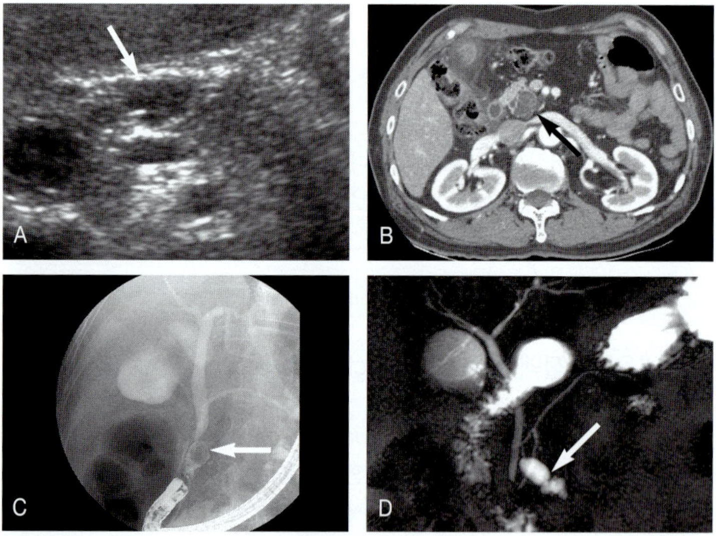

그림 8-172. Branch duct type IPMN.

A. US에서 췌장두부에 낭종성 병변(화살표)이 있다.
B. CT에서 췌장 두부와 구상돌기에 여러 개의 낭종(화살표)이 보인다.
C. ERCP에서 주췌관과 연결이 있는 낭성종양(화살표)에 조영제가 찬다. 내부에 점액에 의한 충만결손이 보인다. 주췌관은 늘어나지 않았다.
D. MRCP에서 췌장 두부에 낭성종양(화살표)이 보인다. 주췌관은 늘어나 있지 않다.

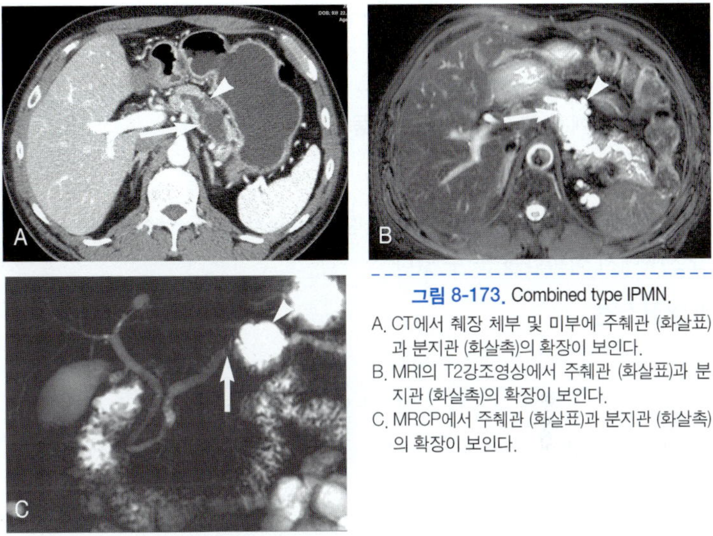

그림 8-173. Combined type IPMN.
A. CT에서 췌장 체부 및 미부에 주췌관 (화살표)과 분지관 (화살촉)의 확장이 보인다.
B. MRI의 T2강조영상에서 주췌관 (화살표)과 분지관 (화살촉)의 확장이 보인다.
C. MRCP에서 주췌관 (화살표)과 분지관 (화살촉)의 확장이 보인다.

3) 형태

(1) Main duct type

점액이 가득 차 주췌관이 늘어난 형태

(2) Branch duct type

1-2 cm크기의 원형, 난원형, tube모양의 낭종들이 포도송이 모양으로 보이고 내부에 다발성 격막들이 보인다.

(3) Combined type

branch duct와 main duct를 모두 침범하여 늘어난 형태

4) 영상소견

US, CT, MRI 모두 포도송이 모양의 낭종들, 주췌관의 확장 또는 이들의 혼합형 등을 확인할 수 있고 내부에 유두상 종양이 보일 수 있다. ERCP에서 분지관 혹은 주췌관 내에 점액에 의한 충만결손을 보인다.

5. 고형가성유두종양 (Solid pseudopapillary tumor)

1) 정의

젊은 여성에서 췌장에 생기는 저등급의 악성 종양.

2) 병리

종양은 피막이 있으며 내부에 다양한 정도의 출혈, 낭성 변성이 있고 약 25%에서 석회화를 볼 수 있다.

3) 영상소견

(1) US

고형종괴, 고형과 낭성의 혼합, 완전 낭성 종괴로도 보일 수 있고 혼합된 형태가 가장 흔하다. 고형부위는 고에코, 출혈과 낭성은 저에코 또는 무에코로 보이며 출혈은 고에코로 보일 수도 있다.

(2) CT

경계가 분명한 비균질의 종양으로 내부에 출혈, 괴사를 동반하며 피막의 조영증강을 볼 수 있다.

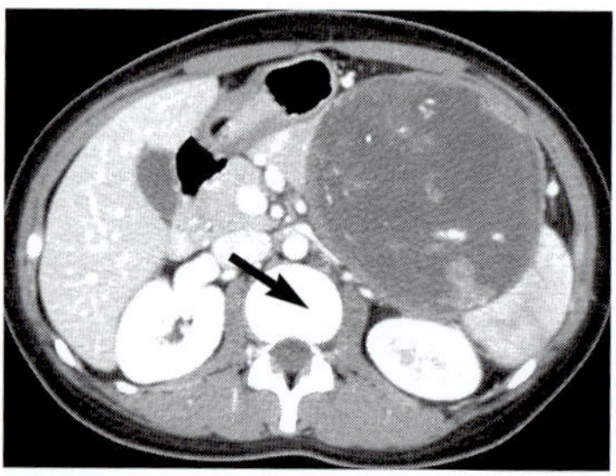

그림 8-174. CT에서 췌장미부에 고형 및 낭성 부분으로 구성된 종양(화살표)이 있다. 벽은 두껍고 내부에 여러 개의 석회화가 보인다.

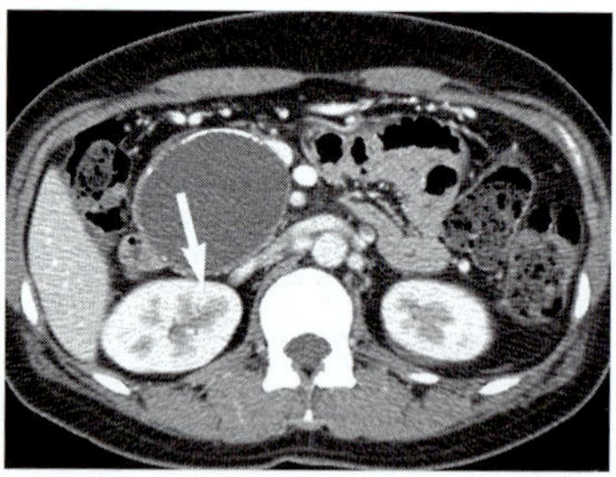

그림 8-175. CT에서 췌장 두부에 낭성 종양이 있으며 벽을 따라 부분적인 석회화(화살표)가 보인다.

(3) MRI

종괴 내부의 출혈을 반영하는 다양한 T1강조 (고신호 또는 저신호강도) 및 T2강조영상 (저신호 또는 비균질적 신호강도)을 보인다.

6. 내분비종양 (Endocrine tumor)

1) 정의

도세포 (islet cell) 기원 종양으로 기능성 (호르몬 분비)과 비기능성으로 나뉘며 임상증상을 유발하는 기능성 종양이 크기가 작을 때 발견된다.

2) 병리

인슐린종이 가장 흔하며 90%가 양성이고, 두번째로 흔한 가스트린종은 60%정도가 악성이다. 그 외 glucagonoma, VIPoma, somatostatinoma 등이 있다.

3) 영상소견

(1) US

원형 혹은 난원형의 저에코 종양.

(2) CT

조영증강 동맥기에 과혈관성 종양.

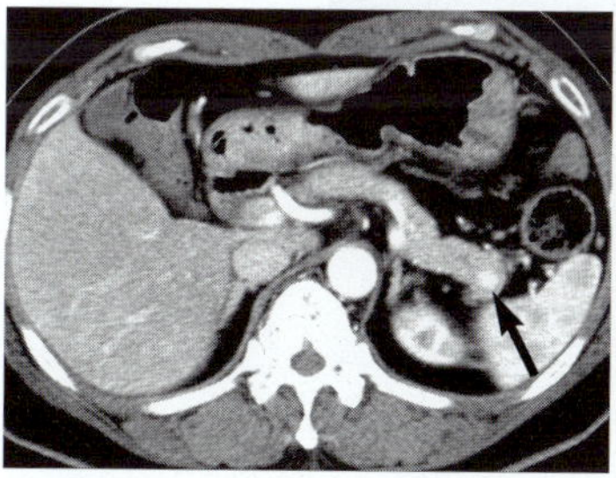

그림 8-176. 기능성 내분비종양.
CT의 조영증강 동맥기에 췌장 미부에 1 cm 크기의 과혈관성 종양(화살표)이 보인다.

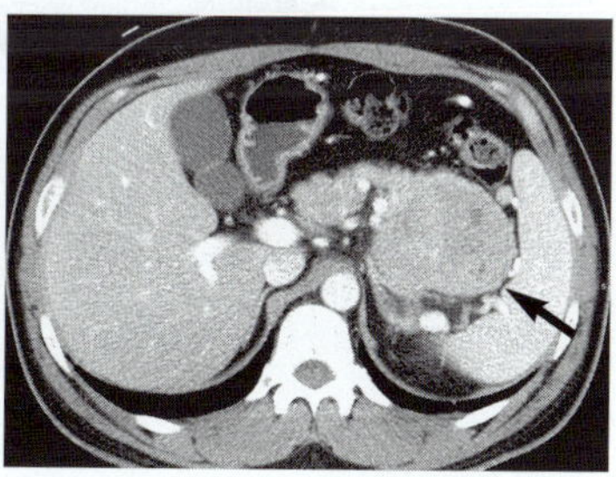

그림 8-177. 비기능성 내분비종양.
CT에서 췌장 미부에 경계가 좋은 종양(화살표)이 있으며 내부에 저음영의 괴사부위가 보인다.

(3) MRI

T1강조영상에서 저신호강도, T2강조영상에서 고신호강도, 조영증강시 과혈관성 종양

IV. 기타

1. Von-Hippel-Lindau 병

상염색체 우성 유전을 하는 질환으로 중추신경계의 혈관모세포종, 망막의 혈관종, 췌장의 낭종, 미세낭성 장액성 낭선종, 도세포종 등이 생기고 신장의 낭종과 신세포암, 갈색세포종, 부신, 간, 비장, 장간막, 부고환에 낭종이 생긴다.

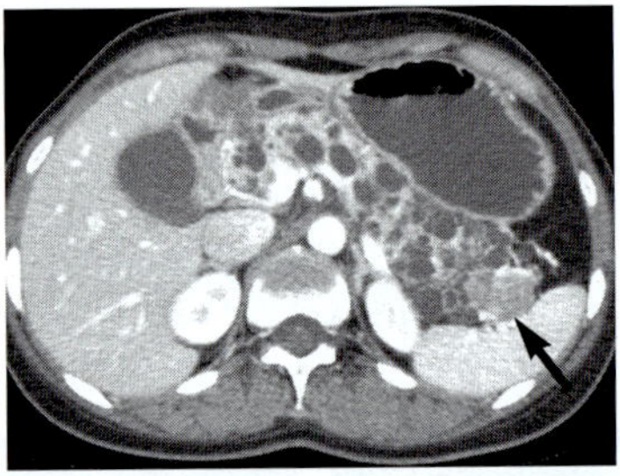

그림 8-178. CT에서 췌장에 미만성 낭종들이 보이며 미부에 다른 낭종과 다른 병변 (화살표)는 장액성 낭종이다.

비 장

I. 정상 비장과 비장의 검사 방법

1. 정상 해부학

1) 좌측 상부 복강 내에 위치하며 성인 남자 평균 약 180g, 12x8x3cm
2) 좌측 열 번째 늑골과 평행.
3) 내장쪽 복막은 비문에서 두개의 경 (pedicle)을 형성: 위비장 인대, 비신장 인대

2. 정상 비장의 생리

1) 비정상이거나 오래된 적혈구, 백혈구, 혹은 혈소판을 선택적으로 골라내서 파괴
2) 바이러스, 박테리아, 핵 부스러기 (Howell-Jolly bodies)와 기생충을 제거
3) 약 30%의 혈소판은 정상적으로 비장에서 파괴 (비장종대 시 80%)
4) 적혈구, 백혈구, 혈소판의 저장소로서도 중요

3. 검사 방법

비장 크기와 모양은 단순촬영, 핵의학 검사, 초음파, 전산화단층촬영, 혈관촬영술, 혹은 자기공명영상으로 알 수 있다.

1) Plain radiography

중등도 이상의 비종대, 육아종성 질환, 만성 혈종, 치유된 농양과 포낭의 석회화

2) 핵의학 검사

비장의 선천성 기형의 진단, 비장 크기, 비장 손상, 좌상복부 종괴나 동통, 무비장증, 비장내 종괴

3) Angiography

비동맥은 보통 13cm 길이이고 대부분 좌위동맥의 원위부에서 분지한다.

4) US

(1) 비장의 크기와 부피 측정
(2) Color Doppler US검사는 비동맥과 정맥을 알아내고 정상 혈관인지 동맥류인지, 췌가성낭종인지 감별에 유용

5) CT

정상 비장의 크기, 모양, 위치뿐 아니라 비장 내 이상 발견

6) MRI

비장의 T1과 T2 이완시간은 간보다 길어서 T1 강조 영상에서는 간보다 까맣게, 근육보다 약간 밝게 보이고 T2 강조 영상에서는 간보다 매우 밝게 보인다.

II. 비장의 해부학적 변이 및 기형

1. 비장 분엽화 및 열 (Splenic lobulation, Cleft)

1) 비장의 전장에 걸쳐 보일 때에는 마치 열상(laceration)처럼 보여 외상 환자의 평가 시에 주의를 요한다.

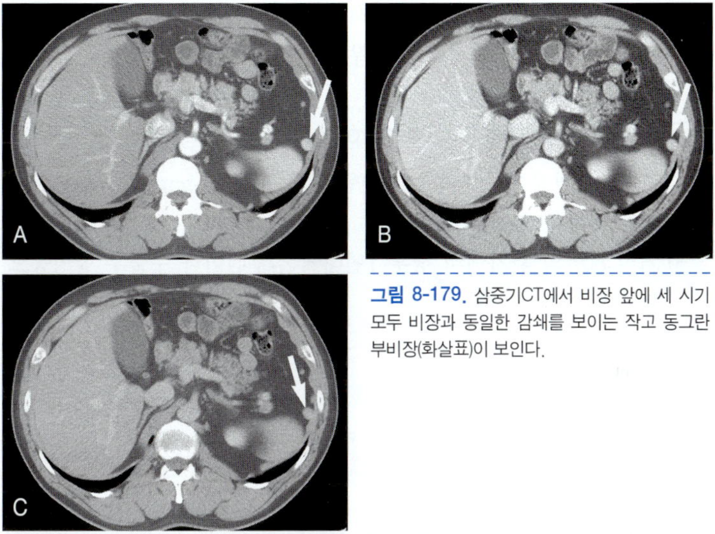

그림 8-179. 삼중기CT에서 비장 앞에 세 시기 모두 비장과 동일한 감쇄를 보이는 작고 동그란 부비장(화살표)이 보인다.

2. 부 비장 (Accessory spleen)

1) 혈액질환으로 인해 비장절제술을 시행한 환자의 경우 수술 후 과비증 (hypersplenism)의 증상의 재발될 수 있으므로 수술 전 정확한 진단이 필요하다.
2) 구형이거나 난형이고 크기는 1cm 내외이며 2.5cm를 넘지 않는다.
3) 부비장이 의심될 경우 99mTc 썰파 콜로이드 신티그래피를 시행

3. 이소성 비장 (Ectopic spleen)

1) Wondering spleen, aberrant spleen, splenic ptosis, floating spleen
2) 비장을 지지하고 있는 인대가 느슨해짐으로 인해 심한 유동성을 보이는 경우

3) 99mTc 썰파 콜로이드 신티그래피 시행해 이소성 비장을 지닌 환자에서 동위원소의 축적 없을 경우엔 염전을 의심할 수 있다.

4. 무비장 증후군 (Asplenia syndrome)

1) 다양한 선천성 기형 (특히, 심장기형)을 자주 동반 (Ivemark' e syndrome)
2) 이중 대부분 right isomerism
3) 거의 80%의 환자에서 생후 1년내에 심부전이나 수술후 합병증으로 사망

5. 다비장 증후군 (Polysplenia)

1) 주로 양측성 left sideness
2) 여성에 호발

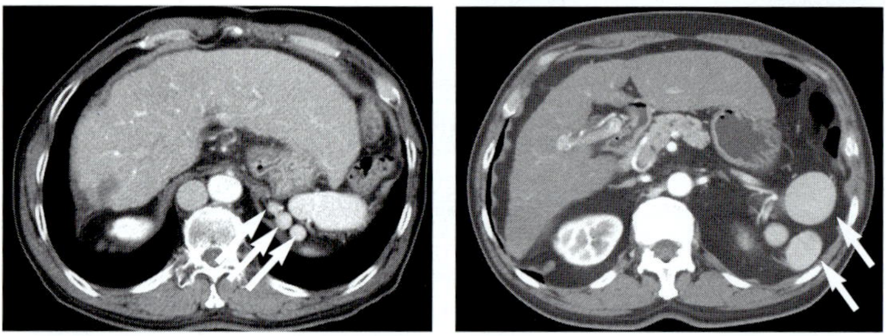

그림 8-180. Inferior vena cava (IVC) interruption and azygos continuation with polysplenia
비장(화살표)이 여러 개 있으며, IVC 가 보이지 않고 커진 azygos vein(화살표촉) 이 뚜렷이 보인다.

III. 염증

1. 비장농양

1) CT: 가장 예민한 검사방법으로 주변비장과 비슷한 정도의 조영증강을 보이는 테두 리를 갖는 원형 또는 분엽상의 경계가 분명한 저밀도의 병변으로 보이며 내부에 가스를 동반하는 경우도 있다. 내부에 격막을 포함하는 경우도 있으며, 그 수는 대부분 하나이나 드물게 여러 개인 경우도 있다.
2) US: 대부분 저에코성으로 불규칙한 내면을 보이는 경우가 많으며 비장비대를 동반한다. 비장경색, 낭종, 림프종등과의 감별이 필요한 경우도 있으며 비장모양의 변형을 일으키는 주변부 종괴가 보이면 비장경색보다는 농양이나 종양의 가능성이 높다.
3) 진균성 농양은 비장 농양의 26%를 차지하며 백혈병등으로 면역 기능이 저하된 환자에서 발생하며 원인균으로는 칸디다가 가장 흔하다. CT에서 비종대와 5-10mm 크기의 수많은 저음영의 병변, US에서 고에코성 중심부가 주변의 저에코 밴드로 둘러 싸여 황소 눈(bull' s eye) 양상. 치료 후 2-5 mm 크기의 수 많은 석회화로 나타날 수 있다.

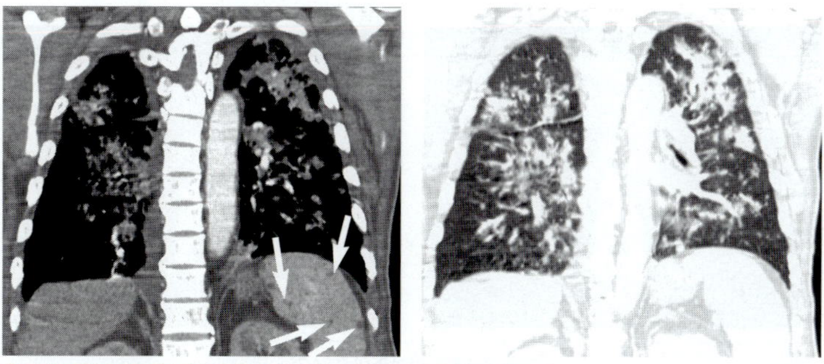

그림 8-181. 폐에 캔디다증에 의한 음영이 있고 비장에도 작은 여러 개의 저음영 병변(화살표)들이 보이고 이 또한 캔디다의 비장침범으로 인한 소견이다.

2. 비장결핵

1) 대부분 혈행성 파급, 속립성(miliary) 폐결핵환자의 80%정도에서 동반
2) US: 여러 개의 불규칙한 저에코의 병변
3) CT: 다양한 크기의 원형 또는 타원형의 저밀도의 종괴
4) 치유된 경우에는 정상크기의 비장내에 산재된 석회화된 육아종(granuloma)

III. 종양

1. 양성 종양

1) 혈관종 (Hemangioma)

(1) 비장의 양성 종양 중에서는 가장 흔하다.
(2) CT: 간 혈관종과 유사, 조영제 투여 후 주변부부터 조영 증강 되어 내부로 차 들어가는 특징적인 양상
(3) MRI: T1 에서 저신호, T2 에서 고신호 강도

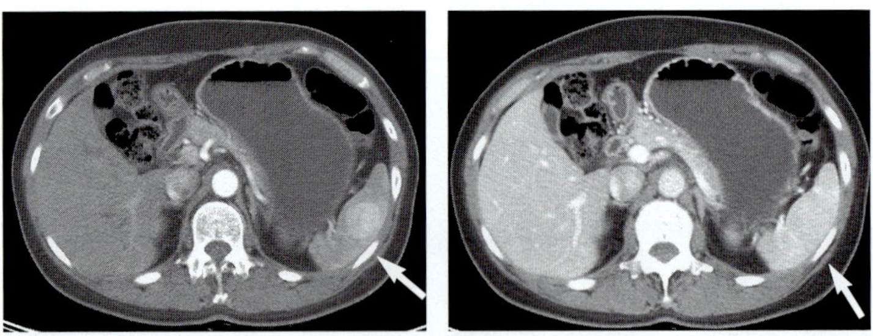

그림 8-182. 혈관종의 CT소견.

비장에 동맥기에 조영증강이 잘 되는 병변(화살표)이 있고 문맥기 이후에는 동등 혹은 약한 고음영으로 보인다.

2) 과오종 (Hamartoma)

(1) 비교적 드문 양성 종양

(2) CT: 거의 동일한 음영 또는 저음영의 병변이고 , 때로 혈철소가 축적 되면 고음영 일 수 있음. 조영제 투여 후 적 수질 의 혈관동에 조영제가 축적 되므로 비교적 오래 지속되는 조영 증강을 보인다.

3) 림프관종 (Lymphangioma)

(1) CT: 조영 증강이 되지 않는 경계가 좋은 저음영의 병변

2. 비장의 악성종양

1) 림프종 (Lymphoma)

(1) 비장 내 가장 흔한 악성 종양

(2) 원발성 림프종은 드물고 전신성 림프종의 비장 침범이 더 흔하다.

(3) 육안적 소견상 ① 뚜렷한 종괴 없는 비장비대 ② 약 1-5 mm 크기의 속립성 결절 ③ 2-10 cm 크기의 다발성 종괴, ④ 크기가 큰 단독 종괴 등 네가지의 형태로 나눌 수 있다.

(4) 약 45-70 %의 비장 병변은 비장내 미만성 종양 침윤, 또는 1cm 이하의 병변 이므로 , 영상 진단이 병변의 발견에 한계점이 있으므로 CT 의 진단 정확도는 약 58-65 % 로 보고

(5) 비장내 림프종은 비장 내 종괴가 현저한 비장종대 또는 복부 림프절 종창의 소견을 동반하는 경우가 흔하다.

2) 비장내 전이암

(1) 비장으로의 전이는 드물며 대부분 비장 동맥 및 정맥을 통한 혈행성 전이이며, 원발암의 부위는 유방, 폐, 난소, 위, 색소암 등에서 기인한다.

(2) 위암, 대장암, 췌장미부암, 폐암 등이 직접 침윤할 수 있다.

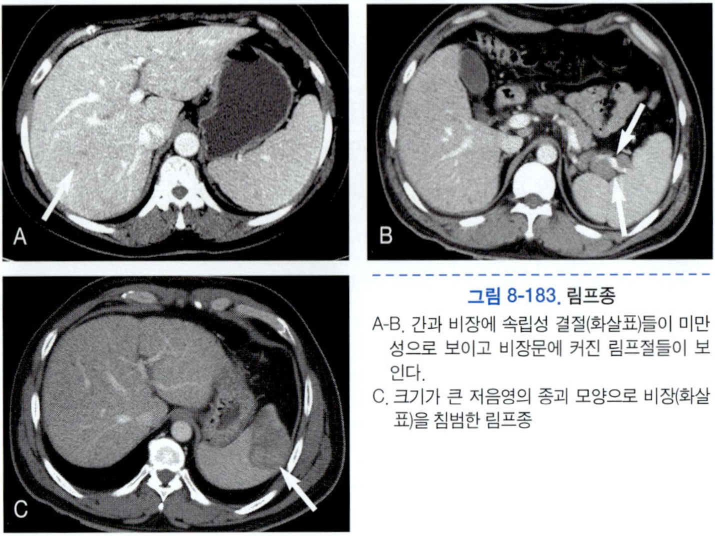

그림 8-183. 림프종

A-B. 간과 비장에 속립성 결절(화살표)들이 미만성으로 보이고 비장문에 커진 림프절들이 보인다.

C. 크기가 큰 저음영의 종괴 모양으로 비장(화살표)을 침범한 림프종

Ⅳ. 기타

1. 경색 및 외상, 가성동맥류

1) 비장경색

(1) CT: 쐐기모양의 저음영

(2) 조영증강 CT에서 더 뚜렷

2) 비장외상

(1) blunt trauma 후 가장 잘 손상 받는 복부장기, 모든 복부장기 손상의 25 %

(2) 비장내 혈종: 조영증강 후 비장실질 내 저음영

(3) 피막하혈종은 비장의 외측면을 따라서 초생달 모양의 액체 저류(fluid collection)

(4) 열상: 비장을 완전히 가로지르지않는 저음영의 선
(5) 골절: 비장실질을 완전히 가로지르는 저음영으로 나타나며 비문(hilum)을 자주 포함
(6) 지연파열 (delayed rupture): 비장 외상의 0.3-20% 에서 외상 후 48 시간 후 발생. 기전은 정맥출혈에 의한 것으로 생각되며 CT자체만으로는 진단이 어려운 경우가 많으며, 추적검사상 비장의 크기가 커지면 의심

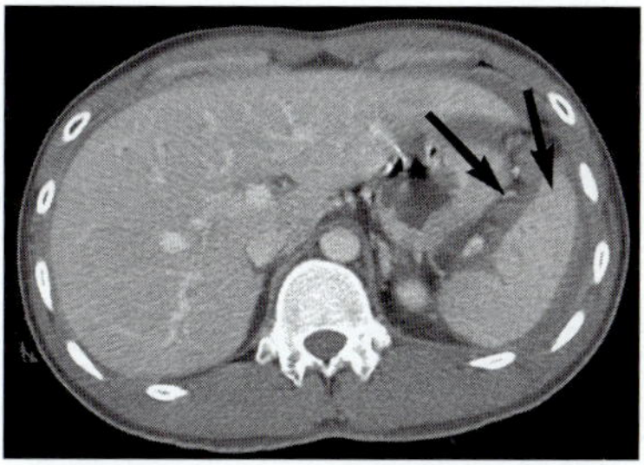

그림 8-184. Splenic laceration.
비장의 한쪽과 다른쪽 끝을 가르지 않는 불완전한 선(화살촉)이 보이며 비장 주변으로 혈액으로 생각되는 감쇄가 높은 액체 (화살표)가 둘러싸고 있다.

3) 가성동맥류

(1) 췌장염의 합병증
(2) 대량출혈, 복통, 황달
(3) 발생기전: 췌장에서 분비된 효소등에 의하여 동맥벽이 침식되거나, 감염된 가성낭종의 심한 염증에 의하여 혈관벽이 자가소화되어 가성낭종이 가성동맥류로 바뀌게 된다.
(4) Doppler US검사에서는 낭성종괴내에 동맥펄스를 보이며, Color Doppler US검사에서는 낭성종괴내에 와류의 동맥혈류

(5) 조영증강 CT에서는 종괴 내부에 균일하고 강한 조영증강을 보이는 낭성종괴
(6) 최근에는 경정맥색전술이 수술을 대체할 수 있는 치료법으로 널리 이용

복강 및 기타

I. 정상해부학

1. 복막 (Peritoneum)

1) 한 층의 중피세포 mesothelial cell와 결체조직 connective tissue 으로 이루어진 막
2) 복벽과 후복강을 덮고 있는 쪽은 벽측복막parietal peritoneum, 장기를 덮고 있는 쪽을 장측 복막visceral peritoneum, 복강은 이 두 복막사이의 잠재적 공간으로 복수나 공기가 차지 않으면 잘 관찰되지 않음.
3) 인대는 2개의 장기를 연결하면서 복강 내에서 그 장기들을 지지하는 두 층으로 된 복막
   · 겸상인대 (falciform ligament)
   · 소망 (lesser omentum)
   · 위비장인대 (gastrosplenic ligament)
   · 비신 인대 (splenorenal ligament)
4) 망 (omentum)

대망은 위의 대만곡과 대장을 연결하는 위결장인대 (gastrocolic ligament) 의 연장으로 소장의 앞쪽에서 하부로 길게 늘어진 네 겹의 복막으로 구성되며 내부에 위대망 혈관 (gastroepiploic vessel) 들이 포함. CT 에서 대개 작은 혈관들을 가진 얇고 넓은 지방이 풍부한 구조물로 보

이고, 횡행결장 이하 소장고리들의 앞쪽에서 관찰되며, 여러 염증성 질환 및 전이암의 빈번한 장소.

소망은 위의 소만곡과 간의 정맥관인대 (ligamentum venosum) 을 연결시켜주는 구조물로서 위간인대 (gastrohepatic ligament) 와 간십이지장인대 (hepatoduodenal ligament) 로 구성.

II. 복강출혈 (Hemoperitoneum)

1. 정의

Hemorrhage within peritoneal cavity

2. 영상소견

1) CT

(1) High attenuation intraperitoneal fluid

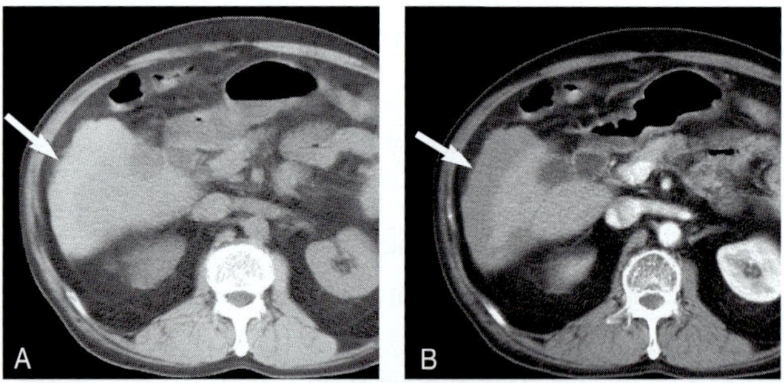

그림 8-185. Hemoperitoneum.

A. 조영전 CT에서 right perihepatic space에 간실질보다 음영이 높은 fluid collection이 보임(화살표)

B. 조영후 CT에서 담낭내 fluid보다 음영이 높은 fluid collection이 right perihepatic space에서 보임(화살표)

(2) Free lysed blood measuring 30-45HU

(3) Clotted blood measuring 60HU

(4) Active arterial extravasation

- Isodense with adjacent major arterial structure
- Large surrounding hematoma

III. 복막염 (Peritonitis)

1. 정의

Infectious or inflammatory process involving peritoneum or peritoneal cavity.

2. 영상소견

1) CT

(1) Ascites, enhancing peritoneum with smooth thickening

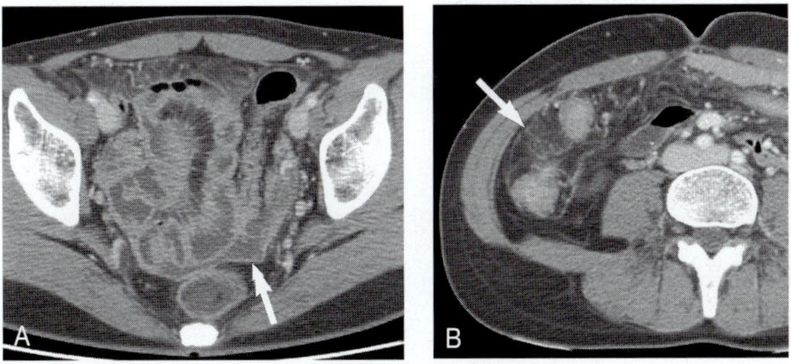

그림 8-186. Peritonitis.

A. 복막벽의 비후소견 (화살표).

B. Mesentery fat내 infiltration과 soft tissue stranding이 관찰됨 (화살표).

(2) Infiltration and soft tissue stranding of fat within mesentery

(3) With or without gas bubbles

(4) Low attenuation in TB peritonitis

2) MRI

(1) T1강조영상: Low signal intensity peritoneal fluid

(2) T2강조영상: High signal intensity peritoneal fluid

(3) CE: Thickened enhancing peritoneum

Ⅳ. 악성종양의 복막파종 (Peritoneal seeding of malignant tumor)

1. 위치

cul de sac, ileocecal area, sigmoid mesocolon, lateral conal fascia

2. CT

peritoneal thickening, enhancement, omental cake, smudged appearance, multiple nodules

3. Pseudomyxoma peritonei

1) 정의

복강에 mucus를 생산하는 종양으로 생산된 mucin이 대장, 간, 신장 등을 누르는 모양을 보임.

2) 원인

cancer of the appendix, mucinous tumors of the ovary and the colon, etc.

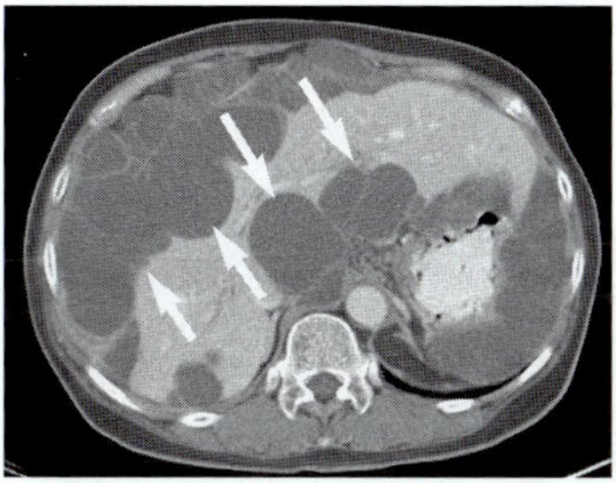

그림 8-187. Pseudomyxoma peritonei
난소의 mucinous adenocarcinoma 환자로 abdominal distension으로 CT 시행함. 복막강에 물같이 감쇄가 낮은 물질이 있음. 주변 장기인 간에 압박을 가하고 있어 (화살표) 순수한 물은 아님을 알 수 있음.

V. 탈장 (Hernia)

1. 내탈장

복막이나 장간막의 열공을 통하여 탈장이 일어나는 것으로 탈장된 장이 복막으로 둘러싸여 있음 (십이지장주위 paraduodenal, Winslow 공, 맹장주위 pericecal hernia, 경장간막 transmesenteric, 경대망 transomental, 후문합부 retroanastomotic hernia). CT 나 바륨조영검사에서 복강의 한 영역에 소장이 군집되어 있으면서 근위부 소장에 조영제가 정체되고 투시 검사에서 탈장된 장이 한 부위에 고정되어 있으면 진단할 수 있음.

2. 복벽 탈장

약 75% 서혜부 inguinal 에서 일어나고 복벽을 통한 탈장은 약 1.5%에서 발생. 기타 배꼽 umbilical, 복면 ventral, 스피겔 탈장 spigelian hernia (반월선 semilunar line 을 통한 하복부 전측방의 탈장), 절개부 incisional 탈장이 있음. 단순촬영에서 장폐쇄 여부를 볼 수 있으며 US검사나 CT 혹은 MRI 검사에서 복벽의 결손 부위와 탈장된 장을 확인.

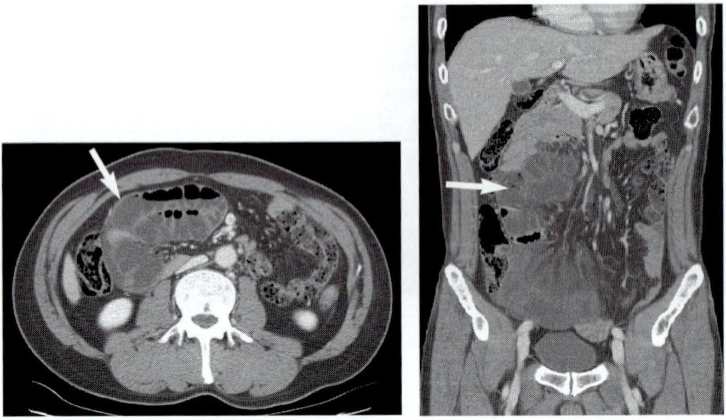

그림 8-188. 내탈장 (band 에 의한 hernia)

(A) axial, (B) coronal CT scan: 공장 일부분이 늘어나 있고 벽의 조영증강이 감소되어 있음. 수술에서 band-like structure 가 있었고 small bowel 의 herniation이 보였음. small bowel 의 viability 는 유지되어 있었음.

VI. 림프절 비대의 감별

1. 정상 림프절

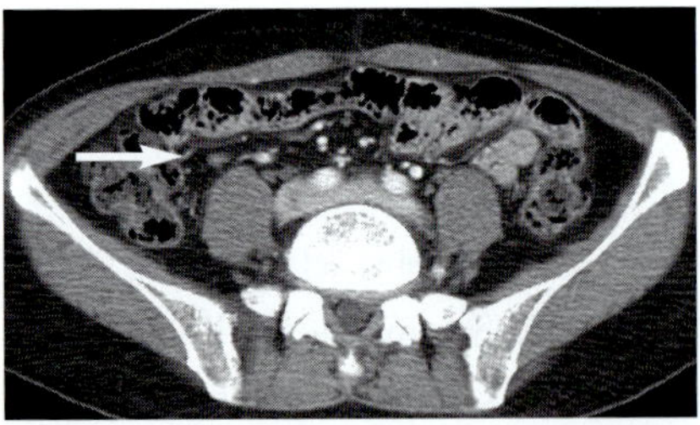

그림 8-189. 납작한 모양의 정상 회맹장 림프절(화살표)

예를 들어 장간막의 경우 둥글거나 난원형의 림프절은 흔히 CT에서 보인다. 단경 4.6mm가 평균 크기라는 보고가 있다.

2. 림프절 비대

종양, 염증, 감염등과 같이 다양한 원인에 의해 림프절 비대가 올 수 있다.

3. Tuberculous lymphadenopathy

흔히 1cm이상으로 커지며, 림프절 중앙에 건락괴사에 의한 저음영을 흔히 보인다. 췌장주위 림프절을 흔히 침범하고 석회화를 보일 수 있다.

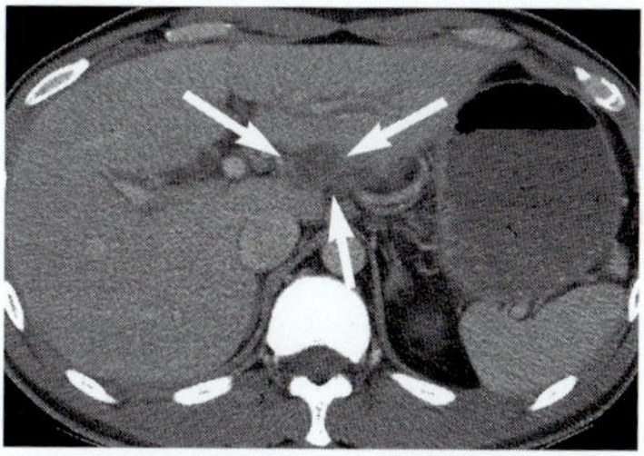

그림 8-190. 결핵성 림프절 비대.
간문부에 중심부 저음영을 동반한 림프절 (화살표)이 커져있다.

4. Metastatic lymph node

CT에서 림프절 비대는 대부분 연부조직 음영으로 보이나 가끔 중앙부의 괴사에 의한 저음영과 변연부의 조영증강이 보인다.

5. Lymphoma

CT에서 균질한 조영증강을 갖는 림프절이 모여있고 혈관이나 창자를 전위시킬 수 있다.

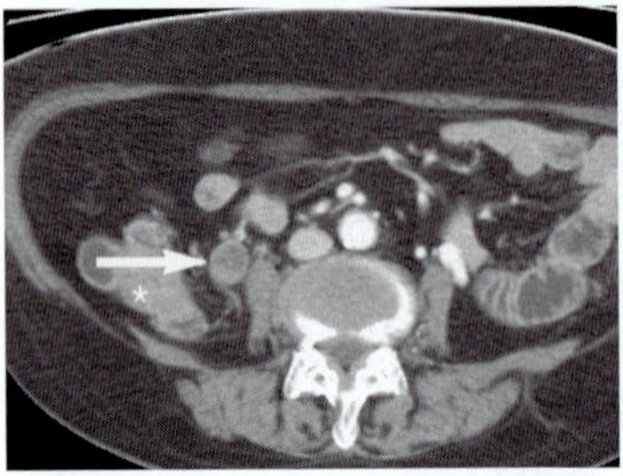

그림 8-191. cecal cancer환자의 국소 림프절 전이의 예.

Cecal cancer (별모양)가 있고 인접한 국소 림프절 (화살표)이 중심부 저음영을 동반하며 커져 있다.

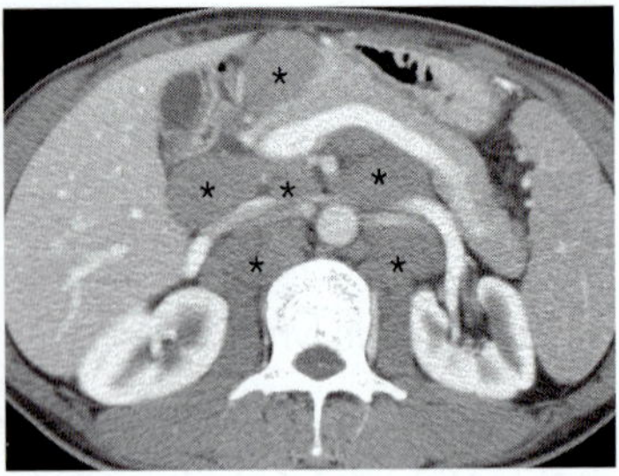

그림 8-192. 림프종 환자의 림프절 비대.

균질한 연부조직 음영을 갖는 림프절들(별모양)이 커져있고 주변 혈관을 stretching하며 전위시킨다.

INDEX

[한글]

ㄱ

ㄴ

ㄷ

ㄹ

ㅁ

ㅂ

ㅅ

ㅇ

ㅈ

ㅊ

ㅋ

ㅌ

ㅍ

ㅎ

[영 문]

A

B

C

D

E

F

G

H

I

J

K

L

M

N

O

P

R

S

T

U

V

W

X